《全国乡镇(社区)医护人员培训试用教材》丛书

总主编：苗里宁　姜　瑛

眼科学分册

主　编：吴雅臻　张　岩

吉林大学出版社

图书在版编目（CIP）数据

全国乡镇（社区）医护人员培训试用教材.眼科学分册/苗里宁，姜瑛主编；吴雅臻，张岩分册主编. —长春：吉林大学出版社，2011.6

ISBN 978-7-5601-7483-9

Ⅰ.①全… Ⅱ.①苗…②姜…③吴…④张…

Ⅲ.①眼科学—医药卫生人员—技术培训—教材

Ⅳ.①R192

中国版本图书馆CIP数据核字（2012）第082411号

内容提要

本书是《全国乡镇（社区）医护人员培训试用教材》丛书的一个分册。内容包括眼科学基础、眼科检查方法、眼睑病、泪器病、眼表疾病、结膜病、角膜病、巩膜病、晶状体疾病、葡萄膜疾病、玻璃体疾病、青光眼、视网膜疾病、视神经疾病及视路疾病、眼外肌疾病与弱视、眼外伤、眼眶病、眼视光学、眼与全身疾病、眼病防治（眼保健与防盲治盲）、眼科常用药物、眼科常用处置、眼科常规手术及眼科相关参考值。每种疾病中就概述、病因、发病机制、病理、临床症状、体征、诊断、治疗及预防等进行编写。其中许多疾病的诊断、治疗方法都是现在国内外的最新手段。本书配有清晰的表格及具有代表性的图片，有助于读者对相关内容的充分理解。

本书既可作为乡镇（社区）眼科医生培训教材，也能够对乡镇（社区）医院全科医生的工作起到良好的指导作用。同时，还可以作为眼科医生和眼科实习医生的一本理想的参考书。

书　名：全国乡镇（社区）医护人员培训试用教材　眼科学分册
作　者：苗里宁　姜　瑛　总主编；吴雅臻　张　岩　分册主编

责任编辑、责任校对：李欣欣　王　丽　李国宏　　封面设计：孙　群
吉林大学出版社出版、发行　　长春市择成印刷厂　印刷
开本：787×1092 毫米 1/16　　2011年6月 第1版
印张：31.75　字数：660千字　　2012年6月 第2次印刷
ISBN 978-7-5601-7483-9　　定价：66.00元

社址：长春市明德路501号　邮编：130021
发行部电话：0431-89580029/89580058
网址：http://www.jlup.com.cn
E-mail: jlup@mail.jlu.edu.cn

《全国乡镇(社区)医药卫生技术人员培训试用教材》系列丛书总编辑委员会

委　　员（按姓氏笔画排序）

徐　蕊　广东医学院附属医院广东医学院第一临床学院副主任护师

高永芳　广东医学院附属医院儿科护士长、主任护师

高桂云　兰州大学政治与行政学院医学伦理教研室主任、主任医师、教授、硕士生导师

秦华珍　广西中医学院药学院主任、主任医师、教授、硕士生导师

崔满华　吉林大学第二医院妇产科主任、主任医师、教授、博士生导师

黄亦武　广东医学院附属医院主任护师

梁裕芬　广西中医学院基础学院主任医师、教授、硕士生导师

谢大志　广东医学院附属佛山市禅城区中心医院院长、主任医师、教授

彭　伟　河北省卫生厅科教处处长

甄汉深　广西中医学院药学院药学分析学术带头人、教授、博士生导师

蔡羲光　甘肃省人民医院副院长、主任医师、硕士生导师

《全国乡镇(社区)医护人员培训试用教材》丛书

编委会

《全国乡镇(社区)医护人员培训试用教材》
眼科学分册编委会

主　　编　吴雅臻　张　岩

副 主 编　(按姓氏笔画为序)

张劲松　原慧萍　徐国兴

编委会委员　(按姓氏笔画为序)

王淑霞　吉林省人民医院
闫启昌　中国医科大学附属第四医院
谷树严　吉林大学中日联谊医院
张　辉　吉林大学第二医院
张立军　大连市第三人民医院眼科医院
宋　鄂　吉林大学第一医院
吴　荒　吉林大学第二医院
杨隆艳　吉林大学第二医院
吴雅臻　吉林大学第二医院
张　岩　吉林大学第二医院
张劲松　中国医科大学附属四院
庞利民　吉林大学第二医院
郝继龙　吉林大学中日联谊医院
赵梅生　吉林大学第二医院
贾　卉　吉林大学第一医院
原慧萍　哈尔滨医科大学附属二院
徐国兴　福建医科大学附属一院
崔极哲　吉林大学第二医院

其他参编人员　(按姓氏笔画为序)

王　爽　卢　佳　刘　姝　任　华　朱　超　周鸿雁
韩　宁　程　卓　裴　颖

总主编简介

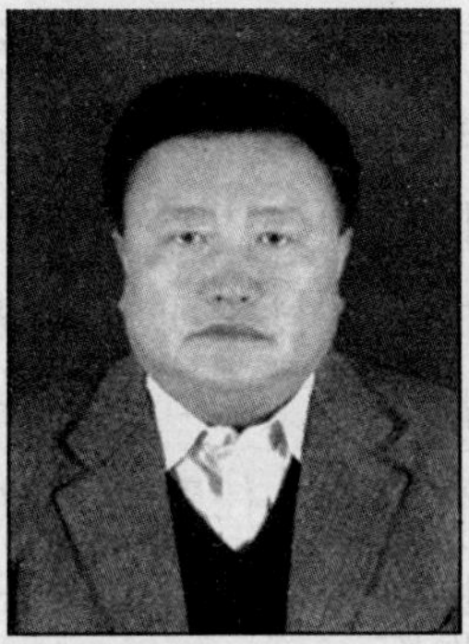

苗里宁，男，1982年获得白求恩医科大学医疗系学士学位，1985年获得白求恩医科大学肾病内科硕士学位，1988年晋升为吉林大学第二医院肾病内科主治医生，1995—2002年晋升为教授、肾病内科主任，2005年获得解放军总院博士学位，2005年晋升为博士生导师，2008年晋升为副院长。现任吉林大学第二医院副院长、肾病诊疗中心主任、教授、主任医师、博士生导师，吉林省肾病内科学术带头人、中华医学会肾病学分会常委、中国医师学会肾脏病分会常委、中国医院协会血液净化中心管理委员会常委、吉林省医学会肾病学分会主任委员、吉林省肾病内科质控中心主任、中国老年学学会老年医学委员会长春分会肾病专业委员会主任委员、吉林省医学会常委、中华医院管理学会血液净化委员会常委，《中华肾脏病学》杂志编委、《中国血液净化》杂志常务编委、《中国老年学》杂志编委、《中华老年医学》杂志编委、《吉林医学》副主编、长春市农工民主党副主委、长春市政协常委职务。获得两项国家级专利、吉林省科技成果奖两项、吉林省科技进步奖三项、吉林大学医疗成果奖一项、吉林大学科技成果奖两项。主持完成了国家自然科学基金两项、国家重大项目973项目两项、863项目一项、吉林省科技厅科研项目六项、吉林省卫生厅重点科研项目三项、长春市科技局科研项目一项、发表专业论文百余篇，编写论著两部,包括：《肾脏疾病临床治疗与合理用药》、《肾功能衰竭》。

总主编简介

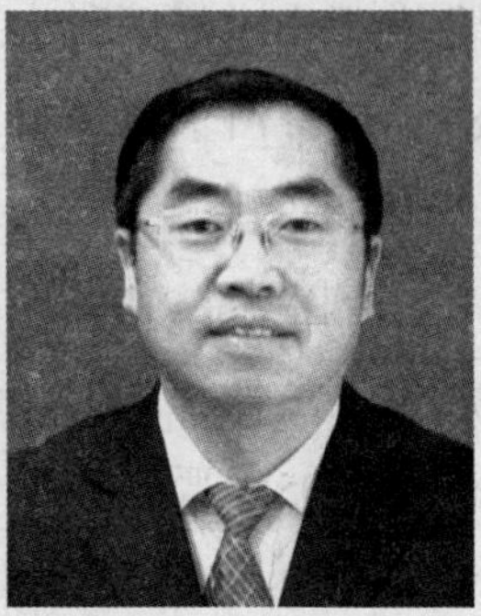

姜瑛，男，1984年毕业于哈尔滨医科大学医疗系，同年被分配到白求恩医科大学第二临床医院普外科任住院医师，1992年晋升为主治医师。1998年任肿瘤外科主任。1999年晋升为副主任医师、副教授，2001年晋升为硕士生导师，2005年晋升为主任医师、教授。现任吉林大学第二医院普通外科主任医师、教授，担任《中华实用医药》杂志常务编委、《中华现代外科学》杂志常务编委、《中国临床医学研究》杂志副主编、《中华医护》杂志常务编委、《中国现代实用医学》杂志编委、吉林省及长春市医疗事故鉴定专家，主持完成了长春市科委课题《放射免疫预定位技术导向乳腺癌早期诊断及治疗研究》，以及横向课题《化疗联合巴曲酶注射液治疗晚期乳腺癌临床研究》，吉林省科委课题《Sfas作为乳腺癌转移标志物的研究》等，发表论文40余篇，编写论著两部，获得吉林大学医疗成果奖三项，获得吉林大学教学成果奖三项，2001年被评为吉林大学先进工作者，2005年被吉林省卫生厅评为“先进个人”，2006年被吉林大学评为师德先进个人。二十多年来一直致力于甲状腺疾病和乳腺疾病的研究，1998年在我省率先开展早期乳腺癌保乳手术，2001年获吉林大学医疗成果奖，于2003年开展在乳腺癌简化根治术中保留肋间臂神经取得了非常好的临床效果，该项成果获2007年吉林大学医疗成果奖。

作者简介

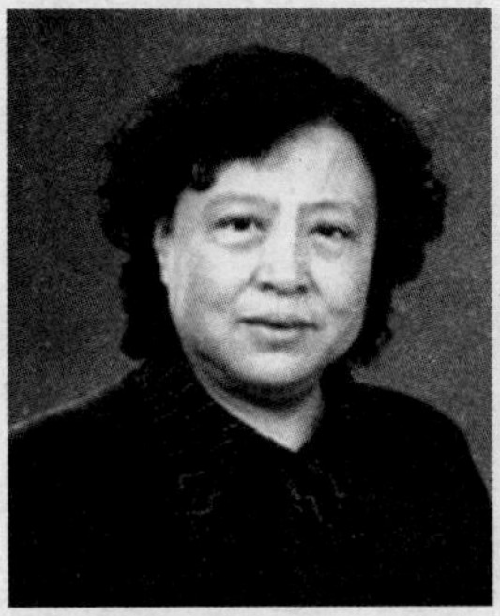

吴雅臻，主任医师，教授，博士研究生导师。1975 年毕业于吉林医科大学医疗系，毕业后留校从事眼科工作，历任眼科住院医师、助教，主治医师、讲师，副主任医师、副教授，主任医师、教授。硕士研究生、博士研究生导师。1995 年始担任吉林大学第二医院眼科副主任、主任、吉林大学第二医院眼科医院眼底病一科主任。曾任吉林省医学会眼科分会主任委员。现任中华医学会眼科学分会第九届委员、全国防盲技术指导组委员，长春市医学会眼科分会主任委员，吉林省医师协会眼科分会副主任委员。《中华眼底病》杂志、《中国实用眼科》杂志、《眼科新近展》、《吉林医学》等杂志编委。

长期致力于眼底疾病的基础与临床研究，对各种复杂性视网膜脱离、增生性玻璃体视网膜病变、增生性糖尿病视网膜病变、黄斑疾病等诊断和手术治疗具有丰富的临床经验。曾获吉林大学医疗成果奖 10 余项，主持省部级课题多项，参加国家自然基金课题一项，为增生性玻璃体视网膜病变形成机制、药物防治和增生性糖尿病视网膜病变视网膜新生血管的防治研究奠定了理论基础。多年来，在国内外发表学术论文 90 余篇，参与《医家金鉴·眼科学卷》及《眼科学基础（全国卫生院校高职高专教学改革实验教材）》的编写。获吉林省科技进步三等奖两项。

总前言

受中国医药教育协会委托，我们邀请了国内多位各学科医学专家编写《全国乡镇（社区）医护人员培训试用教材》丛书。该丛书共有13个分册，包括内科学、普通外科学、骨科学、妇产科学、皮肤病学与性病学、眼科学、耳鼻喉科学、肿瘤学、神经病学、精神病学、老年医学、预防医学、护理学。近年来，随着医学的迅猛发展，医学基础理论在快速完善和更新，新的诊断技术和治疗方法层出不穷，在这种情况下，如何使得全国众多的乡镇（社区）医院的医生能适应这种变化，紧跟上医学发展的潮流，更好地为广大基层百姓做好医疗服务，这是国家和政府部门十分关心的问题。

目前，我国现有医师600多万，乡村医生102.2万人，由于种种主客观原因，其中64万人没有学历，甚至他们根本没有接受过正规的医学专业教育。按照国家目前的考核标准，他们当中将有大部分人拿不到卫生部颁发的执业医师证。由此带来的医疗差错和事故时常出现，对医疗卫生安全造成较大的影响。所以编写乡镇和社区医护人员试用教材势在必行。我们编写这套教材的目的就是为了帮助广大乡镇医院的医护人员更好地学习先进的医学理论和实践技能，推动继续医学教育工作的普遍开展。到目前为止，国内尚无一套完整的、系列的、完全适合于乡镇医院全科医师学习的教材。为此撰写一部全面系统，具有先进性，又有实用性和可操作性，既通俗易懂，又具广度和深度的一套教材实属必要。经过1年多时间的辛勤工作，我们终于完成了这套丛书的编写。

在新书即将出版之际，我们要衷心感谢中国医药教育协会各位领导和专家对该丛书编写过程中给予的关心和指导。感谢所有参加本丛书的编写人员，他们在日常医疗工作特别繁忙的情况下，牺牲了很多休息时间为丛书编写做了大量工作，才保证了丛书的按时出版和高质量。参加本套丛书编写人员共计有300多名。他们是有多年临床经验的老专家和教授，也有一些正工作在临床第一线的中青年业务骨干。他们注重理论联系实际，查找了大量的文献资料。力图将最新、最前沿的知识编入教材，同时也将实际工作中的经验和教训纳入其中，真正做到了图文并茂，深入浅出。

由于我们的学术水平有限，丛书的编写一定存在缺点和不足，诚挚地希望广大读者和乡镇医院、社区医院的医护人员在使用过程中提出批评和意见。

总主编　苗里宁　姜　瑛

2009年4月15日

序

首先我热烈祝贺《全国乡镇（社区）医护人员培训试用教材》眼科学分册的出版。

编写一本适用于我国乡镇医院全科医生的眼科学教材非常必要。眼病是我国常见而又多发的疾病，尤其在农村地区。至今，我国尚有数以百万计的白内障盲患者急需手术治疗，我国尚有为数众多的急性原发性闭角型青光眼患者由于没有得到及时的合理治疗而丧失视力，严重地影响了个人的生活，加重了社会负担。随着人民生活水平提高，农村人群对眼保健的需求也越来越高，因此，加强农村地区的眼病防治应当是我国防盲治盲和眼保健的重点。乡镇医院全科医生是防盲治盲和眼保健的重要力量，他们可以及早地发现和治疗一些常见眼病。对于一些因条件所限而不能在乡镇医院处理的眼病，他们发现后也可以及早地转诊，以便尽快地使患者得到合理有效的治疗。对于眼外伤等一些眼科急诊，他们也可以及早地进行初步处理，从而提高治疗效果。而且他们还可以在预防眼病中发挥重要作用。普及眼病防治知识，改善卫生条件可以极大地减少沙眼等传染性眼病和维生素 A 缺乏症等营养性眼病的发生。

吴雅臻教授为首的专家对本书的编写倾注了巨大的精力和热情。本书所选的内容恰当，编排合理，将使乡镇医院全科医生容易地掌握眼科学知识。我们期待本书在我国农村地区防盲治盲和眼保健事业中发挥良好的作用。

赵家良

2009 年 3 月

前言

随着现代科学技术的迅速发展，医学科学技术及临床医疗诊治水平也不断提高。广大眼病患者的就医需求也越来越高。我国幅员辽阔，人口众多，其中大部分是农村人口。而农村又是某些眼科疾病的多发地，因此乡镇（社区）医师是我国农村患者眼科疾病早期诊治的希望与关键。为了满足广大乡镇（社区）医院眼科技术从业人员继续学习的要求，进一步推动医疗卫生继续教育工作的开展，在中国医药教育协会和卫生部科教司领导支持下，组织编写全国乡镇（社区）医护人员上岗培训试用教材眼科学分册。我们集合了众多知名教授，以极大的热情共同编写这本教材，希望此书能够对乡镇（社区）医师提供一些帮助。

本书内容包括：眼科学基础、眼科检查方法、各种眼科疾病的概述、病因、病理、临床症状、体征、诊断、治疗和预防，眼保健、眼与全身病、眼科常见手术、眼科常用药物和眼科常用处置等内容。我们相信这是一本选题贴近临床实际、编写内容全面、对学习者极为实用和便利的教材，能够对乡镇（社区）医院全科医生的工作起到良好的指导作用。

本书深入浅出地介绍了眼科学的系统理论知识及操作技能，既有实用性、针对性，又有创新性。本教材的特点：涵盖几乎所有乡镇（社区）眼科医疗工作中可能遇见的各种眼部疾病，是各位编者多年临床工作经验的总结与浓缩，同时也汇集了众家之长；并且重点介绍眼科疾病的症状、体征、诊断要点、鉴别诊断和治疗方法，方便各位乡镇医师在实际工作中学习、参考。其中许多疾病的诊断、治疗方法都是现在国内外的最新手段。本书配有清晰的表格及具有代表性的图片，有助于读者对相关内容的充分理解。

在此书编写过程中得到了赵家良教授的极大帮助和支持并予以

前 言

赐序，为此，我代表编委会对赵家良教授表示衷心感谢。同时对各位编委在百忙之中完成此书的编写工作，一并表示感谢。

《全国乡镇（社区）医护人员培训试用教材丛书》眼科学分册作为一本六十余万字的教材，第一版的编写难免存在不足之处。希望广大乡镇（社区）医师在医疗服务的实践过程中，多提宝贵意见。

吴雅臻

2009年3月

目录

CONTENTS

目录

CONTENTS

目录

CONTENTS

绪 论

眼是五官之一，是人体最为重要的感觉器官。眼科学（Ophthalmology）是研究视觉器官及其附属器疾病的发生、发展和转归以及预防、诊断和治疗的医学科学。

眼科学发展历史简述

我国眼科学历史发展悠久，自从有文字出现以后，有关眼病的医药知识就逐渐有了记载。公元前 14 世纪的甲骨文字中已经记载当时已有因眼病致盲者。随着《黄帝内经》、《神农本草经》、《伤寒杂病论》等医药专书的出现，有关眼与眼病的知识，在医药书籍中开始有了比较集中的记载和论述。

公元 14 世纪在巴格达、开罗、大马士革等地已有医院建立，其中眼科已成为独立的一科。西方眼科学的发展始于 16 世纪，17 世纪认识了眼的屈光成像，18 世纪开始了白内障手术，进入 19 世纪中叶，德国医学家 Helmholtz 发明了检眼镜。20 世纪初发明了眼压计、裂隙灯活体显微镜，开展了视网膜脱离复位手术、角膜移植术等。20 世纪 50 年代开始了人工晶状体植入术；60 年代发明了荧光素眼底血管造影术、电生理诊断和应用超声波进行眼部活体检查。并应用激光治疗眼底疾病，开展了眼科显微手术；90 年代应用图像分析技术等使眼部疾病的诊断、治疗水平大幅度提高。

现代眼科学 19 世纪传入我国，1949 年新中国成立以后才真正得到发展，1959 年在省、市、自治区的医院设立了眼科，至 90 年代，全国大多数县级医院成立了眼科，一些基层医院也配备了眼科医师。

1950 年我国重组了中华眼科学会，相继创办了《中华眼科杂志》、《中华眼底病杂志》等 10 多种期刊，并成立了眼科的专业学组。1955 年我国的汤飞凡和张晓楼教授在国际上首次成功分离和培养了沙眼衣原体，为沙眼的病因学、诊断与治疗作出了巨大的贡献。

近年我国眼科学进展

近30年来，由于国内外先进技术及设备的引进，促进了我国眼科学的飞速发展。在中华眼科学会的带领下，经过几代眼科学者的努力，在眼科学的研究及疾病的诊疗技术方面已达到国际先进水平。针对各种眼科疾病的病因学、发病机制进行了深入的基础与临床研究，在诊断和治疗等方面亦取得了重大成果。一些先进的眼科手术，如白内障超声乳化和人工晶状体植入术、玻璃体切除术、黄斑疾病手术、角膜移植术、眼眶外伤及眼整形等手术；眼底病、青光眼、白内障、眼肌病、眼表疾病、眼外伤、眼和眼眶肿瘤等疾病的治疗进展与国际同步。此外，荧光素眼底血管造影、脉络膜血管造影、电生理和眼超声波、光学相干断层仪等设备的应用，极大地提高了眼底病的诊断与治疗水平。计算机自动视野仪，对比敏感度视野检查等有助于青光眼的早期诊断。角膜内皮镜、角膜共焦显微镜、角膜地形图仪等应用于角膜病的诊断。应用准分子激光器进行屈光性角膜手术治疗近视。全国防盲治盲工作的大量开展，大规模的白内障复明手术，使数百万患者恢复了视功能。近年，通过数次全国性及专科性学术会议的召开，继续教育的开展，为全国培养了大量眼科医生（基层医生），全面提高了眼科医生的整体水平，极大地促进了眼科事业的发展。

乡镇（社区）医师学习眼科学的重要意义

目前乡镇（社区）医师大多数为通科医师或非眼科专业医师，缺乏眼科专业技术培训的机会。如果能加强眼科专业理论与技术的培训，使之充分地认识各种眼病的特点，进行准确的诊治，并且在防盲治盲工作中发挥积极的作用，熟练掌握眼科常规操作及药物治疗，掌握急重眼病和眼外伤的处理，熟悉全身疾病在眼部的表现，不但能够提高患者的视觉质量，而且将会减轻农村眼病患者的经济负担。因此广大基层眼科医生应牢固的掌握眼科专业知识，以良好的医疗技术为广大乡镇（社区）患者服务。

第一章　眼的解剖、生理和胚胎发育

眼是人体视觉器官，由眼球及其附属器、视路和视觉中枢组成。眼球接受外界信息，由视路向视皮质传递，完成视觉功能。眼附属器对眼球起到保护、运动等作用。

眼神经系统和血液循环系统是完成其生理功能的重要组成部分。

第一节　眼　球

眼球近似于球形，其前面弯曲半径较小的部分是透明的角膜，其余大部分为瓷白色的巩膜。正常成人的眼球前后径平均为 24mm、垂直径平均为 23mm、水平径平均为 23.5mm。

眼球周围骨性组织形成的空间称为眼眶。眼球位于眼眶前部，大部分受眶骨壁保护，借眶筋膜、韧带与眶壁联系，周围有眶脂肪垫衬，以减少眼球的震动，前面有眼睑保护，后部由眶骨壁保护。眼球的这种位置可以维持眼球相对稳定，并能保证眼球运动时不受限制。

眼球向前方平视时，一般突出于外侧眶缘 12～14mm。由于受人种、颅骨发育、眼屈光状态等因素影响，眼球突出度存在差异，但两眼间差通常不超过 2mm。

眼球分为眼球壁和眼球内容物两个部分（见插页图 1-1）。

一、眼球壁

眼球壁由外、中、内三层膜构成，最外层主要为纤维结缔组织，称为纤维膜；中层因含有大量血管组织及色素，称为葡萄膜；内层主要为神经组织，称为视网膜。

（一）外层　外层由坚韧的纤维组织组成，构成眼球完整封闭的外壁，起到保护眼内组织，维持眼球形状的作用。前面 1/6 为角膜，后面 5/6 为巩膜。二者移行部位称为角巩膜缘。

1. 角膜　为稍向前凸的透明组织。略呈横椭圆形，横径 11.5～12mm，垂直径10.5~11mm。如直径小于10mm称为病理性小角膜，大于13mm为病理性大角膜。角膜前表面的曲率半径约为7.8mm，后表面约为6.8mm。角膜中央部厚度为0.5~0.55mm，从中心30°外开始增厚，周边部可达1mm。

组织学上，角膜由前向后分为五层，依次为：上皮细胞层、前弹力层、基质层、后弹力层和内皮细胞层。

① 上皮细胞层：是球结膜上皮的延续，由5~6层鳞状上皮细胞组成，厚约40~50μm，表面覆盖约7μm的泪膜。上皮细胞层为复层上皮，细胞包括基底细胞、翼状细胞和表层细胞。上皮细胞再生能力强，损伤后再生较快，不遗留瘢痕。

② 前弹力层（Bowman's membrane）：为一层均质透明膜，无细胞成分，由胶原纤维和蛋白多糖构成，止于角膜周边部。厚约8~14μm。此层抵抗力较弱，易被损伤，无再生能力。

③ 基质层；是结构最规整、最透明的一种组织。平均厚约500μm，约占角膜厚度的90%，由约200层与角膜表面平行的胶原纤维束薄板组成。纤维薄板排列规则，各层相互成一定角度重叠，其间有角膜细胞和少数游走细胞，并含有粘蛋白和糖蛋白。损伤后不能再生，以瘢痕组织代替。

④ 后弹力层（Descemet's membrane）：为较坚韧的透明均质膜，富有弹性，抵抗力较强，在角膜溃疡穿孔前常可见后弹力层膨出。婴儿时期约5μm，成年人厚度可达到8~10μm。此层损伤后可再生，由内皮细胞形成新的后弹力层修复。

⑤ 内皮细胞层：由一层六角形扁平细胞构成，厚5μm，具有角膜－房水屏障功能（图1-2)。正常情况下房水不能透过此层渗入角膜组织。角膜内皮细胞密度随着年龄的增加而逐渐降低，10多岁时角膜内皮细胞密度约3000~4000个/mm^2，到70多岁时约2600/mm^2。内皮细胞损伤不能再生，依靠邻近细胞扩张和移行来填补缺损区。若角膜内皮细胞失去代偿功能，则角膜将发生水肿和大泡性角膜病变。

角膜表面有一层泪膜，是覆盖于眼球前表面的一层液体，其结构有三层：①脂质层：主要由睑板腺分泌形成，覆盖于整个泪膜的游离表面；②水液层：主要由泪腺和副泪腺分泌形成，为泪膜的中层；③粘蛋白层：主要由眼表上皮细胞及结膜的杯状细胞分泌形成，为泪膜的内层，覆盖于角膜上皮表面。泪膜具有防止角膜干燥、保持平滑及光学特性的作用。

角膜内无血管，这是保证角膜透明的重要因素，角膜是眼的主要屈光介质，相当于43D的凸透镜。角膜的营养代谢主要来自房水、泪膜和角膜缘血管网。上皮细胞氧的供应来自泪膜，内皮细胞的氧供来自房水。能量物质主要是葡萄糖，大部分通过内皮细胞从房水中获取。角膜组织中含有丰富的感觉神经纤维，其中主要是由三叉神经的眼支经睫状神经到达角膜，因感觉功能特别灵敏，当遇到外界刺激时，通过迅速关闭眼睑或流泪等反射机制，起到对眼球

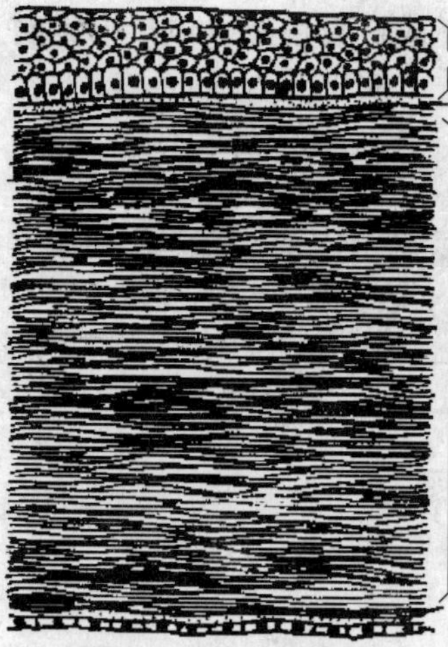

图 1-2　角膜的横切面示意图

的保护作用。

2. 巩膜　占纤维膜的后 5/6，质地坚韧，呈乳白色，由致密相互交错的纤维组成。巩膜前接角膜，在后部与视神经交接处的巩膜分内外两层，外 2/3 移行于视神经鞘膜，内 1/3 呈网眼状，称巩膜筛板。此板很薄，视神经纤维束由此处穿出眼球。巩膜厚度各处不同，眼外肌附着处最薄，约为 0.3mm；视神经周围最厚，约为 1.0mm；赤道部约为 0.4～0.6mm。

巩膜在组织学上分为三层：①表层巩膜：为一层疏松的纤维组织，富含弹力纤维及小血管。②巩膜基质层：由致密的结缔组织构成，基本不含血管。③棕黑色板层：由细小的弹力纤维组成，并含有大量的色素细胞。巩膜的实质层血管和神经较少，但巩膜表层有致密的血管结缔组织。角膜缘后的区域有巩膜内血管丛（房水静脉）。此外，贯通巩膜全层的巩膜导血管内有动脉、静脉和神经通过。

巩膜表面被眼球筋膜（Tenon's capsule）包裹，前面又被球结膜覆盖，于角巩膜缘处，角膜、巩膜、结膜和球筋膜结合，相互融合附着。

巩膜的生理功能：与角膜、结膜等共同构成眼内容的外屏障。

角膜缘　是角膜和巩膜的移行区，由于透明的角膜嵌入不透明的巩膜内，并逐渐过渡到巩膜，所以在眼球表面和组织学上没有一条明确的分界线。角膜缘在解剖结构上是前房角及房水引流系统所在部位，组织学上还是角膜缘干细胞所在之处，因此十分重要。角膜缘前界起于角膜前弹力层止端，后缘为后弹力层止端，宽约 1.0mm。因其与眼球内的前房角为邻，而角膜后弹力层止端是前房角的前界，故角巩膜缘在前房角的外前侧。一般认为将角巩膜缘后界向后移 0.75mm，这样前房角的小梁网及 Schlemm 管等重要组织结构均包含于其中。在外观上角巩膜缘部可见 1.0mm 宽的半透明区及其外侧 0.75mm 宽的白色巩膜区，即后弹力层止端到巩膜突或虹膜根部，包括小梁网及 Schlemm 管等组织结构（图 1-3）。角膜缘是内眼手术的主要入路。

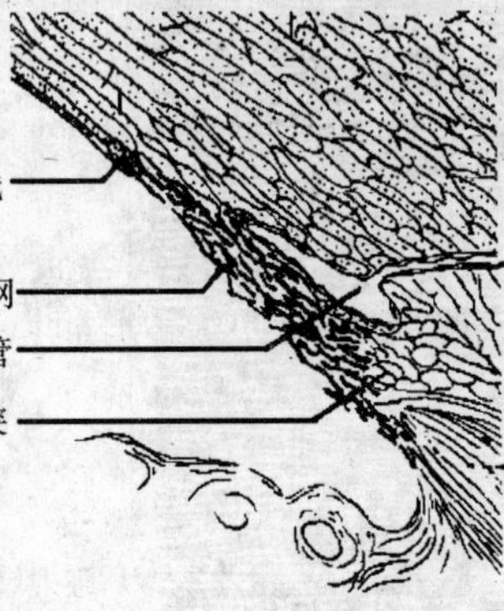

图 1-3　前房角结构示意图

前房角：位于周边角膜与虹膜根部的连接处。在角膜缘内面有一凹陷称为巩膜内沟，沟内有网状组织（小梁网）及 Schlemm 管。沟的后内侧巩膜突出部分为巩膜突。前房角的前外侧壁为角膜缘，从角膜后弹力层止端（Schwalbe 线）至巩膜突，后内侧壁为睫状体的前端和虹膜根部。在前房角内可见到如下结构：Schwalbe 线、小梁网和 Schlemm 管、巩膜突、睫状带和虹膜根部。小梁网为多层束状或板片状的扁平、交叉网孔样结构，起到滤过房水的作用。小梁网可分为葡萄膜部、角巩膜部和近小管组织。Schlemm 管是围绕前房角一周的房水输出管道，由若干小腔隙相互吻合而成，内壁仅由一层内皮细胞与小梁网相隔，外壁有 25 ~ 35 条集液管与巩膜内静脉（房水静脉）沟通。

前房角是房水排出的主要通道，对维持正常眼压起重要作用。若房水排出受阻，眼内压升高，可导致青光眼的发生。

（二）中层　因富含黑色素和血管故称为葡萄膜、血管膜或色素膜。此层由相互衔接的三部分组成。由前到后为虹膜、睫状体和脉络膜。在巩膜突、涡静脉出口和视神经三个部位与巩膜牢固附着，其余处均为潜在腔隙，称睫状体脉络膜上腔。它们具有遮光及营养眼内组织的作用，但各部组织的生理功能不同。

1. 虹膜　为一圆盘状膜，自睫状体伸展到晶状体前面。虹膜表面有辐射状凹凸不平的皱褶称虹膜纹理和隐窝。虹膜的中央有一 2.5 ~ 4.0mm 的圆孔称为瞳孔。距瞳孔缘约 1.5mm 的虹膜上有一环形齿轮状隆起称为虹膜卷缩轮，此轮将虹膜分成两部分，外部为睫状区虹膜，内部为瞳孔区虹膜。虹膜卷缩轮附近的穴状凹陷称为虹膜小窝，凹陷处房水可以直接与虹膜基质中的血管接触。虹膜周边与睫状体连接处为虹膜根部。此部很薄，当眼球受挫伤时，易从睫状体离断。由于虹膜位于晶体的前面，当晶状体脱位或手术摘除后，虹膜因失去依托而发生震颤。虹膜后面的色素上皮层可向外翻，在瞳孔缘呈现一条窄的环形黑色花边，称瞳孔领。

在组织学上，虹膜主要由前面的基质层和后面的色素上皮层构成。

① 基质层：是由疏松的结缔组织和虹膜色素细胞组成的框架网，神经、血管走行其间。瞳孔括约肌（平滑肌）呈环形分布于瞳孔缘部的虹膜基质内，受副交感神经支配，司缩瞳作用。

② 色素上皮层：分前后两层，两层细胞内均含致密黑色素。在前层的扁平细胞前面分化出肌纤维，形成瞳孔开大肌（平滑肌），受交感神经支配，司散瞳作用。

虹膜的主要功能：瞳孔因光线强弱而缩小或扩大，以调节进入眼内的光量，保证视网膜成像清晰。

虹膜内血管丰富，炎症时以渗出反应为主。虹膜感觉来源于第Ⅴ颅神经眼支分支，炎症时可引起疼痛。

2. 睫状体　为位于虹膜根部与脉络膜之间的宽约 6～7mm 的环状组织，其矢状面略呈三角形。巩膜突是睫状体基底部附着处。睫状体前 1/3 较肥厚，称睫状冠，宽约 2mm，含丰富的血管组织，内表面有 70～80 个纵行放射状突起称睫状突；后 2/3 薄而扁平称睫状环或称睫状体平部。平部与脉络膜连结处呈锯齿状弯曲称锯齿缘，为睫状体后界。从眼球表面定位，锯齿缘约在角膜缘后 8.5mm。睫状冠中血管丰富，而平部血管少又无重要组织，因此玻璃体手术须在平部范围内切口。睫状体与晶状体赤道部之间有纤细的晶状体悬韧带互相连接。

睫状体主要由睫状肌和睫状上皮细胞组成。睫状肌由外侧的纵行、中间的放射状和内侧的环形三组肌纤维构成。纵行肌纤维向前分布可达小梁网。睫状肌是平滑肌，受副交感神经支配。睫状上皮细胞层由外层的色素上皮和内层的无色素上皮二层细胞组成。

睫状体的神经由睫状长神经和睫状短神经在睫状体部形成神经丛，由此发出分支至睫状体和虹膜，司该部感觉。其中副交感纤维至睫状肌。

睫状体的主要功能：与调节作用有关。睫状突上皮产生房水，营养眼内组织，并维持眼内压。

3. 脉络膜　是葡萄膜的后部，前端起自锯齿缘，后端止于视乳头周围，介于视网膜与巩膜之间。有丰富的血管和黑色素细胞，组成小叶状结构。

脉络膜平均厚约 0.25mm，由三层血管组成：外侧的为大血管层，中间的为中血管层，内侧的为毛细血管层。借玻璃膜（Bruch's membrane）与视网膜色素上皮相联系。外侧通过一个潜在的腔隙（脉络膜上腔）与巩膜的棕色层为邻。

睫状后长动脉、睫状后短动脉、睫状神经均由脉络膜上腔通过。血管、神经穿过巩膜处，脉络膜与巩膜粘着紧密，因此脉络膜脱离时常以涡静脉为界。

脉络膜血管多，血容量大，约占眼球血液总量的65%。血液主要来自睫状后短动脉，其血循环供视网膜外层营养，涡静脉回流。其内层的毛细血管壁有小孔，通透性高，使营养和代谢产物容易透过。在眼底血管造影中，小分子的荧光素易渗漏，而大分子的吲哚菁绿造影剂不易渗漏，能较好地显示脉络膜血管造影。血中病原体易经脉络膜扩散。

生理功能：脉络膜含有丰富的色素，对眼球起遮光作用。

(三) 内层　为视网膜，是一层透明的膜，位于脉络膜的内侧，后界位于视乳头周围，前界位于锯齿缘。其外侧为脉络膜，内侧为玻璃体。视网膜后极部有一直径约2mm的浅漏斗状小凹陷区，解剖上称为中心凹，临床上称为黄斑，因该区含有丰富的叶黄素而得名。其中央有一小凹，解剖上称中心小凹，临床上称为黄斑中心凹，是视网膜上视觉最敏锐的部位。黄斑区无血管，但此区色素上皮细胞含有较多色素，因此在检眼镜下颜色较暗，中心凹处可见反光点，称中心凹反射（见插页图1-4）。

距黄斑鼻侧约3mm处有一约1.5mm×1.75mm大小、境界清楚的橙红色圆形盘状结构，称为视乳头，又称视盘，是视网膜上视觉神经纤维汇集组成视神经，向视觉中枢传递穿出眼球的部位。视盘中央有小的凹陷区，称为视杯。视盘上有视网膜中央动、静脉通过，并分支走行在视网膜上。

视网膜是由胚胎时期神经外胚叶形成的视杯发育而来，视杯外层形成单一的视网膜色素上皮层，视杯内层则分化为视网膜的内9层，故二者之间存在一潜在间隙，临床上视网膜脱离即由此处分离。

组织学上视网膜由外向内分为10层：①色素上皮层：位于Bruch膜内侧，为排列整齐的单层六角形细胞，内含较多的色素颗粒，顶部有微绒毛。②视锥、视杆细胞层（光感受器细胞层）：由光感受器内、外节组成。③外界膜：为一薄网状膜，由邻近的光感受器和Müller细胞的接合处形成。④外颗粒层又称外核层：由光感受器细胞核组成。⑤外丛状层：为疏松的网状结构，是视锥细胞与视杆细胞的终末和双极细胞树突及水平细胞突起相连接的突触部位。⑥内颗粒层又称内核层：主要由双极细胞、水平细胞及无长突细胞的细胞核组成。⑦内丛状层：主要是双极细胞、无长突细胞与神经节细胞相互接触形成突触的位置。⑧神经节细胞层：由神经节细胞核组成。⑨神经纤维层：由神经节细胞轴突即神经纤维构成。⑩内界膜：为介于视网膜和玻璃体间的一层薄膜。属于Müller细胞的基底膜（图1-5）。

光感受器的结构包括外节、连接绒毛、内节、体部和突触五部分。每个外节由约700个扁平的膜盘堆积组成。膜盘不断脱落和更新。

光感受器的神经冲动经双极细胞传至神经节细胞。由神经节细胞发出的神经纤维（轴突）向视盘汇集。黄斑区纤维以水平缝为界，呈上下弧形排列到达视盘颞侧，此纤维束称为视盘黄斑纤维束（简称盘斑束）。颞侧周边部纤维亦分成上下部分，分别在盘斑束上、下进入视盘。视网膜鼻侧上、下部的纤维直

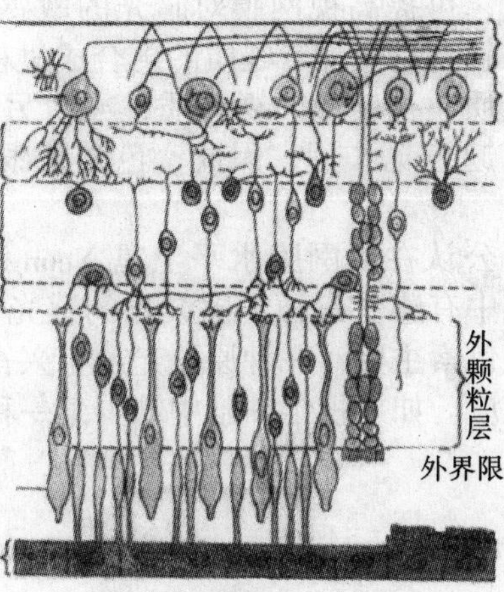

图 1-5　视网膜组织结构示意图

接向视盘汇集。

视网膜色素上皮（retinal pigment epithelium，RPE）细胞具有多种复杂的生化功能以及支持光感受器活动的色素屏障作用，并具有对视网膜外层传递来自脉络膜的营养，相对光感受器外节脱落的膜盘及代谢产物进行吞噬的作用。色素上皮细胞间有紧密连接，或称封闭小带，可以避免脉络膜血管正常漏出液中的大分子物质进入视网膜，起到视网膜外屏障的作用，或称视网膜－脉络膜屏障作用。

视信息在视网膜内形成视觉神经冲动，以三级神经元传递，即光感受器细胞－双极细胞－神经节细胞。神经节细胞轴突即神经纤维沿视路将视信息传递到视中枢形成视觉。

光感受器是视网膜上的第一级神经元，为视杆细胞和视锥细胞两种。视杆细胞感弱光（暗视觉）和无色视觉，视锥细胞感强光（明视觉）和色觉。视锥细胞约 700 万个，主要集中在黄斑区。在中心凹处只有视锥细胞，此区神经元的传递又呈单线连接，故视力非常敏锐，而离开中心凹后视锥细胞密度即显著降低，当黄斑区受损时，视力显著下降。视杆细胞在距中心凹 0.13mm 处开始出现并逐渐增多，在距中心凹 5mm 左右视杆细胞最多，再向周边又逐渐减少。视杆细胞出现病变时则发生夜盲。

感光色素：每个细胞外节内只有一种感光色素。视杆细胞外节所含感光色素为视紫红质，是由顺－视黄醛和视蛋白相结合而成。在光的作用下，视紫红质褪色（漂白），分解为全反－视黄醛和视蛋白。全反－视黄醛在视黄醛还原酶和辅酶 I 的作用下，又还原为无活性的全反－维生素 A。它经血液入肝，转变为顺－维生素 A。顺－维生素 A 经血液流入眼内，经视黄醛还原酶和辅酶 I 的氧化作用，成为有活性的顺－视黄醛，以后再和视蛋白合成为视紫红质。在暗处，视紫红质再合成，可提高视网膜对暗光的敏感性。如维生素 A 和某些酶缺乏或代谢障碍时，就会影响视紫红质的再合成过程，导致夜盲。

视锥细胞含视紫蓝质、视紫质、视青质，亦由另一种维生素 A 醛及视蛋白合成，在光的作用下起色觉作用。因此，色觉是眼在明亮处视锥细胞的功能。

色觉理论：目前，公认在视网膜水平上是 Young—Helmholtz 三原色学说。正常色觉者在视锥细胞中有感受三种不同波长的感光色素，即对应为红、绿、蓝三原色。每一种感光色素主要对一种原色光发生兴奋，而对其余两种原色仅发生程度不等的较弱反应。如果视锥细胞中缺少某一种感光色素，则可发生色觉障碍。

二、眼球内容物

(一) 眼内腔

包括前房、后房和玻璃体腔。

前房　前界为角膜的后面，后界为虹膜和瞳孔区晶状体的前面。容积约 0.2ml。前房中央部深约 2.5～3.0mm，周边部渐浅，最周边处称为前房角。

后房　为虹膜后面、睫状体前端、晶状体悬韧带前面和晶状体前面的环形间隙，容积约 0.06ml。

玻璃体腔　前界为晶状体的后面、晶状体悬韧带和睫状体的后面，后界为视网膜的前面，玻璃体腔由透明的玻璃体填充。

(二) 眼内容

包括房水、晶状体和玻璃体，三者与角膜一并称为眼的屈光间质。

房水　为眼内透明液体，房水由睫状体通过主动转运、超滤过和弥散等形式产生，生成速率约为 1.5～3μl/min。房水充满后房与前房，全量为 0.15～0.3ml。其主要成分是水，尚含有乳酸、维生素 C、葡萄糖、肌醇、谷胱甘肽、尿素及钠、钾、氯等，蛋白质微量；还含有一些生长调节因子。pH 值为 7.5～7.6，呈弱碱性，比重 1.003。当眼内炎症、手术或眼外伤时，房水中蛋白含量可增高。

房水的循环途径：房水由睫状体的睫状突上皮细胞产生后进入后房，经瞳孔到达前房，然后再由前房角小梁网进入 Schlemm 管，通过集液管和房水静脉，汇入巩膜表面的睫状前静脉而回流到血液循环。另有少部分房水经虹膜表面隐窝被吸收（约占 5%），从房角的睫状带、经由葡萄膜巩膜途径引流（约占 10%～20%）。如果房水循环通道受阻，可导致眼压升高。

房水功能：营养角膜、晶状体及玻璃体；维持一定的眼内压；也为透明屈光间质的一部分。

晶状体　形如透明的双凸透镜，富有弹性。由晶状体悬韧带与睫状体相连，使其固定于瞳孔和虹膜后面、玻璃体前面。晶状体前面的曲率半径约为10mm，后面约为6mm，前后两面交界处称为晶状体赤道部，两面的顶点分别称晶状体前极和后极。成人晶状体直径约9～10mm，中央厚度4～5mm。

晶状体由晶状体囊和晶状体纤维组成。囊为一层包绕整个晶状体的具有弹性的基底膜，前囊较后囊厚约一倍，后极部最薄，约为4μm；赤道部最厚，达23μm。前囊和赤道部囊下有一层立方上皮，后囊下缺如。晶状体纤维为赤道部上皮细胞向前后伸展、延长而成。一生中晶状体纤维不断生成并将旧的纤维挤向中心，逐渐硬化而形成晶状体核，晶状体核外较新的纤维称为晶状体皮质。晶状体富有弹性，随年龄增长晶状体核逐渐浓缩、扩大，而致晶状体弹性逐渐减弱，降低了调节能力，出现老视。

晶状体营养来自房水，当晶状体受损或房水代谢发生变化时，晶状体将发生混浊形成白内障。

晶状体的生理功能　①晶状体是眼屈光间质的重要部分，相当于约19D的凸透镜，对进入眼内的光线有折射（屈光）功能；②可滤过部分紫外线，保护视网膜；③晶状体悬韧带与睫状体相连，通过睫状肌的舒缩，完成眼的调节功能。

玻璃体　为透明的胶质体，充满于玻璃体腔内，占眼球内容积的4/5，约4.5ml，玻璃体由98%的水与2%的胶原和透明质酸组成。胶原纤维呈三维结构排列形成网架，其上附着透明质酸粘多糖，从而使玻璃体呈凝胶状态。玻璃体前面有一凹面称玻璃体凹，以容纳晶状体。其他部分与视网膜和睫状体相贴，其间以视乳头周围及锯齿缘前2mm和后4mm范围粘连紧密。玻璃体前表面和晶状体后囊之间有圆环形粘连。玻璃体中部有一光学密度较低的中央管，称为Cloquet管，位于晶状体后面至视乳头前，为原始玻璃体的遗留，在胚胎时曾通过玻璃体血管。

玻璃体代谢缓慢，其营养来自脉络膜和房水。随着年龄增长，玻璃体的胶原纤维支架结构塌陷或收缩，玻璃体液化。因外伤或手术造成玻璃体丢失时，不能再生，其空间由房水充填。

玻璃体有屈光功能，是眼屈光间质的组成部分，并对视网膜、眼球壁和晶状体起支持作用，而且具有减震和代谢作用。

第二节　视路及瞳孔反射路

一、视　路

视路：为视觉信息从视网膜光感受器开始到大脑枕叶视中枢的传导径路。

包括视神经，视交叉、视束、外侧膝状体、视放射、视皮质六部分。

1. 视神经　是中枢神经系统的一部分。从视乳头起至视交叉前脚这段神经称视神经，全长平均约40mm。按其部位分为眼内段、眶内段、管内段和颅内段四部分。

眼内段　从视乳头开始至巩膜后孔出口处。由神经节细胞的轴突组成神经纤维，成束穿过巩膜筛板出眼球，长约1mm。可分为四部分：神经纤维层、筛板前层、筛板和筛板后区。临床上可从眼底看到神经纤维层（橙红色）、筛板前层中央部分（杯凹），有时可见到视杯底部的小灰点状筛孔，即筛板。筛板前的神经纤维无髓鞘（直径1.5mm），筛板以后开始有髓鞘包裹（直径3.0mm）。故眼球后视神经较眼球内粗。当筛板前神经有髓鞘时，则眼底可见白色的有髓神经纤维。眼内段视神经的血液供应来自视网膜动脉分支和睫状后短动脉分支。

眶内段　自巩膜后孔至视神经管的眶口，长约25～30mm，呈S形弯曲，以利于眼球转动。视神经外由视神经鞘膜包裹，该鞘膜是三层脑膜的延续。鞘膜间隙与颅内同名间隙连通。其中，蛛网膜下腔亦充满脑脊液。在距眼球10～15mm处，盘斑束逐渐转入视神经的中轴部，来自视网膜其他部位的纤维仍位于视神经的相应部位。眶内段视神经的血液供给主要来自眼动脉分支和视网膜中央动脉分支。

管内段　视神经通过颅骨视神经管的部分，长6～10mm。鞘膜与骨膜紧密粘连，以固定视神经。此段与眼动脉伴行和供血，神经纤维排列不变。

颅内段　为视神经出视神经骨管后进入颅内到达视交叉前脚的部分，约为10mm，此段长度个体变异较大。血液供应来自颈内动脉和眼动脉。

2. 视交叉　呈长方形，位于蝶鞍上方，是两侧视神经交汇之处。为横径约12mm、前后径约8mm、厚4mm的神经组织。此处的神经纤维分为二组，来自两眼视网膜的鼻侧纤维交叉至对侧，来自颞侧的纤维不交叉。由于黄斑部纤维居于视神经之中轴部的80%～90%，故亦分成交叉和不交叉纤维两组，分别进入对侧或同侧视束。

视交叉与周围组织的解剖关系：前上方为大脑前动脉及前交通动脉，两侧为颈内动脉，下方为脑垂体，后上方为第三脑室。这些部位的病变都可侵及视交叉而表现为不同形状的视野损害。

3. 视束　为视神经纤维经视交叉后，位置重新排列的一段神经束。自视交叉开始绕大脑脚至外侧膝状体。来自下半部视网膜的神经纤维（包括交叉的和不交叉的）位于视束的外侧，来自上半部视网膜的神经纤维（包括交叉的和不交叉的）位于视束的内侧，黄斑部神经纤维起初位于中央，以后移向视束的背外侧。

4. 外侧膝状体　属间脑的一部分，位于大脑脚外侧，卵圆形，由视网膜神经节细胞发出的神经纤维约70%在此与外侧膝状体的节细胞形成突触，换神经元（视路的第四级神经元）后再进入视放射。

5. 视放射　视觉纤维自外侧膝状体发出后，组成视放射，是联系外侧膝状体和枕叶皮质的神经纤维结构。换神经元后的神经纤维向后通过内囊和豆状核的后下方，然后呈扇形散开，向后止于枕叶；来自视网膜上方的神经纤维居背部，下方纤维居腹部，黄斑纤维居中部。

6. 视皮质　位于大脑枕叶皮质、相当于 Brodmann 分区的 17、18、19 区，即距状裂上、下唇和枕叶纹状区，是大脑皮质中最薄的区域。每侧与双眼同侧一半的视网膜相关联，在左侧视皮质与左眼颞侧和右眼鼻侧视网膜相关。上部纤维终止于距状裂上唇，下部纤维终止于下唇，黄斑纤维终止于枕叶纹状区后极部。

由于视觉纤维在视路各段排列不同，因此在神经系统某部位发生病变或损害时对视觉纤维的损害各异，可出现特定的视野改变。

二、瞳孔反射路

1. 光反射　当光线照射一侧眼时，引起两侧瞳孔缩小的反射叫瞳孔光反射。光照侧的瞳孔缩小称瞳孔直接光反射，对侧的瞳孔缩小称间接光反射。

光反射路有传入和传出两部分。传入路光反射纤维开始与视觉纤维伴行，至视交叉处分交叉和不交叉两种进入视束。光反射纤维在外侧膝状体前，离开视束，经四叠体上丘臂入中脑顶盖前区，至顶盖前核。在核内交换神经元后，一部分纤维绕中脑导水管到同侧（Edinger-Westphal 核，E-W 核），另一部分经后联合交叉到对侧 E-W 核。传出路为由两侧 E-W 核发出的纤维，随动眼神经入眶至睫状神经节，交换神经元后，由节后纤维随睫状短神经到眼球内瞳孔括约肌。

2. 近反射　当视近物时瞳孔变小，与调节和辐辏作用同时发生，称为瞳孔近反射，系大脑皮质的协调作用，其传入路与视路伴行达视皮质，传出路为由皮质发出的纤维经枕叶—中脑束至中脑的 E-W 核和动眼神经的内直肌核，再随动眼神经到达瞳孔括约肌、睫状肌和内直肌，完成瞳孔缩小、调节和辐辏作用。

第三节　眼附属器的解剖和生理

眼附属器包括眼睑、结膜、泪器、眼外肌和眼眶。

一、眼　睑

眼睑　分上睑和下睑，位于眼眶前部，覆盖于眼球表面，上睑上界为眉，下睑下界与面颊部皮肤相连续，无明显分界线。上、下眼睑的游离缘称睑缘。上、下睑缘间的裂隙称睑裂。其内外连结处分别称内眦和外眦。内眦角钝圆，外眦呈锐角。正常平视时睑裂高度约7.54mm，睑裂水平长度平均为27.88mm。上睑遮盖角膜上部1.5~2.0mm。内眦处有一小的肉样隆起称泪阜，为变态的皮肤组织。内眦与眼球之间有一小湾称泪湖，泪湖的颞侧有一半月形球结膜皱褶称半月皱襞。睑缘有前唇和后唇，前唇钝圆，有1~3行排列整齐的睫毛，毛囊周围有皮脂腺（Zeis腺）及变态汗腺（Moll腺）开口于毛囊。后唇呈直角，与眼球表面紧密接触。两唇间有一条灰色线，是皮肤与结膜的交界处。灰线与后唇之间有一排细孔，为睑板腺的开口。上下睑缘的内侧端各有一乳头状突起，其上有一小孔称泪点，为泪道的入口（图1-6）。

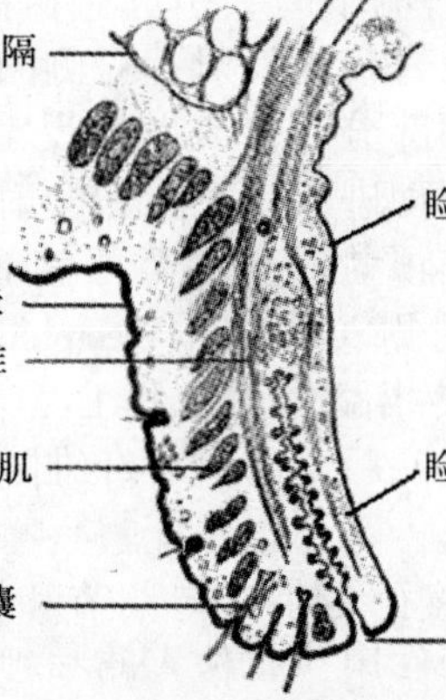

图1-6　眼睑结构示意图

眼睑组织由前向后分为五层：即皮肤层、皮下组织层、肌层、纤维层和结膜。①皮肤层：是人体皮肤最薄柔的部位，易形成皱褶；②皮下组织层：由疏松结缔组织和少量脂肪构成，易发生水肿；③肌层：包括眼轮匝肌、提上睑肌和Müller肌。眼轮匝肌是由面神经支配的横纹肌，司眼睑闭合，此肌纤维走行与睑裂平行，呈环形。提上睑肌由动眼神经支配，司上睑提起，使睑裂开启。此肌起自眶尖视神经孔周围的总腱环，沿眶上壁至眶缘，呈扇形分成前、中、后三部分：前部为薄宽的腱膜穿过眶隔，止于睑板前面；部分纤维穿过眼轮匝肌止于上睑皮肤下，形成重睑；Müller肌为一层平滑肌纤维，受交感神经支配，起始于提上睑肌下面的横纹肌纤维间和下直肌的筋膜，附着于上下睑板的上下缘。在交感神经兴奋时，使睑裂开大；当颈交感神经麻痹时，可造成Horrner's综合征。④纤维层：包括睑板和眶隔两部分。睑板呈半月状，由致密的结缔组织构成，两端借内、外眦韧带固定于眼眶内外侧眶缘上。睑板内有若干与睑缘呈垂直方向排列的睑板腺（Meibomian腺），是全身最大的皮脂腺，开口于睑缘，分泌并排出类脂质，参与泪膜的构成，对眼表面起润滑作用。眶隔：眶隔是睑板向四周延伸的一层富有弹性的结缔组织膜，眶隔的纤维延伸至提上睑肌腱膜前表面。眶隔将眼眶与眼睑相隔开。⑤结膜层：为紧贴睑板后面的透明黏膜，称为睑结膜。

眼睑的血管　动脉血来自两个血管系统，浅部来自颈外动脉系统，有面动脉、颞浅动脉和眶下动脉；深部来自眼动脉的终末支，有睑内侧上、下动脉，额动脉和泪腺动脉的分支（眶外侧动脉）。这些动脉在离睑缘约3mm处形成睑缘动脉弓，睑板上缘处形成较小的周围动脉弓，分布于眼轮匝肌和睑板之间。这些动脉弓发出许多小支，向前分布于眼轮匝肌，向后穿过睑板达结膜。浅部（睑板前）静脉回流到颈内和颈外静脉，深部静脉最终汇入海绵窦。这些静脉没有静脉瓣，因此眼睑化脓性炎症有可能蔓延至海绵窦，导致严重的后果。

眼睑的淋巴　眼睑的淋巴与静脉回流平行，眼睑外侧引流到耳前淋巴结和腮腺淋巴结；眼睑内侧引流至颌下淋巴结。

眼睑的感觉　三叉神经第一和第二支分别司上睑和下睑的感觉。

眼睑的功能　主要是保护眼球。眼睑瞬目运动可使泪液润湿眼球表面，保持角膜光泽，清除结膜囊灰尘及细菌。

二、结　膜

结膜　是一层薄的半透明黏膜，表面光滑，覆盖于眼睑后面的为睑结膜、部分眼球前面为球结膜，睑部到眼球部的反折部分为穹窿结膜。这三部分结膜和角膜在眼球前面形成一个以睑裂为开口的囊状间隙，称结膜囊。近年的研究认为，穹窿部结膜及睑缘部结膜可能是结膜干细胞所在之处。

1. 睑结膜　覆盖于睑板内面，与睑板紧密粘连，不能被推动。上睑结膜在距睑缘后唇约2mm处，有一与睑缘平行的浅沟，为睑板下沟，此处较易存留异物。由于结膜透明，正常情况下可见垂直走行的小血管和部分睑板腺管。

2. 球结膜　覆盖于眼球前部巩膜表面，止于角巩膜缘，是结膜最薄的部分，球结膜与巩膜间有眼球筋膜将二者疏松相连，故球结膜可被推动。角膜缘外3.0mm宽的范围内球结膜与其下的眼球筋膜、巩膜三者紧密结合。在角膜缘部结膜上皮细胞移行为角膜上皮细胞，因而结膜疾病易累及角膜浅层。当巩膜黄染或结膜下出血时，通过透明的结膜可见。

3. 穹窿结膜　此部结膜组织疏松，多皱褶，便于眼球活动。上方穹窿部有提上睑肌纤维附着，下方穹窿部有下直肌鞘纤维融入。

结膜属于黏膜，在组织学上是由不角化的鳞状上皮和杯状细胞组成，有上皮层和固有层。①上皮层各部位的厚度和细胞形态不尽相同。睑板部最薄，仅2~3层上皮细胞，在睑板沟处有大量杯状细胞；穹窿部最厚，可有7~8层细胞。睑缘部为扁平上皮，睑板到穹窿部由立方上皮逐渐过渡成圆柱形，球结膜呈扁平形，角膜缘部渐变为复层鳞状上皮，然后过渡到角膜上皮。②固有层含有血管和淋巴管，分为腺样层和纤维层。腺样层较薄，在穹窿部发育较好。该层由纤细的结缔组织网构成，其间有多量淋巴细胞，炎症时易形成滤泡。纤维层由胶原纤维和弹力纤维交织而成，睑结膜无此层。

结膜的分泌腺：①杯状细胞，分布于睑结膜和穹窿结膜的上皮细胞层，分泌黏液湿润角膜和结膜，起保护作用。②副泪腺（Krause 腺、Wolfring 腺）位于穹窿结膜，分泌泪液。

结膜血管来自眼睑动脉弓及睫状前动脉。睑动脉弓穿过睑板分布于睑结膜、穹窿结膜和距角结膜缘 4mm 以外的球结膜，此动脉称结膜后动脉，充血时称结膜充血。睫状前动脉在角膜缘 3~5mm 处分出细小的巩膜上支组成角膜缘周围血管网，并分布于球结膜，称结膜前动脉，充血时称睫状充血。两种不同充血对眼部疾病的诊断有重要意义。

第Ⅴ颅神经司结膜的感觉。

三、泪　器

泪器　包括分泌泪液的泪腺和排泄泪液的泪道两部分。

1. 泪腺　位于眼眶外上方的泪腺窝内，长约 20mm，宽 12mm，借结缔组织固定于眶骨膜上。提上睑肌外侧肌腱从中通过，将其分隔成较大的眶部泪腺和较小的睑部泪腺，正常时从眼睑部不能触及。泪腺的排出管 10~12 根，开口于上穹窿结膜的颞侧部。泪腺是外分泌腺，产生浆液，每一腺体含腺细胞和肌上皮细胞。血液供应来自眼动脉的泪腺动脉。

泪腺神经为混合神经，其中感觉纤维为第Ⅴ颅神经眼支的分支；来自面神经中的副交感神经纤维和颅内动脉丛的交感神经纤维，司泪腺分泌。此外，尚有位于穹窿结膜的 Krause 腺和 Wolfring 腺，分泌浆液，称副泪腺。

2. 泪道　是泪液的排出通道，包括泪点、泪小管、泪囊和鼻泪管。

(1) 泪点　是泪液引流的起始部，位于上、下睑缘内侧端乳头状突起上，直径为 0.2~0.3mm。泪点开口面向泪湖。正常情况下，泪点贴附于眼球表面。

(2) 泪小管　为连接泪点与泪囊的小管。泪小管长约 10mm，管的开始部分与睑缘垂直，长约 2mm。然后呈水平位转向泪囊，长约 8mm。到达泪囊前，上、下泪小管多先汇合成泪总管后进入泪囊，亦有不汇成泪总管而分别进入泪囊的。

(3) 泪囊　位于内眦韧带后方泪骨的泪囊窝内。其上方为盲端，下方与鼻泪管相连接，长约 12mm，宽约 4～7mm。

（4）鼻泪管　位于骨性鼻泪管的管道内，上接泪囊，向下开口于下鼻道，全长约 18mm。鼻泪管中央有黏膜皱襞，鼻泪管下端的开口处有一半月形瓣膜，称 Hasner 瓣，有阀门作用，为胚胎隔的残膜，如出生后仍未开放可导致新生儿泪囊炎。

泪液排到结膜囊后，经瞬目运动分布于眼球的前表面，并向内眦汇集于泪湖，再由接触眼表面的泪点和泪小管的虹吸作用进入泪囊、鼻泪管到鼻腔，经黏膜吸收。

泪液为弱碱性、透明液体，其中约 98.2% 为水，此外除含少量无机盐和蛋白质外，尚含有溶菌酶、免疫球蛋白 A（IgA）、补体系统、β-溶菌素及乳铁蛋白。因此，泪液具有润滑角膜和结膜、杀菌、预防感染的作用。正常状态下 16 小时内分泌泪液约 0.5～0.6ml。每分钟分泌 0.91～2.2μl，如超过 100 倍，即使泪道排泄正常，亦会出现泪溢。

四、眼外肌

眼外肌　是司眼球运动的肌肉。每眼共有 6 条眼外肌，即 4 条直肌和 2 条斜肌。4 条直肌：上直肌、下直肌、内直肌和外直肌。均起自眶尖部视神经孔周围的总腱环，向前越过眼球赤道部，分别止于角膜缘后不同距离的巩膜上，内直肌为 5.5mm，下直肌为 6.5mm，外直肌为 6.9mm，上直肌为 7.7mm。内、外直肌的主要功能是使眼球向内或外转动。上、下直肌由于肌肉与视轴呈 23°角，因此当收缩时，其主要功能除使眼球上、下转动外，同时还有内转内旋、外转外旋的作用。

2 条斜肌为上斜肌和下斜肌。上斜肌亦起自总腱环旁蝶骨体的骨膜，沿眼眶上壁向前至眶内上缘，穿过滑车向后转折，经上直肌下方，到达眼球赤道部后方，附着于眼球的外上方巩膜上。下斜肌起自眼眶下壁前内侧上颌骨眶板近泪囊窝处，经下直肌与眶下壁之间，向后外伸展、附着于赤道部后外侧的巩膜上。当眼球向前平视时，由于上、下斜肌的作用力方向与视轴呈 51°角，因此收缩时，其主要功能是分别使眼球内旋和外旋；其次要作用上斜肌为下转、外转，下斜肌为上转、外转。

眼外肌为横纹肌。神经支配：外直肌受外展神经（第Ⅵ颅神经）、上斜肌受滑车神经（第Ⅳ颅神经）支配，其余眼外肌均受动眼神经（第Ⅲ颅神经）支配。

眼外肌的血液供应来自眼动脉分出的上、下肌支，泪腺动脉和眶下动脉。除外直肌由泪腺动脉分出的一支血管供给外，其余直肌均有二条睫状前动脉供给，并与睫状体内的动脉大环交通。

五、眼 眶

眼眶　为四边锥形的骨窝。开口向前，其尖朝向后略偏内侧，由额骨、蝶骨、筛骨、颚骨、泪骨、上颌骨和颧骨7块骨组成。眼眶有四个壁；即上壁、下壁、内侧壁、外侧壁。眼眶外侧壁稍偏后，有利外侧视野开阔。眼眶外侧壁较厚且坚硬，其他三壁骨质较薄，受外力后较易发生骨折，且与额窦、筛窦、上颌窦相邻，这些副鼻窦有病变时，可累及眶内组织。成人眶深为4~5cm，容积为25~28ml。

眼眶骨壁有下列主要孔道和陷窝。

1. 视神经孔和视神经管　视神经孔是位于眶尖部的圆孔。直径4~6mm。视神经管由此孔向后内侧，略向上方通入颅腔，管长4~9mm。管中有视神经、眼动脉和交感神经纤维通过。

2. 眶上裂　位于视神经孔外下方，长约22mm，在眶上壁和眶外壁的分界处，与颅中窝相通，有第Ⅲ、Ⅳ、Ⅵ颅神经和第Ⅴ颅神经第一支，眼上静脉及脑膜中动脉眶支和部分交感神经纤维通过。此处受损则累及通过的神经、血管，出现眼球各向运动受限，但不累及视神经，称为眶上裂综合征。

3. 眶下裂　位于眶外壁和眶下壁之间，有第Ⅴ颅神经第二支、眶下神经及眶下静脉等通过。

4. 眶上切迹（或孔）及眶下孔　眶上切迹位于眶上缘的内1/3处，有眶上神经、第Ⅴ颅神经第一支（眼支）及血管通过。眶下孔位于眶下缘内1/3、离眶缘约4mm处，有眶下神经、第Ⅴ颅神经第二支通过。

眶外上角有泪腺窝、内上角有滑车窝，内侧壁前下方有泪囊窝，前缘为泪前嵴，是泪囊手术的重要解剖标志。

眼眶内容纳有眼球、眼外肌、泪腺、血管、神经和筋膜等组织；各组织间有脂肪填充，起到软垫作用。眼眶前方开口处有一弹性的结缔组织膜，连接眶骨膜和睑板，称眶隔。

六、眼的血管和神经分布

血管

动脉　眼球的血液来自眼动脉分出的视网膜中央血管系统和睫状血管系统。

1. 视网膜中央动脉　为眼动脉眶内段的分支，在眼球后9~12mm处从内下或下方进入视神经中央，再经视乳头穿出，分为颞上支、颞下支、鼻上支和鼻下支，走行于视网膜神经纤维层内，逐级分支达视网膜周边部。毛细血管网分浅层和深层，浅层分布于神经纤维层，深层分布于内颗粒层。在视网膜黄斑区中央为一无血管区。视网膜中央动脉为终末动脉，营养视网膜内5层。

视网膜血管是人体唯一用检眼镜即可直视观察到的血管。通过检眼镜检查，不只可以见到视网膜病变时的血管损害情况，并可了解某些全身血管性疾病的状态，如高血压、动脉硬化、糖尿病等，有助于临床诊断和病情的判定。

2. 睫状动脉　分为睫状前动脉和睫状后动脉。睫状后动脉分为睫状后短动脉和睫状后长动脉。

(1) 睫状后短动脉　为眼动脉的一组分支，分鼻侧和颞侧两主干，再各分为2~5小支，在视神经周围穿入巩膜前约分为20支，穿过巩膜后进入到脉络膜内逐级分支，直至毛细血管，呈分区供应，营养脉络膜及视网膜外层5层。

(2) 睫状后长动脉　由眼动脉发出，共2支，在视神经鼻侧和颞侧稍远处，斜穿巩膜进入脉络膜上腔，前行达睫状体后部，开始发出分支。少数分支返回脉络膜前部；大多数分支到睫状体前、虹膜根部后面，与睫状前动脉的穿通支交通，形成虹膜动脉大环；大环再发出一些小支向前，在近瞳孔缘处形成虹膜动脉小环，一些小支向内至睫状肌和睫状突以构成睫状体的血管网。

(3) 睫状前动脉　是由眼动脉分布于眼球表面四条直肌的肌动脉而来，在肌腱止端处发出分支，走行于表层巩膜与巩膜实质内，并有以下分支：①巩膜上支，前行至角膜缘组成角膜缘血管网，由此发出小支至球结膜，称为结膜前动脉，与来自眼睑的结膜后动脉吻合。②小的巩膜内支，穿入巩膜终止于Schlemm管周围。③大的穿通支，在角膜缘后3~5mm处垂直穿过巩膜达睫状体，参与虹膜大动脉环的组成。

此外，视乳头血液供应的特点：视乳头表面的神经纤维层由来自视网膜中央动脉的毛细血管供应，而筛板和筛板前的血供则来自睫状后短动脉的分支，即在视乳头周围的巩膜内组成Zinn-Haller环的分支供应，此环与视网膜中央动脉也有沟通。

静脉

1. 视网膜中央静脉　与同名动脉伴行，经眼上静脉或直接回流到海绵窦。

2. 涡静脉　位于眼球赤道部后方，共4~7条，每个象限有1~2条，收集脉络膜及部分虹膜睫状体的血液，在直肌之间距角膜缘14~25mm处斜穿出巩膜，经眼上、下静脉回流到海绵窦。

3. 睫状前静脉　收集虹膜、睫状体的血液。上半部静脉血流入眼上静脉，下半部静脉血流入眼下静脉，大部分经眶上裂注入海绵窦，一部分经眶下裂注入面静脉及翼腭静脉丛，汇入颈外静脉。

神经支配

眼部的神经支配：有6对颅神经。第Ⅱ颅神经：视神经；第Ⅲ颅神经：动眼神经，支配所有眼内肌、提上睑肌和除外直肌、上斜肌以外的眼外肌；第Ⅳ颅神经：滑车神经，支配上斜肌；第Ⅴ颅神经：三叉神经，司眼部感觉；第Ⅵ

颅神经：外展神经，支配外直肌；第Ⅶ颅神经：面神经，支配眼轮匝肌。

1. 睫状神经节　位于视神经外侧，总键环前10mm处。节前纤维由三个根组成：①长根为感觉根，由鼻睫状神经发出。②短根为运动根，由第Ⅲ颅神经发出，含副交感神经纤维。③交感根，由颈内动脉丛发出，支配眼血管的舒缩。节后纤维即睫状短神经。眼内手术施行球后麻醉，需阻断此神经节。

2. 鼻睫状神经　为第Ⅴ颅神经眼支的分支，司眼部感觉。在眶内又分出：①睫状节长根；②睫状长神经；③筛后神经；④筛前神经；⑤滑车下神经。

睫状长神经　在眼球后分两支，分别在视神经两侧穿过巩膜进入眼内。有交感神经纤维加入，行走于脉络膜上腔，司角膜感觉。其中交感神经纤维分布于睫状肌和瞳孔开大肌。

睫状短神经　共6~10支，为混合纤维，发自睫状神经节，在视神经周围及眼球后极部穿入巩膜，行走于脉络膜上腔，前行到睫状体，组成神经丛。由此发出分支，司虹膜睫状体、角膜和巩膜的知觉，其副交感神经纤维分布于瞳孔括约肌及睫状肌；交感神经纤维至眼球内血管，司血管舒缩。

第四节　眼的胚胎发育

一、胚眼的发生和形成

胚眼是由神经外胚叶、颅神经嵴细胞、表皮外胚叶和中胚叶发育而成。胚胎2周（长2.6mm）时，前脑前端神经褶两侧出现弧形凹陷，即视窝。随着神经沟的闭合，视窝加深，在前脑两侧形成对称的囊状突起，称为视泡。视泡向前生长，近脑端较窄，形成视茎，即视神经始基，在胚胎第4周（胚长4.0mm）时，视泡继续突出膨大，与覆盖其上的表皮外胚叶逐渐接触。视泡的远端偏下方逐渐向内凹陷，形成一有双层细胞壁的杯状结构，称为视杯。与视泡接触的表皮外胚叶迅速增厚，形成晶状体板，随后晶状体板内陷，凹陷逐渐加深而形成晶状体泡。视杯逐渐深凹并包围晶状体，视杯前缘最后形成瞳孔。早期视杯和视茎的下方为一裂缝，称为胚裂。围绕视杯的原始玻璃体动脉经胚裂进入视杯内。胚裂于胚胎第5周（12mm）时开始闭合，先由中部开始，向前后延展。于胚胎第7周（17mm）时，除沿视茎下面外，完全闭合。围绕视杯和晶状体泡的中胚叶已形成脉络膜和巩膜的始基。此时眼的各部已具雏形，即形成胚眼。如胚裂闭合不全，则会形成先天性的虹膜、睫状体、脉络膜或视盘缺损。

二、眼球各部的发育

1. 视网膜　视杯的神经外胚叶外层形成视网膜色素上皮层，为一层细胞。胚胎第6周开始生成黑色素。视杯的神经外胚叶内层高度分化、增厚，形成视网膜的感觉层，即内9层。当胚胎8个月时，成人视网膜各层已基本形成。在胚胎3个月时，黄斑开始出现。胚胎7个月时黄斑中心凹形成。出生时视锥细胞尚未发育完全，直至出生后4个月黄斑才发育完成。若出生后眼的屈光间质混浊，如先天性白内障或眼被遮盖，剥夺了黄斑部接受正常光觉和形觉刺激的机会，可影响黄斑功能的发育而造成弱视。

2. 视神经　由胚胎视茎发育而来。在胚胎6周时，视网膜的神经节细胞轴突形成的神经纤维逐渐汇集于视茎内，形成视神经。视神经纤维通过视茎时，视茎细胞大部分消失，部分分化为神经胶质。视神经纤维的髓鞘由脑部沿神经纤维向眼部生长，出生后1个月时止于筛板后，如进入视网膜则形成视网膜有髓鞘神经纤维。

3. 晶状体　源于表皮外胚叶。胚胎第5周时，由视泡基底层形成晶状体囊，将晶状体泡与表皮外胚叶完全分开。其发育可分为晶状体泡的形成和晶状体纤维的产生两个阶段。晶状体泡分化过程中，前壁细胞形成前囊下的上皮细胞层，后壁细胞逐渐变长、向前生长。胚胎第7周时，后壁细胞形成的晶状体原始纤维充满了泡腔，构成晶状体胚胎核。赤道部前的晶状体上皮细胞在胚胎第7周以后开始分裂、分化为第二晶状体纤维，不断增生和伸长，产生新的晶状体纤维，围绕晶状体核向前、后生长。新的纤维位于已形成的纤维外面，不断地将原先的纤维挤向中央，如此进行，终生不停。各层纤维末端彼此联合形成晶状体缝，核前的缝为“Y”形，核后为“人”形。若晶状体在发育过程中发生障碍，将形成先天异常，如各种类型的先天性白内障。

4. 玻璃体　其形成分为三个阶段，即原始玻璃体、第二玻璃体和第三玻璃体。在胚胎4~5周时，晶状体泡与视杯内层之间，源于外胚叶的原纤维大部分源于中胚叶、少部分源于从视杯的边缘移行而来的神经嵴细胞以及玻璃体血管，共同形成原始玻璃体。胚胎第6周时发育完成。在第12周时逐渐萎缩。同时，由视杯内层细胞分泌出第二玻璃体。将原始玻璃体挤向眼球中央和晶状体后面，在晶状体后面及玻璃体中央形成Cloquet管，其中通过玻璃体血管。在胚胎第3~4个月时由第二玻璃体的胶原浓缩形成第三玻璃体。在胎儿第4个月时，由睫状体的神经上皮细胞分泌出细小原纤维，逐渐发育成晶状体悬韧带，在出生时完成。

5. 葡萄膜　除虹膜睫状体内面的两层上皮来源于神经外胚叶外，其他部分均由中胚叶发育而来。虹膜睫状体的发育始于胚胎第6~10周，胚胎第3个月时，视杯前缘向前生长，形成虹膜睫状体内面的两层上皮。瞳孔括约肌和开大肌也由视杯缘的外层上皮分化而来。睫状肌在胚胎第3个月始由神经嵴细胞分化发育，至出生后1年才完成。胚胎第6周末，表皮外胚层和晶状体之间形成一裂隙，即前房始基。裂隙后壁形成虹膜的基质层，中央较薄称为瞳孔膜，胚胎第7个月，瞳孔膜开始萎缩形成瞳孔。如萎缩不全则形成先天性瞳孔残膜。脉络膜始于视杯前部，神经嵴细胞分化形成脉络膜基质。胚胎第3～4周时脉络膜毛细血管开始分化，第3个月开始形成脉络膜大血管和中血管层，并引流入涡静脉。

6. 角膜　胚胎第5周时，表皮外胚层与晶状体泡分开后，即开始角膜的发育。间充质细胞形成角膜基质层，神经嵴细胞形成角膜内皮细胞，表皮外胚叶则形成角膜上皮层。胚胎第3个月，基质层前部细纤维形成前弹力层，内皮细胞分泌形成后弹力层。

7. 巩膜　胚胎第2个月末，由视杯周围的中胚叶开始形成，胚胎第5个月发育完成。

8. 前房角　角膜和前房发生后，于胚胎第2个月末期，巩膜开始增厚，第3个月末形成角膜缘，由视杯缘静脉丛衍变发生Schlemm管，并具有许多分支小管。随后，其内侧源于神经嵴细胞的间充质细胞，分化发育成小梁网。前房角是由前房内间充质细胞和中胚叶细胞组织逐渐吸收、分化而形成，这一过程开始于胚胎第3个月，一直持续到出生后，到4岁时才完成。如不能正常吸收、分化，小梁网发育异常则导致先天性青光眼。

三、眼附属器的发育

胚胎第4周时，围绕视杯周围间隙内的神经嵴细胞发育并逐步分化成眼眶的骨、软骨、脂肪和结缔组织。

1. 眼眶　发育较眼球缓慢，由围绕视杯的中胚叶组织发育而成。胚胎第6个月时眶缘仅达眼球的赤道部。眼眶发育持续到青春期。随眼眶的发育，眶轴逐渐向前移动，最后两眼视轴呈45°角。视轴的改变与双眼单视的发生有很大关系。

2. 眼外肌　视泡周围的中胚叶组织凝集呈圆锥形，即原始眼外肌。胚胎第5周时，源于中胚叶的眼外肌开始分化，第7周时，从上直肌分化出提上睑肌。胚胎第3个月时，眼外肌肌腱与巩膜融合。

3. 眼睑　胚胎在第4周前，胚眼表面为一层表皮外胚叶所遮盖。第5周开始，表层外胚叶形成睑皮肤和结膜，并和球结膜、角膜上皮相连续。中胚叶形成睑板和肌肉，至第5个月时，上、下睑逐渐分离开。眼睑附属物如毛囊、皮脂腺等于胚胎第3～6个月由上皮细胞陷入间充质内发育而成。

4. 泪器　①泪腺：在胚胎第6～7周时开始发育，泪腺导管约在胚胎第3个月时形成。副泪腺于胚胎第2个月时出现，均由表皮外胚叶分化而来。②泪道：在胚胎第6周时，表皮外胚叶在外侧鼻突和上颌突之间下陷成沟，以后此处上皮和表面上皮脱离，逐渐形成管道。第7个月上、下泪点开放。第8个月鼻泪管下口开放。

四、眼的各种组织的发育来源

1. 神经外胚叶　视网膜、视神经（包括神经细胞、神经胶质细胞和软脑膜）、虹膜色素上皮、瞳孔括约肌和开大肌、睫状体上皮、玻璃体。

2. 颅神经嵴细胞　角膜基质和内皮、小梁网、睫状肌、葡萄膜基质、眶骨、Müller细胞结缔组织、巩膜、黑色素细胞、神经。

3. 表皮外胚叶　晶状体、角膜上皮、结膜、眼睑皮肤及衍生物（睫毛、睑板腺、Moll腺和Zeis腺），泪器上皮、玻璃体。

4. 中胚叶　血管（包括出生前消失的血管，如玻璃体血管、晶状体血管襻；永存性血管，如视网膜中央动脉、脉络膜血管、睫状血管以及其他血管）、眼外肌、部分巩膜、原始玻璃体。

（吴雅臻）

思考题

1. 眼球壁的构成？
2. 房水循环途径？
3. 眼的屈光间质包括哪几部分？
4. 视网膜组织分层？
5. 眼球内容物有哪些？各有什么功能？

第二章　眼科检查

详细的眼科检查是眼部疾病诊断的主要依据，包括病史采集、视功能检查及眼部形态学检查。视功能检查分为主观检查（包括视力、视野等，需要被检查者配合）和客观检查（即视觉电生理检查）。

第一节　病史采集及主要症状

一、病史采集

1. 一般情况　包括姓名、性别、年龄、职业、通讯地址和电话等。

2. 主诉　是患者主要的自觉症状和持续时间。

3. 现病史　包括发病诱因、主要症状的性质、有无伴随症状、病情经过、是否接受过系统治疗及疗效如何等。

4. 既往史　过去有无类似病情、发病是否有季节性、与全身疾病的关系、外伤或手术史、传染病史。

5. 生活史或家族史　根据病情了解相关情况，如青光眼、家族遗传性角膜营养不良和病理性近视等疾病通常有家族遗传倾向。

二、主要症状

1. 视力障碍　可以表现为突然或逐渐的视力下降，包括远视力或近视力下降。还包括视物变小、变色，夜盲，单眼或双眼复视，视野缩小，眼前有固定或飘动的黑影等症状，视物变形常见于黄斑疾病。

2. 感觉异常　包括眼部刺痛、胀痛、痒感、异物感、畏光流泪等。临床将眼痛、眼红、畏光流泪统称为眼部刺激症状，常见于角膜炎症、眼外伤、急性虹膜睫状体炎和青光眼等疾病。

3. 外观异常　包括眼部充血、结膜下出血、分泌物、肿胀、新生物，突眼，瞳孔变白或变黄等。

三、各种类型视力下降

1. 一过性视力丧失　指视力丧失在24小时（通常在1小时）内恢复。①常见原因：视盘水肿（持续数秒钟，多双眼发作），一过性缺血（持续数分钟，多单眼发作），椎-基底动脉供血不足（多双眼发作），体位性低血压，精神刺激性黑矇，视网膜中央动脉痉挛，癔症，过度疲劳以及偏头痛等。②其他原因：见于即将发生的视网膜中央静脉阻塞，缺血性视神经病变，青光眼，血压突然变化，中枢神经系统疾病等。

2. 突然视力下降　无眼痛的突然视力下降多见于视网膜动脉或静脉阻塞、缺血性视神经病变、玻璃体积血和视网膜脱离等。有眼痛的突然视力下降包括视神经炎，多伴有眼球运动引起的牵引痛；急性闭角型青光眼多为剧烈的眼部胀痛，伴有同侧头痛，甚至恶心、呕吐；葡萄膜炎和角膜炎症多伴有眼部刺激症状。

3. 无痛性逐渐视力下降　见于白内障、屈光不正、开角型青光眼、慢性视网膜疾病如年龄相关性黄斑变性、黄斑裂孔、糖尿病性视网膜病变、慢性角膜病等。

4. 视力下降但眼底正常　见于球后视神经炎、视锥细胞变性、Stargardt病、中毒性或肿瘤引起的视神经病变、视杆细胞性全色盲、弱视和癔症。

第二节　视功能检查

视功能检查包括视觉心理物理学检查（如视力、视野、色觉、暗适应、立体视觉和对比敏感度）及视觉电生理检查两大类。

一、视　力

视力（visual acuity）分为中心视力和周边视力，中心视力包括远视力和近视力，近视力也是阅读视力。视力是形觉的主要标志，它是分辨二维物体形状、大小和位置的能力，代表视网膜黄斑中心凹的视敏度；周边视力又称视野。临床诊断及视残评定的等级通常是以验光试镜后的矫正视力为标准，临床以1.0作为正常视力。世界卫生组织的标准规定，患者的双眼矫正视力均低于0.3为低视力，矫正视力低于0.05为盲。

（一）视力表测定原理

视力表是测定视力的主要工具，它是根据视角原理设计的。人眼能分辨出两点间最小距离的视角是1分（1′）角，为外界物体两个端点与眼结点的延线在眼前形成的夹角，相当于视网膜上4.96μm距离。而黄斑中心凹处的视锥细胞直径是1～1.5μm，因此要分辨两个点必须在视网膜上有两个以上视锥细胞兴奋，并且中间要间隔一个不兴奋的视锥细胞。视力是根据视角计算出来的，视力是视角的倒数，视角为1′时，视力＝1/1′＝1.0；如果视角为5′时则视力为1/5′＝0.2（图2-1）。视力与物体的大小成正比，与距离成反比。

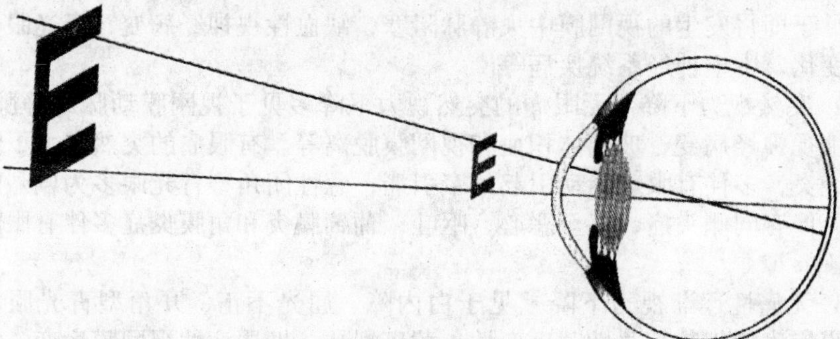

图2-1 视力表设计原理

（二）视力表种类

1. 国际标准视力表 目前常用的国际标准视力表上1.0行的E字符号，在5米处，每一笔画的宽度和笔画间隙的宽度相当于1′角，能正确认识这一行即具有正常视力，记录为1.0。我国一般采用小数表示法记录视力。有些国家采用分数记录，即视力表置于6米或20英尺（1英尺＝0.3048m）处，将视力记录为6/6、6/12、6/30、6/60或20/20、20/40、20/200等，也可换算成小数。

2. 对数视力表 过去的分数或小数视力表存在视标增进率不均及视力统计不科学的缺点。例如视标0.1行比0.2行大1倍，而视标0.9行比1.0行仅大1/9。视力从0.1提高到0.2困难，而从0.9提高到1.0相对容易。20世纪60年代后期，我国廖天荣设计了对数视力表，视标阶梯按倍数递增，视力计算按数字级递减，相邻两行视标大小之比为1.26倍，这种对数视力表采用5分记录法。

美国糖尿病视网膜病变早期治疗研究（Early Treatment Diabetic Retinopathy Study，ETDRS）采用的视力检查法是目前国外临床试验的标准方法。视力检查采用对数视力表，视标递增率为1.26，每隔三行视角增加1倍，小数记录1.0、0.5、0.25和0.125。视力表每行5个字母共14行，检查距离4m，从最大字母第一行逐一识别，识别1字记1分，全部识别为满分100分，相当于视力2.0。

视标的种类也各有不同，最常见的是Snellen“E”形，英文字母或阿拉伯数字，Landolt 带缺口的环形视标，儿童使用的简单图形视标等。

（三）视力检查法

1. 注意事项　视力检查需两眼分别进行，先右后左，用手掌半握成空拳或用小挡板遮盖另一眼，切忌压迫眼球。视力表需有充足的照明。远视力检查距离为 5m，近视力检查距离为 30cm。检查者用杆指着视力表上的视标，让被检查者说出或用手势表示该视标的缺口方向。由上到下逐行检查，找到最佳辨认行。

2. 远视力检查　被检查者距视力表 5m，并且使 1.0 行视标与其眼等高。由上至下指点视力表上的字符，被检查者应在 3s 内说出字符的缺口方向，能完全正确辨认的那一行所标注的数字为被检查者的视力。正常视力的标准为 1.0，如果在 5m 处最大的视标（0.1）也无法辨认，应嘱被检查者逐渐向视力表走近，直到认出为止。视力记录以实际距离计算，如在 3m 处认清 0.1 行则为 $0.1 \times 3/5 = 0.06$，视力记录为 0.06。

当被检查者视力低于 1.0 时，需加针孔板检查，如视力有提高则可能有屈光不正。特别是角膜或晶状体存在较大散光的患者，会由于散光被遮盖而视力明显提高；如被检查者是已戴镜的屈光不正患者，则需要检查和记录不戴镜的裸眼视力和戴镜后的矫正视力。如果在距离视力表 1m 处仍不能辨别 0.1 行视标时，则改为检查指数。此时被检查者需背光，检查者伸出不同数目的手指，距离从 1m 开始，逐渐移近，直到能正确分辨为止，记录为多少厘米指数，如“指数/30cm”。如手指距眼前 5cm 处仍不能正确辨认，则改为检查手动。检查者在被检查者眼前摆动手，并逐渐移近，记录能正确判断手动的距离，如“手动/50cm”。

如果眼前手动无法判断，则改为检查光感。在暗室内用检眼镜或手电照射被检查眼，另一眼需完全遮盖不透光。首先检查其能否判断眼前有无光亮，记录“光感”或“无光感”（no light perception，NLP）。并记录看到光亮的距离，如“光感/1m”，一般到 5m 为止，对有光感者还要检查光源定位。嘱被检查眼向前方注视不动，将光源放在被检查眼前 1m 处，分别在中央、上、下、左、右、左上、左下、右上、右下等 9 个方向变换光源位置，用“+”和“-”记录光源定位的“阳性”和“阴性”结果。

3. 近视力检查　通过同时检查远、近视力，可以大致了解被检查者的屈光状态。一般近视患者的近视力好而远视力差；老视或调节功能障碍的患者远视力正常但近视力差；另外还可以正确地评估被检查者的活动及阅读能力，例如有些患者虽然远视力差且不能矫正，但将书本移近眼前仍可以阅读书写。

近视力检查常用的是 Jaeger 近视力表和标准近视力表，放在眼前 30cm 处检查。如近视力很差，在 30cm 处不能辨别最大字符，也可移近视力表，记录时标明实际距离。Jaeger 近视力表分 7 个等级（J1 ~ J7）表示近视力的好坏，其中 J1 最好，J7 最差。由于此近视力表与标准远视力表的分级难以对照，50

年代徐广第参照国际标准远视力表的标准，用1.0为1′角的视标，研制了标准近视力表，使远、近视力表标准一致，方便了临床应用。

4. 婴幼儿视力检查　婴幼儿出生时视觉系统尚未发育成熟，视力低于0.1。出生后视功能迅速增长，若此时视系统发育障碍或有眼病，会有形成弱视的危险，因此婴幼儿视功能检查对早期发现眼病并及时治疗具有重要意义。由于婴幼儿不易合作，检查需在玩耍中进行。如观察其眼对光源或色彩鲜艳玩具的注视及追随移动是否存在；交替遮盖双眼的反应有无差别等。通常遮盖其盲眼或低视力眼时，患儿安静如常，而遮盖健眼时则表现为躁动不安，试图避开遮盖；另外光照射瞳孔时有无红光反射，也可作为观察屈光间质是否透明，有无眼底异常的方法。还可通过心理物理检查法检查婴幼儿视功能，包括“视动性眼球震颤”和“优选注视法”。视动性眼球震颤（optokinetic nystagmus，OKN）是将黑白条栅测试鼓置于婴幼儿眼前，在转动鼓时，其双眼先是随着测试鼓顺向转动，随之突然逆向转动，因此称为视动性眼球震颤，逐渐将测试鼓条栅变窄，直到被检婴幼儿不产生视动性眼球震颤为止，即为其评估视力。优选注视法目前较常用（图2-2），检查图形为一个均匀灰色图像和一个黑白相间的条纹图像同时出现，如果被检婴幼儿有视力，会注视条纹图像而不愿意看灰色的图像；如果视力差，则只对宽条纹图像有感觉，对细条纹感到与灰色均匀图像无差别；如视力较好，则对细条纹图像也有反应，通过这种方法可以粗略推测婴幼儿的视力。

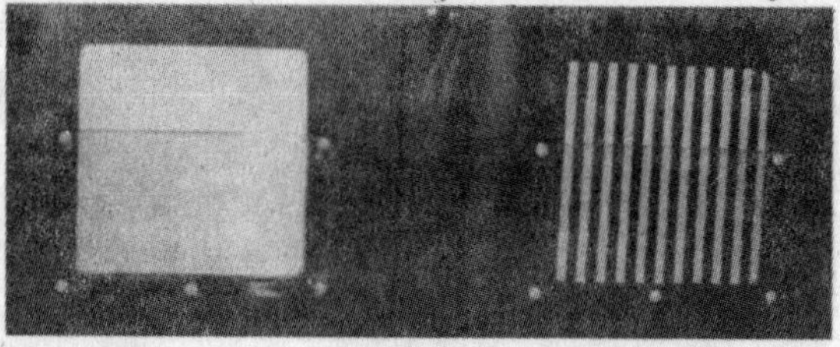

图2-2　婴幼儿优选注视法检查图

二、视　野

视野（visual field）是指眼向前固视某一点时所看见的空间范围。中心视力只占视野约5°范围，因此视野反映了周边视力，是视网膜到大脑各部分功能的综合反应，是非常重要的视功能之一。正常视野有两个含义：①视野的绝对边界达到一定范围。视野最大界限应以它和视轴夹角的大小来表示，由于人面部结构阻挡光线方向的不同，正常视野范围白色视标为上方55°、鼻侧60°、下方70°、颞侧90°。左右眼视野中间部分为双眼所共有。由于刺激强度不同（视标大小、颜色、亮度），范围大小有相应差异。白色最宽，以下依次为蓝、红及绿色，周边视野递减10°。②除生理盲点外，全视野范围内各部分光敏感度正常，正常视野内无光敏感度下降区或暗点。距注视点30°以内的范围称为中心视野，30°以外称为周边视野。视野和视力一样对人的工作及生活有很大影响，视野狭小者不能驾车或从事较大范围活动的工作。世界卫生组织规定视野小于10°者，即使中心视力正常也属于盲。许多眼病及神经系统疾病可以引起视野的特征性改变，因此视野检查对疾病诊断具有重要意义。现代视野检查不仅实现了标准化、自动化，而且与其他视功能检查相结合，如蓝黄色的短波视野、运动觉视野、频闪光栅刺激的倍频视野等。

（一）视野计的设计及检查方法

1. 视野计的发展　视野计的发展分为3个阶段：①早期为手动中心平面视野计和周边弓形视野计；②第二阶段起始于1945年，以Goldmann半球形视野计产生为标志，其特点是建立了严格的背景光和刺激光的亮度标准，为视野定量检查提供了依据，但仍属于手工操作的动态视野计；③第三阶段为20世纪70年代问世的自动视野计，是利用计算机控制的静态定量视野检查。

2. 视野检查的种类

（1）动态视野检查（kinetic perimetry）：即传统的视野检查方法，用不同大小的视标，从周边不同方位向中心移动，记录被检查者能感受到视标出现或消失的点，这一分界点为该视标的阈值。所有光敏感度相同的点构成某一视标检测的等视线，由几种不同视标检测的等视线绘制成类似等高线描绘的“视野岛”。动态视野的优点是检查速度快，适用于周边视野的检查。缺点是一些小的、旁中心相对暗点发现率低。

（2）静态视野检查（static perimetry）：视标不动，在视屏的各个设定点上，由弱至强增加视标亮度，将被检查者刚能感受到的亮度记录为该点的视网膜敏感度或阈值（图2-3）。电脑控制的自动视野计使定量视野检查快捷、规范。

3. 视野检查的影响因素　视野检查属于心理物理学检查，反映的是被检查者的主观感觉。影响检查结果的因素有三方面：①被检查者方面的影响：包括精神因素，例如警觉、注意力、视疲劳及视阈值波动等；生理因素，例如瞳孔直径、屈光间质混浊、屈光不正、使用缩瞳药等；②仪器方面的影响：动态与静态视野检查法的差异，平面视野屏与球面视野屏的差异，单点刺激与多点刺激的差异等。另外，背景光及视标不同，视阈值曲线也会不同。例如视标偏大，背景光偏暗，其视阈值曲线较平，反之则视阈值曲线较尖。因此，如果是随诊监测视野是否有改变，必须用同一种视野计检查；③操作方面的影响：不同操作者因检查方法不同和经验不同，往往检查结果差别很大；有时为了使视野图典型化或诊断先入为主，人为改变了视野的真实形态，可造成假阳性。因时间和精力的限制，操作单调等因素，有时检查敷衍草率，可造成假阴性。虽然自动视野计由电脑程序控制检测过程，无人为的操作偏差，但是被检查者有

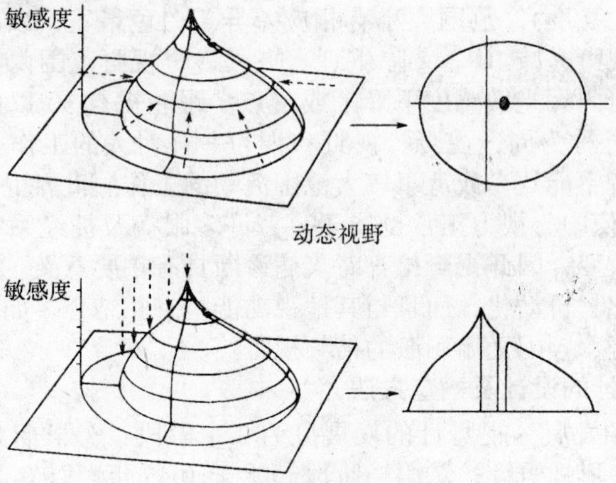

图 2-3　视野检查

一个学习和掌握的过程，因此初次检查的结果可靠性较差，有时需多次复查才能正确判断。

4. 常用的视野检查方法

(1) 对照法（contrast methods）：此方法是以检查者的正常视野与被检查者的视野作比较，以确定被检查者的视野是否正常。这是一种简单易行，不需要任何设备的动态视野检查法，适用于卧床患者、儿童和智力低下的被检查者。方法是检查者与被检查者相对而坐或对视，眼位等高，距离约 0.5～1m。检查右眼时，被检查者的右眼与检查者的左眼彼此注视，并各自遮盖另一眼，检查左眼时相反。检查者将手指（或点光源、棉签）置于与两人的等距离处，分别从上、下、左、右、右上、右下、左上和左下 8 个方位向中央移动，嘱被检查者发现视标就告知。这样检查者能以自己的正常视野比较被检查者视野的大致情况，如果两人能同时看到逐渐移动的视标，则认为视野大致正常。此法的优点是操作简单，不需要仪器；缺点是不够精确，无法记录供以后进行对比。

(2) 弧形视野计（arc perimeter）：弧形视野计为半径 33cm 的半环弧形板，用于动态检查周边视野。弧上刻有由中央 0 至周边 90°的度数，中央有白色注视标，检查眼与注视点距离为 33cm。检查时被检查者将下颏放于视野计的颏架上，被检查眼应正对中央白色注视点注视，另一眼用眼垫遮盖。检查者用不同大小（1、3、5、10mm）直径的白色视标，常用为 3～5mm，由周边向中央缓慢移动，直到被检查眼看到为止，记录弧上所标的角度，再将视标继续向中心移动直到注视点为止。如在中途被检查者感到某处视标消失，或以后又重新出现，则要记录相应各处的角度。通常为每隔 30°，依次检查 12 条径线，将各径线开始看见视标的角度在视野表上连成一封闭曲线，即表示被检查者的视野范围，将各方向视标消失及重现的点连接，则可显示视野中的暗点。

（3）平面视野计（tangent screen）：是简单的中心30°动态视野计。一般为黑色绒布制成的无反光布屏，正方形的边长为1m、1.5m或2m，屏的背面为白布并画有与视野记录纸相同的经纬线，即用黑线标记出6个相间5°的同心圆和4条经线。（图2-4）。在视野屏的正面中央置5mm直径的白色小圆盘，作为被检查者的注视点。

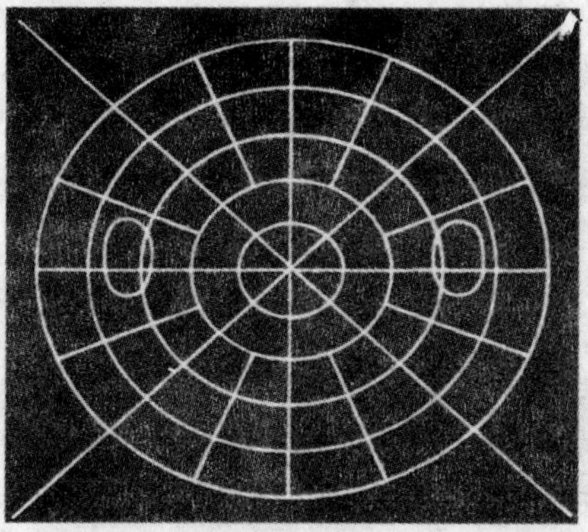

图2-4　平面视野计示意图

检查方法：被检查者距视野屏1m处，面对而坐，被检查眼注视屏上的白色注视点，遮盖另一眼。检查者手持2mm白色（或有颜色视标）在屏上移动，嘱被检查者一直注视屏上的注视点，眼球不要随视标转动，当看不见视标时立即告知检查者。检查需取得对方的理解与合作后进行。首先在注视点颞侧10°～20°处沿水平子午线将视标由外向内缓慢移动，在12°～18°之间被检查者看不见视标处，用大头针将边缘插上作为标记。在此范围内上、下、左、右移动视标，查出生理盲点的范围，然后在屏上由外向内依次沿各条子午线方向缓慢移动，并将视标作轻微的垂直性摆动。同时让被检查者说出有无视标消失或视标颜色不明处以查出有无暗点。如发现暗点存在，应在该区域进行仔细检查，并将暗点的轮廓用大头针标记好。最后将屏背面的生理盲点及病理性暗点，根据大头针标记的位置大小，描绘于视野记录纸上。

正常人的视野中，正对视乳头处有一暗点，称为生理盲点，是一个椭圆形的绝对性阴性暗点。其中心点位置大约在固视点颞侧15.5°，水平中线下1.5°，垂直径为7.5°+2°，横径为5.5°+2°。在视野范围内除生理盲点外任何暗点都是病理性暗点。完全看不见视标的暗点称为绝对暗点（absolute scotoma），虽然能看到视标但感觉较暗或辨色困难的暗点称为相对暗点（relative scotoma）。平面视野屏与被检查眼距离为1m，是弧形视野计的3倍，因此视野的缺损图形也被放大3倍，易发现较小的中心视野缺损。有些疾病只有中心视野缺损、或在早期只有中心视野缺损，晚期才出现周边视野的损害，因此要重视中心视野的检查。

平面视野检查需要注意以下几个方面：①检查前必须向被检查者详细说明检查步骤，检查时嘱被检查者眼平直注视视野计上的注视点，头部及眼球不能歪斜或转动。检查过程中必须保持头及眼的位置正确，对视标的出现和消失能正确理解并做出迅速反应；②照明：检查在暗室内日光灯下进行，灯在被检查者头后上方，使光线能均匀地照射在视野屏上，并保持恒定的照明度，方便复查时对比；③视标的选择：视力在 0.1 以下者，用 10～35mm 大小的视标；视力在 0.1～0.2 者，用 5～10mm 视标；视力在 0.3～1.5 者，用 2～3mm 视标（有颜色视标可适当加大 1～3 倍）；如果视力正常查不出视野改变，则可用1～0.5mm 视标；④视标移动方法：最好采取摆动式，由周边向中央慢慢移动。用白色视标检查时，以看到视标为准；对颜色视野，应以能看清视标的颜色为准。检查时视标先由外向内移动，直到被检查者能看到视标时停止移动，然后再向反方向移动，即由看见之处移向周边看不见处，两者所得结果进行比较，看是否存在差别。如果差别大，应重复检查；⑤视野记录方法：视野记录单需注明被检查者的姓名、性别、年龄、检查日期、光源种类、视标颜色及直径大小、注视点与被检查眼的距离，最后由检查者签名。

(4) Amsler 方格（Amsler grid）：Amsler 方格共有 400 个小方格，每小格长、宽均为 5mm，线条均匀笔直，主要用于中心大约 10°范围的视野检查。检查方法：将 Amsler 方格图表置于被检查者眼前阅读距离处，有老视或远视者应先矫正近视力。让被检查眼注视图表中央的注视点，回答是否有直线扭曲、方格大小不等、方格模糊或缺失现象。Amsler 方格图表对黄斑部病变可提供早期诊断依据，往往用平面视野屏不能发现的暗点，可用此表证实暗点存在。可在表上覆盖玻璃片，让被检查者将病变区画出，将结果转载于记录纸上。

(5) Goldmann 视野计：为半球形视屏投光式视野计，半球屏的半径为 30cm，背景光为 31.5asb，视标的最大亮度为 1000asb，可以检查中心视野和周边视野，也可进行动态及静态视野检查。Goldmann 视野计有一系列大小、亮度及颜色不同的视标，视标之间的光刺激强度也有定量关系。通过视野计背后的三排操作档，可以随意选择所需视标。第一排操作档为亮度粗调节，分 4 级，每级之间光刺激强度以 0.5Log 单位递增。第二排为亮度细调节，有 5 级，每级之间光刺激强度以 0.1Log 单位递增。第三排为视标大小调节，分 6 级，分别代表 1/16、1/4、1、4、16、64mm^2 视标面积，每级之间光刺激强度以 0.6Log 单位递增。视野计后面有观察望远镜，可供检查者监视被检查者的注视情况，同时精确测量被检眼瞳孔直径。光投射视标无把柄，避免干扰被检查者的注意力，被检查者也不能预知视标出现的位置和时间，因此结果较可靠（图 2-5）。

检查方法：通过视野计上的转动系统，检查者可将视标灵活地投射到视野计上，当被检查者看到视标时立即按响信号器，表示“看到”，转动系统另一

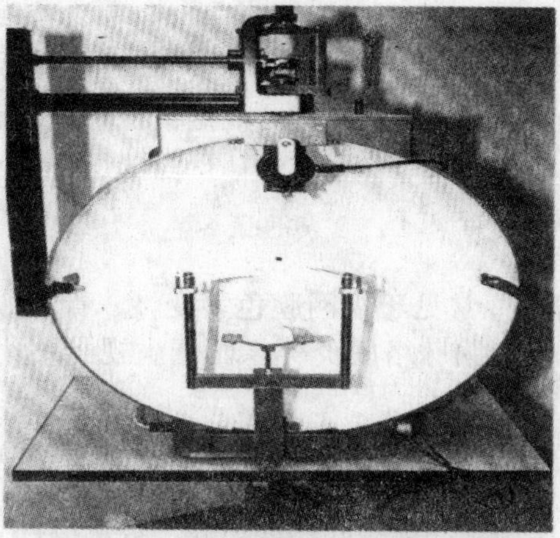

图 2-5　Goldmann 视野计示意图

端在专用的视野表格上指出相应视野位置，立即做标记以便描绘等视线或暗点范围。在做中心 30°视野范围检查时，应根据被检查者的屈光状态和年龄用适当的镜片矫正视力。进行动态视野检查时，选用一固定面积和刺激强度视标，从视野周边不可见区移向中心可见区。如检查等视线时，视标从视野周边向中心移动，至被检查者刚刚看到为止；而检查生理盲点时，则从盲点中心不可见处向周边移动。动态检查主要用于检查等视线的范围和暗点大小。进行静态视野检查时，在视野某一固定径线上，视标不动，逐渐增强视标亮度，至被检查者看到为止，静态视野检查主要用于检查暗点或等视线压陷的深度和坡度。

（6）自动视野计：是电脑控制的静态定量视野计，有针对青光眼、黄斑疾病和神经系统疾病的特殊检查程序，排除了检查者主观诱导对视野检查结果的影响。检查者只需根据临床初步印象诊断，选择所需程序，进行人机对话，机器能自动监视被检查者的固视情况，自动记录、分析结果，能对多次随诊的视野进行对比和统计学分析，提示病情是改善还是恶化。目前国外最具代表性的视野计有 Octopus 和 Humphery。

自动视野计的检查方法分三类：①静态阈上值检查，因刺激视标亮度在阈值上水平，是一种定性检查方法，用正常、相对暗点或绝对暗点表示。虽然检查速度快，但可靠性低，只可作为视野缺损的普查；②静态阈值检查，是测定一定大小的视标在不同位置被检查者能看见的最低刺激亮度，即为阈值。绝大多数自动视野计是静态阈值视野检查，结果可用数字、灰阶图或三维图形表示。优点是灵敏度高，为最精确的视野定量检查，能早期发现视野改变。缺点是时间长，每只眼检查需 15min，被检查者易疲劳；③快速阈值检查，如 TOP 程序通过智能趋势分析，减少检查步骤，检查每只眼仅需 5min。

自动视野计结果分析要点：①正常情况下视野中央部分变异小，周边部分变异大，因此如发现中央 20°以内的暗点多为病理性暗点，视野 25° ~ 30°上、下方的暗点常因眼睑遮盖引起，30°～60°范围的视野变异大，临床诊断视野缺损时要慎重；②孤立一点的阈值改变意义不大，而相邻几个点的阈值改变才具有诊断意义；③初次自动视野检查异常可能是被检查者未能理解和掌握测试要领，应该复查，如果暗点重复出现才能确认视野缺损；④一些视野计配备有缺损的概率图，可辅助诊断。

（二）病理性视野

1. 向心性视野缩小　常见于视网膜色素变性、青光眼晚期、球后视神经炎的周围型、周边部视网膜脉络膜炎等。而癔病视野缩小常伴有颜色视野颠倒、螺旋状视野收缩等现象。

2. 偏盲　以注视点为界，视野的一半缺损为偏盲，对视路疾病定位诊断非常重要。

(1) 同侧偏盲：多由视交叉后的病变引起。分部分性、完全性和象限性同侧偏盲。其中部分性同侧偏盲最多见，缺损边缘呈倾斜性，双眼可以对称也可以不对称。上象限性同侧偏盲，见于颞叶或距状裂下唇病变；下象限性同侧偏盲，多为视放射上方纤维束或距状裂上唇病变引起。同侧偏盲的中心注视点完全二等分时，称为黄斑分裂，多见于视交叉后视束病变。若偏盲时注视点不受影响，称为黄斑回避，见于脑皮质疾病。

(2) 颞侧偏盲：多由视交叉病变引起，从轻度颞上方视野缺损到双颞侧全盲，损害程度不等。

(3) 扇形视野缺损：①扇形尖端位于生理盲点，多为中央动脉分支栓塞或缺血性视盘病变；②扇形尖端位于中心注视点为视路疾病；③象限盲多为视放射前部损伤；④鼻侧阶梯常见于青光眼早期视野缺损。

(4) 暗点：①中心暗点，位于中心注视点，见于黄斑病变，球后视神经炎，中毒性、家族性视神经萎缩；②弓形暗点，多为视神经纤维束损伤，常见于青光眼、有髓神经纤维、视盘先天性缺损、视盘玻璃疣及缺血性视神经病变等；③环形暗点，见于视网膜色素变性、青光眼；④生理盲点扩大，见于视盘水肿、视盘缺损、有髓神经纤维、高度近视眼。

三、色　觉

（一）色觉学说

人眼不仅能分辨物体的形状，还能分辨物体颜色的能力称为色觉。人眼有很强的辨色能力，这归功于视锥细胞的功能。视网膜上的视锥细胞含有三种感光色素（红、绿、蓝三种色素）。其中感红色素对红色光波段光线的刺激反应最强，而对其他波段光线的刺激反应较弱。同样，感绿色素和感蓝色素分别对绿色和蓝色波段光线最敏感。当只有红色光进入眼内，主要引起红色素分解，冲动传入大脑，产生红色感觉；当红、绿两种色光同时进入眼内，三种感光色素同等程度分解，产生白色感觉。依此类推，不同比例混合的各种色光，分别导致三种感光色素按不同比例分解，这些信息传入视觉中枢，即可分辨出各种各样的颜色。这就是色觉的三原色学说。

（二）色觉障碍

完全不能分辨颜色称为全色盲，仅不能分辨一种颜色称为部分色盲，占色盲患者的大多数。先天性色盲是先天性色觉缺失，一般男性多于女性，呈性连锁遗传。其中红绿色盲多见，黄蓝色盲少见。色盲产生的原因可能是某种视蛋白合成障碍，使视锥细胞缺乏一种或几种感光色素所致。如缺乏感红色素即为红色盲。如果只是感光色素合成不足为色弱。色盲和色弱多是先天遗传引起，也有后天的获得性色觉异常，如视神经炎或炎性视神经萎缩、颅脑病变、全身疾病和中毒也可导致色盲或色弱。色觉对人类非常重要，很多职业必须具备正常色觉，如从事美术、化学、医学等职业，交通运输包括铁路、航海、航空常用颜色信号，有色盲会发生严重事故。因此，色觉检查也是入学、就业和服兵役等体检的必须项目。

（三）色觉检查

色觉检查为主觉检查，主要有以下方法：

1. 假同色图（pseudoisochromatic plates）　又称色盲本，在同一幅色彩图中，既有亮度相同而颜色不同的斑点组成的图形或数字，也有以相同颜色不同亮度的斑点组成的图形或数字。正常人以颜色来分辨，色盲患者只能用明暗来判断。能够正确认出，但表现出困难或辨认时间延长为色弱。检查应在自然光线下进行，取0.5m距离，应在5s内认出。

2. 色相排列法　在固定照明条件下，让患者将许多有色棋子依次与前一个棋子颜色最接近的棋子排列起来，根据其排列顺序的正常与否判断有无色觉异常及其性质和程度。常用的有FM-100色彩试验和D-15色盘试验。

3. 彩色绒线团挑选法　在一堆各类颜色深浅不同的绒线团中，以某种颜色为要求，让被检查者挑出颜色相同或相近的绒线团，或让其将彩色绒线团分组。

4. 色觉镜（anomaloscope）　利用红光与绿光适当混合形成黄光的原理，根据被检查者调配红光与绿光的比例来判断其是否存在色觉障碍及性质与程度。

四、暗适应

暗适应（dark adaptation）检查可以反映光觉的敏感度是否正常。当人从明亮处进入暗处时，最初对周围物体无法辨认，以后逐渐能看清暗处的物体，这种对光的敏感度逐渐增加，最终达到最佳状态的过程称为暗适应。反之，从黑暗处到明亮处也需要一段时间来适应，才能看清物体，称为明适应。测定眼对光的感受性随照明强度的变化可以得到暗适应曲线（图 2-6)。正常人最初5min对光敏感度提高很快，以后渐慢，8~15min 提高又加快，15min 后又减慢，直到 50~60min 达到稳定的最高度。在 5~8min 时可见曲线有一个转折点，代表视锥细胞暗适应过程的终止，此后完全是视杆细胞的暗适应过程。暗适应功能降低是光觉障碍的一种表现，暗适应太差者即有夜盲。暗适应检查可以对夜盲进行客观和量化的评定，用以诊断和观察各种引起夜盲的眼病，如视网膜色素变性、维生素 A 缺乏症等，以及一些对视网膜光化学变化过程发生间接或直接影响的视网膜病或全身疾病。

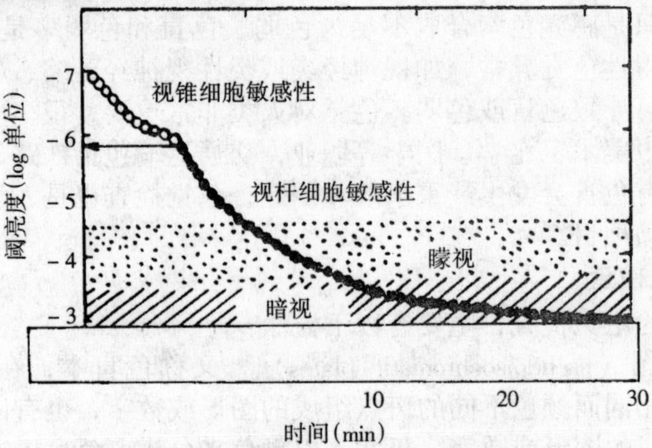

图 2-6　对比敏感度曲线暗适应曲线

暗适应的检查方法：

（一）对比法

是简便易行的方法，由暗适应功能正常的检查者和被检查者同时进入暗室，在相同距离和条件下分别记录能辨认周围物体所需要的时间，来粗略判断被检查者的暗适应功能。

（二）暗适应仪

暗适应仪可以用一定的刺激光和记录装置记录暗适应曲线的过程，包括对光敏感度的倒数和时间值。目前常用的有 Goldmann-Weeker 计、Hartinger 及与计算机相连的自动暗适应计等，其中有些还可以做明适应检查。

五、立体视觉

立体视觉（stereoscopic vision）又称深度觉，是在三维空间感知物体立体形状及不同物体相互间远近关系的能力。立体视觉的存在以双眼单视为基础，即立体视觉的形成是由于两眼在观察同一个三维物体时，该物体在双眼视网膜上的成像存在一定差异，形成双眼视差（binocular disparity)。许多职业需要有良好的立体视觉，如驾驶、精细加工、绘画、雕塑等。立体视觉检查可以利用同视机、立体视觉检查图片及与计算机相连的立体视觉检测系统等。立体视锐度的正常值≤60 弧秒。

双眼单视的检查方法

1. 指物试验法　是由检查者手持竖立的大头针，被检查者在 65cm 处，手持铅笔一支，用铅笔尖去接触检查者手中的大头针，正常人可以准确地触到。

2. 同视机检查法　同视机（又称弱视镜、斜视镜、正位镜等）以不同的度数同时看画片，检查双眼视觉功能。正常人通过同视机上观看（每眼看一个图片），两个图形在感觉上应融和为一个完整的图画。例如一眼在同视机的一个目镜内看到守门员，另一眼通过另一个目镜看到球门，双眼同时看时，可看到守门员在球门中，证明双眼单视功能。

六、对比敏感度

对比敏感度（contrast sensitivity，CS）也是形觉功能的重要指标之一。视力反映了黑白反差明显的高对比度时的分辨能力，但在日常生活中物体间的明暗对比并非如此强烈。例如某些眼病在辨别白纸黑字视力表时正常，却不能识别灰纸黑字的视力表。对比敏感度检查引入了调制传递函数（modulation transfer function，MTF）的概念，根据灰度调制曲线的变化制成宽窄、明暗不同的条栅图作为检查表，来反映空间、明暗对比二维频率的形觉功能。将不同空间频率（即在一定视角内明暗相间条纹的数目不同）作为横坐标；将条纹与空白之间亮度的对比度作为纵坐标，测定人眼分辨不同空间频率图形的对比度，得出对比敏感度曲线（图 2-7）。其调制曲线的宽度变化反映条栅的空间函数，调制曲线的高度变化反映条栅的明暗对比函数。某些疾病视力检查正常，但对比敏感

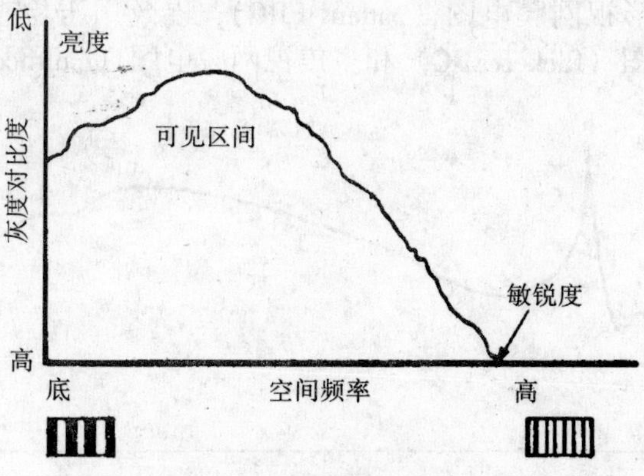

图 2-7　对比敏感度曲线

度检查的曲线出现异常，特别是高空间频率段的明暗分辨力下降。因此 CS 检查有助于疾病的早期诊断和鉴别诊断。

七、视觉电生理

眼是中枢神经系统的外周感受器，外界物体在视网膜成像信息经光电转换后以神经冲动的生物电形式传导至视皮层形成视觉。视觉电生理检查是利用视觉器官的生物电活动了解视觉功能，检查包括眼电图（electrooculogram，EOG）、视网膜电图（electroretinogram，ERG）及视觉诱发电位（visual evoked potential，VEP）。视觉电生理检查是一种无创的客观视功能检查方法，可用于检查不合作婴幼儿、智力低下患者及诈盲者的视力；可以从视网膜到视皮层分层定位病变；可以在屈光间质混浊时了解眼底情况；选用不同的刺激和记录条件，还能对视网膜局部病变，视杆细胞和视锥细胞的功能进行分别测定。

（一）眼电图

因眼球内、外存在电位差，在没有额外光刺激时，也有静息电位。EOG 记录的是眼的静息电位，产生于视网膜色素上皮。暗适应后眼的静息电位下降，将最低值称为暗谷；转入明适应后眼的静息电位上升，逐渐达到最大值，即光峰。产生 EOG 的前提是光感受器细胞与色素上皮的接触及离子交换，因此 EOG 异常见于视网膜色素上皮、光感受器细胞疾病和中毒性视网膜疾病。通常情况下 EOG 反应与 ERG 一致，而 EOG 可用于某些不接受 ERG 角膜接触镜电极的儿童受试者。

（二）视网膜电图

视网膜电图是光刺激视网膜时从角膜电极记录到的视网膜电反应的总和（图 2-8）。ERG 又分为以闪光作为刺激的闪光视网膜电图（flash ERG）和以图形作为刺激的图形视网膜电图（pattern ERG），以及用于检查局部视网膜病变的闪辉视网膜电图（flicker ERG）和多焦视网膜电图（multifocal ERG，mERG）。

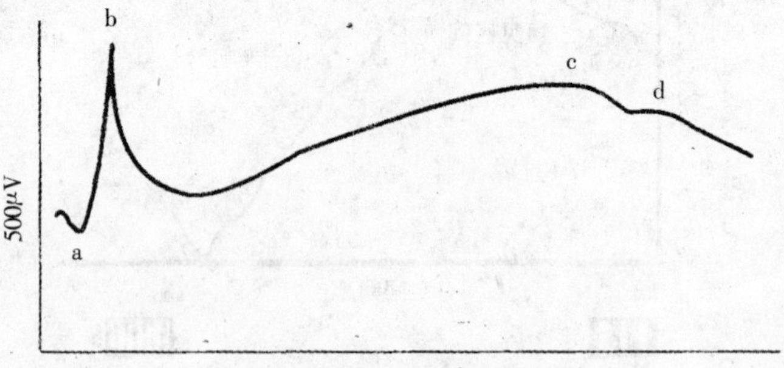

图 2-8　视网膜电图

1. 闪光视网膜电图　主要反映视网膜神经节细胞以前的视网膜组织细胞的功能状态。由一个负相的 a 波和一个正相的 b 波组成，叠加在 b 波上的一组小波为振荡电位（oscillatory potentials，Ops）。各个波改变的临床意义如下：①a 波和 b 波均下降：说明视网膜内层和外层均有损害，多见于视网膜色素变性、玻璃体积血、脉络膜视网膜炎、全视网膜光凝后、视网膜脱离、铁质或铜质沉着症及药物中毒等；②a 波正常而 b 波下降：反映视网膜内层功能异常，多见于先天性静止性夜盲症Ⅱ型、青少年视网膜劈裂症、视网膜中央动脉或静脉阻塞等，小口病患者通过延长暗适应时间，b 波可恢复正常；③视锥细胞反应异常而视杆细胞反应正常：多见于全色盲和进行性视锥细胞营养不良；④Ops 波下降或消失：见于视网膜缺血状态，如糖尿病视网膜病变、视网膜中央静脉阻塞的缺血型和视网膜静脉周围炎等。

2. 图形视网膜电图　主要反映视网膜神经节细胞层的功能改变，由 PI（P-50）的正相波和 NL（N-95）的负相波组成，其中正相波有视网膜其他结构的活动参与。开角型青光眼患者图形 ERG 的改变早于图形 VEP，对早期诊断更有意义，另外还可用于黄斑病变的检查。闪光 ERG 和图形 ERG 结合起来可以反映视网膜疾病导致的各层视网膜细胞的功能损害。

3. 多焦点视网膜电图　能同时记录中央 30°视野内 100 多个位点上的 ERG 波，通过三维立体图形表示不同视网膜位点的功能电位图，结合眼底视网膜形态检查，有利于诊断及推断术后视网膜功能。

（三）视觉诱发电位

是视网膜受闪光或图形刺激后，经视路传递，在视皮层枕叶诱发出的生物电活动，反映视网膜神经节细胞以上视通路的功能情况，临床分为闪光视觉诱发电位（flash-VEP）和图形视觉诱发电位（pattern-VEP）。由于视皮层对图形的刺激非常敏感，因此 P-VEP 是最常用的检查方法。临床应用包括：①P-100 波潜伏期延长，振幅下降，可以判断视神经和视路疾病；②P-100 波振幅正常而潜伏期延长，多见于继发脱髓鞘疾病的视神经炎；③用于鉴别伪盲，主观视力下降而 VEP 正常，提示非器质性病变；④用于评判弱视治疗效果；⑤判断婴儿和无语言能力儿童的视力；⑥预测屈光间质混浊患者手术后视功能等。

第三节　眼部检查

眼部检查应在良好照明条件下进行，必要时可用集合光或裂隙灯显微镜检查。首先应注意被检查者的全身情况，表情和头部姿势等，一些眼外肌麻痹患者，早期为了避免复视，常将头倾斜，眼球转向一侧视物。另外观察面部是否对称，额纹是否正常，有无面肌与知觉麻痹，皮肤有无疱疹，以及眉的位置，眉毛的多少和颜色等。其次由右眼到左眼，双眼对比，由外向内，动作轻柔地检查。当然也要具体情况具体对待，对有眼穿通伤和严重角膜溃疡的患者，切忌压迫眼球（如不要有翻眼睑等动作），否则造成更大损伤或眼球穿孔。对眼部疼痛剧烈的患者可先滴表面麻醉药，在无痛的情况下检查。对小儿应先做好说服工作，婴幼儿可在镇静剂或全身麻醉下进行眼前后节检查。

一、眼附属器检查

（一）眼睑检查

1. 眼睑的位置有无异常　包括是否存在上睑下垂，睑内、外翻，睑裂大小，双侧睑裂是否对称，睑裂闭合是否正常等。

2. 皮肤情况　皮肤有无红肿、瘀血、气肿、瘢痕、溃疡或肿物。

3. 运动情况　有无麻痹和痉挛现象。

4. 睑缘　有无充血，睑板腺开口有无阻塞及其他异常，睑板与睑缘有无肿块及触痛。睫毛的位置、方向、排列和数量，有无变色、脱落，睫毛根部有无鳞屑、结痂、溃疡或出血。

（二）泪器检查

1. 分泌部　泪腺分为两部分，一部分为主泪腺，位于眼眶外上方泪腺窝内，可从外上方皮肤向泪腺窝触及有无肿物或压痛。另一部分为副泪腺，位于外上方穹窿结膜下，可让被检查者向内下方注视，检查者将其上穹窿暴露后，进一步将眼睑向外上方提起，此时可看到副泪腺呈黄色小颗粒状，检查有无肿物、增大和压痛等。

2. 排泄部　①泪小点：注意位置，有无肿胀、充血和压痛，上、下泪小点是否存在，有无瘢痕及异物；②泪小管：注意有无肿胀、压痛，按压泪小管，有无分泌物自泪小点排出，必要时做泪道冲洗检查是否通畅；③泪囊区：观察有无皮肤红肿、波动或肿块、溃疡和瘘管等，压迫泪囊区有无脓性、黏液性或黏液脓性分泌物从泪小点流入结膜囊，或从鼻腔内流出，但急性泪囊炎时禁止挤压；④鼻泪管：检查有无阻塞、变窄，如怀疑可做荧光素试验，必要时行泪道冲洗。

3. 泪道检查方法　①荧光素滴入试验：将2%荧光素滴入结膜囊内，2min后观察同侧鼻腔，如有颜色说明泪道通畅；②泪道冲洗法：先将表面麻醉剂滴入结膜囊内，2ml注射器内盛生理盐水，接泪道冲洗针头。如泪点特别小，可先用圆锥形泪点扩张器扩大泪点。将泪道冲洗针头由下泪点垂直插入约1mm，立即转向鼻侧，在水平方向将泪道冲洗针头轻轻探入泪囊内，并将注射器内的生理盐水缓慢注入。若鼻泪管通畅，会有水从鼻腔流出。如鼻泪管狭窄，则仅有少量生理盐水从鼻泪管流出，其余从上泪点溢出。如鼻泪管完全阻塞，则生理盐水完全由上泪点溢出。若流出液内含有黏液或脓性分泌物则考虑为泪囊炎，若泪小管阻塞，则水由原泪点返流溢出；③泪道探查法：滴表面麻醉剂于结膜囊内，用泪点扩张器扩张下泪点，用小号泪道探针垂直插入泪点约 1mm，再转向鼻侧，于水平方向经泪小管到泪囊内壁，探针前端有触及骨质的感觉时，将探针再转向垂直方向，向下并微向后外缓慢插入鼻泪管直达鼻腔。插探针时应顺管壁而下，如有强硬阻力感不可用力过度，以免穿破管壁形成假道；④泪道碘油 X 线造影法：取 40% 碘化油 0.5ml 置于注射器内（无碘化油可用 10% 明胶硫酸钡乳剂代替）。结膜囊内滴表面麻醉剂，在检查侧下鼻道前部塞入消毒棉球，如有慢性泪囊炎，需先压出泪囊分泌物，然后按泪道冲洗法将碘化油注入泪囊内。注射后将结膜囊内和面部的碘化油擦去，立即进行 X 线摄影。之后再用生理盐水洗去泪囊内的碘化油或钡剂。注入碘化剂后，造影剂迅速充满泪道，各部分的影像应与正常解剖结构相符，否则为异常。

4. Schirmer 试验　泪液分泌试验用于检测泪液的分泌功能是否正常。用一条 5×35mm 滤纸，将一端折弯 5mm，置于下睑内侧 1/3 结膜囊内，其余部分悬垂于皮肤表面。轻闭双眼，5min 后测量滤纸被泪液湿润的长度。如检查前滴了表面麻醉剂，试验主要评价副泪腺的功能，短于 5mm 为异常；如没滴表面麻醉剂，则评价的是泪腺功能，短于 10mm 为异常。目前国内市场有专门用于 Schirmer 试验的无菌滤纸，带有刻度，方便诊断。

5. 泪膜破裂时间（breaking up time，BUT）　在球结膜颞下方滴 2% 荧光素钠，嘱被检查者瞬目数次，使荧光素均匀涂布于角膜上，再睁眼凝视前方，不能眨眼，通过裂隙灯钴蓝色滤光片观察。检查者从患者睁眼时起立即持续观察角膜，同时计时，直到角膜上出现第一个黑斑（泪膜缺损）时为止。正常为 10～45s，如短于 10s 表明泪膜不稳定。

（三）结膜检查

1. 球结膜检查法　用拇指和食指将被检查者上、下眼睑分开，嘱其向上、下、左、右转动眼球，可观察到全部球结膜。

2. 上睑结膜检查法　①单手法：是最常用的方法，用拇指和食指挟持上睑皮肤的中部，轻拉眼睑向前，同时嘱被检查者尽力向下注视。再将拇指和食指迅速捻动，则上睑翻转向外，最后将上睑用拇指固定于眶上缘；②双手法：一手拇指挟持近睑缘的皮肤，拉眼睑向前，用另一手食指尖向下轻压睑板上缘，同时挟持眼睑皮肤的手指向上提，则上睑翻转，然后以拇指固定上睑于眶上缘。如果被检查者额眶高、眼球内陷，上睑不易翻转时，改用小玻璃棒压睑板上缘，上睑也可翻转。

3. 上穹窿结膜检查法　上睑翻转固定后，用另一手的拇指推下睑向上遮盖角膜，轻压眼球向后向上。同时让被检查者向下注视，眶内脂肪组织可被推向前，上穹窿结膜可完全暴露，但有角膜溃疡者禁用此法。

4. 下睑结膜和下穹窿结膜检查法　检查者用一手的拇指或食指在下睑中央部睑缘稍下方轻轻向下牵拉下睑，同时嘱被检查者尽量向上注视，下睑结膜可完全暴露。此时检查者尽量向下拉下睑，则下穹窿结膜也可充分暴露。

5. 检查的注意事项　①检查睑结膜时注意有无充血，血管是否清晰，有无乳头增生、滤泡、瘢痕、溃疡、结石或肉芽组织增生等，上睑板下沟有无异物和分泌物潴留；②检查球结膜时注意有无出血、充血（需要与睫状充血鉴别）、色素及有无异物、水肿、干燥、滤泡、结节、溃疡、新生物（翼状胬肉、睑裂斑）、淋巴管扩张或肿瘤等；③检查穹窿结膜时注意结膜囊的深浅，有无睑球粘连；④检查半月皱襞时注意有无色素沉着或肿瘤等。正常情况下半月皱襞内侧的泪阜可见数个乳头隆起或有细毛。

（四）眼球位置及运动检查

注意双眼平视时，角膜是否位于睑裂中央，两眼高低，位置是否相同，有无内外偏斜，有无眼球震颤、斜视，眼球大小有无异常，有无突出或内陷，是否有搏动等。

检查眼球突出的简单方法是，让被检查者取坐位，头稍后仰，检查者站在其背后，双手食指同时提高被检查者的上睑，从后上方向前下方观察双眼突出度是否对称。如需精确测量并记录突出程度，则采用 Hertel 眼球突出计测量。将眼球突出计的两端卡在被检查者的眶外缘，嘱其向前平视，检查者从反光镜中读出两眼角膜顶点投影在标尺上的数值（图 2-9）。中国人眼球突出度的正常平均值为 12 ~ 14mm，两眼差不超过 2mm。

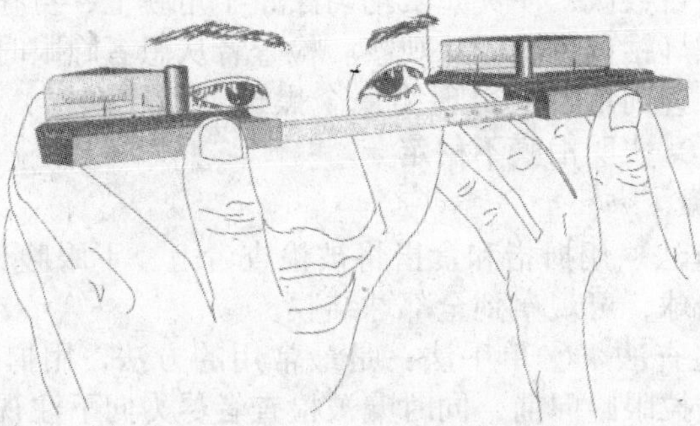

图 2-9　眼球突出度测量

检查眼球运动时，让被检查者向上、下、左、右及右上、右下、左上和左下八个方向注视，以了解眼球向各方向转动有无障碍。

（五）眼眶检查

注意双侧眼眶的形状、大小是否对称，眶缘有无突起、凹陷与触痛，骨膜是否有增厚，眶压是否增高。让被检查者取坐位，轻闭双眼，检查者用双手拇指分别放在其两眼上睑中部，其余四指固定在双侧颞部，双手拇指将眼球轻轻向后压入眼眶，根据手指感觉到的抵抗力的大小来了解眶内压的高低。如怀疑眶内血管瘤、动静脉血管瘘或静脉曲张，应做听诊和压迫眼球检查，或让被检查者仰头或低头俯视，观察眼球突出度的改变，必要时用小指沿眶缘伸入眶内触诊有无肿物存在。

二、裂隙灯显微镜检查

裂隙灯显微镜（slit lamp microscope）主要由照明系统和双目显微镜两部分组成。照明系统装有滤光片，如无赤光、钴蓝光等。双目显微镜由目镜和物镜组成，放大倍率可变，常用倍率为 10 ~ 25 倍。各种类型的裂隙灯还备有前房角镜、前置镜、三面镜等附件，用来检查前房角、玻璃体和眼底。如加上压平眼压计、前房深度计、角膜内皮检查仪、照相机和激光治疗仪，其用途更加广泛（图 2-10）。

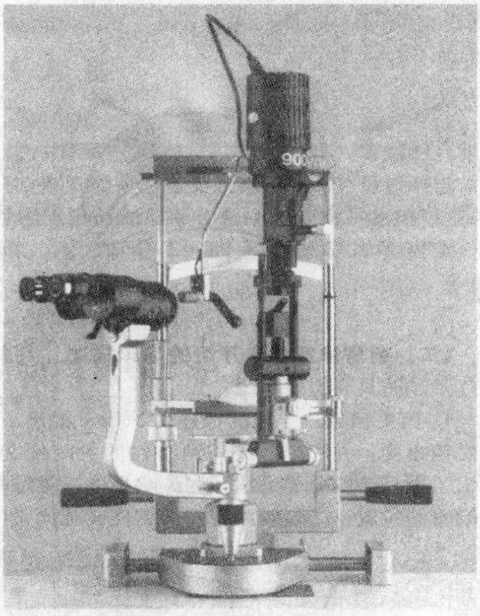

图 2-10　裂隙灯显微镜

（一）裂隙灯显微镜检查前注意事项

1. 在进行检查前应做好一般外眼检查，以免裂隙灯使用时间过长，被检查者难以忍受并有损仪器。

2. 检查在暗室内进行，暗室内可有微弱红光。检查者暗适应正常，保证对所检查的现象有高度的敏感性，检查眼底时最好在绝对暗室内进行。

3. 向被检查者说明检查的目的和注意事项，争取配合。

4. 调整好被检查者座位，保证舒适并可升降。

5. 检查者应先调整裂隙灯显微镜目镜屈光度和瞳距与自己相符，一般灯光由颞侧照射入眼，光源与显微镜成 30° ~ 40°；检查深部组织如前房、晶状体、玻璃体的前 1/3 时，照射角度改为 30°或更小；检查玻璃体后 2/3 和眼底时，需加前置镜，光源与显微镜夹角为 5° ~ 13°。检查时嘱被检查者向前直视，不要直接注视照射光源。

(二) 裂隙灯显微镜的使用方法

1. 弥散光线照明法　用来检查眼睑皮肤、睑缘、睫毛、泪阜、泪点、结膜、角膜、瞳孔和晶状体，对整个眼球表面有一个粗略的、较全面的了解。将光斑开至最大，利用集合光线或在灯光之前加磨砂玻璃，使照明光线更加均匀柔和。为避免角膜上的反光点影响观察，可将裂隙灯灯柱左右移动。

2. 角巩膜缘分光照明法　是一种特殊的间接照明法，主要用来检查角膜轻微混浊。将光带投照在一侧（常用颞侧）角膜缘，利用巩膜发出的弥散光映照，如角膜完全透明，无弥散的质点，则外观呈黑色，仅在角膜缘映出一环状发光圈。任何角膜内的光学不均匀性，光密度增高，都能用弥散光看到，如角膜云翳、角膜后沉着物、角膜异物等。

3. 直接焦点照明法　是基本的检查方法，将裂隙灯光焦点调整到与显微镜焦点完全一致，目的是在焦点内观察眼部组织变化。裂隙宽度在 1.0~1.5mm 之间称为宽光带，它映在角膜上可形成一个六面体的三维空间结构。宽度小于 0.2mm 称为窄光带，映在透明的角膜、晶状体和玻璃体上，形成一个乳白色的光学切面，裂隙灯与显微镜光轴间的夹角愈大，则此切面的层次关系显示愈清晰。在观察角膜切面时，可将裂隙灯对准眼轴，将显微镜向两侧转动 45°，这样光带仍保持原有曲率而层次显示较好。由于裂隙灯的焦深和显微镜景深的限制，在作光学切面时需前后调节才能得到晶状体、玻璃体等有一定厚度组织的全面概念。窄光带映照的范围小，需上下左右移动，对要观察的部位进行光学扫描，才能看清全貌。在全黑的暗室内，用 0.2mm 直径光斑照射前房，在瞳孔的黑色背景下，房水内的蛋白成份或游走细胞可因 Tyndall 现象，在角膜与晶状体之间形成浅灰色的光带，又称房水闪辉。

4. 间接照明法　又称近侧照明法，将光带投照在要观察的目标近侧组织上，利用这些组织发出的弥散光来间接照明要观察的目标。常用来检查虹膜组织有无萎缩，判断隆起物是实质性还是囊性，映出嵌在角膜缘后的异物，透见房角镜下的小梁网或巩膜突及视网膜表面的膜形成等。检查时松开裂隙灯柱后的螺丝，使灯柱左右旋转，使光的投照与显微镜光轴不重合。

5. 后部照明法　利用组织受光照后发出的弥散光，在要观察的目标后方映照，达到如艺术照片中逆光或侧逆光相同的效果。虹膜、混浊的晶状体和眼底是最常用作后映照光源的组织。后方来的光线在病变的边缘发生绕射，可使其轮廓更加清晰。密度较低的混浊在均匀的后映照下，可因其阴影而被分辨，如角膜上皮缺损、角膜后微细的沉着物及晶状体混浊等。根据检查者所处的后部照明光路方向的不同，可分为直接后部照明法和间接后部照明法两种。直接后部照明时，检查者位于映照光的方向上，此时背景为虹膜的褐色、白内障的白色或眼底的红色，白色的角膜后沉着物或晶状体混浊呈现黑色的阴影。间接后部照明时，检查者不直接对着映光的组织，而是以黑色的瞳孔、未受照明的虹膜或视网膜为背景，要观察的病变接受侧逆光的映照后发出微弱的弥散光，此时角膜内皮上的白色沉着物在黑色的背景下仍为白色。后部照明法检查时，光路与视路不应同步，需松开裂隙灯柱后的螺丝，使灯柱左右旋转一定的角度，用眼底反光法作后映照时，裂隙灯与显微镜的交角应尽量缩小。

6. 切线照明法　将光线在几乎成切线的方向投射至结膜、角膜或虹膜，可显示细微的变化。当切线光投照在角膜时，几乎无光线进入眼内，因此虹膜和瞳孔是完全黑色的，而角膜组织内的结构不均匀呈现明暗不等的区域。切线光束投照在虹膜或结膜时，这些组织的隆起和凹陷部位有强烈的鲜明阴影，增加了它们的质感，出现如浮雕一般的外观。

7. 镜面反射照明法　应用光束投照在界面上发生全反射的原理，在角膜前表面、后表面、晶状体前后囊可产生镜子一样的反光，在界面内的组织稍有不均匀，即可在镜面反光中显示出来。如角膜前泪液膜中的尘埃、角膜内皮的镶嵌结构、晶状体囊膜的纹理等。检查时裂隙灯光束的投照角应与显微镜光轴及被检查者眼轴间的交角几乎相等，角膜表面和晶状体前后囊比较容易得到镜面反光。检查角膜内皮时，可先找到角膜表面的镜面反光，再将裂隙调细至恰当宽度时，即可见到在表面镜面反光之后的内皮层有一浅淡反光，仔细调整焦点，可在反光层中看到排列整齐的镶嵌内皮。

三、眼前节检查

眼前节亦称眼前段，指晶状体之前的部分，包括角膜、巩膜、前房、虹膜、瞳孔和晶状体。检查方法有两种。一种是不采用任何仪器的简易检查法，即检查者一手持聚光手电筒，从眼侧方距离 2cm 处斜照于检查部位，另一手持 13D 放大镜于眼前，聚焦于眼前节各检查部位；另一种是采用裂隙灯显微镜及一些附件进行眼球前段的检查。

（一）角膜

正常角膜在裂隙灯显微镜下是透明的组织，用狭窄的裂隙光照射呈长方形光学六面体。可见到角膜表面的泪液膜及最明亮整齐的角膜上皮反光带，其后一条白线为前弹力层，中央暗灰色颗粒状组织为角膜基质层，占角膜的大部分，再后面是后弹力层，角膜内皮层需要用镜面反射照明法才能看到。角膜检查时需要注意角膜大小、弯曲度、透明度及表面光滑度。有无异物、新生血管及混浊（瘢痕或炎症）、角膜知觉情况，角膜后有无沉着物（keratic precipitate, KP）。

1. 角膜荧光素染色　为了查明角膜上皮是否完整，角膜混浊是溃疡、变性或瘢痕，可用 2%荧光素钠涂于下穹窿结膜上，嘱被检查者瞬目后，观察角膜有无黄绿染色，其着色区域显示上皮缺损范围和部位，裂隙灯显微镜下还可确认病变深度。

2. 角膜弯曲度检查　最简单的方法为观察 Placido 环在角膜上的映像有无扭曲。被检查者背光而坐，检查者一手持 Placido 板，将板的正面对准被检查者睑裂，通过中央圆孔观察映在角膜上的黑白同心圆影像。正常影像为清晰、规则的同心圆，呈椭圆形表示有规则散光，扭曲者表示有不规则散光（图 2-11)。如需要测定角膜的曲率半径及屈光度，以便配戴角膜接触镜，进行屈光手术或人工晶状体植入手术，则要做角膜曲率计（keratometer）或角膜地形图(topography）检查。

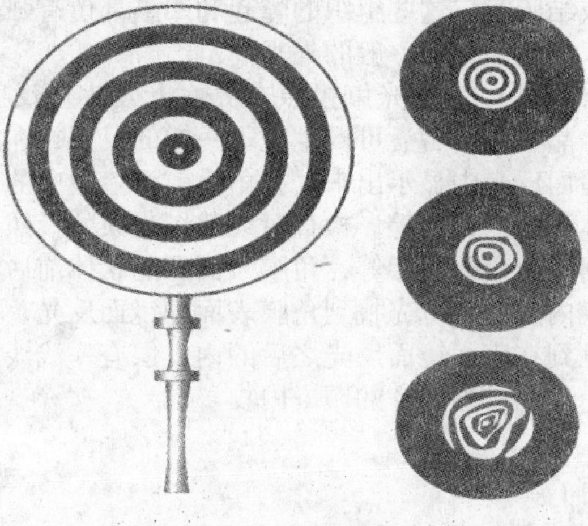

图 2-11　Placido 板角膜弯曲度检查

3. 角膜知觉检查　最简单的方法是用棉签拧成一细纤维条，用尖端从被检查者侧面移近并触及角膜。知觉正常者立即出现不可抑制的瞬目，若瞬目反应迟钝表示知觉减退；若触及后无反应则表示知觉麻痹。双眼同时做测试，疱疹病毒性角膜炎、角膜变性或三叉神经受损者可出现角膜知觉减退或消失。

4. 角膜内皮镜检查　角膜内皮细胞的正常形态、数量和功能对维持角膜透明度至关重要。临床使用的角膜内皮显微镜有非接触型与接触型两种。非接触型应用裂隙灯显微镜加上镜面反光显微镜，调整好角膜内皮镜面反光后，可将该区内皮细胞拍摄下来，用连接的计算机显示平均细胞面积、细胞密度、最大和最小区域数等，同时还可观察内皮细胞的形状。接触型角膜内皮镜使用时，需先滴表面麻醉剂，用圆锥型接触镜头与角膜接触。该检查对角膜无损伤，成像清晰，图像放大，便于观察。但由于需要使用麻醉剂，因此临床应用非接触内皮镜较多。正常角膜内皮细胞呈六角形，镶嵌连接呈蜂巢状。随年龄增加细胞密度逐渐降低，细胞面积逐渐增大。正常人在 30 岁前平均细胞密度为 3000 ~ 4000 个/mm^2，50 岁左右为 2600 ~ 2800/mm^2，大于 69 岁为 2150 ~ 2400 个/mm^2。

（二）巩膜

正常巩膜是瓷白色，检查时应注意巩膜有无黄染、充血、结节、葡萄肿和压痛。

（三）前房

首先检查前房深浅。简易办法一是将手电光自颞侧角膜缘斜照在虹膜上，如鼻侧虹膜全被照亮为前房深度正常；如鼻侧虹膜仅被照亮 1mm 或更少，则前房浅。二是用裂隙灯显微镜在颞侧角膜缘做光学切面，估计周边前房深度与角膜厚度（cornea thickness，CT）之比。如虹膜根部与周边角膜后壁之间的距离相当于一个角膜厚度记录为 1CT；相当于 1/2 角膜厚度为 1/2CT。正常前房深度为 2.3～3mm，少于 2mm 提示有发生闭角型青光眼的可能。过深前房见于晶状体脱位或无晶体眼。另外还要注意房水有无混浊、积脓或积血。

（四）虹膜

注意检查虹膜颜色、纹理，有无前粘连（向前与角膜粘连）、有无后粘连（向后与晶状体粘连），有无色素脱失、萎缩、结节和新生血管，有无虹膜根部离断和缺损，有无虹膜震颤。

（五）瞳孔

注意双侧瞳孔是否等大同圆、位置是否居中、边缘是否整齐。正常人在自然光线下瞳孔直径为 2.5～4mm，新生儿及老年人稍小。检查瞳孔和各种对光反射对于视路及全身疾病的诊断具有重要意义。

1. 直接对光反射　是在暗室内用手电照射被检查眼时，该眼瞳孔迅速缩小的反应。注意双侧瞳孔缩小的速度是否相等，撤去光照后瞳孔应立刻扩大。正常人双侧瞳孔同时缩小及扩大，且程度相等，反之属于病理现象。

2. 间接对光反射　让被检查者双眼向前直视，将光线照于一侧瞳孔，注意对侧瞳孔是否同时缩小。如一眼失明，则光照健眼时，健眼瞳孔缩小，同时对侧瞳孔也缩小；而光照失明眼时，健眼瞳孔无反应。

3. 集合反射（近反射、辐辏）　让被检查者注视一个远距离目标，然后立即改为注视眼前 15cm 处物体时，瞳孔立即缩小，而再注视远处时，瞳孔立即扩大。

4. Argyll－Robertson 瞳孔　直接对光反射消失而集合反射存在，多见于梅毒。

5. Marcus－Gunn 瞳孔　又称相对性传入瞳孔阻滞。检查时用手电照射健眼时，双眼瞳孔缩小（患眼瞳孔因间接对光反射而缩小）；随后移动手电照射患眼，双眼瞳孔不缩小或轻微收缩（因患眼传入性瞳孔障碍）；以 1 秒间隔交替照射双眼，健眼瞳孔缩小，患眼瞳孔扩大。这种体征有助于诊断单眼的黄斑病变或视神经炎等。

（六）晶状体

观察晶状体有无混浊，必要时散大瞳孔后做详细检查，以便了解混浊的部位、颜色和范围。还要注意晶状体有无形态异常和脱位等。

四、眼后节检查

眼后节又称眼底，常指眼球内位于晶状体以后的结构，包括玻璃体、视网膜和视神经。眼底检查尽量在暗室内进行，瞳孔在暗室内可自然扩大。需要散瞳检查眼底前，必须了解有无青光眼家族史，观察瞳孔对光反射，前房深度及眼压高低。眼底检查常用的仪器有直接检眼镜、间接检眼镜及裂隙灯显微镜联合使用前置镜或三面镜，以前两种最为常用。

（一）直接检眼镜检查法

1. 位置　被检查者坐位或卧位，检查右眼时，检查者站在被检查者右侧，右手持检眼镜，用右眼观察；检查左眼时，站在左侧，改为左手持检眼镜，左眼观察。持镜时，食指紧贴转盘边缘，以便拨动转盘，变换转盘上的镜片，看清眼底，拇指和其余三指握住镜柄（图 2-12）。

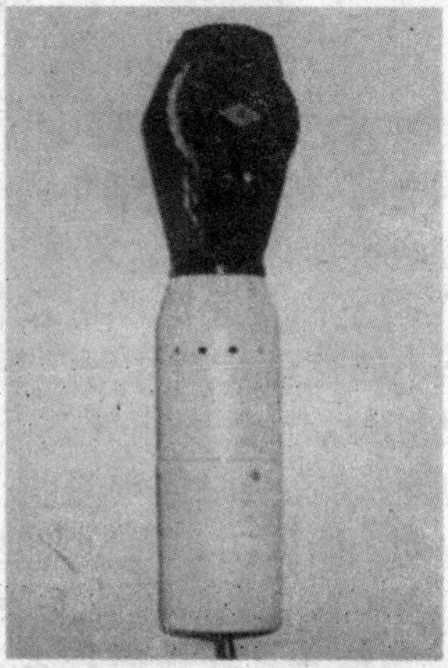

图 2-12　直接检眼镜

2. 操作方法　先用侧照法观察屈光间质有无混浊，将镜片拨到 + 8D ~ + 10D，距眼前 10 ~ 15cm，将检眼镜灯光射入瞳孔。可用 + 12D ~ + 20D 观察角膜和晶状体，用 + 8D ~ + 10D 观察玻璃体。正常情况下，瞳孔区呈橘红色反光，如在红色反光中出现黑影，让被检查者转动眼球，如黑影移动的方向与眼球一致，则混浊位于晶状体前方，相反则位于晶状体后，如不动说明混浊在晶状体上。然后逐渐减少检眼镜片度数，将观察焦点逐渐后移，直至看清视乳头为止，再沿血管方向依次检查颞上、颞下、鼻上和鼻下象限眼底。检查周边部时，可让被检查者向相应方向转动眼球，检查黄斑部时，嘱其注视检眼镜灯光。眼底病变范围大小的测量以视乳头的直径（1.5mm）表示，病变与视乳头或黄斑的距离也以几个视乳头直径来表示（如 1PD），以镜片的屈光度测量病变的凸凹程度，一般3D约相当于1mm。

（二）双目间接检眼镜检查法

被检查者坐位或卧位，充分散大瞳孔。检查者坐对面或位于被检查者头部方向，戴双目间接检眼镜（binocular indirective ophthalmoscope），扣紧头带，接通电源，调整瞳距与反射镜的位置。先用弱光照射被检查眼，不用物镜，使其明适应数秒，此时在红色背景上可看到角膜、晶状体及玻璃体的混浊。被检查眼明适应后再做眼底检查，检查者一手拇指和食指持物镜，将表面弧度小的一面朝向被检查眼，距离为5cm。检查中需随时保持检查者的视线、目镜、物镜与被检查眼的瞳孔和检查部位在同一直线上。先将光线照入眼底上方，检查周边部，其次为赤道部，最后是黄斑部。尽量减少光照黄斑的时间，以免造成黄斑部光损伤。

双目间接检眼镜的特点是所见眼底均为完全相反的倒像，上下左右相反，检查者必须时刻牢记，便于准确记录检查结果；照明光线强并可调，对角膜云翳、角膜变性、初期白内障及玻璃体混浊等屈光间质混浊者，也可进行检查；可视范围广，若辅助巩膜压迫器可检查锯齿缘，但压眼球的力量不应过重，对有眶内占位性病变或可疑时，切忌用压迫法检查；立体感强，即便是很浅的视网膜脱离也能看到明确的界线，不易漏诊或误诊；如在较远距离检查眼底，可使视网膜裂孔检查与封闭操作在直视下进行，目前已成为检查和治疗视网膜脱离的必备工具。但此方法眼底像放大4倍，一些细微变化不易看清，必要时配合直接检眼镜或Goldmann三面镜检查。

（三）裂隙灯显微镜联合前置镜或三面镜检查法

1. 前置镜检查法　常用的前置镜为+90D和+68D的双凸镜，所见眼底范围广，立体感强，图像为倒像。检查时在裂隙灯显微镜前，检查者手持前置镜于被检查眼前约10cm处，稍前后移动，以便在裂隙灯光照射下看清眼底，同时也可让被检查者转动眼球配合眼位。

2. 三面镜检查法　常用为Goldmann三面镜（Goldmann three－mirror lens），外观呈锥形，中央部份为凹面镜，可检查中央30°以内的眼底情况。三面镜圆周内壁有三个不同倾斜度的反光镜面，因镜面的倾斜度不同，检查的范围也各异。第一面反射镜呈梯形，与前方平面成75°角，可检查30°到赤道部的眼底；第二面反射镜呈长方形，与前方平面成67°角，可检查赤道部到周边部眼底；第三面反射镜呈半圆形，与前方平面成59°角，倾斜度最小，可以检查锯齿缘部、睫状体和房角。中央所见为正像，通过三个反射镜所见为反射的像。如镜在上方，所见为下方眼底，左右关系不变；镜在鼻侧，所见为颞侧眼底，上下关系不变。

检查方法：检查前充分散瞳，结膜囊内滴表面麻醉剂。用直接照明法调整好显微镜及裂隙灯的焦点，灯的夹角约为10°。安装三面镜时，被检查者头部微低，三面镜凹面朝上，滴2%甲基纤维素、生理盐水或无色抗生素滴眼液。

被检查眼向上看，检查者用手指拉开下睑，另一手持三面镜的下缘放于下方结膜上，在不让液体低落的同时，迅速将三面镜扣在眼球上，嘱被检查眼向前看，三面镜滑落到角膜上。观察三面镜与角膜之间有无气泡，如有气泡则将三面镜向侧方稍倾斜，气泡可乘势排除，若有大量气泡存在需重新安装。操作时动作要轻，避免重压眼球，检查后用手指涂少许肥皂，轻揉镜面，清水冲洗干净，晾干后装入盒内。忌用棉签、纱布涂擦，以免损伤镜面，影响其透明度。

（四）眼底检查的注意事项

1. 玻璃体　有无混浊、出血、异物等。

2. 视乳头　①大小：近视眼视乳头大而远视眼小；②形状：正常为圆形或椭圆形，散光眼呈扁圆形；③边缘：是否清晰整齐，有无模糊现象；④表面：有无渗出及出血，有无凸起或凹陷；⑤颜色：充血时呈红色，萎缩时呈白色；⑥生理凹陷：是否被渗出物或新生物遮盖，筛板孔是否能看清，杯盘比(C/D)，正常 $C/D \leqslant 0.3$，如果 >0.5 则疑似青光眼；⑦近视弧形斑：多位于颞侧，有时在乳头四周形成环形斑，多见于高度近视；⑧中央血管位置及搏动：正常乳头中心血管的分支处可见静脉搏动，青光眼血管可偏向鼻侧，呈屈膝状或出现动脉搏动。

3. 视网膜和脉络膜　①颜色：正常为桔红色；②有无渗出或出血，有无色素沉着或萎缩；③脉络膜血管是否可见；④有无肿瘤或异物。

4. 视网膜血管　①动、静脉管径的比例，正常为2:3；②血管弯曲度增加或减少；③动脉反光是否增强；④动、静脉交叉处有无静脉被推移或压迫状态；⑤沿血管有无白线。

5. 黄斑区　①有无水肿、出血或渗出；②有无色素沉着；③有无星芒状改变；④中心凹反光是否清晰。

五、前房角镜检查

（一）前房角镜类型

前房的各种结构必须利用前房角镜才能看到。判断前房角的宽窄和开放对青光眼的诊断、分类、治疗及预防有重要意义。

1. 直接前房角镜　如 Koeppe 前房角镜，通过接触镜可直接看到前房角。检查时被检查者取仰卧位，结膜囊内滴表面麻醉剂，将消毒的前房角镜安放在结膜囊内。安放后将生理盐水经中央的小孔注入前房角镜和角膜之间，直到气泡排尽为止。检查者戴放大镜或手持低倍角膜显微镜，在侧面环绕前房角一周检查，照明可采用手持裂隙灯或强聚光镜。

2. 间接前房角镜　此种前房角镜具有一面或多面的反光镜，将对侧的房角结构反射出来，然后通过裂隙灯检查，常用的有 Goldmann 前房角镜。方法是先在被检查眼结膜囊内滴表面麻醉剂，坐在裂隙灯前，调整好高度。如使用

Goldmann 前房角镜，需先盛满 2% 甲基纤维素、生理盐水或无色抗生素眼液。将前房角镜安放于结膜囊内，使角膜与前房角镜之间无气泡存在。裂隙灯与显微镜成 10°～20°角，先用宽光带了解房角全貌，再用窄光带观察。由于光束是通过镜面反射投射到前房角，镜面上所见房角与实际位置相反。目前使用的房角镜多为有机玻璃制成，不能用酒精或乙醚擦拭或浸泡，只能用手涂少许肥皂擦洗，然后用清水洗净，晾干备用即可。房角镜清洗不当可形成擦痕，影响检查效果。

（二）正常前房角结构

正常前房角由前壁、后壁和所夹的房角隐窝三部分构成。前壁起于角膜后弹力层的终点，白色略突起的 Schwalbe 线；之后为小梁网，有色素散在其上，是房水排出的通路，巩膜静脉窦位于其外侧；前壁终点为呈白色的巩膜突；隐窝由睫状体前端构成，灰黑色，又称睫状体带；后壁为虹膜根部。房角宽窄的分类很多，中华眼科学会推荐应用 Scheie 分类法，即房角分为宽、窄两型，其中窄型又分 4 级。宽角（W）为眼处于原位时（静态），能看清房角全部结构；窄 I（N I）静态下仅能看到部分睫状体带；窄 II（N II）静态下只能看到巩膜突；窄 III（N III）静态下只能看到前部小梁；窄 IV（N IV）静态下只能看到 Schwalbe 线。动态下，即在改变眼球位置或施加少许压力时，可判断房角的开放与关闭。若可见后部小梁则房角开放，否则为房角关闭。另外房角镜还用于观察前房角色素、异物及新生物等。

六、眼压测量

眼压全称为眼内压（intraocular pressure，IOP），是眼球内容物作用于眼球壁的压力。正常人眼压值为 10～21mmHg。眼压测量包括指测法和眼压计测量法。

（一）指测法

简单，易操作。测量时嘱被检查者两眼尽量向下看，检查者两手食指尖放在上睑板上缘的皮肤表面，两指交替轻压眼球，通过评估眼球的硬度即指尖的波动感粗略判断眼压的高低。记录方法：眼压正常为 Tn，轻度增高为 T +1，眼压很高为 T +2，眼球坚硬如石为 T +3；反之，以 T -1、T -2、T -3 分别表示眼压稍低、很低和极低。

（二）眼压计测量法

眼压计分为压陷式、压平式和非接触式三类。

1. Schiotz 眼压计（Schiotz tonometer） 是一种压陷式眼压计，通过把一定重量的砝码放在角膜上，眼压计底部的压针压陷角膜中央，根据角膜被压陷的深度计算眼压（图 2-13 a）。检查方法：被检查者仰卧，结膜囊内滴表面麻醉剂。准备眼压计，先在试板上检测眼压计指针是否归零，用75%酒精棉球擦拭眼压计底板待干。测量时嘱被检查者注视正上方一点或举起左手伸出食指作为注视点（方便检查者右手操作），使角膜在水平中央。检查者右手持眼压计，左手拇指和食指分开上、下眼睑，固定于眶缘，不要压迫眼球。先放置5.5g砝码，将眼压计底板垂直放在角膜中央，读指针刻度，如眼压高、读数小于3需更换更重的砝码（7.5g或10g），再次测量。根据指针所指刻度在眼压计附带的曲线表上查出眼压数值。记录方法以砝码为分子，刻度为分母，如5.5/4＝2.73kPa（20.55mmHg）。压陷式眼压计的测量值受眼球壁硬度的影响，即眼球壁硬度偏低的眼测量值比实际眼压值低，而眼球壁硬度高的眼测量值比实际眼压值高，可以用5.5g和10g（或7.5g和15g）砝码各测一次进行矫正。测毕结膜囊内滴抗生素眼药水，并嘱被检查者不要揉眼，防止角膜上皮剥脱。

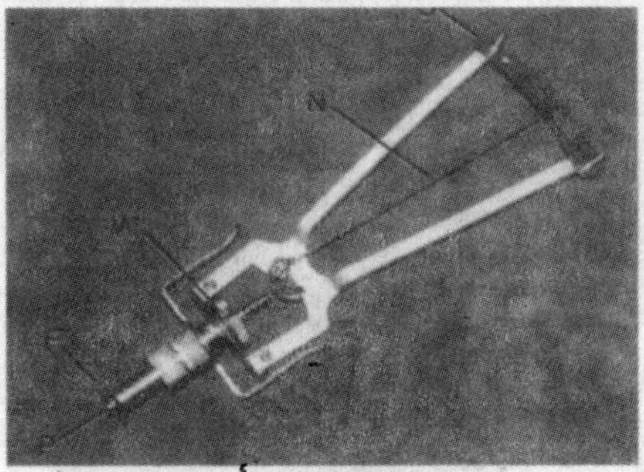

a．Schiotz 眼压计

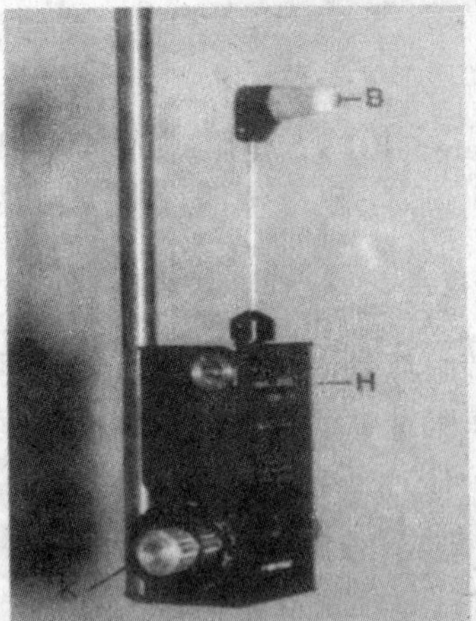

b．Golamann 眼压计

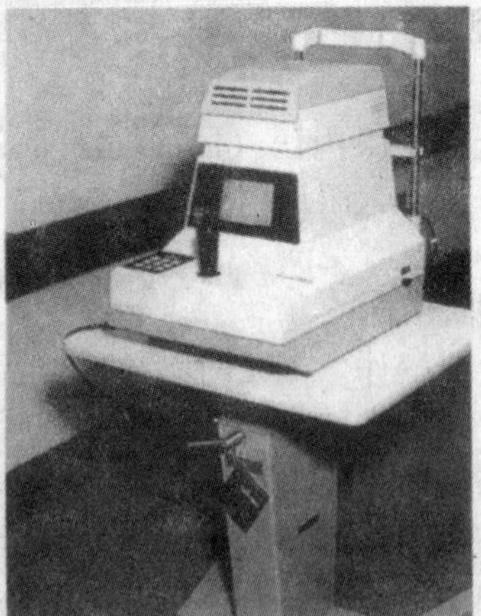

c．非接触眼压计

图 2-13　眼压计(a/b/c)

2．Goldmann 眼压计（Goldmann tonometer）　是一种压平式眼压计，用足够力量将一定面积角膜压平，看所需力的大小，所需力小者眼压低。测量时仅使角膜压平而不下陷，因此不受眼球壁硬度的影响，是目前国际通用的标准眼压计（图 2-13 b）。但近来有研究发现，中央角膜厚度会影响其测量结果，中央角膜厚，测量值偏高；中央角膜薄，测量值偏低。眼压计多附装在裂隙灯显微镜上，用显微镜观察，坐位测量。

测量方法：调整照明系统与显微镜夹角为 60°，光线通过紫蓝色滤光片，裂隙灯光带调至最大。被检查眼结膜囊内滴表面麻醉剂，无菌荧光素纸条放入下穹窿，30 ~ 40 秒后取出，或滴 0.25% 荧光素钠。眼压测量头消毒并拭干，眼压可在测量头任何子午线测量，但最好在 0°子午线。如被检查眼有大于 3°散光，将上下棱镜的水平交界线转至 43°子午线上，使压平角膜尽量保持圆形。嘱被检查者尽量睁大眼向前直视，将测压旋钮转至 1g 刻度方位，徐徐向前推进裂隙灯。先在镜外观察，使测量头刚刚接触角膜正中央，再通过裂隙灯观察。见到环形蓝紫色角巩膜区分光带，检查者继续向前推进测量头，同时从显微镜内观察泪液膜被推开到测量头边缘，在视野中央看到两个黄绿色荧光半环为止。如两个半环不在中央，可上下左右移动显微镜，形成上、下两个相等的半环。轻轻转动测压旋钮，加压至两个半环内缘刚刚相接，记录所加压的克数，如为 2g，则眼压为 2 × 10 = 20mmHg，连续测三次，结果相差 0.5 ~ 1mmHg 表示可靠。

检查时注意事项：定期对眼压计进行校准；测量时眼睑开大，不要触及睑缘及睫毛，每次测量不超过半分钟，以免角膜上皮干燥；测量头高低位置不当时，可出现两个环大小不等，不相接，应根据环的位置、形态进行调整。

3. 非接触眼压计（non - contact tonometer，NCT） 1992 年问世，利用一种可控制的空气脉冲，压力具有线性增加的特性，将角膜中央部恒定面积（3.6mm）压平。借助仪器上的微电脑感受角膜表面反射的光线和压平此面积所需的时间，并将所得数据换算成眼压值（图 2-13 c）。优点是避免了通过眼压计引起的交叉感染，特别适用于表面麻醉剂过敏者。缺点是测量值不精确，当眼压小于 8mmHg 和大于 40mmHg 时误差较大，适合于青光眼普查。

七、眼底荧光血管造影

眼底荧光血管造影（fundus fluorescein angiography，FFA）用于观察视网膜脉络膜的血管及血液循环状态。1961 年 Novotny 和 Alvis 发现了眼底血管荧光素吸收发射光谱的特征，首次成功拍摄了人眼视网膜脉络膜的血液循环过程和血管的形态特征，从此被应用于临床。目前随着检查设备和诊断技术的不断进步，FFA 广泛用于眼底疾病的诊断、治疗和预后的评估。

（一）原理及设备

1. 基本原理 将具有荧光特性的造影剂快速注入被检查者肘静脉内，经血液循环到达眼底血管中，在特定波长光（蓝光）的激发下产生黄绿色荧光。

用高速眼底摄影机，连续拍摄眼底血液循环的动态过程及荧光素在组织中扩散的形态和部位。

2. 造影剂　荧光素钠（sodium fluorescein）是一种化合物染料，有荧光特性，分子量为376.27Dalton，pH值为8时荧光最强，静脉注射用量为10～20mg/kg体重。大多数人对荧光素有较好的耐受性，少数可出现轻度恶心、呕吐等不良反应，个别病例发生休克或死亡。因此，在造影过程中需要准备各种抗休克急救药品和器械，以备急用。

3. 设备　具备快速连续拍摄的照相机或摄像机，目前的眼底照相机都连接视频相机和计算机摄像处理系统，可以进行实时眼底图像的储存和对比分析。

（二）造影技术

1. 适应证　用于视网膜及脉络膜疾病及视神经前部的检查。

2. 患者准备　造影前检查血、尿常规，血压及心电图，详细询问过敏史。严重高血压、心血管疾病、肝肾功能不全者慎用。检查前充分散大瞳孔。

3. 造影操作　先根据需要拍摄一张或多张眼底彩色图片，然后常规作过敏试验，观察无反应时再快速注入造影剂，立即逐一拍摄全眼底图像。

（三）正常眼底荧光血管造影表现（见插页图2-14）

1. 臂－视网膜循环时间（arm-retina circulation time，A-RCT）　指荧光素从肘前静脉注射后到达视网膜的循环时间，一般为10～15s。

2. 分期　按循环过程分5期：①视网膜动脉前期，从视乳头早期荧光到动脉层流出现；②动脉期：从动脉层流到动脉充盈；③动静脉期：从动脉充盈到静脉层流出现；④静脉期：从静脉层流到静脉充盈；⑤造影晚期：注射荧光素钠大约5～15min后。

3. 黄斑暗区　黄斑区背景荧光淡弱，越近中央越暗。

4. 视乳头荧光　动脉前期出现深层朦胧荧光和浅层葡萄状荧光，动脉期出现表层放射状荧光，晚期沿视乳头边缘呈环形晕状着色。

5. 脉络膜荧光形成背景荧光（background fluorescence）　是在动脉前期脉络膜毛细血管快速充盈并融和形成的弥漫性荧光。

（四）异常眼底荧光血管造影表现

1. 强荧光

（1）透见荧光（transmitted fluorescence）或窗样荧光（window defect）：见于视网膜色素上皮萎缩和先天性色素上皮减少。表现为：①在荧光造影早期出现，与脉络膜血管同时充盈，晚期随脉络膜荧光的排除而减弱或消失。②造影晚期荧光的形态和大小不变。

（2）异常血管及其吻合：表现为血管迂曲扩张和微动脉瘤，常见于视网膜静脉阻塞、糖尿病性视网膜病变、视网膜前膜、先天性血管扩张、视乳头水肿、视乳头炎等。

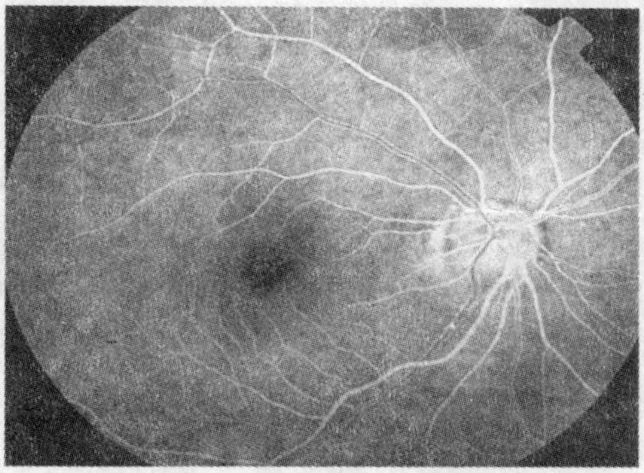

图 2-14 眼底荧光血管造影

（3）新生血管：可出现在视网膜或视乳头上，可伸入玻璃体内或视网膜下。越是新鲜的新生血管，荧光渗漏越强。视网膜新生血管主要由视网膜缺血引起，常见于糖尿病性视网膜病变、视网膜静脉阻塞、视网膜静脉周围炎等；视网膜下新生血管常见于年龄相关性黄斑变性等。

（4）荧光素渗漏（fluorescein leakage）：①视网膜渗漏是由于视网膜色素上皮和视网膜血管内皮屏障被破坏，荧光素渗入到组织间隙。一般出现在造影晚期，黄斑血管渗漏常表现为囊样水肿；②脉络膜渗漏分为池样充盈（pooling）或荧光积存和组织染色（staining）。池样充盈表现为荧光形态和亮度随时间的进展扩大并增强，荧光维持时间可达数小时。如果荧光素积聚在视网膜感觉层下多边界不清，而积聚在色素上皮层下多边界清晰。组织染色指视网膜下异常结构或物质可因脉络膜渗漏而染色，形成晚期强荧光，如玻璃膜疣染色、黄斑瘢痕染色。

2. 弱荧光

（1）荧光遮蔽：正常情况下应显示荧光的部位，由于其上存在混浊物质，如血液、色素，使荧光明显减弱或消失。

（2）血管充盈缺损：由于血管阻塞，血管内无荧光充盈引起弱荧光。如无脉病、颈动脉狭窄、眼动脉或视网膜中央动脉阻塞。视网膜静脉病变可引起静脉充盈不良，毛细血管闭塞可形成大片无荧光的暗区，称为无灌注区。常见于糖尿病性视网膜病变、视网膜静脉阻塞等。

八、吲哚菁绿脉络膜血管造影

吲哚菁绿血管造影（indocyanine green angiography，ICGA）是一种根据脉络膜结构和血液循环特点发展起来的造影技术，1972 年 Flower 等首次将 ICG 造影用于人眼，现在与 FFA 一同在眼底疾病的诊断中发挥相辅相成的作用。

（一）原理及设备

1. 基本原理　吲哚菁绿是一种具有荧光特性的，能充分和蛋白结合的染料，快速注入被检查者静脉内，经血液循环到达眼底血管，在一定波长（近红外光波）的激发下产生黄绿色荧光。同时用眼底摄像机实时拍摄，获得眼底及脉络膜血液循环的动态图像。

2. 造影剂　为 ICG 染料，是暗绿色、结晶状粉末，水溶液呈深绿色，分子量为 775 Dalton。眼科静脉注射剂量为 0.5mg/kg，ICG 对人体无毒性，不良反应比荧光素轻，少数人有恶心、呕吐等，严重者休克，极少有致死报告。产生不良反应的原因是对制剂中的碘过敏。因此，为避免意外，肝、肾功能不全的患者应慎用或禁用。

3. 设备　配有图像监视和计算机处理系统的红外眼底摄像机及激光扫描检眼镜等。

（二）造影技术

1. 适应证　用于诊断脉络膜及视网膜色素上皮疾病和视网膜下新生血管的检查。

2. 操作　患者准备同 FFA。造影前作 ICG 试敏，如无异常，可将准备好的 ICG 在 2 ~ 4 秒内快速注入静脉，同时计时并开始摄像，通过监视器观察造影过程。最后用计算机图像处理系统对检查结果分析处理。

（三）正常 ICGA 表现

1. 眼底荧光最早出现时间　臂 - 脉络膜循环时间为（14.74 ± 4.52）s。

2. 脉络膜动脉充盈　眼底后极部睫状后短动脉先后被荧光充盈，并呈束状分支。

3. 眼底后部强荧光　起始于动脉充盈后 3 ~ 5s，脉络膜血管充满 ICG，荧光最强。

4. 脉络膜荧光减弱　ICG 开始排出，荧光辉度下降。

5. 脉络膜荧光消退　眼底荧光呈均匀的灰白色纱幕状，视乳头为圆形低荧光暗影，黄斑部为相对低荧光暗区。

（四）异常 ICGA 表现

1. 持续性异常高荧光　见于脉络膜新生血管形成，染料渗漏等。

2. 持续性异常低荧光　荧光遮蔽见于大面积出血和色素增殖等，血管延迟充盈或无灌注，纱幕状荧光减弱或消失常见于脉络膜毛细血管萎缩。

九、光学相干断层成像

光学相干断层成像（Optical coherence tomography，OCT），1991 年由美国 Huang 和 Schuman 最先报道的新光学诊断技术，可以对眼透光组织作断层成像，分辨率高，成像速度快。主要用于眼后节检查，也可观察眼前节。

（一）基本原理

由于光在不同层次透光组织中传播的距离不同，产生反射光的运行时间也不同。OCT 系统根据光学相干的原理，通过内部的干涉仪，选择性接收和强化所探测组织特定层次的反射光，获得不同强度和不同时间的反射信息，经计算机处理成像，并以伪色显示视网膜的断面结构。

（二）检查技术

检查系统由眼底摄像机、低相关干涉仪、监视器和计算机图像处理系统组成。检查时被检查者面向眼底摄像机，头置于颏颌架上，将光线通过瞳孔射入眼底，检查者通过监视器观察检测部位，定位并开启扫描。OCT 适用于眼所有透明屈光间质的检查，特别是后部玻璃体疾病，视网膜和黄斑部疾病，以及色素上皮疾病的检查，另外也用于检查视乳头及神经纤维层厚度。

（三）正常眼 OCT 表现

眼前段可显示角膜各层，前房为无反射暗区，虹膜表层和晶状体囊膜为强反射。眼后段显示玻璃体为无反射暗区，视网膜前界的红色高反射层为神经纤维层，黄绿色为视网膜中内层，其下方的暗色层为视锥和视杆细胞层，后界的红色高反射层相当于视网膜色素上皮和脉络膜毛细血管层。黄斑中心凹呈绿色，视乳头区呈黄绿色。

（四）异常眼 OCT 表现

黄斑病变显示为玻璃体界面有粘连牵引、膜形成和裂孔，囊样变性、水肿及渗出的形态和程度。神经上皮脱离表现为神经上皮下液性无反射暗区，色素上皮脱离显示下方隆起无反射暗区。如合并神经上皮脱离时，中间夹隔双层无反射暗区。

十、眼前段超声生物显微镜检查

超声生物显微镜（ultrasound biomicroscope，UBM）是利用超高频超声技术观察眼前节断面图像的新的影像学检查设备。1990 年由 Pavlin 首先在眼科应用，目前这一技术得到了广泛应用。

（一）基本原理

探头的频率比普通 B 超高，可达 40 ~ 100MHz，探测深度仅为 4 ~ 5mm，分辨率高达 20 ~ 60μm。UBM 设计有频率换能器，可选择不同的探测深度和分辨率。探头作线性扫描的同时收集反射信号，经过放大加工，并通过数字转换技术处理，在监视器上显示出灰阶图像。

（二）临床应用

1. 适应证　用于角膜、房角、后房、睫状体及视网膜脉络膜前部疾病的检查。

2. 检查方法　被检查者仰卧位，检查者选择大小适宜的眼杯（eye cup）置于被检查眼结膜囊内，杯内注入接触剂。探头垂直浸入眼杯内，在监视器上观察显示图形。

3. 正常眼前节 UBM 表现　角膜的前后表面呈强反射光带，前两带为角膜上皮层及前弹力层，后一带为后弹力层和内皮层，中间低反射为角膜实质层。角巩膜缘处巩膜为与角膜界线分明的强反射，前房为无反射暗区，虹膜前后表面均为强反射带，基质为低反射，睫状体表面和基质呈不同强度反射光带。

4. 异常眼前节 UBM 表现　①角膜水肿表现为上皮层回声增厚；②角膜混浊可见局部角膜隆起增厚，原有结构消失，代之以均匀的强反射；③分析青光眼患者的前房容积，计算各类青光眼房角开放的程度，了解局部组织结构的变化；④睫状体或虹膜囊肿，显示中间为无反射暗区，有时呈蜂窝状多囊壁改变。睫状体肿瘤反射较均匀；⑤其他异常如巩膜葡萄肿、结节及眼前部异物、损伤等均有特征性的结构和形态表现。

十一、普通眼部超声检查

超声探查（ultrasonography）是利用声能反射特性构成波形或图像来观察人体解剖结构和病理变化的诊断技术。

（一）基本原理和设备

超声波性质接近于光波，具有反射、折射、散射和聚焦等特性。当向眼部发射特定频率的超声波时，声波在组织传播过程中，遇到声学特性不同的介质面时会产生不同的反射波。用超声仪接收反射波并转换处理，以波形（A 超）和图像（B 超）显示在荧光屏上，用于临床诊断。根据回波的方式分为 A 型、B 型、C 型及三维重建等。超声诊断仪的主要部分是超声探头，眼用探头频率通常在 8MHz 以上，测量用的探头达到 10～20MHz。

（二）临床应用

1. 适应证　超声检查的应用范围很广，除用于眼部活体组织生物测量外，还适用于所有眼屈光间质混浊时眼内的探测，包括眼球突出、眶内及眼内肿物、眼球内陷萎缩、视网膜及脉络膜脱离、眼外伤及眼内异物等的检查，另外还可用于介入性超声和眶深部穿刺活检等。

2. 检查方法　分为直接法和间接法，超声检查需要多方位、多切面的探查，为了解病变的来源和性质，可配合眼位及局部加压协助诊断。

3. 正常眼部超声图像　不同扫描方位声束不同，声像图也不同。通常采用轴位扫描，声束通过眼轴由前至后。正常眼部超声图像近探头处为始波区，显示不整齐的宽光带，之后显示晶状体的蝶形光斑，其后是玻璃体腔的扩大暗区，紧邻玻璃体腔的圆滑弧形光面为眼球后壁的前界面回声。眼球后的强反射体是球后脂肪垫，其间三角形暗区为视神经。眼球壁、球后脂肪垫和视神经共同构成一个横的“W”形光区。脂肪垫两侧出现的带状低回声区是眼外肌图像(图 2-15)。

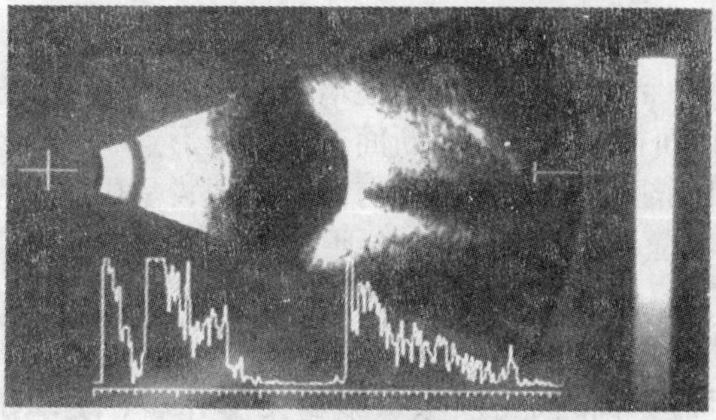

图 2-15 眼超声检查图

上方图形为 B 型超声；下方波形为 A 形超声

4. 异常眼部超声图像

（1）眼球壁异常超声图像：如后球壁强回声光带向后凹陷，见于后巩膜葡萄肿及脉络膜缺损等；球内壁异常分离的膜性回声光带，见于视网膜及脉络膜脱离；眼球壁出现实性隆起回声区，多见于眼底肿瘤。

（2）玻璃体腔异常光团：多见于玻璃体出血、异物、增殖性玻璃体病变等。

（3）眼内出现液性暗区：常为眶内脓肿或黏液性囊肿；若为实性回声区，多为眶内肿物。

十二、电子计算机体层扫描检查

电子计算机体层扫描（computed tomography，CT）是电子计算机与传统 X 线体层摄影的结合，图像分辨率高，解剖结构清晰，不仅能观察形态，还可以定量分析。

（一）基本原理

用精确的 X 线束围绕身体某一个断面进行放射线扫描，同时由检测器记录相关信息，再通过转换器将其转换成数字量，最后将数字输入电子计算机，计算处理后由图像显示器用不同的灰度等级显示图像。

（二）检查方法

多采用横断位（轴位、水平位）普通平扫，有时需要用冠状面扫描和增强扫描（增强药物为含碘造影剂）。为使图像清晰，扫描定位线一般选用人体基线，同时还要选择好 CT 的图像窗位和窗宽等。CT 检查适用于眼球突出、眼及眶内肿瘤，眼外伤，骨及软组织损伤，临床不能解释的神经眼科症状，如视力、视野改变和眼肌麻痹等。

（三）眼部正常 CT 表现

1. 眼眶部　眶骨为高密度影，可清晰显示眶骨四壁及各个裂和孔。

2. 眶内组织　视神经呈中等密度条状软组织影，平扫时眼动、静脉的密度与肌肉密度相仿，注入造影剂后明显增强。眼外肌平扫可显示4条直肌为带状软组织影，冠状面扫描显示直肌断面，呈类圆形点状软组织密度影，眶脂肪为球后锥形均匀低密度区，泪腺密度与眼肌相似，呈中等密度。

3. 眼球　眼球壁CT称为眼环，在环内玻璃体呈低密度影，晶状体为高密度影。

(四) 眼部异常CT表现

1. 眼球　眼环内异常高密度块状影多见于肿瘤、组织增生、异物等；弥漫性或局限性眼球壁增厚，多见于视网膜脱离、局部炎性病变等。

2. 眼眶　眶内高密度块状影，多见于眶内占位性病变：囊肿一般不被增强，而泪腺多形性腺瘤和海绵状血管瘤可被增强；另外还见于与眼外肌相关的疾病，如Graves病；与视神经相关的疾病，如脑膜瘤、视神经胶质瘤等。

3. 眶骨　眼眶外伤可表现为眶壁有骨折线、骨折碎片及断端骨移位；眼内或眶内异物表现为相应位置的不同形状、不同密度异物影。

十三、磁共振成像

磁共振成像（magnetic resonance imaging，MRI）是运用分子物理学和组织化学的变化信息研究疾病。在20世纪发明之初，主要作为分析工具被用于物理和化学研究，70年代末开始应用于医学领域。

(一) 基本原理

人体组织中具有自旋磁性作用的氢元素核子，在外加磁场的作用下，产生运动现象。在这一过程中，核子会吸收能量，从低能级跃向高能级，再回到低能级，释放能量。将核子能量释放过程中产生的磁共振信号接收放大，由计算机处理转换输出为MRI图像。

(二) 检查技术

检查时一般选用头线圈，眼睑及球内病变可选择眼表面线圈。眼内病变的MRI诊断主要依靠T_1加权像（脉冲能量放散到核子间的时值为T_1弛豫时间）和T_2加权像（同样核子间相位从一致变分散的时值为T_2弛豫时间）。有时为了避免脂肪遮盖病灶而采用降低脂肪信号。所有B超和CT扫描的适应证都适合MRI检查，但金属异物除外。MRI更适用于眼黑色素瘤、眶尖病变、眶颅沟通瘤、视神经及视交叉病变的检查。

(三) 正常眼部磁共振成像表现

1. 眼眶　显示眶壁时T_1、T_2加权像呈低信号；视神经全长在T_1、T_2加权像呈中等信号；眼部血管产生流空效应，T_1、T_2加权像为管状低信号；眼外肌T_1、T_2加权像呈中等信号；眶内脂肪T_1、T_2加权像呈高信号，而脂肪抑制图像上呈偏低信号。

2. 眼球　角膜和巩膜 T_1、T_2 加权像呈低信号；虹膜、睫状体、脉络膜和视网膜均呈中等信号；晶状体外层在所有序列中呈较高信号，晶状体中央呈低信号；房水和玻璃体信号一致，T_1 值和 T_2 值都很长，T_1 加权像呈低信号，T_2 加权像上呈高信号。

（四）异常眼部 MRI 表现

1. 眼球异常表现　可显示球壁及眼内容物结构变异及肿物形态特征。如黑色素瘤 T_1 加权像信号偏高，T_2 加权像信号偏低；脉络膜血管瘤呈中等信号，平扫易漏诊，需增强扫描；视网膜母细胞瘤 T_1 加权像高于玻璃体信号，T_2 加权像低于玻璃体信号，若有钙化则出现极低信号。

2. 视神经异常　视神经脑膜瘤 T_1 加权像呈低信号，T_2 加权像呈高信号；视神经转移瘤常为黑色素瘤或视网膜母细胞瘤蔓延引起，MRI 呈等 T_1、等 T_2 信号或长 T_1、长 T_2 信号，增强扫描后信号轻度或中度增强。

3. 眶内异常　海绵状血管瘤 T_1 加权像呈中、低信号，T_2 加权像呈中、高信号，增强扫描出现渐进性强化；皮样囊肿囊内成分不一，可有相应信号改变。

十四、角膜地形图

角膜地形图（corneal topography）是记录和分析角膜表面形貌和屈光力的检查方法，主要用于观察角膜屈光状态和角膜屈光手术选择适应证及手术设计和效果评估等。

（一）基本原理

用 Placido 盘投射系统将 25～34 个同心圆环均匀地投射到全部角膜上，产生的图像由监测系统进行实时拍摄，经计算机分析处理后将结果用数字或不同色彩图像在显示器上显示。

（二）正常角膜地形图

正常角膜地形图分为圆形、椭圆形、对称领结形、不对称领结形和不规则形 5 种，其中圆形最多见，约占 22.6%；不规则形少见，约占 7.1%。角膜中心的屈光力通常为 43.2～43.7D。大多数的角膜地形图仪仅能观察到角膜前表面的规则性，而 ObscanII 及 OPDScan 不仅可以检查前表面的屈光力，同时还提供角膜后表面屈光力图和高度图，以及角膜厚度等信息，能够筛选出角膜后圆锥，对角膜屈光手术非常重要。

（三）异常角膜地形图

圆锥角膜典型的地形图表现为局部区域突然变陡峭，形成局限性隆起。亚临床圆锥角膜，需要对多项相关参数进行定量分析。如不同扇形区域指数、两个相反方向45°扇形区域屈光力的最大差值、中央及周围指数、不规则散光指数、分析面积等，通过对这些参数的综合分析，计算出预测指数，诊断符合率可达95%以上。有些地形图仪本身带有圆锥角膜的诊断分析系统，方便医生判断。

（张　岩）

思考题

1. 简述视力检查的注意事项及检查方法。
2. 简述常用的视野检查方法及其特点。
3. 简述泪道的检查方法。
4. 简述裂隙灯显微镜的使用方法。
5. 简述眼前节及眼后节的检查方法。

第三章　眼睑病

第一节　概　述

一、结构与功能特点

眼睑（eyelid）覆盖于眼球前部，对眼球起着重要的保护作用。眼轮匝肌和提上睑肌的有机配合，使眼睑与眼球表面既紧密贴合，又能开闭自如。眼睑反射性的闭合动作可使眼球避免受到强光和异物的侵害。眼睑经常性的瞬目运动可及时去除眼球表面的尘埃或微生物，同时将泪液均匀地涂布于角膜表面，形成泪膜，防止角膜干燥。睑缘前生长睫毛，可除去灰尘并减少强光的刺激。

眼睑皮肤薄，皮下组织疏松，组织液或血液易在皮下积聚，炎症反应也易在此扩散。眼睑的静脉与面静脉沟通，没有静脉瓣，眼睑的化脓性感染容易通过这些静脉回流进入海绵窦。因此，在处理眼睑炎症时，切不可挤压患处，以免引起感染扩散。眼睑血液供应丰富，对炎症和外伤有较强的抵抗力和修复能力。眼睑受损伤时，经过彻底清洗，细致的修补缝合，配合抗感染措施，都能获得理想愈合。但眼睑疾病常影响容貌，引人注意，因此在治疗时要注意保持眼睑的完整性及其与眼球的正常关系，维持眼睑的功能。例如处理外伤时，需要按照眼睑的解剖结构分层缝合，清创时不应过多切除皮肤，切除肿瘤时应同时进行整形，总之应尽量考虑美容问题。

二、眼睑病的种类

1. 炎症和肿瘤　眼睑皮肤是全身皮肤的一部份，因此全身性皮肤病变都可在眼睑发生，如接触性皮炎、病毒性睑皮炎、鳞状细胞癌、基底细胞癌等。

2. 眼睑闭合功能或与眼球位置关系异常　如睑内翻、睑外翻和上睑下垂。

3. 外伤　各种锐器或钝器伤，各种化学烧伤等。

第二节　眼睑炎症

眼睑位于体表，易受微生物、风尘和化学物质的侵袭，发生炎症反应。眼睑各种腺体的开口大多位于睑缘和睫毛的毛囊根部，易发生细菌感染。睑缘是皮肤和黏膜的交汇处，眼睑皮肤和睑结膜疾病常可引起睑缘的病变。另外，眼睑皮肤薄，皮下组织疏松，炎症时眼睑充血和水肿等反应显著。

一、睑腺炎

【概述】 睑腺炎（hordeolum）是常见的眼睑腺体的细菌性感染。若是睫毛毛囊或其附属的皮脂腺或变态汗腺感染，称外睑腺炎，或麦粒肿。若是睑板腺感染，称内睑腺炎。

【病因】 葡萄球菌感染多见，特别是金黄色葡萄球菌引起的眼睑腺体感染。

【临床表现】 局部有红、肿、热、痛等急性炎症的典型表现，疼痛程度与水肿程度相关。外睑腺炎的炎症反应集中在睫毛根部的睑缘处，发病初期红肿范围较弥散，患者疼痛剧烈，触诊有明显硬结和压痛；伴同侧耳前淋巴结肿大和压痛；当外睑腺炎接近外眦角时，疼痛更加明显，有时引起反应性球结膜水肿（见插页图 3-1）。内睑腺炎因受致密的睑板组织限制，炎症多局限在睑板腺内，肿胀也较局限，患者疼痛明显，可触及有压痛的硬结；睑结膜面局限充血肿胀（见插页图 3-2）。

睑腺炎发生 2～3d 后，在病灶中心可形成黄色脓点。外睑腺炎向皮肤表面发展，局部皮肤出现脓点，硬结软化后可自行破溃。内睑腺炎常在睑结膜面形成脓点，向结膜囊内破溃，少数向皮肤破溃。通常睑腺炎破溃后炎症反应明显减轻，1～2d 逐渐消退。

但是当致病菌的毒力很强，或在儿童、老年人及全身抵抗力低下的患者如糖尿病患者中，炎症反应剧烈，可在眼睑皮下组织扩散，发展成为眼睑蜂窝织炎。整个眼睑红肿，甚至波及同侧面部，眼睑无法睁开，触之坚硬，有明显压痛，球结膜反应性水肿剧烈，可暴露于睑裂之外。同时伴有发热、寒颤、头痛等全身中毒症状，如不及时处理，可能引起败血症或海绵窦血栓形成而危及生命，是十分严重的并发症。

【诊断】 根据症状和眼睑体征容易做出诊断，细菌培养和药物敏感试验可协助病因诊断和选择敏感抗生素。

【鉴别诊断】 睑腺炎需要和眼睑慢性肉芽肿和睑板腺囊肿相鉴别。眼睑慢性肉芽肿多由未正确治疗的外睑腺炎迁延所致，可见睫毛根部慢性局限性充血、隆起，边界清楚而无明显疼痛。睑板腺囊肿是睑板腺内的无痛性硬结，边界清楚，相应结膜慢性充血，可透见淡蓝色囊肿。

【治疗】①炎症早期可给予局部热敷，每次15～20min，每日3～4次，以促进炎症吸收，缓解症状。眼睑局部和结膜囊内滴抗生素眼药水，每日4～6次，睡前涂抗生素眼膏，反复发作及伴全身症状者可口服抗生素；②当脓肿形成后，需切开排脓。外睑腺炎的切口在皮肤表面，方向是与睑缘平行，使其与眼睑皮纹一致，尽量减少瘢痕形成。内睑腺炎切口常在睑结膜面，与睑缘垂直，以免过多损伤睑板腺腺管；③但是脓肿未形成时不宜切开，更不能挤压排脓，否则会使感染扩散，造成眼睑蜂窝织炎、败血症或海绵窦血栓而危及生命。一旦发生这种情况，尽早全身应用广谱抗生素，及时对血液或脓液进行细菌培养和药物敏感试验，选择敏感抗生素。同时密切观察病情，及时发现眼眶与颅内扩散和败血症的症状，适当处理。

二、睑板腺囊肿

【概述】睑板腺囊肿（chalazion）又称霰粒肿，是睑板腺管开口阻塞，腺体分泌物潴留在睑板内，对周围组织产生慢性刺激引起的无菌性慢性肉芽肿性炎症。由纤维结缔组织包裹，囊内含有睑板腺分泌物及包括巨噬细胞在内的慢性炎症细胞。

【病因】因慢性睑缘炎或结膜炎而导致睑板腺分泌物排除受阻，另外可能与皮脂腺和汗腺分泌功能旺盛或维生素A缺乏，导致腺体上皮组织过度角化有关。

【临床表现】多见于青少年或中年人，可能与睑板腺分泌功能旺盛有关。表现为上、下眼睑或双眼同时发生的皮下、慢性、无痛性肿块，与皮肤无粘连，无压痛，相应睑结膜面呈紫红色或灰红色。大的囊肿可看到局部皮肤隆起，小的囊肿常需仔细触诊才能发现。有些早期可有轻度炎症表现和触痛，但不像睑腺炎的急性炎症反应剧烈。睑板腺囊肿多长期不变或逐渐增大、变软，也可自行破溃，排除胶样内容物，在睑结膜面形成肉芽肿（见插页图3-3）。但如果继发感染则形成急性化脓性炎症，临床表现同睑腺炎。

【诊断】根据患者无痛性眼睑肿块可以明确诊断，但需与睑板腺癌鉴别。对于同一部位反复发作的睑板腺囊肿及老年患者，必要时应切除肿物进行病理检查，以除外睑板腺癌。当睑板腺囊肿继发感染时需要与内睑腺炎鉴别，鉴别要点是前者在炎症发生前已存在眼睑的无痛性肿块。

【治疗】①小而无症状的睑板腺囊肿无需治疗，可自行吸收；②大者可通过热敷，或向囊肿内注射糖皮质激素促进其吸收；③不能消退的囊肿需要在局部麻醉下手术切除。用睑板腺囊肿镊子夹住囊肿，翻转眼睑，在睑结膜面作垂直于睑缘的切口，切开睑结膜，刮除囊肿内容物，分离囊膜壁，尽量将囊肿完整摘除以防止复发。

三、睑缘炎

【概述】睑缘炎（blepharitis）是睑缘表面、睫毛毛囊及其腺体组织的亚急性或慢性炎症，分为鳞屑性、溃疡性和眦部睑缘炎三种。

（一）鳞屑性睑缘炎（squamous blepharitis）

【病因】由于睑缘的皮脂溢出导致的慢性炎症。睑板腺分泌旺盛容易引起本病，患处可发现卵圆皮屑芽胞菌，它能将脂类物质分解为有刺激性的脂肪酸。另外，屈光不正、视疲劳、营养不良和长期使用劣质化妆品也可成为诱因。

【临床表现】患者自觉眼痒、刺痛或烧灼感。睑缘充血、红肿，睫毛和睑缘表面附着上皮鳞屑，睑缘表面有点状皮脂溢出，皮脂集中在睫毛根部，形成黄色蜡样分泌物，干燥后结痂。去除鳞屑和结痂后，暴露出充血睑缘，但无溃疡或脓点，睫毛易脱落但可再生。睑缘炎长期不愈可使睑缘肥厚，后唇圆钝，使睑缘不能与眼球紧密接触，泪点肿胀、外翻，引起泪溢（见插页图3-4）。

【诊断】根据睑缘有鳞屑附着和无溃疡的特点，可以明确诊断。

【治疗】①去除诱因和避免刺激因素，如矫正屈光不正，治疗全身慢性疾病，注意营养和积极的体育锻炼，增强机体抵抗力；②用生理盐水或3%硼酸溶液清洁睑缘，拭去鳞屑。涂抗生素眼膏，每日2～3次，痊愈后每日一次，至少持续2周，防止复发。伴有结膜炎时应同时滴抗生素眼药水。

（二）溃疡性睑缘炎（ulcerative blepharitis）

【病因】睫毛毛囊及其附属腺体的亚急性或慢性化脓性炎症。感染的致病菌主要为金黄色葡萄球菌，也可因鳞屑性睑缘炎受感染后转变为溃疡性睑缘炎。多见于营养不良、贫血或有全身慢性疾病的儿童，引起鳞屑性睑缘炎的各种因素可同时存在。

【临床表现】患者感觉眼痒、刺痛和烧灼感，比鳞屑性睑缘炎更重。睑缘充血，有更多的皮脂，睫毛根部有小脓疱，并有痂皮覆盖。去除痂皮后露出睫毛根和溃疡，有脓液渗出。睫毛常被脓液和皮脂粘在一起呈束状，随着痂皮剥脱而脱落。睫毛毛囊因感染而被破坏，睫毛脱落后不能再生，形成秃睫。溃疡愈合后，瘢痕组织收缩，改变了睫毛的生长方向，造成睫毛乱生。如倒向角膜，可引起角膜损伤，出现疼痛和畏光等症状。日久不愈反复发作者，可引起慢性结膜炎和睑缘肥厚变形，睑外翻、泪溢和下睑湿疹等。

【诊断】根据典型的临床表现及睑缘有溃疡的特点，可以明确诊断。

【治疗】溃疡性睑缘炎较顽固难治，因此需积极治疗：①去除各种诱因，注意个人卫生；②用生理盐水或3%硼酸溶液每日清洁睑缘，去除脓痂和已松动的睫毛，清除毛囊内的脓液，用涂有抗生素眼膏的棉签在睑缘按摩，每日4

次。最好能进行细菌培养和药物敏感试验，以便选择敏感药物；③炎症完全消退后还应持续治疗2~3周，防止复发。

（三）眦部睑缘炎（angular blepharitis）

【病因】是一种主要侵犯外眦部睑缘的慢性炎症。多数由莫-阿（Morax-Axenfeld）双杆菌感染引起，也可能与维生素 B_2 缺乏有关。

【临床表现】多为双侧发病，起初为一侧，一周内可发展到另一眼。患者自觉痒、异物感、烧灼感、畏光和流泪。病变主要发生在外眦，可见外眦部睑缘和皮肤充血、肿胀、糜烂和脱鳞屑，局部伴有结膜炎，表现为充血、肥厚、有黏性分泌物排出粘住睫毛。偶尔伴有点状角膜上皮炎。

【治疗】①注意个人卫生，每日用无刺激的香波或肥皂清洁睑缘，然后热敷3~5min；②局部滴0.25%~0.5%硫酸锌滴眼液，每日3~4次，可抑制莫-阿双杆菌产生的酶。也可滴磺胺类药物、庆大霉素、妥布霉素、新霉素和氯霉素滴眼液，每日4次，局部涂抗生素眼膏，每日2~3次，7~10d可有显著效果；③口服维生素 B_2 或复合维生素B可能有帮助；④有慢性结膜炎时应同时治疗。

四、病毒性睑皮炎

病毒性睑皮炎（virus palpebral dermatitis）比眼睑细菌感染少见，常见的有以下两种：

（一）单纯疱疹病毒性睑皮炎（herpes simplex palpebral dermatitis）

【病因】由人单纯疱疹病毒Ⅰ型感染引起急性眼周皮肤疾病，易复发。原发性或初次感染后90%的患者可不出现全身症状，仅在眼睑有1或2个皮疹。当发生高热、上呼吸道感染、紧张或劳累后，由于机体抵抗力下降，潜伏的病毒被活化。大多数眼睑单纯疱疹病毒性睑皮炎为复发型，甚至是同一部位多次复发。

【临床表现】病变通常累及三叉神经眶下支分布的范围，可侵犯上、下睑，以下睑多见。初期眼睑部皮肤出现成簇的丘疹，很快形成半透明水疱，周围有红晕。眼睑水肿，眼部有刺痛、烧灼感。水疱破溃后渗出黄色黏稠液体。大约1周后充血消退，肿胀减轻，水疱干涸、结痂，脱落后不留瘢痕但有轻度色素沉着。如病变位于睑缘处，可能蔓延至角膜，严重者有耳前淋巴结肿大。在唇部和鼻前庭部也可出现同样损害。

【诊断】根据病史和典型的眼部表现可以明确诊断。

【治疗】①眼部保持清洁，防止继发感染，不要揉眼；②初期可在皮损处涂3%无环鸟苷眼膏或0.5%疱疹净眼膏，晚期结痂后一般无需其他治疗；③结膜囊内滴0.2%无环鸟苷、2%病毒唑和0.1%疱疹净眼药水，防止角膜受累。严重者可以全身应用抗病毒治疗，静脉注射或口服无环鸟苷；④反复发作患者可长期服用无环鸟苷预防发作。

(二)带状疱疹性睑皮炎(herpes zoster palpebral dermatitis)

【病因】由水痘-带状疱疹病毒感染三叉神经的半月节或三叉神经的第一、二支所致。正在接受放射治疗或免疫抑制剂治疗的患者易发本病。

【临床表现】发病前有轻重不等的前驱症状,如全身不适、发热等。继而病变区出现剧烈疼痛,数日后患处皮肤红肿,出现成簇的透明小疱。若属第一支(眼神经支),则疱疹分布于前头部、额部及上睑皮肤;若属第二支(眶下神经支),则疱疹分布于下睑、颊部及上唇皮肤,特点是病变不超过眼睑和鼻的中线。患者有畏光、流泪和患部的剧烈疼痛。疱疹内含透明液体,周围有红晕。3~4天疱疹内的液体变混浊和出血及化脓,形成溃疡,此时可出现耳前淋巴结肿大、压痛。约1~2周后疱疹逐渐干涸结痂,由于病变深达真皮层,结痂脱落后留有瘢痕及色素沉着。炎症消退后,额部和头部等处的皮肤感觉需要数月后才能恢复。在发疹期间,同侧眼的角膜和虹膜亦可同时受累,特别是疱疹出现在鼻翼等处时,多提示鼻睫状神经被累及,发生带状疱疹病毒性角膜炎和虹膜炎的可能性大,要注意检查。

【诊断】根据病史和典型的眼部表现可以明确诊断。

【治疗】①注意休息,提高机体抵抗力;避光,必要时给予止痛和镇静剂;②疱疹未破时,可局部涂龙胆紫溶液或疱疹净湿敷;疱疹破溃无继发感染时,可涂3%无环鸟苷眼膏或0.5%疱疹净眼膏;有继发感染时加用抗生素眼液湿敷,每日2~3次;③病变范围大、反应重者,建议口服无环鸟苷,每日15~20mg/kg;注射胎盘球蛋白或丙种球蛋白及维生素 B_1、B_{12};另外还可注射恢复期血清或全血。为预防混合感染,必要时全身给予抗生素;④同时伴有角膜炎和虹膜炎的患者需积极对症治疗。

五、接触性睑皮炎

接触性睑皮炎(contact dermatitis of the lids)是眼睑皮肤对某种致敏原或化学物质所产生的过敏反应或刺激反应。

【病因】以药物性皮炎最典型,常见的致敏药物有局部应用的抗生素溶液、抗病毒溶液、表面麻醉剂、β-肾上腺素能阻断剂、阿托品、碘或汞制剂、磺胺类药物等。与眼睑接触的许多化学物质如化妆染料、染发剂、清洁液、眼镜架、气雾剂和接触镜清洗液等也可成为致敏原。全身接触某些致敏物质或某种食物时也可发生接触性睑皮炎,有时是接触致敏原一段时间后才发病,如长期应用阿托品或毛果芸香碱滴眼液。

【临床表现】患者自觉眼痒和烧灼感。

【体征】急性发病者眼睑红肿,皮肤出现丘疹、水疱或脓疱,有黄色黏稠渗液,不久糜烂、结痂、脱屑,可伴睑结膜肥厚、充血。亚急性发病者症状发生慢，但迁延不愈。急性或亚急性湿疹可以演变为慢性睑皮炎，表现为眼睑皮肤肥厚、粗糙，表面有鳞屑脱落，呈苔藓状。

【诊断】根据接触致敏原的病史及眼睑皮肤湿疹样的改变，可以明确诊断。

【治疗】①立即停止接触致敏原，若同时使用多种药物，而无法判断哪一种为致敏原时，需要停用所有药物；②急性期用生理盐水或3%硼酸溶液冷湿敷，结膜囊内滴0.025%地塞米松滴眼液。渗液停止后，涂泼尼松眼膏，不宜包扎；③全身应用维生素C和抗组胺药物如扑尔敏等，反应严重时可口服泼尼松，每次0.75mg，每日3~4次。戴深色平光镜可减少光线刺激，减轻症状。

第三节　眼睑肿瘤

眼睑肿瘤分为良性和恶性两大类，其中良性肿瘤较常见，并随年龄的增长而增多。大多数良性肿瘤容易确诊，因美容原因行手术切除。恶性肿瘤诊断较困难，需要考虑发病年龄、病史、肿瘤形态、生长速度、有无出血倾向和淋巴转移。因眼睑肿瘤位于体表，取材容易，应进行病理检查明确诊断。治疗时除考虑肿瘤的预后，还要注意维持眼睑功能和美容的问题。

一、良性肿瘤

（一）眼睑血管瘤（hemangioma of the lids）

是血管组织的先天发育异常。

1. 毛细血管瘤（capillary hemangioma）　又称单纯性血管瘤，是最常见的眼睑血管瘤，由增生的毛细血管和内皮细胞组成。

【临床表现】出生时或生后不久出现，生长迅速，到7岁时可自行消退。位置表浅，呈鲜红色，因此被称为“草莓痣”，部位较深时呈蓝色或紫色。深部的血管瘤可能累及眼眶，引起眼眶扩大，患者可因血管瘤压迫出现散光、屈光参差、弱视或斜视。

【鉴别诊断】毛细血管瘤需与“火焰痣”鉴别。“火焰痣”又称葡萄酒色痣，较少见，由扩张的窦状血管组成，呈紫色。出生时就存在，不像毛细血管瘤有明显的生长和消退，常与Sturge - Weber综合征有关。多因美容原因考虑激光手术切除。

【治疗】①因毛细血管瘤有自行消退的趋势，可观察一段时间，一般到5岁以后治疗；②如肿瘤引起眼睑不能睁开、遮挡瞳孔则需及时治疗，以免引起弱视；③治疗方法首选血管瘤内注射长效糖皮质激素，注意不要将药液注入全身血液循环，无效时改用冷冻或手术切除。

2. 海绵状血管瘤　也很常见，由扩大的静脉网组成，位于眼睑皮下，呈紫蓝色，呈局限性隆起，质软。有时有波动或搏动，用手指压迫或按摩可变小，但低头或咳嗽可突然增大。这种血管瘤是发育性的而不是先天性的，多在10岁以前发生，不会自行消退而是逐渐增大。

【治疗】海绵状血管瘤多一次性手术摘除，也可注射煮沸的普鲁卡因促使其萎缩。

(二) 色素痣 (nevus)

是眼睑先天性扁平或隆起的病变，境界清楚，由痣细胞组成。

【临床表现】可在幼年时即有色素，也可直到青春期或成年时才有色素。组织学上分为五种：①交界痣较平，呈一致的棕色，痣细胞位于表皮和真皮交界处，有低度恶变趋势；②皮内痣最常见，隆起有时为乳头瘤状。色素少，有色素时则多是棕色至黑色。痣细胞在真皮内，可能无恶变趋势；③复合痣多为棕色，是前两型成份的组合，有低度恶变趋势；④蓝痣多扁平，出生时就有色素，呈蓝色或石板灰色，无恶变趋势；⑤先天性眼皮肤黑色素细胞增多症，又称太田痣，是围绕眼眶、眼睑和眉周皮肤的蓝痣，好发于东方人和黑人，无恶变趋势，但发生在白人则有恶变趋势。

【治疗】①色素痣如无迅速增大、变黑及破溃、出血等恶变迹象时，无需治疗；②若为美容目的切除时，必须完整而彻底，否则残留的痣细胞可能受手术刺激发生恶变。

(三) 黄色瘤 (xanthelasma)

不是真正意义上的肿瘤，而是类脂样物质在皮肤组织中的沉积。常见于老年人，女性多发。可发生在遗传性血脂过高、其他继发性血脂过高和糖尿病患者，但多数患者的血脂正常。病变位于上睑近内眦角皮肤，有时下睑也发生，多为双侧。呈柔软的扁平黄色斑，稍隆起，与周围正常皮肤界线清晰。

【治疗】除非为美容目的而手术切除，否则无需治疗，因为切除后有复发的可能。

(四) 皮样囊肿 (dermoid cyst of eyelid)

是眼睑的先天发育异常。病变多位于上睑外侧，其次位于上睑内侧，也可发生在眼睑其他部位或眶内。囊肿呈圆形或椭圆形，位于皮下但与皮肤无粘连，囊膜常与骨膜相连，边界光滑清楚，质较软，有一定的弹性和活动度。囊肿外有结缔组织的囊壁，内有表皮样组织以及发育不全的皮肤附属器，如毛囊、汗腺、皮脂腺、平滑肌等。正中有囊腔，可以是单房或多房。囊腔内容物有皮脂腺的分泌物、毛发和胆固醇，可有钙化。

【治疗】多选择手术切除。

二、恶性肿瘤

（一）基底细胞癌（basal cell carcinoma）

是我国最常见的眼睑恶性肿瘤，发生率占恶性肿瘤的85%～95%，多发生于中老年人，男性略多于女性。恶性程度低，很少转移，如发生转移多转移至肺、骨、淋巴结、肝、脾和肾上腺。

【临床表现】好发于下睑近内眦部，初期为针头或黄豆大小的半透明小结节，类似丘疹或红斑。表面毛细血管扩张，因含有丰富色素，常被误认为是色素痣或黑色素瘤，但它隆起较高，质地坚硬且生长缓慢，患者无疼痛感。以后逐渐增大则肿瘤中央出现溃疡，边缘潜行，形状如火山口，并逐渐向周围组织侵蚀，引起广泛破坏，可以破坏眼睑及结膜，并可侵及眼眶内和鼻窦内。

【治疗】对放射治疗敏感，因此应尽早切除后行放射治疗。因癌细胞向四周侵蚀，超出显示的正常边缘，手术切除范围要足够大，一般在肉眼肿瘤边界外3～5mm，最好用冰冻切片检查切除标本的边缘，以保证手术彻底切除。

（二）鳞状细胞癌（squamous cell carcinoma）

较少见，发生率占眼睑恶性肿瘤的2.4%。多发生于中老年人，男性多见。肿瘤恶性度高，侵袭力强，不但向周围和深层组织侵蚀，还侵犯皮下组织、睑板、眼球、眼眶和颅内，甚至经淋巴系统转移至远处淋巴结。

【临床表现】好发于睑缘皮肤黏膜移行处，生长缓慢，患者无疼痛感。初期可见皮肤发生疣状、结节状或乳头状肿物，以后逐渐发展成为菜花样或溃疡型肿物。①乳头型或菜花样：癌组织白色，质脆，主要向表面发展成巨大肿块，呈乳头状，基底宽阔，少数可带蒂，生长迅速；②溃疡型：溃疡较深，基底高低不平，有的呈火山口外观，溃疡边缘饱满，高耸外翻，是和基底细胞癌的不同之处。

【治疗】对放疗和化疗都敏感，以手术为主，根据肿瘤大小确定切除范围，一般在肉眼肿瘤边界外4～6mm，然后行放射治疗或化疗。

（三）皮脂腺癌（sebaceous gland carcinoma）

是我国眼睑恶性肿瘤的第2位，常见于50岁以上的中老年妇女，好发于上睑，发生率上睑比下睑多3～4倍。

【临床表现】最常起源于睑板腺和睫毛的皮脂腺，多为单个病变。如起源睑板腺，初期为眼睑皮下小的无痛性硬节，与睑板腺囊肿类似。以后逐渐增大，睑板呈弥漫性、斑块样增厚，相应睑结膜可见黄色、斑块状肿瘤组织，呈分叶状或菜花状，实性、硬韧。如起源皮脂腺，则在睑缘出现黄色小结节，表面皮肤正常。少数病例睑缘增厚、溃烂，类似睑缘炎或结膜炎等。当肿瘤逐渐增大后，形成溃疡或呈菜花样，可向眶内扩展，侵入淋巴管并发生转移。

【治疗】本病恶性程度高，比基底细胞癌和鳞状细胞癌更易发生转移，转移率高达40%，对放疗和化疗均不敏感。因此一旦确诊，应立即手术切除，切除范围要在肿瘤边界外5~10mm，术后行眼睑成形术。早期肿瘤局限时，手术切除预后较好。晚期已侵犯邻近组织，手术后易复发。因皮脂腺癌与睑板腺囊肿相似，因此对老年人睑板腺囊肿切除时应作病理检查，对切除后复发者更要高度警惕。

(四)恶性黑色素瘤(malignant melanoma of eyelid)

是一种恶性程度高，发展迅速，易向全身各处广泛转移的肿瘤，发生率约占眼睑恶性肿瘤的1%。

【临床表现】病变初期时为蓝黑色或灰黑色小结节，结节周围皮肤血管扩张。以后结节增大，可发展成为菜花样肿物或形成溃疡，触之易出血。本病一部分是由良性黑色素痣恶变而来，因此色素痣出现下列情况要高度警惕恶变的可能：①色素斑的颜色改变，特别是变为淡红色或淡蓝色；②质地变软、变脆；③形状突然增厚或隆起；④病变体积增大，表面出现渗液、渗血、溃疡及结痂；⑤病变区疼痛、触痛或发痒；⑥病变外周皮肤红肿或出现卫星结节。

【治疗】因本病对放疗及化疗不敏感，首选手术切除。切除的安全范围较鳞状细胞癌和睑板腺癌广，在肉眼肿瘤边界外8~10mm。如切除后难以做眼睑成形术及保护眼球，则考虑做眶内容剜除术；附近淋巴结如有肿大，还应做淋巴结清扫术。

第四节　眼睑位置和功能异常

正常眼睑的位置是：①眼睑与眼球表面紧密接触，形成一个潜在毛细间隙。泪液在此间隙中，随瞬目动作向内眦流动，同时润泽眼球表面；②上、下睑睫毛排列整齐并伸展指向前方，不与角膜接触，可以阻挡灰尘、汗水等进入眼内；③上、下泪点紧贴泪阜基底部，保证泪液顺利进入泪道；④上下睑能紧密闭合，闭眼时眼球表面不外露；⑤睁眼时上睑遮盖角膜上方不超过2mm，睑裂高度在7~10mm。任何原因引起的眼睑位置异常都可导致眼睑功能障碍，造成眼球伤害。

一、倒睫与睫毛乱生

倒睫(trichiasis)是指睫毛向后生长，睫毛乱生(aberrant lashes)是指睫毛生长不规则，两者都是睫毛触及眼球的不正常情况。

【病因】凡能引起睑内翻的原因都可造成倒睫，其中以沙眼最常见。其他如睑缘炎、睑腺炎、睑外伤或烧伤等，可导致睑缘部或眼睑的瘢痕形成，睫毛倒向眼球表面。

【临床表现】 睫毛全部或部分向内倾倒，触及和磨擦角膜和球结膜，引起疼痛、异物感、流泪、结膜充血，甚至角膜上皮剥脱、角膜溃疡、混浊、新生血管、视力下降等。

【治疗】 三根以下或分散的倒睫，可用睫毛镊拔除，但很快重新生长出来。最彻底的办法是用电解或冷冻的方法破坏睫毛毛囊。电解方法如下：将 6V 电池串联起来，阴极连接一根针灸毫针，阳极连接一块锌板，电路中串联脚踏开关。电解时将锌板固定在涂有电极膏的同侧颞部皮肤，毫针刺入倒睫的毛囊中约 2mm，通电约 10 秒钟。更简易的办法是：取干电池 2 节，串联后阳极连接一根带有小铁片的导线，阴极连接一针灸毫针。使用前将小铁片和毫针放入盐水内，相距 1.5～3mm，如有气泡从针头逸出说明有电解作用。局部浸润麻醉后，将阳极贴紧额部皮肤，将阴极电解针顺倒睫的根部刺入毛囊达 1.5～2mm，通电后见到毛囊周围组织发白，并有泡沫析出即可拔针。毛囊被破坏后，用睫毛镊轻轻一拉，睫毛即可连根拔出。冷冻时温度不应高于 －20℃，反复冻两次毛囊即被破坏。倒睫较多时需手术矫正，方法与睑内翻矫正术相同。

二、睑内翻

睑内翻（entropion）系睑缘向眼球方向卷曲，甚至看不到睑缘的前唇。睑内翻必有倒睫，但倒睫不一定合并睑内翻。

【病因与分类】 根据病因可将睑内翻分为三类：

1. 先天性睑内翻（congenital entropion）　主要见于婴幼儿，多因内眦赘皮、睑缘部眼轮匝肌过度发育或睑板发育不全引起。如果婴幼儿体质肥胖，且鼻根部发育不饱满，也可引起下睑内翻。

2. 痉挛性睑内翻（spastic entropion）　多发生于下睑，主要是眼睑部轮匝肌痉挛所致，老年人多见，故又称老年性睑内翻。因老年人眶内脂肪少或萎缩，眼球轻度内陷，加上眼睑皮肤松弛，导致支持眼睑力量不足。另外眼球萎缩或眼球摘除后，因眼睑缺乏支持和眼部包扎过紧，日久也可引起睑内翻。如果由于炎症刺激，引起眼轮匝肌，特别是近睑缘的眼轮匝肌反射性痉挛，导致睑缘向内翻转形成的睑内翻称为急性痉挛性睑内翻。

3. 瘢痕性睑内翻（cicatricia entropion）　由于睑结膜及睑板产生瘢痕性收缩所致。最常见于沙眼瘢痕期，其次如睑烧伤、睑外伤愈合后瘢痕形成、结膜烧伤和结膜天疱疮等。

【临床表现】 患者有畏光、流泪、刺痛、眼睑痉挛等症状。检查发现睑板、特别是睑缘向眼球方向翻转。倒伏的睫毛磨擦角膜和结膜，引起结膜充血，角膜上皮剥脱，荧光素弥漫性着色。如继发感染可发展成角膜溃疡，长期不愈有新生血管形成，角膜失去透明性，视力下降。

【诊断】根据临床表现容易明确诊断。

【治疗】①先天性睑内翻随年龄增长和鼻根部发育可自行消失。如患儿5～6岁眼睑仍存在内翻，严重刺激角膜，考虑手术治疗；②老年性睑内翻可行肉毒杆菌毒素局部注射，无效时手术切除多余的松弛皮肤和切断部分眼轮匝肌纤维。对急性痉挛性睑内翻患者应积极控制炎症；③瘢痕性睑内翻必须手术治疗，可采取睑板楔形切除术或睑板切断术。

三、睑外翻

睑外翻（ectropion）是睑缘向外翻转，睑缘后唇与眼球分离，睑结膜不同程度暴露，常合并睑裂闭合不全。

【病因与分类】根据病因可分为四类：

1. 瘢痕性睑外翻（cicatricia ectropion）　因皮肤炎症、烧伤、创伤、眼睑手术或眶缘骨髓炎等疾病，使眼睑皮肤产生瘢痕收缩。

2. 老年性睑外翻（senile ectropion）　主要是眼睑皮肤松弛，特别是眼轮匝肌纤维和外眦韧带松弛，使睑缘不能贴紧眼球；另外也可因下睑重量使其下坠，引起下睑外翻，一般仅限于下睑。

3. 麻痹性睑外翻（paralytic ectropion）　也仅限于下睑。因面神经麻痹，眼轮匝肌收缩功能丧失，下睑因重量下坠而产生睑外翻。

4. 痉挛性睑外翻（spastic ectropion）　因眼睑眶部眼轮匝肌痉挛所致。主要原因为眼睑皮肤紧张与结膜水肿肥厚，常见于幼儿患急性结膜炎时。

【临床表现】轻度：仅睑缘离开眼球，因眼睑与眼球间的毛细作用遭破坏而发生溢泪。重度：睑缘外翻，泪点离开泪湖，溢泪加重。睑结膜部分或全部暴露，结膜失去泪液湿润而充血，分泌物增多。久之结膜干燥、粗糙、肥厚，结膜角化。睑外翻常合并睑裂闭合不全，角膜失去保护，角膜上皮干燥、脱落，引起暴露性角膜炎或溃疡。

【治疗】瘢痕性睑外翻需手术治疗，游离植皮术是最常用的方法，原则是增加眼睑前层的垂直长度，消除垂直方向的牵引力。轻度老年性睑外翻可保守治疗，如夜间包扎双眼，也可行整形手术，作“Z”形皮瓣矫正，或“V”、“Y”改形术。麻痹性睑外翻的关键在于治疗病因，可每日3次涂眼膏，包扎患眼，预防暴露性角膜炎。也可作暂时或永久性睑缘缝合术，保护眼球；另外戴吸水性角膜接触镜也能起到较好效果。痉挛性睑外翻主要是病因治疗。

四、眼睑闭合不全

眼睑闭合不全（hypophasis）又称“兔眼”（lagophthalmus），是上、下眼睑

不能完全闭合，导致眼球暴露。

【病因】①面神经麻痹为最常见的原因，由于眼轮匝肌麻痹，下睑松弛下垂；②其次是瘢痕性睑外翻；③眼球突出如甲状腺功能亢进引起的相关眼病、先天性青光眼、角巩膜葡萄肿和眶内肿瘤等；④全身麻醉或重度昏迷时可发生暂时性功能性眼睑闭合不全。少数正常人在睡眠时，睑裂也有小的缝隙，但角膜不会暴露，称为生理性兔眼。

【临床表现】轻度眼睑闭合不全：因睡眠时眼球上转（Bell 现象），仅下方球结膜暴露，引起局限性充血、干燥、结膜肥厚和过度角化；重度眼睑闭合不全：因角膜暴露，失去泪液润泽，角膜干燥，引起暴露性角膜炎甚至角膜溃疡，有不同程度视力减退。多数患者眼睑不能紧贴眼球，泪点离开泪湖，发生溢泪。

【治疗】主要针对病因治疗。轻度或暂时性闭合不全可保守治疗，局部涂眼膏，或戴角膜接触镜保护眼球。重度患者需要手术治疗，如睑缘缝合，眼睑瘢痕的植皮矫正手术等。对甲状腺相关眼病眼球突出的患者可考虑对垂体或眼眶组织进行放射治疗，减轻组织水肿，防止眼球突出，也可以考虑眶减压术。

五、上睑下垂

上睑下垂（ptosis）是上睑的提上睑肌和 Müller 平滑肌的功能不全或丧失，导致上睑部分或全部下垂，表现为注视时上睑不能提起，睑裂变窄（正常人向前注视时，上睑缘位于上方角膜缘和瞳孔缘之间）。轻度上睑下垂不遮盖瞳孔，但影响美观；重度上睑下垂部分或完全遮盖瞳孔，影响视功能。

【病因】根据病因可分为先天性和后天性两类。

1. 先天性上睑下垂（congenital ptosis）　为常染色体显性遗传，主要由于动眼神经核或提上睑肌发育不良引起。

2. 后天性上睑下垂（acquired ptosis）　见于动眼神经麻痹、提上睑肌损伤、交感神经疾病、重症肌无力及机械性开睑运动障碍，如眼睑肿瘤、炎性肿胀、肥厚等。

【临床表现】主要症状为上睑下垂，因上睑遮盖瞳孔影响视物，患者常皱额耸眉，借以提高上睑位置，严重者需仰头视物（见插页图 3-5）。为预测提上睑肌的肌力，可用大拇指按住眉部抵消额肌收缩的力量，分别测量眼球极度向上，向下注视时的上睑睑缘位置。正常人相差 8mm 以上，如相差不足 4mm，提示提上睑肌功能严重不全。因病因不同临床表现也不同。

1. 先天性上睑下垂　多为双侧性，亦可单眼发病，常伴有上直肌功能不全、内眦赘皮、睑裂缩小、斜视及高度屈光不正。另外还可见到比较特殊的先天性上睑下垂，即患者咀嚼张口时，下坠的上睑突然抬高，又称下颌瞬目综合征。

2. 动眼神经麻痹性上睑下垂（ptosis paralysis oculomotorius） 多单眼发病，如为动眼神经的提上睑肌支麻痹，则患眼上睑的睑沟消失；如合并其他眼外肌或眼内肌麻痹，则眼球运动在各方向均受限，眼球轻度突出，瞳孔中度散大，调节力减退或消失。

3. 交感神经性上睑下垂（ptosis sympathetic） 多为单眼轻度下垂，伴有Horner综合征，同侧瞳孔缩小、眼球内陷、颜面潮红、多汗。没有眼睑运动障碍，上睑沟不消失。

4. 重症肌无力性上睑下垂（ptosis myosthenia gravis） 常双眼发病，有晨起较轻、下午加重的特点。伴有眼球运动障碍及其他横纹肌功能减退。这种疾病是神经肌肉传递功能的障碍，注射新斯的明20分钟后，症状可明显改善。

5. 机械性上睑下垂（ptosis mechanical） 可发生于沙眼、肿瘤及眼球萎缩等。

【治疗】

1. 先天性上睑下垂以手术为主。如果遮盖瞳孔，为避免形成弱视应尽早手术，特别是单眼患儿。根据提上睑肌功能强弱不同选择不同术式。提上睑肌功能不全者，可行提上睑肌缩短术、额肌悬吊术。完全麻痹者可借助额肌的力量，如额肌瓣悬吊术。

2. 后天性上睑下垂则根据病因处理。①重症肌无力者：口服新斯的明15mg，每日3次，或吡啶斯的明60mg，每日3次。还可按神经内科方法治疗，但眼睑不必手术；②麻痹性上睑下垂：先保守治疗，口服或肌内注射维生素B_1、维生素B_{12}及三磷酸腺苷，并配合理疗或针灸治疗。如久治不愈可考虑手术；③机械性上睑下垂：如眼睑肿瘤需切除肿瘤，无眼球者配义眼，沙眼患者应对症治疗。

第五节　眼睑先天异常

一、内眦赘皮和下睑赘皮

内眦赘皮（epicanthus）与下睑赘皮（epiblepharon of lower lid）都是比较常见的先天异常。3～6个月的幼儿常见，有些民族出生前即已消失。亚洲人更多见，但蒙古人常持续存在，可能因颅骨及鼻骨发育不良，使过多的皮肤形成皱褶。部分病例可以是常染色体显性遗传，一些病例则无遗传倾向。

【临床表现】常为双侧性。内眦赘皮是上睑皮肤向下呈新月状延伸到内眦部，形成垂直性皮肤皱襞，可覆盖内眦及泪阜，使部分鼻侧巩膜无法充分暴露，常被误认为共同性内斜视，又称为假性内斜视，需要用交替遮盖法鉴别。内眦赘皮常合并上睑下垂、睑裂缩小、内斜视、眼球向上运动障碍及先天性睑缘内翻，少数病例合并泪阜发育不全。

下睑赘皮是指平行于下睑睑缘的皮肤皱襞，多半只占下睑睑缘的内1/3，也可以覆盖全部下睑睑缘。有时横行的皮肤皱襞经内眦部向上垂直延伸，形成逆向内眦赘皮（epicanthus inversus）。赘皮可将下睑睫毛向内推挤，当眼球下转时睫毛接触角膜，引起不适，但一般不会造成严重损害。

【诊断】根据典型的临床表现容易作出诊断。

【治疗】内眦赘皮一般不需要治疗，待鼻梁充分发育后，皱襞大多自行消失。如合并其他先天异常，应酌情手术矫正。下睑赘皮在婴幼儿时期明显，随年龄增长可逐渐改善。除非有较严重的角膜损害或影响外观，可考虑美容手术。

二、先天性睑裂狭小综合征

先天性睑裂狭小综合征（congenital blepharophimosis syndrome）又称先天性小睑裂，是一种常染色体显性遗传疾病。可能因胚胎发育3个月左右时，上颌突起发育抑制因子大量的增加，与外鼻突起发育促进因子间平衡失调所致。

【临床表现】特征为睑裂较小，与正常人相比，睑裂水平径和上下径明显变小。有的横径仅为13mm，上下径仅为1mm。同时伴有上睑下垂、逆向内眦赘皮、内眦距离过远、下睑外翻、下泪点偏位、鼻梁低平及上眶缘发育不良等一系列眼睑和颜面的发育异常，呈现十分特殊的面容。

【诊断】根据特殊面容可作出诊断。

【治疗】整形手术需要分期进行。如先行内眦赘皮矫正和外眦成形术，第二期行上睑下垂矫正术等。

三、双行睫

双行睫（distichiasis）是在正常睫毛根部后方相当于睑板腺开口处生长出另一排多余的睫毛，也称副睫毛。为先天性睫毛发育异常，可能为显性遗传。

【临床表现】副睫毛常见于双眼上、下睑，也有的只发生于双眼下睑或单眼。数量少则3～5根，多则20余根，排列规则，直立或向后倾斜。一般副睫毛短小细软，并且色素少，对角膜的刺激不重。但也有的与正常睫毛相同，较粗硬，磨擦角膜，引起相应的角膜刺激症状，此时裂隙灯显微镜检查可见角膜下半部荧光素着色。

【诊断】根据临床表现容易明确诊断。

【治疗】对细软的副睫毛，如角膜刺激症状不重，可涂眼膏或戴软性角膜接触镜保护角膜。如副睫毛硬且触及角膜较多，角膜刺激症状严重，可电解毛囊后拔出睫毛，也可切开睑缘并分离，暴露副睫毛毛囊后，在直视下逐一拔除，再将睑缘间部切口的前、后唇对合复位。

四、先天性眼睑缺损

先天性眼睑缺损（congenital coloboma of the lid）是罕见的先天异常。动物实验表明，胚胎期受到X线照射及注射胆碱或萘，其第2代可发生眼睑缺损、先天性白内障及小眼球。有母亲和女儿或兄弟同时患病的报道，有家族近亲结婚史。

【临床表现】多为单眼发病，上睑缺损多见。缺损部位以中央偏内侧居多，缺损形状呈三角形，基底位于睑缘，也有呈梯形或横椭圆形者。缺损较大，可使角膜失去保护，发生干燥或感染。

【诊断】根据临床表现可作出诊断。

【治疗】手术修补，可以达到保护角膜或改善仪容的目的。

（张　岩）

思考题

1. 睑腺炎与睑板腺囊肿的区别？
2. 内睑腺炎与外睑腺炎的区别？
3. 睑缘炎的种类、临床表现及治疗原则？
4. 眼睑良性肿瘤的种类及治疗原则？
5. 倒睫的诊断及治疗？

第四章　泪器病

第一节　概　述

泪器在结构上可分为两部分。泪腺、副泪腺、结膜杯状细胞等外分泌腺称为分泌部，分泌部又可分为反射性和基础性分泌腺两部分，泪腺为反射性分泌腺，在受到外界刺激或感情激动时使泪液分泌大量增加，起到冲洗和稀释刺激物的作用。副泪腺和结膜杯状细胞为基础分泌腺，正常人白天清醒时 16 小时分泌泪液约 0.5～0.6ml，可维持角膜、结膜湿润，减少眼睑和眼球间的摩擦。泪器的排出部主要指泪道，泪道包括上、下泪小点和泪小管、泪总管、泪囊及鼻泪管。当泪液排出受阻时，泪液不能流入鼻腔而溢出眼睑之外；或泪液分泌增多，排出系统来不及排走而流出眼睑外，均可表现为泪器疾病常见的流泪症状。

第二节　泪道排出系统疾病

为什么随时都有泪液产生，但平时却没有眼泪流出呢？正常情况下，除了很少量的泪液通过蒸发消失外，大部分泪液依赖于眼轮匝肌的“泪液泵”作用，通过泪道排出。在眼睑闭合时，泪小点暂时封闭，眼轮匝肌收缩，挤压泪小管和泪囊，迫使泪囊中的泪液通过鼻泪管排入鼻腔。睁开眼睑时，眼轮匝肌松弛，泪小管和泪囊因自身弹性扩张，腔内形成负压，泪湖的泪液通过重新开放的泪小点被吸入泪小管和泪囊。

泪道上起自上、下泪小点，止于下鼻道外侧的鼻泪管开口。膜性管状泪道全长约 40mm，下端骨性管状泪道长 5mm。

（一）泪小点

泪小点又名泪乳头，位于上、下睑缘近内眦部的结膜侧。泪小点是整个泪道的始端，直径极小，仅 0.2～0.3mm。上、下泪小点交错约 0.5mm，闭眼时彼此分开，不互相重叠挤压，因此不影响导泪。

(二)泪小管

泪小管的开口是泪小点，由泪小点起到泪囊外侧壁止，管长约10mm。整个泪小管又分为两部分，即1.5mm长的垂直部和7～8mm长的水平部。垂直部与水平部交界处呈壶腹状扩张，故又名泪小管壶腹。

(三)泪　囊

泪囊是一个膜状囊，是泪道的垂直膨大部分，长约12mm，横径6mm，略向后倾斜，位于由上颌骨额状突及泪骨共同形成的泪囊窝内。

(四)鼻泪管

上接泪囊下端，下开口于下鼻道，全长约15～18mm，下口多位于下鼻道外侧壁。(如图4-1)

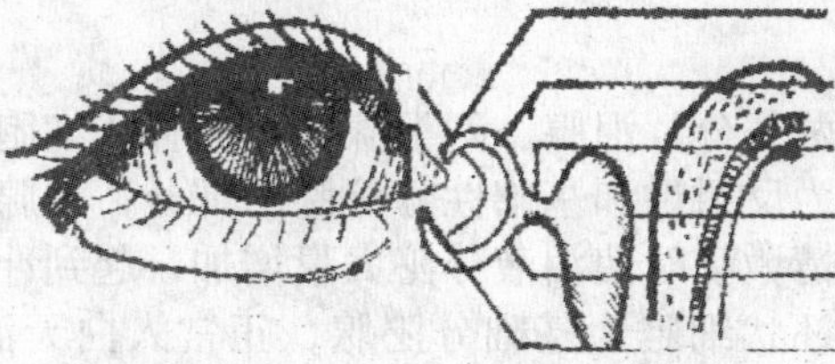

图4-1　泪道示意图

一、泪道阻塞或狭窄

泪道阻塞是指泪液排入鼻腔的通路发生阻塞，常发生在泪道各结构互相移行处、生理性狭窄的部位及开口处。泪道起始部（泪小点、泪小管、泪总管）管径狭窄，鼻泪管下端也是一个解剖学的狭窄段，上述部位容易受到炎症、外伤或鼻腔病变的影响而发生阻塞。

【病因】

1. 泪小点狭窄或阻塞：先天性畸形、炎症、外伤导致泪小点异常，包括泪小点狭窄、闭塞或缺如，泪液不能进入泪道。

2. 泪小管阻塞：泪小管口的阻塞常因睫毛、异物所致。泪小管阻塞部位常在泪囊端。先天畸形、泪小管黏膜及周围组织肿胀或炎症后瘢痕形成、不适当的探通等均可引起泪小管阻塞或狭窄。

3. 鼻泪管阻塞：最常发生在泪囊与鼻泪管连接部位，主要发生在鼻泪管下口。

4. 长期使用康甲碘。

【临床表现】主要症状为泪溢。泪溢可造成不适感，并带来美容上的缺陷。长期泪液浸渍可引起慢性刺激性结膜炎、下睑和面颊部湿疹性皮炎。患者不断揩拭眼泪，可致下睑外翻，加重泪溢症状。

1. 婴儿泪溢　泪液排出部在胚胎发育中逐渐形成，其中鼻泪管形成最迟，常常在生后数小时鼻泪管下端仍有一黏膜皱襞部分或全部遮盖鼻泪管开口，一般在出生后数月内可自行开通。鼻泪管下端发育不完全，没有完成“管道化”，或留有膜状物阻塞是婴儿泪溢的主要原因，可单眼或双眼发病。泪囊若有继发感染，可出现黏液脓性分泌物，形成新生儿泪囊炎。

2. 成人泪溢　多见于中年人，因功能性或器质性泪道阻塞造成泪溢。在刮风或寒冷气候时症状加重。

(1) 功能性泪溢：相当多的成人泪溢并无明显的泪道阻塞，泪道冲洗通畅，泪溢为功能性滞留，主要原因是眼轮匝肌松弛，泪囊负压吸引作用减弱或消失，泪液排出障碍，出现泪溢。

(2) 器质性泪溢：上述列举的泪道阻塞或狭窄病因都属器质性泪溢。

由于器质性泪道阻塞或狭窄可发生在泪道的任何部位，确定阻塞部位对于治疗方案的选择十分重要。泪道阻塞或狭窄的常用检查方法有：

1) 染料试验：于双眼结膜囊内滴入1滴2%荧光素钠溶液，5min后观察和比较双眼泪膜中荧光素消退情况，如一眼荧光素保留较多，表明该眼可能有相对性泪道阻塞。或在滴入2%荧光素钠2min后，用一湿棉棒擦拭下鼻道，若棉棒带绿黄色，说明泪道通畅，没有成为完全性阻塞。

2) 泪道冲洗术：采用钝圆针头从泪小点注入生理盐水，根据冲洗液体流向判断阻塞及其部位。通常有以下几种情况：①冲洗无阻力，液体顺利进入鼻腔或咽部，患者自觉口腔或咽部有液体流入，表明泪道通畅；②冲洗液完全从原路返回，为泪小管阻塞；③冲洗液自下泪小点注入，液体全部由上泪小点返流，为泪总管阻塞；④冲洗有阻力，部分自原泪小点返回，部分流入鼻腔，为鼻泪管狭窄；⑤冲洗液自上泪小点返流，同时有黏液脓性分泌物，为鼻泪管阻塞合并慢性泪囊炎。

3) 泪道探通术：诊断性泪道探通有助于证实泪道（泪小点、泪小管、泪囊）阻塞的部位、治疗性泪道探通主要用于婴幼儿泪道阻塞，对于成人鼻泪管阻塞，泪道探通多不能起到根治效果。

4) X线碘油造影：用以显示泪囊大小及阻塞部位。

【治疗】

1. 婴儿泪道阻塞或狭窄　可试用手指有规律地压迫泪囊区，自下睑眶下缘内侧与眼球之间向下压迫，压迫数次后点抗生素眼液，每日3~4次，坚持数周，能够促使鼻泪管下端开放。大多数患儿可自行痊愈或经过压迫治愈。若保守治疗无效，半岁以后可考虑泪道探通术。

2. 功能性泪溢　可试用硫酸锌及肾上腺素溶液点眼以收缩泪囊黏膜。

3. 泪小点狭窄、阻塞或缺如

(1) 泪小点扩张：可用泪小点扩张器反复扩张泪小点。

(2) 泪小点切开：若不能维持通畅，可作泪小点三角形切除以增大泪小点。若泪点完全闭塞，可从相当于泪点开口的突起处中央用探针刺入，如能成功进入泪小管，扩大后再做泪小点切开，器械上须专门的泪道刀，此手术有破坏泪小管的毛细管作用，现很少采用。

4. 睑外翻导致泪小点位置异常　由下泪点开始，按泪小管的走向，紧靠泪小点及泪小管内面（距泪小点 2.5mm 处），平行睑缘切除一长 4～5mm，宽 2～3mm 梭形楔状结膜和睑板组织，将伤口加以缝合。泪小点即可回转到向内的位置。如有眼睑松弛，可同时作眼睑水平缩短术。此外也可试行电烙术，电灼泪小点下方结膜，借助瘢痕收缩使泪小点复位。

5. 泪小管阻塞　治疗较困难，方法很多，但效果均不理想。对于确诊的泪小管阻塞，还要了解泪囊和鼻泪管是否通畅，以便针对性地进行治疗。

(1) 泪道冲洗：一般来说，炎症性泪小管阻塞由黏膜肿胀所致，应先用抗生素滴眼液和糖皮质激素冲洗。

(2) 泪小管扩张：必要时加用探针扩张并逐步加大探针号码，有时可奏效。但频繁的进行泪小管扩张性探通易损伤黏膜，导致黏膜肿胀，泪小管阻塞。

(3) 泪小管－泪囊吻合术：若阻塞部位在泪囊端，而外端尚有足够长度的正常泪小管，可以切除阻塞部，将泪小管与泪囊作端侧吻合，管内可放置细聚乙烯管（可用硬膜外管）支持，保留 12 周。如过早拔除导管可导致吻合端瘢痕收缩，致使泪道狭窄或阻塞。如合并鼻泪管阻塞，可同时行泪囊鼻腔造口术，有时获得满意效果。

(4) 泪小管阻塞段切除术：如阻塞段很长，可将其切除，以结膜做成上皮向内的黏膜管，内置尼龙线，重造泪小管，但很难成功。用小刀将阻塞段切开，再重复扩张，效果亦常难持久。近年采用泪道探通阻塞后留置聚乙烯小管 3～6 个月，使阻塞部位形成上皮管道，然后拔去聚乙烯管，可有一定效果。留置材料还可以用硅胶管、尼龙线、丝线、马尾等。如果上、下泪小管外端大部分阻塞，必须从结膜囊另辟交通道。

(5) 泪囊鼻腔造口术：如泪囊正常而鼻泪管有阻塞，可作结膜泪囊鼻腔造口术，结膜鼻腔之间的通道可置入一聚乙烯小管或硅胶管，若将置管外面裹一薄层上皮向内的颊黏膜，效果更好，也可以从结膜泪湖部通过鼻泪管置入聚乙烯管，也有一定的效果。

6. 鼻泪管狭窄　治疗可采用反复探通并逐步增大探针以扩张鼻泪管的方法，此法对少数轻度或纤维蛋白粘连阻塞有效，对已有固定瘢痕者很难奏效。探通忌用暴力以防损伤鼻泪管黏膜造成假道，并为细菌感染扩散开辟途径。探通后不要冲洗，特别不能加压冲洗，以免冲洗液外渗，引起泪道周围组织感染。探通扩大鼻泪管后置入一内径 1.5～3mm 硅胶管（硬膜外麻醉用管即可），一般留置 3～6 个月。泪囊以下阻塞的最理想治疗方法应行鼻腔泪囊吻合术。

7. 激光泪道成形术　用以治疗各种泪道阻塞、慢性泪囊炎以及鼻腔泪囊吻合术失败者。Nd：YAG 激光联合泪道插管术，治疗时先行泪小点扩张，用生理盐水冲洗泪道，确定阻塞部位并将脓性分泌物排除。然后用带芯的10cm×0.1cm 的导管进行泪道探通，到达阻塞部位，将导管的芯抽出，将 Nd：YAG 激光的导光纤维通过导管插到阻塞处，光凝阻塞部位后，再继续用原来的导管完成泪道探通。术后泪道内置入硅胶管以保持泪道的通畅，一般术后留置硅胶管 3～4 个月。

二、泪道功能不全

泪道功能不全是指泪道无器质性阻塞的泪液引流障碍。表现为泪道冲洗通畅，但却有泪溢现象，为泪道排泄功能不全，泪液滞留所致。

【病因】

1. 泪点功能不全　泪小点外翻、外旋所致。见于老年性下睑松弛、睑缘炎、下睑外翻、睑皮炎、结膜及泪阜肥厚、面肌轻度麻痹等。

2. 泪囊功能不全　眼轮匝肌收缩与松弛推动着泪囊的排泪功能。眼轮匝肌软弱或麻痹、泪囊壁及其周围组织的炎症、肿瘤、瘢痕挛缩等均可致泪囊排泪功能障碍。

3. 鼻泪管瓣膜功能不全　上呼吸道感染时，鼻泪管的鼻内部及下方开口黏膜充血、肿胀，使泪液排出障碍。鼻泪管端的 Hasner 黏膜瓣能阻止鼻腔内的空气流窜入泪囊及结膜囊内，瓣膜关闭不全时，空气上行滞留在泪囊内，泪囊扩张、囊壁弹性消失，致排泪功能不全。

【临床表现】有泪溢，冲洗泪道通畅，但于结膜囊内滴荧光素钠溶液，鼻腔内棉棒擦拭无着色，称为功能性泪溢。

【治疗】对于泪小管功能不全的患者，主要是进行病因治疗，如睑外翻矫正术、泪点外翻矫正术等。泪囊功能不全可采用鼻腔泪囊吻合术治疗，通过泪液的重力和呼吸活动时气流的吸力作用等引流泪液。鼻泪管瓣膜功能不全严重者也可行鼻腔泪囊吻合术等治疗，继发泪囊炎者应进行相应的治疗。也可试用硫酸锌及肾上腺素溶液点眼，以收缩泪囊黏膜。

三、泪小管炎

泪小管炎多为细菌等病原体感染，或泪小点附近组织的炎症蔓延而致。多由慢性结膜炎蔓延而来，少数发生于急性结膜炎之后或由泪囊感染上行蔓延引起，并随着结膜炎症的好转而好转，有时泪囊因化脓性炎症被摘除后，仍可从泪小管挤出脓液。一般根据致病原因分为化脓性、沙眼性、结核性、梅毒性、放线菌性泪小管炎。

【临床表现】泪小管炎的临床症状一般不显著，多在炎症引起管道狭窄或阻塞时才引起注意。除了泪点肿胀呈现水肿、充血和痛感外，还可引起泪小管管道的囊样扩张。溢泪是主要症状，但是泪道冲洗通畅，由于伴有结膜炎，风吹、光照等刺激常引起反射性泪液分泌增加，加重溢泪。

(1) 化脓性泪小管炎：指一般细菌感染性泪小管炎，临床上较为少见，常为急性发作。泪小管内炎性物聚集可使其扩张，形成黏液囊肿或脓肿，触及有波动感，内侧眼睑肿胀，泪点突起。泪小管部分阻塞时，症状不明显，诊断较困难，若内眼手术前被忽略，可引起眼部术后感染。

(2) 沙眼性泪小管炎：临床上较为常见。约 22% ~ 37% 的泪小管阻塞是由沙眼引起的。感染可直接从结膜下组织扩散至泪小管周围组织。脓性分泌物排入管腔，可从泪点挤压溢出。沙眼瘢痕组织形成亦可导致泪小管阻塞。

(3) 放线菌性泪小管炎：主要表现为溢泪和细丝状分泌物形成，泪小管结石的形成是放线菌性泪小管炎的特征，常伴有持续性结膜炎，以内眦周围为重，患眼奇痒，早期冲洗泪小管通畅，继而泪小管周围肿胀，泪点口隆起，可挤压出乳油状或脓性分泌物。

(4) 结核性泪小管炎：常继发于结核性泪囊炎，一般很少单独发生。

(5) 梅毒性泪小管炎：为全身性梅毒感染的表现之一，多见于二期梅毒。

【治疗】主要针对病因及原发病进行治疗，一旦形成脓肿则行泪小管切开排脓。由于有炎症，黏膜肿胀，因此应尽量不要冲洗泪道，以免损伤黏膜，形成瘢痕，造成永久性阻塞。

1. 化脓性泪小管炎：早期、及时应用抗生素点眼，实验室鉴定病原菌有利于指导药物治疗，脓肿形成时必须行泪点切开，并滴用抗生素眼液，必要时行泪小管切开。

2. 沙眼性泪小管炎：主要应用抗生素治疗沙眼，若继发感染形成脓肿则采用泪小管切开术。

3. 泪小管结石：仍须手术治疗，除非进行手术取出结石和清除碎片，否则局部和全身抗生素治疗是无效的。将探针插进泪小管，然后在邻近的结膜处切开，进入扩大的泪小管，用小刮匙清除碎片，切口不需缝合。

4. 放线菌性泪小管炎：须切开泪小管，刮除凝结物，局部用青霉素数日即可治愈，复发者很少。手术时用抗生素制剂冲洗，术后口服 7 ~ 10 天抗生素。放线菌对氨基糖甙类药物如新霉素、庆大霉素和妥布霉素等耐药，但对青霉素、红霉素、四环素敏感。炎症通常迅速消退且极少复发。

5. 结核性、梅毒性泪小管炎：除局部应用抗生素等治疗外，主要是进行全身原发病的相应治疗。

四、慢性泪囊炎

慢性泪囊炎是一种较常见的眼病，因鼻泪管狭窄或阻塞、致使泪液滞留于泪囊之内，伴发细菌感染引起。常见致病菌为肺炎双球菌、链球菌、葡萄球菌等。因女性鼻泪管较细长、本病多见于中老年女性。慢性泪囊炎的发病与沙眼、泪道外伤、鼻炎、鼻中隔偏曲、下鼻甲肥大等有关。

【病因】

(1) 细菌因素：各种原因造成鼻泪管阻塞之后，泪囊内的泪液不能排出，长时间置留浓缩，并刺激泪囊黏膜产生黏性分泌物，成为良好的细菌繁殖条件。慢性泪囊炎的致病菌主要包括肺炎球菌、葡萄球菌、溶血性链球菌、绿脓杆菌等。正常泪囊黏膜对细菌的侵袭有一定的抵御能力，泪液中的溶菌酶随泪液排至泪囊，也有助于抑制细菌的繁殖。

(2) 解剖因素：骨性鼻泪管的差异很大，平均长度为 12.4mm，最长 15mm，最短 2.5mm，横径平均 4.6mm，女性小于男性，由于鼻泪管女性细长，男性粗短，此可能是女性慢性泪囊炎发病率高出男性 2～3 倍的原因之一。由于膜鼻泪管是分段发育的，所以膜鼻泪管内壁很少是光滑的，而是有许多皱襞和隐窝，如鼻泪管上口由于有 Krause 辨，有时只有 1mm 的内腔，据报道约有 70%的泪道阻塞发生于此处。另外，鼻泪管下口右侧大于左侧，也可能是慢性泪囊炎左侧发病率高于右侧的原因。

(3) 鼻腔与副鼻窦疾病影响：鼻泪管开口于下鼻道，许多鼻腔疾病可影响泪道。Traquaiar 报道 584 例慢性泪囊炎中，55%有不同程度副鼻窦炎。由于泪囊窝后部只隔着很薄的筛骨板，其前还有泪颌缝，通过静脉和淋巴相互交通，因此以前筛窦炎最为常见。鼻内疾病上行感染也是许多慢性泪囊炎的潜在病因，上行感染可导致鼻泪管下口狭窄甚至阻塞，进而引起慢性泪囊炎。肥厚性鼻炎、萎缩性鼻炎、化脓性鼻窦炎、鼻中隔偏曲、鼻息肉、下鼻甲肥大及鼻腔和副鼻窦肿瘤等均可引起慢性泪囊炎。上颌窦穿刺也可损伤鼻泪管下口造成鼻泪管阻塞。

此外，结核、梅毒、麻风、白喉、寄生虫及病毒性泪囊炎均有报道。

【病理】慢性期以泪囊黏膜的上皮细胞破坏为特征，有下列数种不同的改变：

1. 上皮增生，增生为 5～10 层，呈复层柱状上皮或扁平上皮。同时下面有淋巴细胞与单核细胞的浸润，可形成下述两种情况：①乳头状团块突入囊内；②腺样组织长入黏膜下层，细胞浸润多时，可致上皮脱落。

2. 上皮细胞有黏液变性，分泌黏液于囊内，最后脱落或完全消失，也可以互相融合呈上皮内空泡。

黏膜下组织有浸润，在急性期为多形核白细胞和小淋巴细胞浸润；在慢性期有大单核细胞、嗜酸性细胞和上皮样细胞等浸润。纤维细胞仅见于时间较长的患者。细胞的浸润多为弥散性，间或形成滤泡，基底膜大部分破坏、消失。

黏膜下有新生血管或出血，弹力组织消失，纤维组织增生。有时鼻泪管也有同样病变，由于瘢痕形成而引起阻塞，常见于囊管交界处，如囊内泪液大量潴留，持续压迫，囊壁变薄、扩张而形成泪囊扩张症或黏液囊肿。

【临床表现】慢性经过，只有少数患者有急性泪囊炎或外伤史。主要症状为泪溢，由于常伴有久治不愈的结膜炎症，因此冷风吹或强光照可加重症状，检查可见结膜充血。由于泪液的浸渍，内眦附近的皮肤逐渐发生潮红、糜烂，甚至皮疹，用手指挤压泪囊区，有黏液或黏液脓性分泌物自泪小点流出。泪道冲洗不通或通而不畅，冲洗液自上、下泪小点返流，同时有黏液脓性分泌物。若反复探通，损伤泪总管，泪囊内大量黏液或脓性分泌物聚积，使泪囊壁弹性减弱、泪囊扩张，可形成泪囊黏液囊肿。在内眦韧带下可扪及球状物。

慢性泪囊炎是眼部一个感染病灶，结膜囊长期处于带菌状态。如果发生眼外伤或施行内眼手术，极易引起化脓性感染，导致细菌性角膜溃疡或化脓性眼内炎。因此，应高度重视慢性泪囊炎对眼球的潜在威胁，尤其在内眼手术前，必须预先治疗。

慢性泪囊炎根据不同的临床表现可分为卡他性、黏液囊肿性和慢性化脓性三个类型。

卡他性泪囊炎在发病时仅表现为溢泪，有时与单纯因泪道阻塞引起的泪溢几乎无法区别，只是在泪道冲洗时才发现泪道阻塞。可有黏液流入结膜囊，造成一过性视力模糊，在后期，常在内眦部位出现结膜和睑缘充血，泪囊冲洗时有条索状纤维素和黏液的分泌物返流。

黏液囊肿性泪囊炎表现为泪囊囊肿，泪囊膨大、扩张。开始，分泌物一般为水样或胶冻样，压迫囊肿时除有分泌物从上、下泪小点排出外，尚可将囊内分泌物挤入鼻腔，有时与筛窦相通，使分泌物流入筛窦，由鼻腔排出，囊肿缩小。若发生炎症，囊肿的上、下两端愈合封闭；造成分泌物的大量聚积，囊肿逐渐扩大，形成巨大肿块。

化脓性泪囊炎是最常见的泪囊炎，多见于老年人，特点为溢泪、溢脓，按压泪囊区时分泌物会从泪小点外溢，由于多伴有久治不愈的结膜炎症，因此风吹、光照可刺激更多的反射性泪液分泌。

【治疗】由于泪囊内脓性分泌物积聚，可使细菌排入结膜囊，导致慢性结膜炎；当角膜轻微外伤或进行内眼手术，就会引起匐行性角膜溃疡或眼内感染。因为这种严重的潜在危险，所以必须及时治疗慢性泪囊炎。

1. 药物治疗　局部滴用各种抗生素眼液，每日 4～6 次。滴眼前要先挤压、排空泪囊内的分泌物，泪道冲洗后注入抗生素药液。药物治疗仅能暂时减轻症状，为慢性泪囊炎手术作准备。

2. 泪道冲洗及探通　对轻度早期泪囊炎，抗生素液冲洗泪道有助于消除脓液，脓液消失后，可试行泪道探通术，探通时必须小心，避免用力过猛，损伤黏膜，形成假道。若结合泪道探通后泪道注药，少数病例有望好转，但是，在泪囊有脓液的情况下应绝对禁忌，否则会加重阻塞。

3. 手术治疗　手术是治疗慢性泪囊炎最有效的手段，常用的手术方法为恢复阻塞的原有鼻泪管和另外建立泪液流出的替代旁路。常用的手术方式有泪道挂线、激光泪道成形术、泪囊摘除和泪囊鼻腔吻合术。多年的临床观察发现，泪道插管或挂线不能除去鼻泪管内的阻塞组织，单纯利用植入物的挤压作用，只能形成暂时的泪液引流通路，因此疗效不佳。

慢性泪囊炎手术的基本原则是除去泪囊感染灶，建立鼻内引流道。常用术式是鼻腔泪囊吻合术，术中将泪囊通过一个骨孔与鼻腔黏膜相吻合，使泪液从吻合口直接流入中鼻道。具体步骤如下：

（1）切口：切口起自内眦韧带上 3mm 左右，沿前泪嵴向下、向外成弧形，切口长约 2cm，距内眦 4mm 左右，切口上直下弯（如图 4-2）。

（2）造骨孔：分离泪囊后，剥离骨膜，骨孔后界应止于泪颌缝，前界可达泪前嵴前 4mm，上界达内眦韧带水平，下界可达骨性鼻泪管内 2 ~ 3mm（图 4-3）。手术将骨孔做在此区域，骨孔可达 12mm × 10mm。

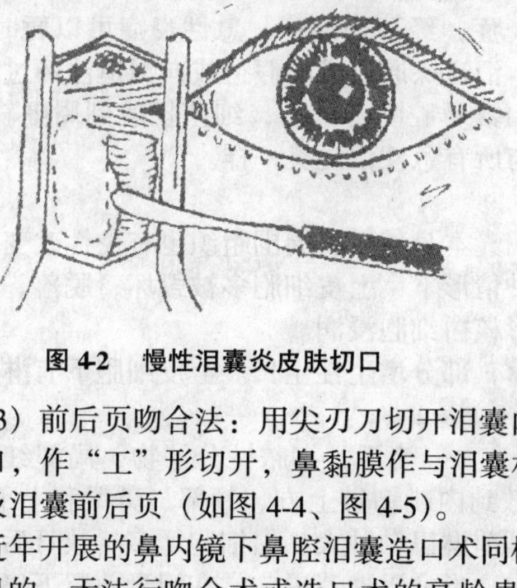

图 4-2　慢性泪囊炎皮肤切口

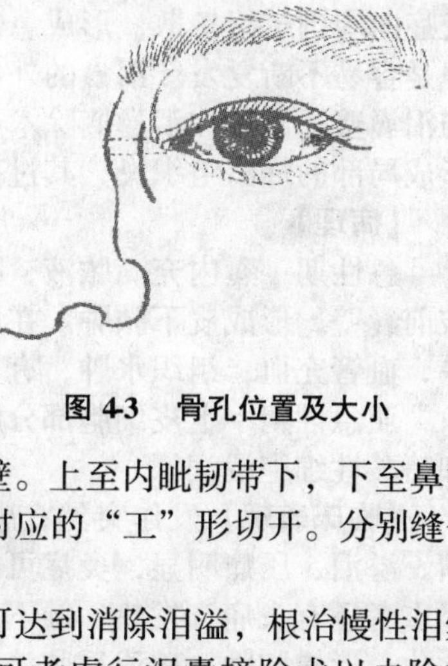

图 4-3　骨孔位置及大小

（3）前后页吻合法：用尖刃刀切开泪囊内壁。上至内眦韧带下，下至鼻泪管开口，作“工”形切开，鼻黏膜作与泪囊相对应的“工”形切开。分别缝合黏膜及泪囊前后页（如图 4-4、图 4-5）。

近年开展的鼻内镜下鼻腔泪囊造口术同样可达到消除泪溢，根治慢性泪囊炎的目的。无法行吻合术或造口术的高龄患者可考虑行泪囊摘除术以去除病灶，但术后泪溢症状仍存在。

五、急性泪囊炎

急性泪囊炎指泪囊及其周围组织的急性化脓性炎症，大多在慢性泪囊炎的基础上发生，与侵入细菌毒力强大或机体抵抗力降低有关，多由毒性较强的细

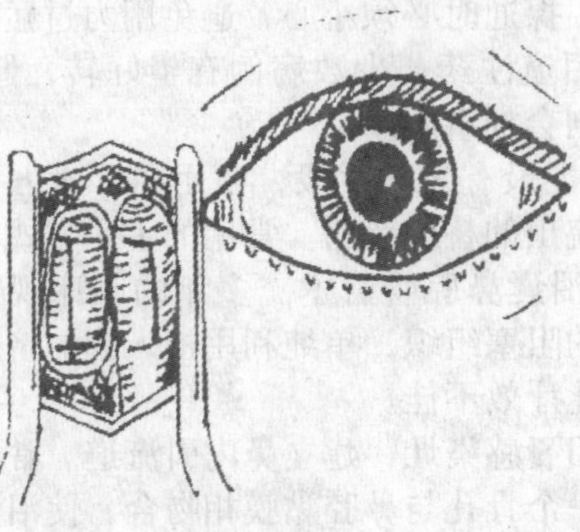

图 4-4　鼻粘膜及泪囊“工”形切口

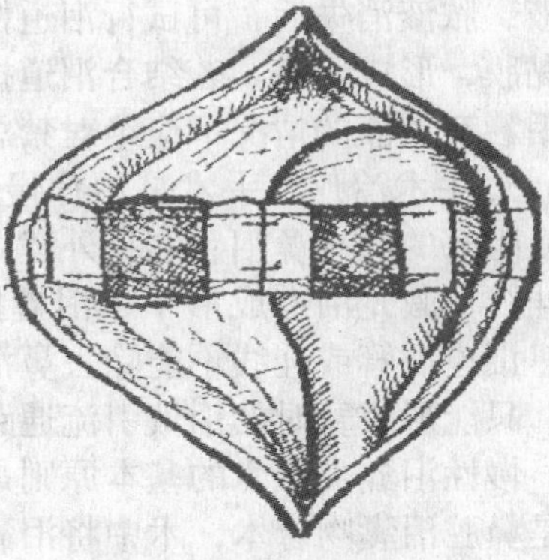

图 4-5　前后唇分别吻合

菌感染所致，最常见的致病菌为链球菌。新生儿泪囊炎则以流行性感冒嗜血杆菌多见。

几乎所有患者都有鼻泪管阻塞，由于鼻泪管阻塞的同时有泪小管阻塞，使脓性分泌物不能排出，引起急性泪囊炎。少数病例一开始就为急性泪囊炎。慢性泪囊炎急性发作前，往往先有泪小管的阻塞，造成泪囊内容物潴留，泪囊的炎症向周围组织扩散，形成急性炎症，经药物治疗，急性炎症可以暂时消退，但是容易不断复发。泪囊的外伤、泪道探通造成的假道或向泪道注药过程中损伤泪囊壁，甚至在泪囊摘除术或泪囊鼻腔吻合术后，细菌扩散到周围软组织，形成局部的蜂窝组织炎，其过程与所有急性泪囊炎一样。

【病理】

急性期　囊内充满脓液，除泪囊本身外，其周围组织也有炎性改变，常穿破前囊壁，形成皮下脓肿。在此种情形下，上皮细胞多被毁坏、脱落，囊壁变厚，血管充血，组织水肿，有多形核白细胞浸润。

亚急性期　上皮细胞部分脱落，部分增生性生长。上皮细胞下有淋巴细胞和嗜酸性细胞浸润。

【临床表现】发作突然，患眼充血、流泪，有脓性分泌物，局部红肿、疼痛、溢泪、压痛明显，炎症可扩散到内眦韧带上方、颊部、鼻梁和上下睑部，严重者还有头痛、发热、颌下及耳前淋巴结肿大，白细胞增多。数日后肿胀区软化，形成脓肿，破溃后脓液排出，炎症迅速消退，常在泪囊前留下瘘管，瘘管可自行结疤闭合，但是愈合后易复发破溃。有时形成瘘管，经久不愈，泪液长期经瘘管溢出。急性泪囊炎切开排脓时，常可发现泪石或泪囊内瓣膜。由于泪囊被紧紧地包裹在泪筋膜内，而筋膜又牢固地附着在泪囊前、后嵴，加之上方内眦韧带的束缚，急性泪囊炎时，肿胀的泪囊严重受压，因此患者疼痛强烈。

【治疗】治疗在于及时控制炎症，保持泪囊囊腔的完整性，为下一步治疗创造条件。早期以抗炎为主，全身和局部给予抗生素和局部热敷治疗，若延误治疗或治疗措施不当，泪囊脓肿形成，则需要脓腔内抽吸注药或切开排脓，放置橡皮引流条。切忌挤压或探通泪道。待伤口愈合、炎症完全消退后，按慢性泪囊炎处理。

六、新生儿泪囊炎

新生儿泪囊炎为先天性泪道发育障碍所致的泪囊黏膜的慢性炎症。

【病因】常见者为鼻泪管下端的胚胎性残膜未退化，阻塞鼻泪管下端或管腔被上皮细胞残屑阻塞。极少数因鼻部畸形，鼻泪管骨性管腔狭窄所致，因泪液和泪囊内分泌物无法排出，微生物得以在盲道中积贮和繁殖，遂形成泪囊炎。

【临床表现】多数在出生后 3 天内，少数在生后 6 个月内发生泪溢，指压泪囊区有黏液脓性分泌物自泪点溢出。泪囊区脓肿或皮下囊肿病情缓慢，症状较轻，典型病例的泪道最终形成瘢痕性闭塞，也有形成泪囊黏液肿者，但化脓性泪囊炎罕见。

【治疗】

1. 按摩泪囊及冲洗泪道　用拇指沿上泪道按摩泪囊并向鼻腔方向加压，每日进行数次。按摩后于结膜囊内滴抗菌药水。此法对膜组织封闭者效果较好，有时偶然加以压力即可使闭合的膜穿破而治愈。另外，可用生理盐水冲洗泪道，利用注入水的压力将膜冲破。

2. 探通法　如果加压和冲洗均未生效，可用探通法。但对婴儿操作较困难，应特别细心，选用小号探子，并从上泪点进入，避免撕裂下泪管。在出生后 6 个月内用此法治疗一般可收效。

如以上二法均未奏效，应考虑是否有鼻骨畸形，可持续滴用抗菌素药液，待年龄稍长，根据情况选择合适的手术。

七、泪道外伤

【病因】

1. 锐器切割。

2. 颜面部、眶部钝挫伤，强力牵拉眼睑所致。

【症状】泪小管对应处皮肤可见创面，自泪小点注水可见水自皮肤创面泪小管断端处流出。

【治疗】泪道外伤的诊断不难。对于不同性质，不同部位泪道外伤的处理有所不同。

(一) 泪小管断裂

(1) 新鲜泪小管断裂：并不少见，一般为锐器伤，可发生于泪小管的任何一段。泪小管断裂的修复，原则上愈早愈好。术中根据泪小管的断裂部位和损伤程度，对于锐器伤或创面较整齐的泪小管应细致地对位缝合，对术后泪小管功能的恢复非常重要。

(2) 陈旧泪小管断裂：若新鲜的泪小管断裂没有及时修复或修复失败，泪小管阻塞，表现为愈后流泪，有时伴有内眦和泪点的畸形愈合。诊断本病没有困难，关键的是如何治疗，泪小管内侧端往往不易找到，损伤严重或靠近泪囊的断裂就更加困难，应根据阻塞部位选择合适的术式，如泪小管泪囊吻合术、泪小管插管术、结膜囊泪囊吻合术、上泪小管切开术等。

(二) 泪点移位或转向

多为创伤后修复不好的后遗症，内眦韧带断裂后内眦和泪点外移，即使泪道通畅，由于泪点移位和转向，常造成顽固性溢泪症状。若仅仅是位置异常，而对应的泪小点正常，足以承担泪液的正常引流，没有症状可不必治疗。若出现泪溢，可在泪小点后下方 2 ~ 5mm 范围内做 5 ~ 7 个电灼点，通过瘢痕收缩后拉泪点，内眦韧带断裂者应施行内眦韧带重建术，复位和固定内眦韧带。

八、泪道肿瘤

泪道肿瘤绝大多数发生于泪囊，其次是泪小管，鼻泪管肿瘤极少见，多为鼻腔或鼻窦肿瘤侵及所致。就肿瘤性质而言，泪小管肿瘤多为良性，泪囊肿瘤则以恶性为主，泪溢是泪道肿瘤的共同症状，其程度和时间取决于肿瘤的生长时间和速度。

(一) 泪囊良性肿瘤

泪囊的良性肿瘤相对较少，主要有泪囊囊肿、乳头状瘤、多形腺瘤、纤维瘤、息肉、毛细血管瘤及良性黑色素瘤等，以泪囊囊肿和乳头状瘤为多见。当鼻泪管和泪小管同时阻塞或狭窄后，泪囊黏膜本身分泌的黏液潴留，致使泪囊扩张，形成泪囊囊肿。而乳头状瘤往往出现于长期的慢性泪囊炎或泪囊黏膜外伤后，40%的内生型乳头状瘤易发生恶变。泪囊内息肉的发生常伴有鼻息肉或过敏性鼻腔疾病。

(二) 泪囊恶性肿瘤

原发性泪囊恶性肿瘤多起源于上皮组织，鳞状细胞癌较常见，其他少见或罕见的有未分化癌、黏液表皮样癌、移行细胞癌、腺样囊性癌等。起源于间叶组织者较少见，有恶性淋巴瘤、横纹肌肉瘤。起源于神经外胚叶者有恶性黑色素瘤。

【临床表现】泪囊部肿胀是泪囊肿瘤的一个重要特点，泪道冲洗和按压泪囊区后肿胀、不瘪陷。所有良性肿瘤的肿胀部位均在内眦韧带的下方，用手指按压试验，囊肿有弹性和波动感，其表面光滑；纤维瘤等是实质性的，乳头状瘤按摩后可稍缩小。

原发性泪囊恶性肿瘤早期的症状有溢泪，或压泪囊区有带血的脓性或黏液性分泌物，泪道冲洗常通畅。肿瘤长大后可在内眦部出现较硬的肿块，无压痛。肿瘤扩展，可侵犯眼眶、鼻、副鼻窦、面部，转移至耳前、颌下及颈部淋巴结，远处转移少见。

【治疗】 泪囊恶性肿瘤早期不易诊断，易误诊为慢性泪囊炎，待出现肿块如临床诊断有怀疑时可先行活检，确定肿瘤性质后再行手术切除。肿瘤恶性程度较高，应视其大小及侵犯范围做较广泛的切除，以免复发或转移。肿瘤扩展到临近组织者，术后应辅用放疗和化疗。治疗以手术治疗为主。小的泪囊囊肿，如果泪小管及鼻腔正常，可施行泪小管泪囊鼻腔吻合术；大的泪囊囊肿应施行囊肿摘除术，以后考虑泪道重建术；其他泪囊肿瘤都应与泪囊一起摘除，泪囊摘除后的泪道重建术或其他减少泪液分泌的手术应在肿瘤摘除后半年进行。

第三节　泪液分泌系统疾病

泪液分泌系统疾病主要包括泪腺炎症、泪腺肿瘤，泪腺位置异常及泪液分泌量的异常。

一、泪腺炎

（一）急性泪腺炎

临床上较少见，一般单侧发病。按部位可分为急性睑部泪腺炎、急性眶部泪腺炎和急性反射性泪腺炎。按病因可分为原发性急性泪腺炎、急性流行性泪腺炎和继发性泪腺炎。临床上一般将急性泪腺炎分为急性单纯性、急性化脓性和亚急性三种类型。

【病因】 多为细菌、病毒感染所致，以金黄色葡萄球菌或淋病双球菌多见。感染途径包括眼睑、结膜、眼眶或面部的化脓性炎症直接扩散，远处化脓性病灶转移或来源于全身感染。流行性腮腺炎有时可合并急性泪腺炎。有报道双上颌智齿埋伏阻生及 Crohn 病也可引发急性泪腺炎。

【临床表现】

（1）急性睑部泪腺炎较多见，发病突然，感染初始眶外上部饱满，几小时后即可出现流泪，疼痛，上睑外侧部肿胀，形成炎性上睑下垂，上睑缘外观呈“S”形。随着肿胀、充血加重，结膜囊内出现脓性或黏液脓性分泌物，在外上方睑缘与眼球间可触及一肿胀的泪腺，并有明显触痛。患侧耳前淋巴结肿大。

拉开上睑并令眼球下视时，可见上穹窿外侧部结膜膨隆。有时结膜水肿可扩展至球结膜，甚至突出于睑裂外。眼球运动正常，但上转、外展和眼睑开闭时受限和疼痛。常有发热、头痛和全身不适等症状。

(2) 急性眶部泪腺炎，除了上述症状外，还可出现眼球向鼻侧、前下方突出，眼球转动障碍，有时还伴有复视，症状严重者类似眶蜂窝织炎。

(3) 眶部和睑部泪腺同时受累时，全身症状更加严重。

病毒感染性急性泪腺炎的局部症状没有细菌性急性泪腺炎严重，但是伴有其他病毒感染症状，如腮腺炎、感冒等。

细菌性急性泪腺炎若不及时、有效地治疗，常可形成泪腺脓肿，此时在外上方眼睑可扪及波动感，有时脓肿会自行自皮肤或穹窿部结膜穿破，排尽脓液、控制感染后即可愈合，少数留下脓瘘。

【治疗】根据病因和症状治疗。非化脓性急性泪腺炎常可自愈，积极的治疗，特别是针对病原微生物的治疗，可以减轻症状，缩短病程，一般需 4～8 周。肿胀而疼痛严重者局部敷以冰袋，必要时给予镇痛剂。细菌感染者可根据结膜囊分泌物的细菌培养及药敏实验选用敏感的抗生素。若脓肿形成，需切开排脓，睑部泪腺经结膜切开，眶部泪腺经皮肤切开。真菌感染者采用抗真菌药物治疗。

(二) 慢性泪腺炎

为病程进展缓慢的一种增殖性炎症，多为双侧性改变。

【病因】原因较多，主要为急性泪腺炎的后遗症。其他病因为结核、梅毒、麻风、放线菌和霉菌等感染，此外，沙眼累及泪腺、类肉瘤结节病、良性淋巴上皮病、泪腺假瘤和 Mikulicz 综合征等均可引起慢性泪腺炎。

【临床表现】主要症状是泪腺的无痛性肿大和局部的轻度胀感。在外上方眶缘内可扪及包块，质硬，可轻微移动，偶有压痛和肿胀感。常伴上睑下垂，有时睑缘呈“S”形。若睑部泪腺受累，翻转上睑时可见到上穹窿结膜下肿大的泪腺，眼球被推向鼻下方，外上转受限，可有复视，但很少发生眼球突出，有时伴有唾液腺炎症和肿胀（Mikulicz 综合征）。本病应与良性淋巴增殖性病变或恶性淋巴瘤相鉴别，通过活检可确定诊断。泌泪功能一般不受影响。

【治疗】针对病原体治疗是最理想的治疗方法。但是，由于该病往往难以确定病原体，因此，若病因不明，可试用免疫抑制剂及糖皮质激素治疗，如曲安奈德局部注射。泪腺长期肿大者，必要时可手术摘除肿大泪腺。泪腺萎缩引起干眼病者，按干眼病治疗。

二、泪腺肿瘤

原发性泪腺肿瘤在眶内肿瘤中居首位，约占 20%～25%，以起源于眶部泪腺者居多，少数发生于睑部泪腺或副泪腺。泪腺肿瘤按组织来源大致可分为上皮型和淋巴型两种类型，其中上皮型约占全部泪腺肿瘤的50%～70%。根据病变性质可分为良性肿瘤和恶性肿瘤，其中最常见的几种肿瘤依次为良性泪腺混合瘤（32%～51%）、囊样泪腺癌（27%～29%）、恶性混合瘤（7%～24%）、泪腺癌（10%～16%）。此外，还有与全身疾病有关的白血病、霍奇金病等。

（一）良性多形性腺瘤

又称泪腺混合瘤。组织学上泪腺混合瘤包含双层腺管上皮，同时含有异常的基质成分，如脂肪、纤维、软骨组织等，因此称为“混合瘤”，肿瘤有完整包膜。

【临床表现】泪腺混合瘤通常发生在35～50岁，男性较女性多见。起源于眶部泪腺的肿瘤，进展缓慢，早期可能无任何自觉症状。在眶缘和皮下可以移动。眼球突出，偏向鼻下方，向外上侧转动受限，因而可发生复视，最初为暂时性，最终可变为永久性。起源于睑部泪腺的肿瘤，出现于上睑外1/2处，似夹在眼睑与眼球之间，致使眼睑向外突起，无眼球突出，眼球运动不受限，不影响视力。因位置较浅，可以扪及肿块，故易被发现，能较早获得合理治疗。如肿瘤向结膜面或眼眶深部蔓延，也可出现上述同样症状。无论眶部或蔓延到眶部的睑部泪腺肿瘤，因压迫眼球，可出现高度角膜散光；或因压迫、牵拽或因血液循环受阻，引起视乳头水肿和视神经功能障碍，或间接造成视网膜充血、出血和皱褶，导致视力减退，早期切除肿瘤视力可以恢复，若已有视神经萎缩则视力恢复无望。检查时在眼眶外上角可扪及肿块，易推动，表面呈结节状，质地硬；也有少数光滑，质地较软者，一般无压痛。

【治疗】手术切除。良性泪腺混合瘤外多有包膜，应做囊内切除术，可不必做活检，为了防止肿瘤扩散和复发，手术时应小心谨慎，将肿瘤连同包膜一并完整地切除，切勿切透包膜；或在肿瘤和眶组织之间铺垫纱布，最后将肿瘤包裹在纱布内一并取出。这样可以减少或防止肿瘤细胞种植于眶内而引起复发。

（二）泪腺囊样腺癌

是泪腺最常见的恶性肿瘤。

【临床表现】好发于30～40岁，女性较为多见。病程短，有明显疼痛，眼球向前下方突出，运动受限，常有复视和视力障碍。X线平片或CT扫描可显示骨质破坏。本病预后较差。

【治疗】手术切除肿瘤。由于泪腺囊样腺癌恶性程度高，易向周围组织和骨质浸润生长，肿瘤无包膜或包膜不完整，手术不易彻底清除，复发率较高，术后应作放射治疗。

（三）泪腺多形性腺癌

又称恶性泪腺混合瘤，是一种多形细胞瘤，属于上皮瘤，是最常见的泪腺肿瘤，恶性混合瘤多因良性泪腺多形性腺瘤恶变所致，发病年龄多在50岁以上。为最常见泪腺窝原发性上皮性肿瘤。

【病理】 肿物无包膜或包膜不完整，切面呈灰白色或灰黄色，质脆，镜下见恶性部分多为中、低分化腺癌或鳞癌，癌组织排列成不规则腺管状或巢状，呈浸润性生长，有明显异型性和核分裂象，腺管内可含有黏液性物质，亦有少部分表现为腺样囊性癌。

【症状】 发病年龄较良性泪腺混合瘤大，临床表现与良性者多相似，但肿物生长迅速并伴有明显泪腺区肿物压痛者，应高度怀疑恶性泪腺多形性腺瘤可能。CT示肿瘤致密影，形状不规则，边界不清，呈锯齿样，与眶骨粘连，骨质被侵犯，可能为肿瘤恶变征兆，肿物沿眶外壁向后蔓延，向鼻窦或颅内等部位扩展。

【治疗】 泪腺混合瘤对X线治疗不敏感，一般均采用手术切除。此外，手术时最好合并作冰冻组织病理检查，如为恶性者，即作较广泛的眶内容剜出术，术后配合放射治疗。如果已侵犯眶骨，须考虑与脑外科共同施行手术。

三、泪腺脱垂

泪腺脱垂是指主泪腺的整体移位。泪腺在泪腺窝的位置是结缔组织组成的支持组织保证的，前方不超过眶缘。当这些支持组织发育不良而松弛，并有眶中隔薄弱时，泪腺便可脱离原来位置，向下或向前移位，故也称泪腺脱位。

【病因】 泪腺脱垂可分为原发性和继发性两种。原发性泪腺脱垂即先天性泪腺脱位，与老年性组织松弛的泪腺脱垂不同。先天性泪腺脱垂一般发生在20岁以内，女性多见，可能有遗传因素。继发性泪腺脱垂多见于老年人和眼睑松弛者，眼部钝挫伤造成眶骨骨折时也易发生。外伤性泪腺脱垂多因外上部眶壁与眼睑的严重创伤或挫伤所致，睑部泪腺脱垂较多见，儿童因眶缘发育不良，受伤后更易发病。

【临床表现】 表现为双侧对称的上睑外侧部肿胀，翻转上睑，令眼球下转，可见结膜下的泪腺睑叶。脱位泪腺触之柔软光滑，可被轻易推动和还纳入眶。老年性泪腺脱垂大多有眼睑皮肤松弛而缺乏弹性，同时上方眶隔松弛，泪腺前突。

【治疗】 对于可以还纳的脱位泪腺可以施行泪腺脱垂复位术，加强眶中隔，并作上睑整形术。外伤性泪腺脱垂手术复位后加压包扎两周，有可能永久复位。已肿大的泪腺可行部分切除，不易还纳者可手术摘除泪腺后行眼睑整形。只脱向穹窿部者可行部分睑叶泪腺切除术。

四、泪液分泌异常

泪液自浅而深分为三层：

1. 脂质层　主要由低极性的胆固醇酯和蜡质组成。仅含微量的高极性的脂质、甘油三酯、脂肪酸和磷酸酯等，主要来源于睑板腺。脂质层可防止泪膜蒸发和睑缘泪溢，如果缺如，泪液将以7.8%的蒸发率迅速变薄而破裂，随着角膜失水，实质层减薄，角膜厚度有时可减薄1/4。

2. 水层　最厚，约7μm。来自反射泪腺和结膜浆液腺，由水、无机盐和各种有机物组成，由于含有粘蛋白，表面张力较低（40～50dyn/cm）。泪膜的功能主要决定于水层，但水层却依赖黏液层和脂质层而存在。

3. 黏液层　分布于上皮表面，变上皮的厌水性为亲水性，使泪膜得以形成并保持稳定，表层上皮细胞胞壁上的脊样突起——微绒毛和微皱襞遭到破坏后（如滴用某些表面麻醉剂后），粘蛋白便不能吸附，泪膜破裂或不能形成。有人主张，黏液层属于上皮的一部分。但一般相信，黏液主要来自杯状细胞，随眼睑运动和泪流而来，为泪膜的组成部分。上皮和反射泪腺仅产生少量粘蛋白样物质，不足以构成黏液层。

（一）泪液分泌过多

泪液过多，不能及时由泪道排出，而自睑缘溢出的现象，称为流泪。其中，泪道正常，泪液分泌过多造成的流泪称为流泪；泪液分泌正常，泪道异常造成的流泪称为泪溢。

【病因】

（1）精神性流泪：因情绪因素或各种精神刺激所致的泪液过度分泌，属生理现象，一旦情绪因素消除，即可停止。

（2）特发性流泪：因泪腺自身的某些疾病，如急性泪腺炎、泪腺肿瘤、Mikulicz综合征的早期等所致。

（3）反射性流泪：各种理化因素、炎症、三叉神经痛、偏头痛、视疲劳等均可刺激三叉神经，引起反射性分泌增加。上颌窦、蝶窦和后组筛窦的炎症，可刺激面神经的蝶腭神经节，引起强烈的流泪现象。强光刺激、味觉刺激，颈交感神经节受刺激均可引起流泪。

（4）某些药物：如匹罗卡品、甲基胆碱、烟酸等可刺激泪腺分泌增加。

（5）症状性流相：某些全身性疾病常有流泪症状，如脊髓痨、帕金森病等。中枢神经系统疾病刺激丘脑、下丘脑及泪腺分泌核者，可引起反射性泪液分泌过多。

【治疗】

（1）病因治疗：由其他疾病、药物或屈光不正引起的泪液分泌，在得到有效治疗后可好转，若仍不能控制，可采用下列方法治疗。

（2）药物治疗：口服阿托品、普鲁苯辛、心得安、六甲溴铵、乙酰柳酸等受体阻滞剂、β-受体阻滞剂、神经阻滞剂等，可以抑制泪液的分泌，暂时缓解症状。

（3）破坏主泪腺，减少甚至完全阻断泪腺分泌：向泪腺内注射石碳酸或酒精，也可用X线照射泪腺。

(4) 切断腺管：腐蚀剂涂抹或电灼上穹窿部结膜，封闭腺管；在上睑板外缘上方4~7mm处切除一条球结膜，以切断腺管。切除泪腺的睑叶，减少泪液分泌，同时由于破坏了所有导管，使眶泪腺萎缩。

(5) 阻断、破坏分泌神经：如果所有疗法无效，流泪影响日常生活时，可暂时麻痹或永久破坏蝶腭神经节或反射泪腺，如可卡因溶液涂抹中鼻甲后端、翼腭窝封闭或注射纯酒精、经上颌窦切断翼管神经。

(6) 加速排泪作用。

(7) 中医治疗：祛风、清热、平肝、补肝益。

(二) 泪液分泌过少

泪液分泌减少包括反射性泪液和（或）基础泪液分泌减少。充足的各种泪液成分是眼表面创口上皮愈合的基本条件。因此，测定反射性泪液分泌，对确定做任何眼部的手术都是重要的参考。泪液分泌减少，会因为缺少泪液中的各种杀菌成分而失去对眼球的保护作用。

【病因】

(1) 先天性分泌过少：临床上极为少见，常为双侧，有明显的家族倾向。主要病因包括：泪腺形成不全、泪腺分泌神经缺如或发育不全、先天性外胚层发育不全、家族性植物神经功能异常等。

(2) 原发性泪液分泌减少：包括各种原因所致的泪腺萎缩、泪腺缺如、泪导管闭塞、Mikulicz综合征、Stevens-Johnson综合征、Cockaync综合征、Siemesn综合征等，维生素缺乏、甲亢、严重消耗性疾病时均有泪液的原发性减少。

(3) 局部病变所致的分泌减少：某些眼的局部病变，如沙眼、结膜类天疱疮，化学灼伤、外伤及手术的损伤等，由于破坏了结膜的副泪腺、杯状细胞和泪腺导管导致泪腺萎缩，既减少了反射性分泌，也破坏了基础分泌和黏液的分泌。如果完全没有黏液分泌，因泪液缺少黏液层，影响了泪液与眼表组织的粘附，即使有水性泪液分泌也不能湿润角膜，表现为既有泪液，又有角膜结膜干燥。

(4) 神经麻痹性分泌减少：三叉神经麻痹切断了泪腺反射分泌弧的向心路径，反射功能消失，泪液分泌明显减少，但是不影响视觉、味觉和面神经刺激性反射分泌。面神经麻痹时，不但泪腺分泌受影响，唾液腺分泌也减少。当某些中枢神经疾病损害间脑基底核、丘脑或下丘脑时，可引起部分反射性泪液分泌，但是基础分泌正常。

【症状】早期干眼病常无症状，随着病情的加剧，患者出现眼异物感、干涩、畏光或视疲劳等症状，并逐渐加重。许多干眼病见于老年人，虽然泪水分泌减少，但是老年人常发生泪点狭窄，在早期，甚至表现为室内干眼，室外流泪。单纯基础泪液分泌减少者常无流泪症状，有时出现的流泪，是由于反射分泌的代偿作用，称为假泪溢症。干眼病早期，无论有无主观症状，仔细检查均可见泪膜破裂时间缩短，瞬目次数增加，角结膜虎红点状染色，荧光素也呈点状染色，首先见于角膜下方 2/3 部及临近结膜，球结膜有时充血、水肿，失去光泽；泪河宽度 0.3mm，残缺不全甚至缺如，泪膜中碎屑增加，下穹窿黏液线或黏液丝，丝状角膜炎，甚至可见黏液样斑。随着泪液分泌减少的加重，泪膜中的抗菌成分也相应减少，容易发生睑缘炎和角结膜炎，更由于结膜囊干燥或葡萄球菌感染的慢性刺激，常引起乳头性结膜炎，角膜有时形成溃疡甚至穿孔。

通常检测泪液分泌量的方法有以下几种：

1. Schirmer 试验：覆盖于眼表面的泪液由脂质层、水液层及粘蛋白层组成。脂质层由睑板腺分泌，水液层由泪腺分泌，粘蛋白层则由眼表面上皮细胞（杯状细胞及非杯状细胞）分泌，Schirmer 试验主要用于检测泪膜中水液层在特定时间内的分泌量。

（1）Schirmer 试验 I：将 Schirmer 试验滤纸（长 35mm，宽 5mm）一端折叠 5mm 放置于下睑中、外穹窿部，沿睑缘垂下，嘱患者双眼睁开，有些医生嘱被检查者轻闭眼，但研究表明，闭眼或睁眼对检查结果无明显影响。5 分钟后取出滤纸，测量滤纸被泪液湿润的长度。检查应在暗环境中进行，以避免光线的刺激，正常滤纸湿润长度应大于 10mm/5min。如小于 10mm 应视为异常，但患者不同时间检查及检查者的操作对结果有影响，泪液分泌试验 I 是目前最常用的泪液量的检查方法。由于检查未能完全排除检查者的操作对眼的刺激，因而事实上泪液分泌试验 I 所测的泪液分泌包含有基础分泌，也有反射性分泌的泪液。

如需要了解泪液的基础分泌量，检查前在结膜囊内滴入表面麻醉剂后，再进行泪液分泌试验 I 检查，所得结果即为泪液的基础分泌量，正常不低于 10mm。为保证结果的准确性，应让患者在暗室中检查，以排除光和环境因素对眼的刺激。

（2）Schirmer 试验 II：主要检查反射性泪液分泌，检查方法：先行泪液分泌试验 I，然后将一棉签（长 8cm，顶端宽 3.5mm）刺激中鼻甲前端，如前述将泪液分泌试验滤纸放置 5min（如 Schirmer 试验 I），正常人大于 10mm，如少于 10mm 则为反射性泪液分泌异常。

Schirmer 检查可区分角膜、结膜干燥症是 Sjogren 综合征（SS）引起（Schirmer 试验 II 检查泪液分泌不增加），还是非 Sjogren 综合征引起（Schimer 试验 II 检查泪液分泌增加）。SS 患者由于泪腺有大量淋巴细胞浸润而导致水液性泪液分泌减少，而非 SS 患者的泪腺结构基本正常，其病变可能位于泪管，或由于角膜或结膜的敏感性降低而引起。

反射性泪液中含有保持眼表面上皮细胞增生和分化所必需的成分，它对眼表伤口的愈合具有十分重要的作用。

2. 泪膜破裂时间（BUT）：主要用于检查泪膜的稳定性，为从眼睁开到角膜表面出现第一个干燥斑之间的时间，研究表明，滴入荧光素可缩短 BUT，因而测量 BUT 最标准的方法是用角膜表面干燥检查镜。由于大多数医院无此仪器，目前仍采用传统的 BUT 检查方法。

【治疗】

(1) 治疗原发病：维生素 A 缺乏症患者补充维生素 A，手术矫正睑外翻，绝经期妇女口服雌激素，甲状腺减退患者补充甲状腺素等。

(2) 给予泪液替代品。

(3) 减少泪液流失：配戴角巩膜接触镜、亲水软角膜接触镜、各种眼罩、湿房眼镜、护目镜或游泳镜等。若 Schirmer 试验结果小于 10mm，可封闭泪小点。

(4) 增加泪液分泌：如口服毛果芸香碱、皮下注射新斯的明等副交感神经兴奋剂或 β-受体兴奋剂等，小剂量 X 线照射泪腺有时具有刺激泪液分泌的作用。

(5) 免疫抑制剂及激素的应用：环孢霉素 A 及新型免疫抑制剂——FK506 用于治疗严重干眼，获得较理想的治疗效果。

(6) 手术治疗：如部分睑裂缝合、口腔黏膜移植、腮腺管移植、人工角膜等，用其他分泌腺替代。

(7) 其他治疗：干眼病患者多存在角、结膜的炎症，可给予抗生素眼药水，但应注意避免使用对泪膜有损坏的抗生素，如滴用氯霉素后，往往造成角膜上皮细胞微绒毛的卷曲，影响泪膜的稳定性。

(郝继龙　卢　佳)

思考题

1. 泪道的构成？
2. 慢性泪囊炎的临床表现及治疗？
3. 检测泪液分泌量的方法？

第五章　眼表疾病

第一节　概　述

眼表（ocular surface）是指参与维持眼球表面健康的防护体系中所有外延附属器，包括角膜上皮、结膜上皮和泪膜。功能是睁眼状态下保持舒适、清晰的视觉。眼表直接暴露于外界，又对其深层组织起保护作用，极易受损并影响视力，越来越受到重视。

【眼表的解剖】

一、泪膜（tear film）

通过眼睑瞬目运动将泪液均匀涂布在结膜、角膜表面的超薄膜，厚约7~10μm，由外向内由三层结构组成。

1. 外层：脂质层，由睑板腺分泌，在睁眼状态下减少水样层的蒸发，可阻止溢泪，并阻止皮肤分泌的脂类进入泪膜。

2. 中间层：水液层，由泪腺和副泪腺（Krause 腺和 Wolfring 腺）分泌。含有大量电解质、蛋白质、肽类生长因子、维生素、各种因子、免疫球蛋白及激素等，营养保护角膜。

3. 内层：黏蛋白层，由眼表上皮细胞（结膜杯状细胞）分泌，含有大分子糖蛋白，使泪液膜能够附着在眼球表面。人类基因组图谱已经发现了21种粘蛋白因子，其中存在于人眼中的粘蛋白共9种。

瞬目运动由三叉神经第一支作为感觉支传入，经面神经交感支和副交感支传出来完成。泪液的分泌方式有两种，基础分泌：泪液自泪腺中产生后，通过瞬目动作（眨眼）均匀地分布于整个眼表面，然后一部分被蒸发，大部分流进泪道；反射性泪液：当受伤或情绪等外界刺激时还可以出现反应性泪水，如哭泣，但这些反射性泪液主要是水分，缺少保持眼球湿润的油脂和黏液。

泪膜的功能：填补上皮间的不规则界面，提供光滑的光学面，湿润及保护角膜和结膜上皮，通过机械冲刷及内含的抗菌成分抑制微生物生长，提供角膜所需的营养物质。

二、结膜上皮（conjunctiva epithelia）

包括睑结膜、穹窿结膜和球结膜，分为上皮层和固有层，分布有杯状细胞和副泪腺。目前正在探讨结膜上皮干细胞的研究。

三、角膜上皮（cornea epithelia）

现已间接证明角膜缘存在干细胞，可以分化补充角膜上皮细胞，是角膜和结膜分界的独特结构。

【眼表疾病】

由 Nelson 于 1980 年首先提出眼表疾病（ocular surfacedisease，OSD）的名称，泛指损害泪膜、结膜、角膜正常结构和功能的疾病。眼表是一个整体概念，波及到的病变包括浅层角膜、结膜、睑缘、泪膜泪腺及泪道等，其中泪膜的稳定性非常重要。近年来随着研究的深入，进一步称之为眼表泪液疾病(ocular surface & tear disease)。

第二节　干　眼

干眼的定义：泪液量的减少、质的异常引起泪液动力学的异常，导致泪膜稳定性降低而引起的一系列症状和眼表的损伤即为干眼，也称角结膜干燥症(karatoconjunctivitis sicca)。2007 年国际干眼病专题研究会（DEWS）报告中重新对干眼做出定义为：干眼是泪液和眼表的多因素疾病，伴有患者的不适症状、视觉障碍和泪膜的不稳定，潜在引起眼表的损害，同时伴有泪膜渗透压升高和眼表炎症。因此，干眼是多样化、复杂的眼科难题。

你是否经常感到眼睛发痒、流泪和受刺激？如果是，你可能患上了干眼。随着社会、经济的发展和人们生活水平的提高，干眼发病率逐渐增加并有年轻化倾向。美国患者超过 5000 万人，我国干眼患者更多。门诊调查，以眼不适为主诉、年龄 40 岁以上的就诊患者中干眼发病率为 65.71%。女性发病率明显高于男性。随着年龄的增长，其发病率逐渐增加。

【病因】

年龄　多见于 40 岁以上的人群，门诊调查 40 岁以上中、老年人占 95%，澳大利亚 1584 人的调查显示，40 岁以下发病率为 7.3%，40 岁以上发病率为 18.1%。我们的调查资料显示 70 岁以上老年人发病率是 70 岁以下人群的 2 倍。

性别　女性发病率明显高于男性，女性皮肤较男性干燥，油脂不足会影响泪膜。尤其绝经期后女性干眼发病率明显增加，与性激素尤其是雄激素水平降低有关。

眼表异常　眼部慢性炎症导致结膜杯状细胞数量减少，使泪液中粘蛋白分泌量减少，泪膜的稳定性降低。不同类型的睑缘炎或睑板腺炎症可导致睑板腺管阻塞，造成泪膜表面脂质层变薄或缺失，泪液蒸发过快出现干眼症状。泪液的脂质层缺乏，泪液的蒸发率将增加 4 倍。

屈光异常　远视、老视由于调节与集合两组肌肉不能合理配合，增加了睫状肌负担，持续用眼出现视疲劳，进而引起泪液分泌量显著减少，导致干眼。

工作及生活环境　长期在空调开放、空气不流通的环境里工作可引起干眼症状，如“大楼疾病综合征”（sick building syndrome，SBS）、“办公室眼病综合征”（office eye syndrome，OES）；经常从事注意力集中的工作或活动，长时间使用电脑，在荧光屏前工作、阅读，可导致“视频终端综合征”（video display terminals，VDT）。工作及生活环境、驾车、在黑暗的房间里看电影等都可引起瞬目间隔期暴露的眼表面积增大，瞬目频率减少，泪液蒸发加速而导致干眼，戴角膜接触镜也可致干眼（隐形眼镜吸收泪液膜，镜面上存留蛋白质）。

全身系统性疾病　糖尿病、类风湿性关节炎、Sjogren 综合征、硬皮病、红斑狼疮、过敏性疾病及皮肤黏膜综合征（Steven-Johson 综合征）等。以糖尿病最为常见。

【干眼的分类】

分泌减少：①水液缺乏型：泪腺功能损伤，Sjogren 综合征，LASIK 手术导致角膜敏感性降低；②粘蛋白缺乏型：化学伤、热烧伤，Stevens-Johnson 综合征、眼类疱疮等。

蒸发过快：MGD 睑板腺功能障碍（meibomain gland dysfunction）、眼睑缺损、位置异常致眼表暴露、瞬目异常，配戴接触镜。

【临床表现】

症状：干眼患者的主观症状非常重要，严重影响了人们的生活、工作和学习。主要为八大主症：眼疲劳，干涩感，异物感，眼痛感，畏光，烧灼感，痒感，眼红等。仔细询问病史，是否伴有口干、关节痛等全身性症状。

体征：结膜血管扩张，无光泽，皱褶形成，泪河宽度窄，角膜上皮点状或小片状干燥斑，荧光素染色阳性。严重者出现角膜病变，如溃疡、变薄、穿孔、角膜缘新生血管、继发感染等。睑板腺功能障碍 MGD 患者在睑缘出现睑板腺开口阻塞，腺体萎缩等。

【主要检查方法】

1. 泪膜破裂时间（BUT）：反映泪膜的稳定性，在患者结膜囊内滴一滴 1%荧光素钠，眨眼后睁眼计时，观察角膜出现第一个黑斑的时间即 BUT。正常≥10s，<10s 为异常，提示泪膜不稳定。

2. 泪液分泌试验：Schimer Ⅰ试验：反映基础泪液分泌情况，测试的是副泪腺的分泌功能。结膜囊表面麻醉后，泪液试纸置于下睑结膜囊中、外 1/3 交界处，患者轻轻闭眼 5 分钟后取出试纸，测出染湿的荧光素长度即泪液的分泌量。目前我国标准为≥10mm/5min 正常，<10mm/5min 为异常。监测室的环镜及周围的条件影响测试结果。要求室温、湿度适中，安静。是临床最常用的检查方法。

Schimer Ⅱ试验：反映的是反射性泪液的分泌情况，检查的是主泪腺的分泌功能。无表面麻醉状态下，结膜囊放入泪液试纸，检查方法同上，只需要给予鼻黏膜刺激，5分钟后测定结果，同上。我国标准为≥10mm/5min正常，<10mm/5min为异常。结果易受患者配合情况如眼球频繁转动，周围环境刺激如风、室内湿度、人员走动等影响。

3. 角膜荧光素染色和虎红染色：前者常用。反映角膜上皮细胞损害的情况，后者还可以进一步反映干燥和坏死的角膜上皮细胞。将角膜分为四个象限，每个象限角膜染色情况分为0～3级，0为无染色，3级为片状染色。以此来评估干眼所致角膜损害程度。

4. 泪河高度测定（泪河腺宽度）：在睑缘与眼表面交界处测泪河高度，正常≥0.3mm，此指标易于观察，但必须具有较多临床经验方可准确测量。

5. 干眼的进一步检查：泪液乳铁蛋白含量测定、结膜印记细胞学检查、角膜地形图，必要时进行血清学检查。

【诊断】干眼检查可以提供一些客观指标，但只根据一项指标不能诊断。目前干眼的诊断标准尚未统一，但已达成共识，即干眼需结合症状、体征和检查中至少两项以上为阳性方可诊断。临床常用的检查方法为前四项，泪液分泌检查中临床常采用的是Schimer Ⅰ检查方法。

干眼诊断标准：

1. 主观症状（必需）。
2. 泪膜不稳定性（必需）：BUT。
3. 泪液分泌减少：泪河高度、Schimer Ⅰ试验，必要时行Schimer Ⅱ试验。
4. 眼表面损害（加强诊断）：荧光素染色或虎红染色。
5. 实验室检查（加强诊断）。

【治疗】

1. 去除病因：治疗睑板腺炎症，避免长期在电脑前工作，矫正屈光不正，改善卫生环境等。

2. 泪液替代法：人工泪液是主要替代剂，原理是接近泪液的成分可保湿、润滑和防治上皮损伤并有促进上皮愈合的作用。最佳的泪液替代成分是自家血清，目前仍是治疗SS（Sjogren综合征）最好的泪液替代剂，但其制备和来源受到限制。其他人工泪液的药物很多，如透明质酸、聚乙烯醇、羟丙基甲基纤维素等。临床常用的有爱丽（0.1%透明质酸钠）、唯地息（2mg/g卡波姆）、泪然（0.3%羟丙基甲基纤维素）、润洁（玻璃酸钠）等等，应用时注意每天使用不要过频，以免影响副泪腺的正常分泌，长期使用应选用无防腐剂产品，否则易造成防腐剂的损伤。

3. 保留泪液：①减少泪液蒸发：眼表滴用蓖麻油乳剂，增加空气湿度，减少眼表暴露时间，带挡板的眼镜，减少热和空气流动（空调、汽车加热器）；②减少鼻泪管引流：泪小点栓塞。

4. 刺激泪液分泌：传统方法为口服毛果云香碱，但不良反应——汗液分泌增多、腹泻、痉挛、眶上神经痛限制使用。新的毒蕈碱类（Cevimeline），其生物相容性优于毛果云香碱，原用于治疗口腔干燥症，最新发现其治疗干眼有效。

5. 抗炎治疗：因干眼促发的是一类非感染性、免疫相关性的炎症反应，是在各种致炎因素的刺激下眼局部出现的防御性反应，抗炎治疗是必要的。常用非甾体抗炎剂、普抗洛芬滴眼剂、低浓度激素滴眼剂、低浓度的环孢霉素 A 滴眼液等。

6. 全身激素替代药：初步研究表明，提高雄激素水平可以加强泪腺、睑板腺的功能，抑制局部炎症反应。局部应用比全身系统应用效果更佳，可减少不必要的男性化的危险。

7. 饮食控制：补充脂肪酸等。脂肪酸是类花生酸类物质的前体，可减少相邻组织的炎症反应，降低 T 细胞增生，影响细胞因子产生，抑制角化、增加泪液的分泌。

第三节　角结膜干细胞的研究

眼表疾病中，维持眼表组织的完整性是关键问题，结膜和角膜上皮的修复及再生研究近些年来取得了进展，提出了新的理论基础。

干细胞（stem cell）是存在于生物体内的少数未分化细胞，特点为低分化状态，增殖潜力大，细胞周期长，不对称分裂等，是成熟细胞的源细胞。目前研究已证明角膜缘存在角膜上皮细胞来源的干细胞，位于角膜缘基底细胞层中，人角膜缘的 Vogt 栅栏区即角膜缘干细胞区，因此，角膜缘的结构对于维持角膜上皮的完整性非常重要，外伤、手术和治疗时注意保护和恢复角膜缘功能至关重要。

结膜上皮的干细胞研究发现结膜上皮不具备角膜缘干细胞的多能性，不能分化为角膜上皮，但当角膜缘结构破坏后，可以取代角膜上皮，使角膜表面结膜样化，结膜干细胞可能位于穹窿下方的球结膜处。了解这些对眼表疾病的治疗有指导意义。

眼表疾病还包括睑缘炎、泪腺和泪道病、结膜松弛综合征（conjunctivochalasis）、角结膜炎和肿瘤等，均已在相关章节中论述。

由于眼表的特殊结构和发病率的增加，对于眼表疾病的研究越来越深入，眼表重建的手术已广泛开展，利用体外再生眼表组织已获得成功，是近年来眼科学中发展迅速的学科，但仍有许多未知领域、争议和难题有待进一步探索。

（贾　卉）

思考题

1. 眼表所指的解剖范围？

2. 泪膜是如何形成的？主要生理作用是什么？
3. 目前研究发现角膜缘干细胞的特点和功能是什么？
4. 干眼的症状、主要临床检查方法是什么？
5. 目前治疗干眼的常用药物？

第六章 结膜病

第一节 结膜炎总论

结膜（conjunctiva）是由眼睑缘末端开始，覆盖于眼睑后和眼球前的一层半透明的黏膜组织，含有丰富的神经和血管。与其他黏膜组织相同，结膜分为上皮层和黏膜下基质层。结膜上皮层毗邻于角膜上皮，并且延伸至泪道和泪腺，因此这些部位发生的疾病容易相互影响。结膜大部分暴露于外界，与多种多样的微生物及外环境相接触，但其本身所具有的特异性和非特异性防护机制具有一定的预防感染和限制感染的能力。当这些防御能力减弱或外界致病因素增强时，将引起结膜组织炎症发生，这种炎症统称为结膜炎（conjunctivitis）。结膜炎是眼科最常见的疾病，其次为结膜变性、结膜肿瘤等。

【病因】结膜炎按致病原因可分为微生物性和非微生物性两大类；根据其来源不同可分为外源性和内源性；也可因邻近组织的炎症蔓延所致。

1. 致病微生物　最常见的结膜炎是由微生物感染引起的，分为：①细菌：如肺炎球菌、金黄色葡萄球菌、流感嗜血杆菌、脑膜炎双球菌、淋球菌等；②病毒：如人腺病毒株、单纯疱疹病毒Ⅰ型和Ⅱ型、微小核糖核酸病毒，或衣原体；③偶见真菌、立克次体和寄生虫感染。

2. 物理性刺激和化学性损伤　物理性刺激如烟尘、风沙、紫外线等；化学性损伤如医用药品、酸碱溶液和有毒气体等。

3. 其他原因　由免疫性病变（过敏性）引起、与全身疾病相关的内因（肺结核、梅毒、甲状腺病等）、邻近组织炎症蔓延（角膜炎、巩膜炎以及眼睑、眼眶、泪器、鼻腔与副鼻窦等炎症）引起。

【分类】①结膜炎根据病因可分为感染性、免疫性、化学性或刺激性、全身疾病相关性、继发性和不明原因性。②根据发病快慢可分为超急性、急性或亚急性、慢性。病程少于3周称为急性结膜炎；超过3周者为慢性结膜炎。③根据结膜对病变反应的主要形态分为乳头性、滤泡性、膜性或假膜、瘢痕性和肉芽肿性结膜炎。

【临床表现】

1. 症状　常有异物感、发痒、烧灼感、分泌物增多等症状。若伴有畏光、流泪、眼痛或虹膜睫状体疼痛，表明炎症已波及角膜或虹膜。

2. 体征　有结膜充血、分泌物增多、乳头及滤泡增生、球结膜水肿、出现伪膜和真膜、出现肉芽肿、假性上睑下垂、耳前淋巴结肿大等体征。

(1) 结膜充血：指结膜血管扩张，是急性结膜炎最常见的体征。特点是表层血管充血，以穹窿部最为明显，向角膜缘方向充血减轻，这些表层血管可随结膜机械性移动，局部点用0.1%肾上腺素后充血可消失。鲜红色充血提示为细菌性结膜炎；充血模糊不清则为过敏性结膜炎；只有充血但不伴有细胞浸润，多由环境因素刺激，如风沙、阳光、烟尘等或长期局部用药引起；如果出现睫状充血，表明炎症可能波及角膜或虹膜睫状体。

(2) 分泌物：为各种急性结膜炎所共有的体征。分泌物可为脓性、粘脓性或水样性。不同类型结膜炎的分泌物有所不同：①细菌性结膜炎：分泌物呈无固定形状的浆液、黏液或脓性。②过敏性结膜炎：分泌物呈黏稠丝状。③病毒性结膜炎：分泌物呈水样或浆液性。④淋球菌性结膜炎：大量的脓性分泌物是其特征性表现。患者早晨醒来，大量分泌物糊住睑缘部，则可能为细菌感染或衣原体感染。

(3) 球结膜水肿：血管扩张时，渗出液进入到疏松的球结膜下组织，导致球结膜水肿。水肿严重时，可见球结膜突出于睑裂之外。急性过敏性、淋球菌性或脑膜炎球菌性及腺病毒性结膜炎，都可见明显的球结膜水肿。除炎症外，眶静脉受损或淋巴回流受阻也可引起球结膜水肿。

(4) 结膜下出血：严重的结膜炎，如腺病毒、肠道病毒引起的流行性结膜炎以及Koch-weeks杆菌所致的急性结膜炎，在出现结膜充血的同时，还可见点状或片状的球结膜下出血，色鲜红，量多时呈暗红色。

(5) 乳头增生：是结膜炎的一种非特异性体征。多见于睑结膜，增生的乳头外观扁平，而靠近角结膜缘部的多呈圆顶状。乳头由增生肥大的上皮层皱叠或隆凸而成，裂隙灯下可见乳头中心有扩张的毛细血管达顶端，并呈轮辐样散开。乳头较小时，呈天鹅绒样外观，直径大于1mm者称巨大乳头。乳头呈红色的结膜炎多为细菌性或衣原体性结膜炎。乳头出现于上睑结膜，主要见于春季结膜炎和异物（如缝线、角膜接触镜、人工角膜等）对结膜的刺激反应；下睑结膜也出现乳头时多见于过敏性结膜炎。

(6) 滤泡形成：由淋巴细胞反应所致，外观呈黄白色圆形隆起。滤泡散在分布，常发生于上睑结膜和下穹窿部结膜，也可见于角结膜缘部结膜。滤泡的直径一般为0.5~2.0mm，呈白色或灰白色，中央无血管，毛细血管在其边缘绕行。大多数为病毒性、衣原体性结膜炎（除外新生儿包涵体性结膜炎），一些寄生虫或药物（碘苷、地匹福林、缩瞳剂）引起的结膜炎，都可导致滤泡形成。儿童和青少年结膜的滤泡增生并不意味着病理性改变，有时正常年轻人的颞侧结膜也可见小滤泡生成，穹窿部尤为明显，近睑缘部消失，这是一种生理性改变。

(7) 伪膜和真膜：脱落的结膜上皮细胞、白细胞、病原体及富含纤维蛋白的渗出物混合在一起，在结膜表面凝结成真膜或假膜。①伪膜是上皮表面的凝固物，去除后上皮仍可保持完整；②真膜则累及整个上皮，强行剥除后结膜创面粗糙，容易出血。此外，两者的区别还在于其反映了不同程度的炎症反应，出现真膜意味着结膜炎更为严重。以往认为，白喉棒状杆菌结膜炎和β-溶血性链球菌性结膜炎是膜形成的主要病因，然而，目前腺病毒性结膜炎则成为最常见的病因，其次是原发性单纯疱疹病毒性结膜炎，其他还有春季结膜炎、包涵体性结膜炎和念珠菌感染性结膜炎。

(8) 结膜肉芽肿：一般是由增生的纤维血管组织和单核细胞、巨噬细胞所构成。结膜基质受炎症累及后形成。常见于睑板腺囊肿以及一些内源性疾病，如梅毒、肉瘤病、猫抓病及Pari—naud眼腺综合征等。组织活检将有助于这些疾病的诊断。

(9) 结膜瘢痕：单纯的结膜上皮损伤不会导致瘢痕形成，只有损害、累及结膜基质层才可能形成瘢痕。早期瘢痕表现为结膜穹窿变浅、出现线状、星状或花边状的上皮纤维化。长时间的睑结膜下瘢痕化可导致睑内翻、倒睫等并发症。严重的结膜瘢痕化终末期可出现结膜穹窿部消失、结膜上皮角质化、睑球粘连，如眼类天疱疮病。沙眼的特异性病理改变则为角膜缘部存在滤泡，而且滤泡吸收后形成凹陷性瘢痕，称为“Herbert 小凹”。沙眼的睑结膜下瘢痕可发生于上睑结膜睑板沟附近，称为 Arlt 线。

(10) 结膜小泡：通常出现在角膜缘或球结膜，为局限性的淋巴细胞结节，可导致结膜局限性纤维化和血管化。结膜小泡的出现表明可能存在着由细胞介导的、针对病原微生物的迟发性超敏反应（如葡萄球菌、分枝杆菌抗原）。最常见于泡性角结膜炎和葡萄球菌性结膜炎。

(11) 假性上睑下垂：由于炎症细胞浸润或瘢痕形成，使上睑组织肥厚，重量增加，而造成下垂。多见于沙眼、浆细胞瘤等。炎症细胞浸润 Müller 肌也可造成轻度上睑下垂。

(12) 耳前淋巴结肿大：是病毒性结膜炎的重要体征，是与其他类型结膜炎的重要鉴别点。病程早期或症状轻者无此表现。另外此症状还可见于衣原体性、淋球菌性、肉芽肿性结膜炎和泪腺炎等疾病。而儿童睑板腺感染时，也可出现耳前淋巴结肿大。

【检查及诊断】 临床上可根据结膜炎患者的症状和体征，如结膜充血、分泌物增多、眼睑肿胀等，作出诊断；但确诊是何病因所致的结膜炎则需依靠实验室检查，包括细胞学、病原体的培养和鉴定，以及免疫学和血清学检查等；诊断时，除了询问病史、仔细观察结膜病变外，还需了解流行病学方面的情况。

1. 临床检查　是结膜炎最基本、最重要的诊断依据。临床症状和主要体征出现的部位不同，有助于结膜炎的鉴别诊断。如沙眼，上睑结膜较下睑严重，滤泡常见于上睑结膜边缘部；包涵体性结膜炎的滤泡呈增生性改变，常见于下睑结膜。检查时应注意鉴别结膜充血和睫状充血，区分开乳头增生和滤泡形成，此外还要观察分泌物的多少及性质、膜或伪膜、溃疡、疱疹、角膜炎及血管翳是否存在，是否有耳前淋巴结肿大，这些都有助于诊断。

2. 病原学检查　为了诊断病因和实施正确的治疗，有时必须进行病原学检查。①结膜分泌物涂片或刮片，可确定有无细菌感染；②必要时可做细菌或真菌培养、药物敏感试验等；③如无细菌生长，则应考虑衣原体或病毒感染的可能性，需做分离鉴定。但病原体的分离培养技术复杂、价格昂贵且耗时较长，临床上不常进行；④另外，还可应用免疫荧光、酶免疫测定、多聚酶链反应（PCR）等方法检测病原体抗原；⑤血清学检查，检测患者急性期和恢复期血清中血清抗体的效价，也有助于病毒性结膜炎的诊断，特别是单纯疱疹病毒性结膜炎，急性期外周血中血清抗体滴度可升高4倍，甚至更高。

3. 细胞学检查　不同类型的结膜炎，其细胞反应有所不同。结膜分泌物涂片检查：①Gram染色可鉴别细菌种属；Gimsa染色可分辨细胞的形态与类型，这些都有助于临床诊断；②细菌性结膜炎涂片中多形核白细胞占多数；③病毒性结膜炎，则是单核细胞、特别是淋巴细胞占多数；④伪膜形成时，中性粒细胞明显增多，提示有结膜坏死；⑤衣原体结膜炎涂片中，中性粒细胞和淋巴细胞各占一半；⑥在过敏性结膜炎的活检标本中，发现嗜酸和嗜碱粒性细胞，但结膜涂片中数量较少。在春季结膜炎的上皮细胞中，可见大量嗜酸或嗜碱性颗粒。另外，在春季结膜炎、过敏性结膜炎和遗传性过敏结膜炎患者的泪液中，还可以检测出嗜酸性粒细胞分泌的蛋白产物。

【治疗原则】针对病因治疗，以局部给药为主，必要时可全身用药。急性期禁忌包扎患眼。

1. 滴眼液滴眼　为最基本的给药途径。对于微生物性结膜炎，应首先选用敏感的抗生素或抗病毒眼药水。必要时，可根据病原体培养和药物敏感试验选择有效的治疗药物。急性期应频繁点眼药水，每1~2小时一次。病情好转后可减少滴眼次数。重症细菌性结膜炎患者在药物敏感实验结果出来之前，可选用几种混合抗生素眼药水点眼。

2. 眼药膏涂眼　眼药膏在结膜囊内停留的时间较长，宜睡前使用，可发挥其持续的治疗作用。

3. 冲洗结膜囊　当结膜囊内分泌物较多时，可用无刺激性的冲洗液（如生理盐水或3%硼酸水）冲洗，每日1~2次，以清除结膜囊内的分泌物。勿使冲洗液流入健眼，以免导致健眼感染。

4. 全身治疗　严重的结膜炎，如淋球菌性结膜炎和衣原体性结膜炎，除局部用药外，需全身使用抗生素。

【预后和预防】

1. 预后　大多数类型的结膜炎治愈后不会遗留并发症，少数结膜炎可因并发角膜炎症进而造成视力损害。严重的或慢性的结膜炎可发生永久性改变，如结膜瘢痕形成导致睑球粘连、眼睑变形或继发干眼。

2. 预防　传染性结膜炎因可造成流行性感染，所以必须做好预防，要严格注意个人卫生和集体卫生，提倡勤洗手、洗脸，不用手或衣袖擦眼。炎症急性期患者需隔离；单眼患病时应防止健眼感染；严格消毒患者用过的洗脸用具、手帕以及接触的医疗器皿；医护人员在接触患者后必须洗手消毒，以防止交叉感染，必要时应戴防护眼镜；新生儿出生后应常规涂消炎眼膏；对理发店、饭店、学校、托儿所、工厂、游泳池等人群集中场所应进行卫生宣传，并定期检查、加强管理。

第二节　细菌性结膜炎

当患者有不同程度的结膜充血和结膜囊内出现脓性、黏液性或粘脓性分泌物时，应怀疑为细菌性结膜炎（bacterial conjunctivitis）。根据发病快慢可分为超急性（24h 内）、急性或亚急性（几小时至几天）、慢性（数天至数周）。按病情的严重程度可分为轻、中、重度。常见致病菌包括金黄色葡萄球菌、肺炎链球菌、Morax-Axenfeld 双杆菌、假单胞菌属、流感嗜血杆菌、奈瑟淋球菌、奈瑟脑膜炎球菌、变形杆菌及大肠杆菌等，其他较少见的细菌有结核分支杆菌、白喉杆菌等。淋球菌和脑膜炎球菌感染所致的超急性化脓性结膜炎若不尽早治疗，将产生严重并发症。急性结膜炎通常有自限性，病程在 2 周左右，正确给予敏感抗生素治疗后，在几天内可痊愈。慢性结膜炎无自限性，治疗比较棘手。

一、超急性细菌性结膜炎

超急性细菌性结膜炎（hyperacute bacterial conjunctivitis）由奈瑟菌属细菌（如淋球菌、脑膜炎球菌）引起。其特征为潜伏期短、急性进展性病程、伴有大量脓性分泌物。

【病因】淋球菌性结膜炎（gonococcal conjunctivits）：成人主要是通过生殖器与眼接触传播而感染，新生儿主要是出生时由患有淋球菌性阴道炎的母体产道感染所致。脑膜炎球菌性结膜炎最常见的患病途径是血源性传播导致感染。

【临床表现】

1. 淋球菌性结膜炎　①新生儿：潜伏期 2 ~ 5 天，出生后 7 天发病者为产后感染。双眼常同时发病。患者畏光、流泪、眼睑高度水肿，重者球结膜突出于睑裂之外。可有假膜形成。病初时的分泌物呈浆液性，但很快转变为脓性，大量脓性分泌物不断从睑裂流出，因此又称之为“脓漏眼”。常有耳前淋巴结肿大和压痛体征。严重者可并发角膜溃疡甚至眼内炎。感染的婴儿可能还会并发其他部位的化脓性炎症，如肺炎、关节炎、脑膜炎、败血症等。②成人：潜伏期为10小时或2~3天不等，症状与新生儿相似，但相对较轻。

2. 脑膜炎球菌性结膜炎　多见于儿童，通常为双眼发病，潜伏期仅为数小时至1天，临床表现类似淋球菌性结膜炎，严重者可发生化脓性脑膜炎，危及患者的生命。

淋球菌性结膜炎比脑膜炎球菌性结膜炎更为常见，但在临床上两者往往难以鉴别，二者均可引起全身扩散，包括败血症。特异性诊断需要细菌培养和糖发酵试验。近年来，对奈瑟菌属进行检测出现青霉素耐药菌群，因此药物敏感试验尤为重要。

二、急性或亚急性细菌性结膜炎

急性或亚急性细菌性结膜炎（acute or subacute bactorial conjunctivitis）又称急性卡他性结膜炎，俗称“红眼病”。传染性极强，多发于春、秋季节。可散发感染，也可流行于学校、工厂、幼儿园等集体生活场所。

【病因】主要致病菌为肺炎双球菌，少部分病例由葡萄球菌或其他链球菌感染引起。流感嗜血杆菌Ⅲ型是儿童急性细菌性结膜炎的最常见致病菌。

【临床表现】潜伏期1~3天，两眼同时或相隔1~2天发病。发病3~4天时病情达到高潮，之后逐渐减轻。临床表现为患眼红、烧灼感，并伴有畏光、流泪。结膜充血，出现中等量黏脓性分泌物，晨起时，上、下睑睫毛常被分泌物粘合在一起。一般不影响视力，如分泌物附于角膜表面时，可出现一过性视力模糊或虹视。病情较重者可出现结膜下出血。肺炎球菌、流感嗜血杆菌Ⅲ型（Koch-Weeks杆菌）所致结膜炎，可出现一层假膜覆盖在睑结膜表面。流感嗜血杆菌Ⅲ型感染可并发卡他性边缘性角膜浸润或溃疡。部分患者可伴有体温升高、身体不适等全身症状。

三、慢性结膜炎

慢性结膜炎（chronic conjunctivitis）是由多种原因引起的慢性结膜炎症，发病无季节性。

【病因】①由于急性结膜炎治疗不当演变而来；②由Morax-Axenfeld（莫阿）双杆菌、链球菌或其他毒力不强的菌类感染所致，起始病程就呈慢性炎症过程；③还可由不良环境因素刺激所致，如粉尘或化学烟雾、眼部长期使用有刺激性的药物、屈光不正、烟酒过度、睡眠不足等原因引起。很多患者同时存在睑内翻、倒睫、慢性睑缘炎、睑板腺功能异常、慢性泪囊炎以及慢性鼻炎等周围组织炎症；④金黄色葡萄球菌和莫阿菌是慢性细菌性结膜炎最常见的两种病原体。

【临床表现】病程进展缓慢，持续时间长，可单侧或双侧发病。临床症状主要表现为眼痒、烧灼感、干涩感、眼刺痛以及视疲劳。结膜轻度充血，可出现睑结膜增厚、乳头增生，分泌物多为黏液性或白色泡沫样。莫阿菌可引起眦部结膜炎，伴有外眦角皮肤结痂、溃疡形成，并出现睑结膜乳头和滤泡增生。由金黄色葡萄球菌感染引起者，常伴有溃疡性睑缘炎或角膜周边点状浸润。

四、细菌性结膜炎的诊断和治疗

【诊断】根据临床症状、体征、分泌物涂片或结膜刮片等检查，可以诊断。结膜刮片和分泌物涂片通过 Gram 和 Giemsa 染色，在显微镜下可发现大量多形核白细胞和细菌。为明确病因和指导治疗，对伴有大量脓性分泌物的患者、结膜炎严重的儿童和婴儿以及治疗无效者，应进行细菌培养和药物敏感试验，出现全身症状者还应进行血培养。

【治疗】治疗原则是去除病因，抗感染治疗。在等待实验室结果的同时，应开始局部使用广谱抗生素，确定致病菌属后再给予敏感抗生素。根据病情轻重可实施结膜囊冲洗、局部用药、全身用药或联合用药等治疗方法。切忌包扎患眼，可配戴太阳镜以减少光线的刺激。①对超急性细菌性结膜炎的治疗，应在诊断性标本收集后立即进行，以防止潜在的角膜及全身感染的发生，局部治疗和全身用药一同进行；②成人急性或亚急性细菌性结膜炎，一般选用滴眼液，儿童则选用眼膏，以减少药物随哭泣时的泪液排出，而且其作用时间延长；③慢性细菌性结膜炎，治疗原则与急性结膜炎相似，但需长期用药治疗，疗效主要取决于患者对治疗方案的依从性；④如各类型结膜炎波及角膜时，应按角膜炎治疗原则处理。

1. 局部治疗

（1）当患眼分泌物多时，可用无刺激性的冲洗液，如3%硼酸水或生理盐水冲洗结膜囊，冲洗时避免损伤角膜上皮，并注意勿使冲洗液流入健眼。

（2）滴用有效的抗生素滴眼液和眼药膏。急性期每 1 ~ 2 小时点眼一次。①革兰阳性菌感染所致者，可使用 5000 ~ 10000U/ml 青霉素、0.1%利福平、15%磺胺醋酰钠、杆菌肽、0.5%氯霉素等滴眼液频繁点眼，并使用红霉素、杆菌肽—多粘菌素 B 眼膏等；②革兰阴性菌感染所致者，一般选用氨基糖甙类或喹诺酮类药物，如 0.3%庆大霉素、0.3%环丙沙星、0.3%妥布霉素、0.3%氧氟沙星眼药水或眼药膏；③在特殊情况下，可使用合成抗生素滴眼液，如对于甲氧苯青霉素耐药性葡萄球菌性结膜炎，可使用50mg/ml万古霉素滴眼液；④慢性葡萄球菌性结膜炎，对杆菌肽和红霉素反应较好，还可适当应用收敛剂，如0.25%硫酸锌滴眼液。

2. 全身治疗

(1) 奈瑟菌性结膜炎，应及时全身使用足量的抗生素，肌内注射或静脉给药。淋球菌性结膜炎：①成人：角膜未波及者可大剂量肌内注射青霉素或头孢曲松钠（ceftriaxone，菌必治）lg/d即可；如果角膜也被感染，则应加大剂量，为1~2g/d，连续5天。青霉素过敏者可使用壮观霉素（spectinomycin，淋必治），2g/d，肌内注射。此外，还可联合口服1g阿奇霉素或100mg强力霉素，每日2次，持续7天或喹诺酮类药物（环丙沙星0.5g或氧氟沙星0.4g，每日2次，连续5天）。②新生儿：用青霉素G100000万U/（kg·d），静脉滴注或分4次肌内注射，共7天；或用头孢曲松钠（0.125g，肌内注射）、头孢噻肟钠（cefotaxime，25mg/kg，静脉滴注或肌内注射），每8h或12h一次，连续7天。

对脑膜炎球菌性结膜炎患者，可静脉滴注或肌内注射青霉素。青霉素过敏者可使用氯霉素。

(2) 流感嗜血杆菌感染所致的急性结膜炎、伴有咽炎或急性化脓性中耳炎的患者，局部用药的同时应口服头孢类抗生素或利福平。

(3) 对慢性结膜炎的难治性病例，或伴有酒糟鼻的患者，在局部持续用药同时，可口服强力霉素100mg，1~2次/d，持续数月。

第三节 衣原体性结膜炎

衣原体是介于细菌与病毒之间的微生物，归属于立克次纲、衣原体目。它具有细胞壁和细胞膜，以二分裂方式繁殖，寄生于细胞内可形成包涵体。衣原体目分为两属。属Ⅰ为沙眼衣原体，引起沙眼、包涵体性结膜炎和淋巴肉芽肿；属Ⅱ为鹦鹉热衣原体，能引起鹦鹉热。衣原体性结膜炎（chlamydial conjunctivitis）包括沙眼、性病淋巴肉芽肿性结膜炎、包涵体性结膜炎等。衣原体对四环素或红霉素最敏感，其次为磺胺嘧啶、利福平等。

一、沙 眼

沙眼（trochoma）是由沙眼衣原体引起的一种慢性传染性结膜角膜炎，是致盲的主要疾病之一。全世界约有3亿~6亿人感染沙眼。1950年以前，沙眼曾在我国广泛流行，1970年以后，随着人民生活水平的提高、卫生常识的普及和医疗条件的改善，其发病率大大降低。1950年，由我国汤飞凡、张晓楼等眼科专家用鸡胚培养的方法在世界上首次分离出沙眼衣原体。

【病因】由 A、B、C 或 Ba 抗原型沙眼衣原体感染所致。感染率和病情的严重程度同居住条件以及个人卫生习惯密切相关。热带、亚热带地区或干旱季节容易传播。沙眼常为双眼发病，通过直接接触或污染物间接传播，节肢昆虫也可为传播媒介。

【临床表现】通常起病缓慢，多为双眼发病，但轻重程度不等。沙眼衣原体感染后，潜伏期常为 5～14 天。幼儿患沙眼后，症状不明显，可自行缓解，不留后遗症。成人沙眼多为亚急性或急性发病过程，早期即出现并发症。沙眼初期可表现为滤泡性慢性结膜炎，之后逐渐发展致结膜瘢痕形成。

1. 急性期　症状表现为畏光、流泪、异物感，较多黏液或黏液脓性分泌物。并可出现眼睑红肿，结膜充血明显，乳头增生，上、下穹窿部结膜充血、滤泡增生，可出现弥漫性角膜上皮炎及耳前淋巴结肿大。

2. 慢性期　患者自觉眼痒、异物感、干涩和烧灼感。结膜充血较轻，结膜污秽肥厚，并伴有乳头及滤泡增生，病变以上穹窿及睑板上缘结膜显著，并可见垂帘状的角膜血管翳。在病变进展过程中，结膜病变逐渐形成瘢痕。最早在上睑结膜的睑板下沟处，称之为 Arlt 线，逐渐形成网状，之后全部变成白色平滑的瘢痕。角膜缘滤泡发生瘢痕化改变，临床上称之为Herbet's 小凹。沙眼性角膜血管翳及睑结膜瘢痕为沙眼的特有体征。

3. 晚期　常发生睑内翻、倒睫、上睑下垂、睑球粘连、实质性结膜干燥症、角膜混浊、慢性泪囊炎等并发症，可严重影响视力，甚至失明。

【诊断】一般根据睑结膜出现乳头及滤泡、角膜上皮及上皮下角膜炎、角膜血管翳、Herbet's 小凹等特异性体征，可以作出诊断。但由于睑结膜的乳头增生和滤泡形成并非为沙眼所特有，因此早期沙眼诊断较困难，有时只能诊断“疑似沙眼”，要确诊则需要实验室检查。WHO 要求诊断沙眼时至少符合以下标准中的两条：①在上睑结膜发现 5 个以上滤泡；②典型的睑结膜瘢痕形成；③出现角膜缘滤泡或 Herbert 小凹；④可见广泛的角膜血管翳。

实验室检查：①可检出淋巴细胞、浆细胞和多形核白细胞是沙眼细胞学的典型特点，但细胞学检查的假阳性率较高；②结膜刮片后行 Giemsa 染色，可见位于核周围的蓝色或红色细胞浆内的包涵体，改良的 Diff-Quik 染色将检测包涵体的时间缩短为几分钟；③荧光标记的单克隆抗体试剂盒，检测细胞刮片衣原体抗原、聚合酶链反应、酶联免疫测定等，都具有高敏感性和高特异性，但技术复杂且费用昂贵。

【分期】为了统一流行病学调查和指导治疗，国际上常用 MacCallan 分期法：①Ⅰ期：早期沙眼。上睑结膜可见未成熟滤泡，轻微角膜上皮下混浊、弥漫点状角膜炎和角膜上方细小血管翳。②Ⅱ期：明确的沙眼。Ⅱa 期：滤泡增生，角膜混浊、上皮下浸润，并见明显的角膜上方浅层血管翳；Ⅱb 期：乳头增生，滤泡模糊，可见到滤泡坏死，角膜上方可见表浅血管翳和角膜上皮下浸润。瘢痕不明显。③Ⅲ期：形成瘢痕。同我国Ⅱ期。④Ⅳ期：为非活动性沙眼。同我国Ⅲ期。

1979年，我国也制定了沙眼分期方法：①Ⅰ期（进行活动期）：上睑结膜乳头与滤泡并存，上穹窿部结膜模糊不清，可见角膜血管翳。②Ⅱ期（退行期）：上睑结膜开始出现、且逐渐发展至大部分变为瘢痕，仅留少许活动病变。③Ⅲ期（完全瘢痕期）：上睑结膜活动性病变完全消失，瘢痕形成，此期无传染性。

1987年世界卫生组织（WHO）介绍了一种新的沙眼分期法，以评价沙眼严重程度。标准如下：①TF：上睑结膜出现5个以上滤泡；②TI：上睑结膜出现弥漫性浸润、乳头增生、血管模糊区 > 50%；③TS：可见典型的睑结膜瘢痕；④TT：出现倒睫或睑内翻；⑤CO：出现角膜混浊。其中TF、TI是活动期沙眼，应给予治疗；TS表明曾患过沙眼；TT有潜在的致盲危险、需行睑内翻、倒睫矫正手术；CO为终末期沙眼。

【鉴别诊断】沙眼应与其他滤泡性结膜炎相鉴别。

1. 慢性滤泡性结膜炎（chronic follicular conjunctivitis）　原因不明。常见于儿童及青少年，多为双侧发病。在下穹窿及下睑结膜可见大小均匀、排列整齐的滤泡，无融合倾向。结膜充血并可有分泌物，但不肥厚，不留痕迹，可自愈，无角膜血管翳。无分泌物和结膜充血等炎症症状者，称之为结膜滤泡症(conjunctivial folliculosis)。一般不需治疗，只是有自觉症状时才按慢性结膜炎治疗。

2. 春季结膜炎（vernal conjunctivitis）　睑结膜处增生的乳头大而扁平，上穹窿部结膜无病变，无角膜血管翳。睑结膜刮片中可见大量嗜酸性细胞。

3. 包涵体性结膜炎（inclusion conjunctivitis）　滤泡以下穹窿部和下睑结膜显著，无角膜血管翳。可通过实验室检查针对不同衣原体抗原的单克隆抗体做免疫荧光检测，利用其抗原血清型进行鉴别。

4. 巨乳头性结膜炎（giant papillary conjunctivitis）　结膜乳头常易与沙眼性滤泡相混淆，但患者有明确的角膜接触镜配戴史。

【治疗】

包括全身和眼局部药物治疗以及对并发症的治疗。

1. 局部用0.1%利福平、0.1%酞丁胺或0.5%新霉素滴眼液等点眼，4次/日。夜间使用红霉素、四环素类眼膏，疗程至少10～12周。

2. 急性期或严重的沙眼　需全身应用抗生素治疗，疗程一般为3～4周。可口服四环素1～1.5g/d，分为4次服用；或应用强力霉素100mg，2次/日，口服；或红霉素1g/d，分4次口服。7岁以下儿童和孕期妇女禁用四环素，以免产生牙齿和骨骼的损害。

3. 手术矫正倒睫及睑内翻，是防止晚期沙眼导致角膜混浊而致盲的关键措施。

【预防及预后】预防措施和重复治疗应结合进行。要注意平时培养良好的卫生习惯，避免接触传染，改善生活、工作环境，加强对旅店及理发等服务行业的卫生管理。

二、包涵体性结膜炎

包涵体性结膜炎（inclusion conjunctivitis）是一种通过性接触或产道传播的急性或亚急性滤泡性结膜炎。发病多为双侧。由于表现不同，临床上又分为新生儿性和成人包涵体性结膜炎。

【病因】由 D-K 型沙眼衣原体引起。通过性接触或手—眼接触传播到结膜。游泳池也可间接传播疾病。新生儿经产道分娩也可被感染。

【临床表现】

1. 成人包涵体性结膜炎　多见于年轻人，接触病原体后 1 ~ 2 周发病，单眼或双眼发病。临床可见轻、中度结膜充血，眼部刺激症状，并可见粘脓性分泌物，部分患者可无症状。眼睑肿胀，结膜显著充血，睑结膜及穹窿部结膜形成滤泡，并伴有不同程度的乳头增生，一般多位于下睑结膜，可出现耳前淋巴结肿大。3 ~ 4 个月后，炎症逐渐减轻、消退，但结膜肥厚和滤泡则持续存在 3 ~ 6 个月左右方可恢复正常。有时可见周边部角膜上皮或上皮下出现浸润或细小表浅的血管翳（< 1 ~ 2mm），但无前房炎症反应。可形成结膜瘢痕，但无角膜瘢痕，不会引起虹膜睫状体炎。同时可能存在其他部位，如生殖器、咽部的衣原体感染征象。

2. 新生儿包涵体性结膜炎　潜伏期为出生后 5 ~ 14 天，有胎膜早破时可在生后第 1 天即出现体征。一般多为双侧，开始有水样或少许黏液样分泌物，随着病程的进展，分泌物明显增多并呈脓性。炎症持续 2 ~ 3 个月后，可出现乳白色光泽滤泡，较病毒性结膜炎的滤泡大。严重病例可见伪膜形成、结膜瘢痕化。多数患儿是轻微自限性的，但可能出现角膜瘢痕和新生血管。衣原体还可引起新生儿其他部位的感染并危及生命，如衣原体性中耳炎、呼吸道感染、肺炎等。

【诊断】根据临床表现不难作出诊断。实验室检测手段同沙眼。新生儿包涵体性结膜炎需和沙眼衣原体、淋球菌引起的感染相鉴别，在结膜上皮细胞胞浆内易检出嗜碱性包涵体。

【治疗】①因感染可波及呼吸道、胃肠道，因此口服药物很有必要。婴幼儿可口服红霉素（40mg/kg·d），分 4 次服下，至少用药 14 天。如有复发，需再次全程给药。②成人可口服四环素（1 ~ 1.5g/d）、强力霉素（100mg，2 次/d）或红霉素（1g/d），需治疗 3 周。③局部使用抗生素滴眼液及眼膏，如 15%磺胺醋酸钠、0.1%利福平等。

【预防】加强对年轻人的卫生知识特别是性知识的教育。保证产前护理质量，包括生殖道衣原体感染的检测和治疗，这是预防新生儿感染的关键。有效预防药物包括1%硝酸银、0.5%红霉素及2.5%聚稀吡酮碘。其中2.5%聚烯吡酮碘点眼效果最好、毒性最小。

第四节 病毒性结膜炎

病毒性结膜炎（viral conjunctivitis）临床比较常见，病变程度因个体免疫状况、病毒毒力强弱不同而存在差异，通常为自限性。临床上按病程分为急性和慢性两种，急性多见，包括流行性角结膜炎、单纯疱疹病毒性结膜炎、流行性出血性结膜炎、咽结膜热和新城鸡瘟结膜炎等；慢性则包括传染性软疣性睑结膜炎、水痘—带状疱疹性睑结膜炎、麻疹性角结膜炎等。

一、腺病毒性角结膜炎

本病是一种重要的病毒性结膜炎，主要表现为急性滤泡性结膜炎，常合并角膜病变，其传染性强，可散在或流行性发病。腺病毒是一种脱氧核糖核酸（DNA）病毒，分为31个血清型。由不同型别的腺病毒引起的病毒性结膜炎有不同的临床表现；而同样的临床表现可由几种不同血清型别的腺病毒引起。腺病毒性角结膜炎主要表现为两大类型，即流行性角结膜炎和咽结膜热。

（一）流行性角结膜炎（epidemic keratoconjunctivitis）

是一种传染性极强的接触性传染病。

【病因】由8、19、29和37型腺病毒（人腺病毒D亚组）引起。潜伏期为5~7天。

【临床表现】起病较急、症状重、双眼发病。临床主要症状有充血、疼痛、畏光、伴有水样分泌物。①急性期：眼睑水肿，伴有结膜充血、水肿，48h内可出现滤泡和结膜下出血。伪膜（有时真膜）形成后可导致扁平瘢痕、睑球粘连。②角膜病变：发病数天后，角膜可出现弥散的斑点状上皮损害，并且于发病7~10天后融合成较大的、粗糙的上皮浸润。发病2周后则发展为局部上皮下浸润，主要散布于角膜中央，角膜敏感性正常。发病3~4周后，上皮下浸润加剧，形态、大小基本一致，数个至数十个不等。上皮下浸润为迟发性过敏反应所引起。原发症状消退后，经数月角膜混浊可消失。③结膜炎症：最长可持续3~4周。④全身表现：常出现耳前淋巴结肿大及压痛，且于眼部最先受累侧较为明显。儿童可出现全身症状，如发热、咽痛、中耳炎、腹泻等。

【诊断】根据典型临床表现可以作出诊断；结膜刮片可见大量单核细胞；有伪膜形成时，中性粒细胞数增加；病毒培养可分离出病毒。

【治疗】①局部冷敷和使用血管收缩剂可减轻症状。②急性期可使用抗病毒药物，以抑制病毒复制，如0.1%疱疹净、0.1%三氮唑核苷、4%吗啉双胍等，每小时1次。③合并细菌感染时加用抗生素滴眼液。④出现严重的膜或伪膜、上皮或上皮下角膜炎引起视力下降时，可考虑使用糖皮质激素滴眼液，但应掌握使用的时间和频度。

（二）咽结膜热（pharyngoconjunctival fever）

是一种临床表现为急性滤泡性结膜炎，并伴有上呼吸道感染和发热的病毒性结膜炎。多见于4~9岁儿童和青少年。常于夏、冬季节在学校和幼儿园中流行。

【病因】由腺病毒3、4和7型引起。

【临床表现】前驱症状为全身乏力，体温可上升至38.3℃~40℃。自觉流泪、眼红和咽痛。患者体征表现为眼部滤泡性结膜炎、一过性浅层点状角膜炎及角膜上皮下混浊、并伴有耳前淋巴结肿大。咽结膜热有时只表现出1~3个主要体征。病程10天左右，有自限性。

【诊断】根据临床表现可以作出诊断。结膜刮片见大量单核细胞，培养无细菌生长。

【治疗和预防】

按照流行性角结膜炎治疗。发病期间勿去公共场所如游泳池等地，以减少传播机会。

二、流行性出血性结膜炎

流行性出血性结膜炎（epidemic hemorrhagic conjunctivitis）是一种由70型肠道病毒引起的暴发流行的自限性眼部传染病，又称“阿波罗11号结膜炎”。

【病因】由70型肠道病毒、偶由A24型柯萨奇病毒引起。

【临床表现】潜伏期为18~48小时，（病程一般为7~15天）。常见症状有眼痛、畏光、流泪、异物感、结膜下出血、眼睑水肿等。结膜下出血可呈片状或点状，从上方球结膜开始向下方球结膜蔓延。多数患者有滤泡生成，并伴上皮性角膜炎和耳前淋巴结肿大。少数人可发生前葡萄膜炎，部分患者还伴有发热，不适以及肌肉痛等全身症状。印度和日本曾报告个别病例出现类似小儿麻痹样下肢运动障碍。

【诊断】急性滤泡性结膜炎症状，并伴有显著的结膜下出血、耳前淋巴结肿大等为诊断依据。

【治疗和预防】治疗同流行性角结膜炎，本病有自限性，应加强个人卫生和医院管理，防止传播。

第五节　免疫性结膜炎

免疫性结膜炎（immunologic conjunctivitis）又称变态反应性结膜炎，是结膜对外界过敏原的一种超敏性免疫反应。因结膜经常暴露在外，所以易与空气中的致敏原如花粉、尘埃、动物羽毛等接触，也容易遭受细菌和其他微生物的感染（其蛋白质可致敏），一些药物的使用也可以使结膜组织发生过敏反应。由体液免疫介导的免疫性结膜炎呈速发型，临床上常见有枯草热、异位性结膜炎和春季角结膜炎；由细胞介导的则呈慢性发病过程，常见的有泡性结膜炎。眼部长期用药可导致医源性结膜炎或过敏性结膜炎，有速发型和迟发型两种。还有一种与自身免疫性疾病相关，包括干燥性角结膜炎、结膜类天疱疮、Stevens—Johnson 综合征等。

一、春季角结膜炎

春季角结膜炎（vernal keratoconjunctivitis）又称春季卡他性结膜炎、季节性结膜炎等。一般为青春期前起病，持续 5～10 年，多为双眼发病，男性发病率高于女性。本病在中东和非洲发病率高，温带地区发病率较低，寒冷地区几乎无病例报道。春、夏季节发病率高于秋、冬两季。

【病因】很难找到特殊的致敏原，病因尚不明确。通常认为与花粉过敏有关，而各种微生物的蛋白质成分、动物皮屑和羽毛等也可致敏。近年来，春季角结膜炎患者角膜上皮中发现有细胞粘附分子（ICAM－1）表达。且泪液中可分离出特异性的 IgE、IgG，组胺和类胰蛋白酶升高，血清中组胺酶下降。因此本病发病机理与体液免疫（1gG、IgE）及细胞免疫皆相关。春季角结膜炎亦见于免疫球蛋白 E 综合征的患者。

【临床表现】临床上分为 3 种：睑结膜型、角结膜缘型及混合型。患者眼部奇痒，分泌物呈粘丝状，夜间症状加重。一般有家族过敏史。

1. 睑结膜型　特点为睑结膜呈粉红色，上睑结膜可见扁平巨大乳头，呈铺路石样排列，包含有毛细血管丛，形状不一。下睑结膜可见弥散的小乳头，严重者上睑结膜可见伪膜形成。一般反复发作后结膜乳头可完全消退，不遗留瘢痕。

2. 角结膜缘型　常见于黑色人种。上、下睑结膜均可出现小乳头。特异性表现是在角膜缘有黄褐色或污红色胶样增生，以上方角膜缘明显。

3. 混合型　睑结膜和角膜缘同时出现上述两型所见。

各型均可发生角膜病变，表现为弥漫性上皮型角膜炎，从而导致“春季溃疡”，为盾形无菌性上皮损害，多分布于角膜中、上1/3。部分患者在急性期可在角膜缘处发现白色Horner-Trantas结节。对结膜分泌物涂片和Trantas结节活检行Giemsa染色，可见大量嗜酸性粒细胞和嗜酸性颗粒。角膜上方可见微小血管翳，极少出现全周角膜血管化。本病和圆锥角膜可能有一定关系。

【诊断】依据：①好发于男性青年，具有季节性反复发作的特点，奇痒；②上睑结膜乳头增生呈扁平的铺路石样改变或角膜缘处胶样增生；③观察结膜刮片，显微镜下每高倍视野出现超过两个嗜酸性粒细胞，即可作出诊断。

【治疗】春季结膜炎是一种自限性疾病，短期用药即可减轻症状，长期用药对眼部组织有损害。①糖皮质激素：局部或全身使用，能迅速缓解眼痒症状，但应注意，长期使用会产生激素性青光眼、白内障等并发症。②细胞膜稳定剂：中、重度患者可使用色甘酸钠或新一代药物萘多罗米钠，减轻病情发作。③血管收缩剂：如0.1%肾上腺素溶液；抗组胺药物，如特非那丁；冷敷，在有空调房间，可使患者感觉舒适。④其他：治疗效果不佳时，可考虑移居寒冷地区。经过一系列药物治疗仍有强烈畏光、甚至无法正常生活的顽固病例，可使用2%环胞霉素眼药水，特别是0.05%FK－506滴眼液，具有良好的治疗效果。

二、过敏性结膜炎

过敏性结膜炎（allergic conjunctivitis）是由于眼部组织对过敏原产生超敏反应所引起的炎症，分为速发型和迟发型两种。

【病因】由于接触药物或其他抗原而过敏的结膜炎。①速发型：致敏原有花粉、角膜接触镜及其清洗液等；②迟发型：一般由药物引起，如阿托品、金霉素、广谱抗生素及缩瞳剂等。

【临床表现】起病急，一般为局部应用药物过敏引起，眼部奇痒，有异物感，出现结膜分泌物。眼睑红肿或呈湿疹样改变。结膜水肿、充血，睑结膜乳头增生、滤泡形成，严重者引起结膜上皮剥脱。部分患者可有全身过敏表现。

【诊断】有较明显的过敏原接触史，脱离过敏原后症状可迅速消退；结膜囊分泌物涂片发现嗜酸性粒细胞增多。

【治疗】查找过敏原，并避免再次接触。局部点糖皮质激素滴眼液（如0.1%地塞米松）、血管收缩剂（0.1%肾上腺素或1%麻黄素）；有睑皮肤红肿、丘疹者，可用2%～3%硼酸水湿敷。严重者可加用全身抗过敏药物，如扑尔敏、息斯敏、抗组胺药或糖皮质激素等。

三、泡性角结膜炎

泡性角结膜炎（phlyctenular keratoconjunctivitis）是由微生物蛋白质引起的

迟发型免疫反应性疾病。

【病因】常见致病微生物有结核杆菌、金黄色葡萄球菌、白色念球菌、球孢子菌属，以及 L1、L2、L3 血清型沙眼衣原体等。

【临床表现】女性、青少年及儿童多发。可有轻微异物感，如累及角膜则症状加重。

泡性结膜炎初起时为实性，在球结膜处可见隆起的红色小病灶（1～3mm），周围有充血区。在角膜缘处呈三角形病灶，尖端指向角膜，顶端易溃烂而形成溃疡，愈合后不留瘢痕。病变发生在角膜缘时，可见单个或多发的灰白色小结节，结节较泡性结膜炎小，病变处局部充血，愈合后留有浅淡的瘢痕，使角膜缘参差不齐。初次泡性结膜炎症状消退后，遇有活动性睑缘炎、急性细菌性结膜炎和营养不良等诱发因素还可复发。反复发作后，疱疹向中央进犯，新生血管也随之长入，称为束状角膜炎。

【诊断】根据角膜缘或球结膜处典型的实性结节样小泡伴周围充血等症状可正确诊断。

【治疗】①治疗诱发此病的潜在性疾病。②糖皮质激素滴眼液点眼，如 0.1%地塞米松眼药水对结核菌体蛋白引起的泡性结膜炎治疗敏感，使用后 24 小时内症状减轻。③伴有相邻组织的细菌感染应给予抗生素治疗。④出现严重的角膜瘢痕而影响视力者，需行角膜移植术。

四、自身免疫性结膜炎

此类眼病可引起眼表损害、泪液膜稳定性下降，导致眼表疾病的发生，严重影响视力。主要有 sjögren 综合征、结膜类天疱疮、Stevens-Johnson 综合征等疾病。

（一）sjögren's 综合征（sjögren's Syndrome，SS）

是一种累及全身多系统的疾病，包括干眼、口干和结缔组织损害（关节炎），3 个症状中两个存在即可诊断。多发于绝经期妇女。泪腺可有淋巴细胞和浆细胞浸润，造成泪腺增生，其结构功能遭到破坏。

【临床表现】出现干眼症状，睑裂区结膜充血、有刺激感，出现轻度结膜炎症和粘丝状分泌物，角膜上皮点状缺损，且多见于下方角膜，并可出现丝状角膜炎，疼痛有朝轻暮重的特点。泪膜消失，泪液分泌试验异常，结膜和角膜虎红染色及丽丝胺绿染色阳性。

【诊断】唾液腺组织（如口腔黏膜组织）活检有淋巴细胞和浆细胞浸润，结合临床症状可确诊。

【治疗】主要为对症治疗，缓解症状。可采用人工泪液、封闭泪点、湿房镜等措施。

（二）瘢痕性类天疱疮

是一种治疗效果不佳的非特异性慢性结膜炎，伴有口腔、鼻腔、瓣膜和皮肤的病灶。女性患者严重程度高于男性，部分患者有自行减轻的趋势。

【临床表现】结膜病变形成瘢痕，因而造成睑球粘连以及睑内翻、倒睫等。倒睫形成和缺乏泪膜时，角膜将开始受损。

【诊断】依据临床表现，结膜活检有嗜酸性粒细胞，基底膜有免疫荧光阳性物质（1sG、IgM、IgA）等可诊断。

【治疗】①应在瘢痕形成前开始治疗，以减轻组织受损程度。②口服氨苯砜和免疫抑制剂对部分患者有效。③病程长者多因角膜干燥，完全性睑球粘连等严重并发症导致失明，可酌情行眼表重建手术。

（三）Stevens-Johnson 综合征（Stevens—Johnson Syndrome）

该病的特征是皮肤和黏膜的多形性红斑，多发于年轻人，35 岁以后较少发病。双眼结膜受累，患者有眼痛、分泌物多和畏光等症状。角膜血管瘢痕化后则影响视力。结膜刮片见大量多核白细胞。

【治疗】①糖皮质激素：全身使用可延缓病情进展，局部使用对眼部治疗无效，还可能致角膜溶解、穿孔。②人工泪液：应先清除结膜分泌物后给予，以减轻不适症状。③出现倒睫和睑内翻则需要手术矫正。

第六节　变性性结膜病

一、翼状胬肉

翼状胬肉（pterygium）是一种慢性炎症性病变，因外观似昆虫翅膀而得名。大多是在睑裂斑的基础上发展而成。近地球赤道部和户外工作人群（如渔民、农民）发病率较高。

【病因】具体病因不明，可能与紫外线照射、烟尘刺激等有关。局部角膜缘干细胞受损，失去屏障作用可能也是病因之一。

【临床表现】多为双眼发病，鼻侧多见。一般无明显自觉症状，或仅有轻度异物感。睑裂区肥厚的球结膜下纤维血管组织呈三角形向角膜侵入。当病变接近角膜或瞳孔区时，因引起角膜散光或直接遮挡瞳孔区而导致视力下降。

按病情发展分为进行性和静止性两型：①进行性：头部隆起、其前端可见浸润，有时见色素性铁线（Stocker 线），胬肉体部充血、肥厚，向角膜内逐渐生长。②静止性：胬肉头部平坦、体部菲薄，充血不明显，不发展。

【诊断】裂隙灯检查见睑裂区呈翼状纤维血管组织侵入角膜即可作出诊断。

鉴别诊断：①睑裂斑：无充血，形态与胬肉亦不同，底部方向相反，而且不向角膜方向发展。②假性胬肉：通常有角膜溃疡或创伤病史，与附近结膜组织相粘连，可在任何方位形成。

【治疗】①胬肉小而静止时一般不需治疗，但应尽可能减少风沙、阳光等外界刺激。②胬肉进行性发展，侵入角膜及瞳孔区时，可以手术治疗，但有一定的复发率。根据胬肉大小的不同，手术方式有单纯胬肉切除或结膜下转移术、胬肉切除 + 自体球结膜移植、胬肉切除 + 羊膜移植术或联合角膜缘干细胞移植等，以减少胬肉复发率。

二、睑裂斑

睑裂斑（pingueculae）是位于成年人睑裂区角膜两侧的黄白色结节，以鼻侧多见，内含透明弹性组织。可能是由紫外线或光化学性刺激而引起。

【临床表现】可见睑裂部接近角膜缘处的球结膜出现三角形隆起的斑块，三角形基底朝向角膜，偶尔有局部炎症。

【治疗】一般无需治疗。如果发生睑裂斑炎，可给予作用较弱的糖皮质激素或非甾体类抗炎药局部点眼即可。严重影响外观、慢性炎症反复发作或影响角膜接触镜的配戴时，可考虑给予切除。

三、结膜结石

结膜结石（conjunctival concretion）是出现在睑结膜表面的黄白色凝结物，常见于慢性结膜炎患者或老年人。结石由脱落的上皮细胞和变性白细胞凝固而成。一般患者无自觉症状，无需治疗。若结石突出于结膜表面而引起异物感，导致角膜擦伤时，可在表面麻醉下用异物针或尖刀剔除。

第七节　结膜肿瘤

一、原发性结膜良性肿瘤

（一）结膜色素痣（conjunctival nevi）

是一种来源于神经外胚层的先天性良性错构瘤，极少恶变。组织病理学可见结膜色素痣由痣细胞或巢组成，约 1/3 的结膜黑色素痣缺乏色素。

【临床表现】结膜色素痣多发生于角膜缘附近及睑裂部的球结膜，呈不规则圆形，境界清楚，大小不等，略隆起于结膜面。一般为黑色，颜色深浅不一，有的可为棕红色，痣内无血管。如痣体突然变大且表面粗糙、并有血管长入则提示有恶变的可能。

【鉴别诊断】结膜色素痣要和原发性后天性结膜黑变病相鉴别，后者通常为单侧发病、形状不规则、表面呈扁平而弥散的色素沉着，有恶变趋势。

【治疗】一般不需治疗。如影响外观，可考虑切除，但要注意切除彻底。切除时必须常规送病理检查，一旦发现有恶变趋势，应给予广泛的彻底切除，以免复发。

（二）结膜乳头状瘤（conjunctival papilloma）

由乳头瘤病毒引起，病理显示乳头状瘤有以增殖上皮覆盖的结缔组织芯，上皮中度角化，偶尔可有不规则生长。常发生于角膜缘、泪阜及睑缘部位。瘤体呈鲜红色肉样隆起，有蒂，质软，表面形态不规则。活检有助于诊断。

【治疗】乳头状瘤手术切除后容易复发，故应用博莱霉素病灶区局部注射或手术中使用丝裂霉素敷贴创面，可降低复发率。

（三）皮样脂肪瘤（dermolipoma）

常见的先天性良性肿瘤，病理可见肿瘤上皮结构稀少或缺如，主要由脂肪组织构成。多发生于颞上象限近外眦部的球结膜下，位于外直肌和上直肌之间，表面呈黄色、质软、光滑的肿块。肿物可向周围组织蔓延，侵及角膜或眼眶。

【治疗】一般不需治疗，若生长扩大而影响美观，可考虑手术切除，后部切除要谨慎，因其与眶脂肪相连，所以手术可能会引起眼眶紊乱等并发症，比原发病更严重。

（四）结膜血管瘤（conjunctival angioma）

一般为先天性，出生时或出生后不久即出现。外观为孤立的团块状或弥漫扩张的海绵血管瘤。通常与眼睑皮肤、眼眶毛细血管瘤以及静脉血管瘤相关，应注意与结膜毛细血管扩张相鉴别，如 Rendu-Osler-weber 病或 Louis-Bar 综合征。

化脓性肉芽肿和毛细血管瘤常共生于睑板腺囊肿的睑结膜面，或新近施行过手术的区域。与艾滋病相关的 Ksposi 肉瘤，表现为结膜上的蓝色血管结节，放疗最有效。

【治疗】治疗措施包括手术切除、电凝、冷冻等方法。近年来，有报告用糖皮质激素局部结膜下注射或口服有一定疗效。

二、原发性结膜恶性肿瘤

（一）结膜鳞状细胞瘤（squamous cell carcinoma）

是一种较常见的结膜恶性肿瘤。多发生于睑裂区的角膜缘处、睑缘皮肤和结膜的交界处或泪阜等部位，很少发生于结膜的非暴露区。部分肿瘤外观类似胬肉，大多数肿瘤呈胶质状，上皮异常角化。肿瘤生长缓慢，但可向周边组织浸润，很少发生转移。

【治疗】彻底切除病灶为最佳的治疗方式，创面可用羊膜、口唇黏膜、自体结膜移植覆盖，角膜创面可行板层角膜移植修复。如果肿瘤切除不彻底，可复发，需行二次手术。冷冻则可降低复发率。有报道于肿瘤病灶区行球结膜下注射争光霉素可使其萎缩。若病变广泛侵犯眼睑、穹窿部或眼眶组织而无法彻底清除时，应考虑行眶内容物剜除术。

(二) 恶性黑色素瘤 (malignant melanoma)

比较少见，多数起自后天原发性黑色素瘤，部分起自结膜色素痣，极少数起自正常结膜，肿瘤可侵犯角膜。

【治疗】恶性黑色素瘤的治疗以手术切除为主。肿瘤仅侵及结膜者，在彻底切除肿瘤后，缺损区行羊膜移植；若病灶侵及角膜，需彻底切除病灶，然后对角膜缺损区行板层角膜移植；放疗不一定能改善手术预后状况，术后冷冻可防止其复发。

第八节　球结膜下出血

球结膜下血管破裂或渗透性增加，可引起球结膜下出血（subconjunctival hemorrhage)。

由于球结膜下组织疏松，出血后容易积聚成片状。严格地讲，球结膜下出血只是症状，而不是疾病。一般仅出现于单眼，可发生于任何年龄组。诱因可有激烈咳嗽、呕吐、血压高等病史。其他与之相关的病史还有外伤（眼外伤或头部挤压伤)、结膜炎症、动脉硬化、肾炎、血液病（如白血病、紫癜、血友病）以及某些传染性疾病（如败血症、伤寒）等。

【临床表现】初期呈鲜红色，逐渐变为棕色。一般 7 ~ 12 天自行吸收。出血量大时，可向眼球全周扩散。如果出血反复发作，应特别注意全身系统疾病的检查。

【治疗】首先应寻找出血原因，针对原发病进行治疗。可口服维生素 C 以促进出血吸收。

（张　辉）

思考题

1. 结膜炎的临床表现？
2. 沙眼分期？
3. 翼状胬肉的临床表现？

第七章　角膜病

第一节　概　述

一、角膜结构和功能特点

角膜位于眼球前部，和巩膜一起构成眼球的外壁，是光线通过、进入眼内并在视网膜上成像的透明组织。按组织学不同角膜分为5层，1. 上皮细胞层：上皮层占角膜厚度的1/10，在角膜缘部位上皮基底层含有干细胞，上皮层受损后可再生。2. 前弹力层：前弹力层不可再生。3. 基质层：基质层占角膜厚度的90%，损伤后由瘢痕组织修复，导致角膜混浊。4. 后弹力层：后弹力层由内皮细胞分泌，有弹性和韧性，抵抗力强。5. 内皮细胞层：内皮层有把基质的水分泵出的特殊泵结构，使基质层水分恒定，有助于角膜脱水状态的形成。角膜的透明性依赖其规则一致的纤维排列结构、无血管和相对的无水状态。

角膜需要能量来保证其代谢和上皮的更新，能量来源于葡萄糖的代谢，提供中央部角膜所需的葡萄糖来源于房水，而周边部则依靠角巩膜缘血管网提供。角膜所需的葡萄糖首先必须被磷酸化为6-磷酸葡萄糖才能被利用。这一步骤需要已糖磷酸激酶，该酶又受其产物6-磷酸葡萄糖的抑制。

二、角膜病的种类

角膜病是我国主要的致盲眼病之一，主要有炎症、外伤、变性、营养不良、先天异常和肿瘤等，其中感染性角膜炎占重要地位。

角膜是机体神经末梢分布最高的器官之一，感觉敏锐，因而绝大多数角膜损伤，无论深浅，比如：角膜异物、基质角膜炎，都会引起眼痛和畏光。这一疼痛会因覆盖在角膜表面的眼睑（特别是上眼睑）运动而加重，疼痛会一直持续到愈合。角膜疾病的畏光是由于有炎症的虹膜的刺激性疼痛引起。虹膜血管扩张是由于角膜神经末梢受到刺激导致的相关神经的反射现象。虽然角膜疾病经常伴有畏光、流泪，但除了细菌性化脓性角膜溃疡外很少有分泌物。局部麻醉药可帮助检查有刺激症状的患者，减轻操作导致的痛苦。另外，荧光素染色实验可帮助诊断上皮的缺失。

角膜自身不含血管，但角膜缘血管丰富。临床上，免疫性角膜病容易发生在角膜周边部或角膜缘，如蚕食性角膜溃疡、泡性角结膜炎和边缘性角膜溃疡等，而感染性角膜病则发生于角膜中央区。由于角膜是眼睛透过和折射光线的门户，角膜病变，尤其是靠近瞳孔区的病变，经常会不同程度地影响视力。

三、角膜病的检查方法

目前对于角膜形态方面的检查除了常用的裂隙灯显微镜法外，还有共焦显微镜、角膜内皮显微镜、角膜曲率检查法、角膜地形图检查、角膜厚度测量等，同时可以评价角膜功能。

1. 共焦显微镜　可在活体观察泪膜、角膜各层细胞的变化，对感染性疾病进行诊断和疗效观察、检查角膜各层细胞组织结构、神经的创伤愈合，以及药物在角膜各层的渗透情况。

2. 角膜内皮显微镜　10多年前临床上评估角膜内皮的方法仅限于裂隙灯检查。角膜内皮显微镜可活体观察角膜内皮细胞的形态、数量、密度，通过这些指标的变异，来判断正常的生理功能及内皮细胞储备额，预测手术的安全性和预后；并可观察手术前后内皮细胞的变化，来评价手术方法的安全性；并且可应用于眼库技术，评价供体角膜的优劣，筛选角膜材料。临床上透明的角膜移植片内皮细胞密度大约在1000～3000个/mm^2之间。

3. 角膜曲率计　检查角膜散光最敏感的手段。并可对圆锥角膜做出诊断及治疗效果追踪。根据数据指导角膜接触镜的佩戴。为角膜屈光手术的术前设计和术后疗效分析提供参考或人工晶状体植入术前测算植入晶体的屈光度。

4. 角膜地形图　较角膜曲率计更加全面而准确。可鉴别假性圆锥角膜，对早期圆锥角膜做出诊断及治疗效果追踪。诊断角膜边缘变形和干眼症，以及指导穿透性角膜移植术后散光的调整。检查结果可为角膜屈光手术的术前设计和术后疗效分析提供更准确的参考。

5. 角膜厚度测量　角膜厚度测量是观察角膜内皮细胞损害的一项早期客观指标，可评价内皮细胞损害程度。如眼内和局部药物对角膜内皮细胞的毒性反应，评价内眼手术的效果。直到角膜厚度超过0.75mm时，才可能显现上皮水肿。角膜厚度测定对了解内皮功能储备有一定意义。厚度接近正常，意味着内皮至少有一定的功能储备，预后较为乐观，而接近0.70mm即表示内皮功能失调在即，短期内可能发生上皮水肿。

四、屈光的意义

角膜作为屈光间质（角膜、房水、晶状体、玻璃体）的重要组成部分，其透明性保证了绝大部分可见光透过。并且角膜由于独特的形状和解剖结构，屈光力占眼球全部屈光力的 3/4，改变角膜屈光力可明显影响整个眼的屈光状态。因此，通过角膜屈光手术矫正眼屈光不正有巨大潜力。

第二节　角膜炎

一、角膜炎总论

【概述】角膜防御能力减弱，外源性或内源性致病因素均可能引起角膜组织的炎症，统称为角膜炎，在角膜病中占绝大多数。

【病因及种类】

1. 感染性角膜炎　是我国目前最常见的致盲眼病之一，尤其是因角膜外伤引起的感染性角膜炎，发病率和致盲率均很高，因此，做好职业保护，预防眼外伤，对减少感染性角膜炎的发生具有重要意义。

感染角膜的病原体包括：细菌、真菌、病毒、衣原体、棘阿米巴等。其中细菌感染仍为首位因素。主要的致病细菌为表皮葡萄球菌、金黄色葡萄球菌、铜绿假单胞菌、链球菌、肺炎双球菌、大肠杆菌等。由于糖皮质激素和广谱抗生素的滥用，真菌性角膜炎的发病率逐年增加，在我国的一些地区，已跃居感染性角膜炎的首位致病原因。真菌感染以镰刀菌属为主，其次为曲霉菌属、酵母菌属和青霉菌属等。病毒感染仍以单纯疱疹病毒为主，其次为带状疱疹病毒和腺病毒等。目前棘阿米巴感染发病率也有上升趋势，但是对其诊断率不高，可能与医生对该病认识不足有关，又由于缺乏有效的药物，因此临床治疗较为棘手，晚期患者致盲率很高。

2. 免疫性角膜炎　自身免疫因素致边缘性角膜溃疡、泡性角膜炎、蚕食性角膜溃疡等，有时巩膜炎症也会累及到角膜，如硬化性角膜炎。

3. 外伤性角膜炎　严重眼球钝挫伤、内眼手术等致角膜内皮细胞功能失代偿，表现为角膜上皮持续性大泡和角膜无菌性炎症。

4. 内源性或全身性疾病引发的角膜炎　某些全身性疾病可以累及角膜，如维生素 A 缺乏引起角膜软化，糖尿病可导致角膜上皮脱落。

【临床病理过程】

1. 角膜炎症浸润期　正常角膜各层组织内无炎症细胞，当角膜在各种致病因素的作用下，炎症细胞可向角膜内迁移。角膜炎的病因虽不相同，但其病理变化是基本相同的，符合常规炎症的红、肿、热、痛的过程。致病因素作用于角膜，首先引起角膜缘血管充血、怒张，临床表现为睫状充血或混合性充血，随之炎症细胞侵入，造成炎症渗出和水肿，引起角膜局限性浸润、混浊和水肿，视力不同程度下降。由于角膜的三叉神经末梢受到炎症和毒素的刺激，患者常有明显的疼痛、流泪、畏光、眼睑痉挛等一系列炎症刺激症状，如经治疗后病情得到控制，角膜基质和内皮细胞未遭到破坏，则角膜可以完全恢复透明，视力恢复。

2. 溃疡形成期　病情若未控制，浸润及水肿加重，浸润区角膜组织因营养障碍发生变性、坏死、组织脱落，往往为中性粒细胞先在炎症病灶区浸润，形成角膜溃疡。严重角膜炎在治疗期间，角膜溃疡面可继续扩大，浸润明显，内毒素等渗入前房可引起虹膜炎症反应。当房水中的大量脓细胞沉积于前房下方，形成一个黄白色液平面时，称前房积脓（hypopyon）。大部分前房积脓为无菌性炎症反应。当溃疡继续向深部发展，溃疡处角膜基质完全坏死、脱落，暴露出有韧性的后弹力层，在眼内压的作用下，形成后弹力层膨出（descemetocele）。若病变破坏了后弹力层，即发生角膜穿孔（corneal perforation），导致房水涌出，虹膜被冲至穿孔处，如穿孔大或在角膜中央部，虹膜不能完全阻塞穿孔，房水不断流出，致穿孔不能愈合，形成角膜瘘。角膜穿孔和角膜瘘的患者，因眼内、外直接交通，眼球又处于低眼压状态，极易导致眼内感染，最终致眼球萎缩。

3. 角膜瘢痕形成期　此时如给予有效药物治疗，以及患者自身的体液、免疫细胞反应，可抑制致病因子对角膜的侵袭，并防止组织胶原的进一步损害，症状、体征明显改善，溃疡边缘浸润减轻，可有新生血管长入角膜。浸润逐渐吸收，溃疡底部及边缘逐渐清洁平滑，周围上皮再生修复，将溃疡面覆盖，溃疡由成纤维细胞产生的瘢痕组织充填，形成瘢痕。溃疡深浅程度不同，遗留不同程度的瘢痕。如溃疡未破坏前弹力层及前基质，一般修复后形成角膜云翳，即混浊薄如云雾状，透过混浊仍可看清后面的虹膜纹理；混浊较厚，呈瓷白色，不能透见虹膜，称角膜白斑；如角膜穿孔后被虹膜组织粘连堵塞，使瘢痕组织与虹膜粘连者，称粘连性角膜白斑，也是角膜曾经穿孔的提示；如虹膜与白斑粘连范围大，可能阻塞房角，引起继发性青光眼。在高眼压的情况下，角膜瘢痕与粘连的虹膜一起向外膨出，形成紫黑色隆起，形成角膜葡萄肿（corneal staphyloma）。

【临床表现】当致病因素作用于角膜，首先引起角膜缘血管充血、怒张。炎症细胞侵入，引起角膜局限性浸润、混浊和水肿，如病变位于瞳孔区则有不同程度视力下降。由于角膜的三叉神经末梢丰富，当受到炎症和毒素的刺激，患者常有明显的疼痛、流泪、畏光、眼睑痉挛。许多角膜疾病患者畏光很严重，疱疹角膜炎则很轻，是由于与疾病相关的感觉减退。细菌或真菌引起的化脓性角膜炎常有较多的脓性分泌物；病毒性角膜炎分泌物不多。角膜炎的基本体征是睫状充血、角膜浸润混浊和角膜溃疡形成。

【诊断】根据临床表现，疼痛、流泪、畏光、眼睑痉挛等刺激症状，睫状充血、角膜浸润或溃疡，可做出临床诊断，但要做到病因诊断和早期诊断。仔细询问病史，如外伤史、发病前有无感冒发热史，有无局部或全身应用糖皮质激素或免疫抑制剂，有无相关全身性疾病等，均可提示角膜炎的病因。在早期未应用抗生素前，进行角膜病变区刮片、微生物培养及药物敏感试验。现对于微生物检查已经开展了多种新的试验检查项目。

【治疗】角膜炎的治疗原则：去除病因、积极控制感染、促进溃疡愈合，减少瘢痕形成。

对细菌性角膜炎，选用敏感的抗生素。抗真菌药物仍是治疗真菌性角膜炎的重要手段，但目前缺乏高效、低毒、广谱的理想药物。多采用联合用药的方法提高疗效。病情严重时应全身用药。单纯疱疹病毒角膜炎仍以无环鸟苷为首选药物。可联合干扰素。

在感染性角膜病中，应严格掌握糖皮质激素的适应证。角膜上皮不完整或荧光染色着色时禁用激素。细菌性角膜炎急性期不用，慢性期病灶愈合可酌情使用。真菌性角膜炎感染活动期禁用。单疱病毒角膜炎根据病变类型适当应用。

药物控制不明显的患者，当病变位于瞳孔区，即使愈合也严重影响视力，若患者不愿继续药物维持，可行治疗性角膜移植术以去除病灶并提高视力。重症感染或耐药菌株所致角膜溃疡，药物难以控制病情，一旦溃疡穿孔或将要穿孔，应不失时机采取角膜移植术，术后继续应用药物。

二、细菌性角膜炎

（一）匐行性角膜溃疡

匐行性角膜溃疡（serpiginous ulcer）是一种很常见的急性化脓性角膜溃疡。病变向中央匍行性扩展。前房常有积脓现象，又称前房积脓性角膜溃疡。

【病因】为毒力较强的细菌引起，如：金黄色葡萄球菌、溶血性或绿色链球菌、肺炎球菌、枯草杆菌等均可致病。起病常见有角膜表面外伤史，诸如树枝、柴草、玉米叶等划伤，指甲、睫毛等擦伤，或者是灰尘、泥土等异物入眼。慢性泪囊炎亦为造成感染的重要因素。细菌可由致伤物带入，或者结膜囊内原已存在。

发病以夏、秋季节较多，农村患者多于城市患者。多半发生于老年人，婴幼儿或儿童少见。近年来偶见于戴接触镜者。

【临床表现】主要症状有异物感、刺痛感甚或烧灼感。球结膜混合性充血，严重时伴有水肿。溃疡首先出现于角膜外伤后上皮受损的部位。最初为灰白色或黄白色浓密浸润点，边界不清楚，米粒或绿豆大小，不久组织坏死、脱落，形成溃疡。溃疡四周常围绕着灰暗色的水肿区。如溃疡未控制，可继续向四周扩大，直径可达 5～8mm。通常向中央一侧进行。与此同时，溃疡面可向深部侵犯，形成实质脓疡。坏死组织不断脱落，角膜实质逐渐变薄，后弹力层膨出，最后导致溃疡穿孔。

由于细菌毒素不断渗入前房，刺激虹膜、睫状体，早期即有房水混浊和瞳孔缩小现象。角膜后出现灰白色或棕灰色粉末状 KP，下方可有指甲状积脓出现。随着溃疡的扩大变深，积脓逐渐增多，有时可达 3～5mm，甚至有超过前房一半以上者。

溃疡如在早期阶段得到控制，可能留有较小的云翳，不在瞳孔区者视力一般不受影响。较大的溃疡则留有致密的白斑，伴新生血管伸入，视力高度障碍。溃疡穿孔病例则形成粘连性白斑。大面积穿孔愈合后形成角膜局部或全部葡萄肿，常因继发性青光眼而导致无光感。倘有眼内感染则形成眼球萎缩。见插页图 7-1、2 是我院收治的一名双眼眼内炎伴发肝脓肿和肺脓肿患者眼部照片。

【诊断】本病的特征是起病较急，有明显的眼部刺激症状，角膜出现灰黄色或黄白色浸润或溃疡，前房早期即有虹膜炎反应。发展至严重阶段，表现为黄白色化脓溃疡，常向一侧扩展，前房有积脓，溃疡底部实质可有脓疡形成。实验室检查作结膜囊细菌培养可有葡萄球菌或链球菌生长，分泌物涂片常可找到 G^+球菌。

实验室检查细菌方法：

1. 角膜刮片显微镜法　刮取溃疡处感染组织，在清洁载玻片上做成均匀薄片，干燥固定后以备染色检查。操作注意事项：保证无菌，器械和过程不污染标本，取材后立即检查；先用无菌棉棒或刮匙去除溃疡表面分泌物，取溃疡基底组织为标本；尽可能多地取溃疡底部组织；涂片要薄；取材要稳、准，避免对患者造成不必要的损伤和痛苦；切忌同一位置反复刮取，以避免穿孔；刮片完毕后应进行适当治疗，避免炎症扩散。

2. 角膜刮片染色　采取的标本根据需要用不同方法染色，再进行光学显微镜检查。

【治疗】治疗原则为迅速控制溃疡的发展。

本病的病原体为细菌，对多数抗生素均敏感。常用的抗生素如链霉素、庆大霉素、硝苄西林等均有效。在未明确病原菌之前宜先用广谱抗生素高浓度频滴，也可加上球结膜下注射，以控制炎症的发展，并每日散瞳。凡溃疡已经穿孔病例，可用抗生素眼膏及阿托品眼膏放入结膜囊内，绷带加压包扎以控制感染，促使溃疡愈合；对将穿孔的病例，可考虑施行治疗性角膜移植术。

（二）绿脓杆菌性角膜溃疡

绿脓杆菌性角膜溃疡（pseudomonas corneal ulcer）是由绿脓杆菌引起的暴发性角膜化脓性感染。

【病因】 多由角膜外伤后感染绿脓杆菌所致。如取角膜异物后，使用了被绿脓杆菌污染的眼药水和手术器械，常是引起感染的直接原因。此外，也可见于暴露性角膜炎以及戴接触镜者。绿脓杆菌能产生一种蛋白酶，溃疡本身又产生胶原酶，上述酶对角膜均有溶解作用，以致造成角膜组织大量而迅速的溶解和坏死。

发病季节以夏、秋季为多，春、冬季较少，和细菌生活条件以及自然界温度有关。

【临床表现】 潜伏期短，约 1 天。本病早期可出现眼剧痛，视力急骤下降，眼睑红肿，结膜充血、水肿。偶尔出现全身症状，如头痛、畏寒及发热等。

眼部体征：角膜出现浸润，约 1～2mm 大小，灰白色，表面微隆起，有黏性坏死组织或分泌物，浸润点周围有一圈较宽的灰暗色水肿区。浸润很快形成黄白色溃疡，稍隆起，表面坏死组织不易脱落，前房可出现淡黄色积脓。1～2 天后溃疡迅速扩大，周围角膜很快浸润，形成坏死，同时向深部发展，可成为直径 5～8mm 的同心圆。周边角膜仍留有 1～2mm 透明区。大量黄白色、绿色黏稠角膜坏死组织脱落于结膜囊内形成脓样“分泌物”。坏死组织脱落后角膜表面可呈毛玻璃样，灰白色。前房积有大量黄白色脓液。此时视力高度减退，仅有手动或光感。如果溃疡继续发展，溃疡面坏死组织脱落，可引起角膜穿孔，进一步发展成为眼内炎或全眼球炎。如眼内无感染者，则形成角膜葡萄肿。虹膜睫状体炎反应也为本病特点，约 70% 的病例有前房积脓，无积脓者一般有不同程度的前房混浊或有角膜后沉淀物。

【治疗】 当临床诊断确诊或疑为本病时，应立即进行抢救。采用高浓度的有效抗生素眼药水频繁滴眼。抗生素以多粘菌素 B、妥布霉素为最满意，庆大霉素次之。多粘菌素 B 也可用作球结膜下注射。每日用阿托品散瞳。当溃疡表面愈合时可加用皮质类固醇眼药水，以减少瘢痕。如无活动性病变，但明显影响视力，考虑做角膜移植。

【预防】 改进操作方法，减少角膜异物或外伤发生。取异物时注意消毒，防止器械污染。对镜片消毒液及清洁液的生产进行监督管理。

三、真菌性角膜溃疡

【概述】 真菌性角膜溃疡（mycotickeratitis）于 1878 年首先由 Leber 报道。50 年代以后，由于抗生素和激素的广泛应用以及诊断水平的提高，国内外报道逐渐增多。近 20 年来，本病在我国亦有明显增多趋势。

【病因】 本病系真菌直接侵入角膜导致感染所致，在感染角膜的溃疡面上刮取坏死组织进行涂片检查，常可找到真菌菌丝或孢子。将坏死组织接种于真菌培养基上，可有真菌生长。对人类角膜有致病性的真菌达 70 余种，其中最多的为镰刀菌和曲霉菌，其他有白念珠菌、酵母菌、青霉菌以及头孢霉菌等。曲霉菌中包括烟曲霉、黄曲霉、土曲霉、白曲霉、黑曲霉、溜曲霉、杂色曲霉等。镰刀菌中包括茄病镰刀菌、胶孢镰刀菌、串珠镰刀菌、木贼镰刀菌、梨孢镰刀菌、尖月镰刀菌等。

多数病例起病时有诱因。发病大多与植物性外伤有密切关系，其中以稻谷伤最多；其次为植物枝叶擦伤以及尘土等异物入眼，亦可见于患其他性质的角膜炎时继发感染真菌者。国外有人认为与眼部滥用抗生素或激素有关。

【临床表现】该病潜伏期通常为 3～7 日。发病慢，病程长，但目前临床上滥用抗生素、抗病毒及糖皮质激素类药物后，典型病程的真菌性角膜炎已少见，而临床常见到的真菌性角膜炎的浸润、溃疡发展已较快，有的1周内可感染到全角膜，所以不能以病程作为一个主要临床指标来判断是否为真菌感染。

开始时主觉症状仅为眼部异物感或刺痛感，伴视力模糊。

眼部体征方面，早期眼睑红肿及畏光、流泪等刺激症状轻重不等，严重阶段刺激症状反而减轻。充血常较严重，主要为混合性，部分病例可有少量黄白色分泌物。由于真菌菌株的不同、感染时间的长短以及个体情况的差异，临床所见到的溃疡形态很不一致。比较典型的早期溃疡呈灰白或乳白色，常为不规则形，表面粗糙、致密、略高于平面，溃疡和浸润的密度分布不太均匀，溃疡和健区角膜分界清楚。较大的溃疡常为黄白色，多数为不规则圆形，表面干燥、粗糙，呈牙膏状，实质浸润致密，边缘略翘起。虹膜睫状体反应是真菌性角膜溃疡的特征之一，约 50%的患者可有前房积脓，脓液黏稠，不易移动。

对真菌性角膜溃疡常用以下名称描述（其中①②③在插页图 7-3 可见）：

①菌丝苔被：是附着在溃疡表面的菌丝和坏死组织，色白，不透明，微隆起，与健康区角膜分界清楚，可刮除，刮除后的溃疡面较透明。

②菌丝灶：是真菌菌丝长入角膜基质的病灶，表面微隆起，干燥、粗糙。混浊区的浸润密度不一致，质地较硬，用刀刮时，刀尖上附着的刮物很疏松。刮过后的溃疡面仍混浊、不透明。

③有些溃疡边缘毛糙不齐，有时伸出树根样浸润，称为“伪足”。孤立的结节状圆形浸润点，称为“卫星灶”。

④反应环：在菌丝灶的周围有一圈炎性细胞浸润，一般不太宽，约 1～2mm，亦称做“免疫环”。

⑤内皮斑块：正对菌丝灶后面的内皮常水肿、粗糙及增厚（见插页图 7-4）。

该病穿孔发生率约 10%左右。有时坏死组织虽未脱落，角膜即已出现“漏水”现象，以至前房在不知不觉中消失。在坏死的角膜组织中显露少许虹膜组织，亦是溃疡穿孔的另一种迹象。溃疡一旦穿孔，炎症逐渐减轻，但较大面积的穿孔前房多数很难再度形成。溃疡坏死、脱落可使透明的后弹力层完全暴露，虹膜清晰可见。由于抵挡不住正常的眼内压而发展成角膜局部或全部葡萄肿。

溃疡趋向愈合时，眼痛减轻，刺激症状改善，黏性分泌物消失，溃疡色泽由黄白转为灰白色，溃疡表面清洁，周围上皮生长，荧光素着色范围缩小。前房积脓和角膜后沉着物减少。溃疡愈合后，角膜实质仍有浸润及水肿，常需历时数日才能吸收。溃疡愈合过程中可有新生血管伸入。

真菌生长方式与临床特征的关系：①水平生长——角膜病变组织表层为菌丝苔被，象地毯样覆盖在角膜的表面，中间为炎症坏死组织，并无真菌菌丝长入，内层为完全正常的角膜组织。这些患者临床上表现为局限于角膜表层的病灶，面积较大，病程缓慢，角膜基质水肿轻，一般没有卫星灶和免疫环，前房反应轻，角膜刮片易找到菌丝。②垂直生长——病变角膜组织内显示真菌为灶性沿板层生长，菌丝只在病灶处垂直或水平扩散，病灶周围组织炎症细胞浸润，离病灶越远，角膜组织越接近正常。临床上为单个溃疡，常达角膜基质深层，表面常为脂样脓液覆盖，周围卫星灶明显，一般没有伪足。穿透性角膜移植术易切除病灶，角膜刮片阳性率较低，采用角膜活检阳性率明显提高。也有病变角膜组织为全层可见真菌菌丝，菌丝垂直嵌在组织间，炎症加重处为凝固性坏死，炎症反应较轻处为炎症组织与正常组织相间。临床上患者表现为炎症反应明确，病灶范围广，常为全角膜炎症反应，溃疡周围有明显卫星灶、伪足。病程短，均伴前房积脓。

【诊断】实验室诊断依靠真菌的培养和鉴定。

培养条件：1. 常用培养基：沙氏培养基、土豆葡萄糖培养基。2. 培养温度25℃～28℃，湿度40%～50%。

真菌的鉴定：依据真菌生长速度，菌落外观、菌丝、孢子或菌细胞形态特征等进行鉴别。

①菌落形态的观察　观察菌落要注意几个方面：菌落大小、形态、色素、颜色和质地。（见插页图7-5、7-6、7-7）。颜色可从灰黑到鲜黄、绿或白色。黑色是菌丝体分生孢子胞壁中的黑色素所致。真菌如青霉菌可在菌落表面形成带色的液滴。有些真菌可产生可扩散的色素并使培养基着色。

②培养　需要观察孢子或分生孢子的特点时需用真菌培养，因在菌落上分离菌丝会使菌丝脱落原始状态而又难以观察。常选用马铃薯琼脂、玉米琼脂做培养基，所有操作均在超净工作台内。

③生理盐水（或水）　可直接观察角膜刮片的标本，缺点是易干燥，适用于短时间观察。还可用于观察真菌孢子的出芽现象，先在载玻片上滴一滴生理盐水，接种菌悬液后盖上盖玻片，用凡士林封固，置室温或37℃孵化，24小时观察有无出芽现象。

注意事项：①可在培养基中加入抗生素以防止细菌污染；②真菌培养阳性

率较低，应多次或采用几种方法同时进行培养，以提高阳性率。

【机体对真菌的损伤防御机制】 各种致病性真菌的全部、确切的致病因子还不完全清楚。致病性真菌中，只有极少数在一定条件下可使正常人致病，多数发病则与全身或局部的防御功能障碍有关。机体对真菌的防御功能包括非特异性和特异性两方面。

1. 对真菌的非特异性防御功能　人类对真菌的非特异性防御功能包括屏障因素、体液因素和细胞因素。

(1) 屏障因素：屏障因素指角膜上皮防御功能。完整的正常角膜上皮能防止真菌侵入。有报道正常人结膜囊内培养真菌的阳化率为10%~60%不等。但这些人并没有发生真菌性角膜炎，只有角膜上皮损伤后才容易导致真菌感染。

真菌一旦突破屏障因素，其他非特异的和特异的防御功能即被启动。如果真菌未能被机体排出或消灭，下述各种非特异的和特异的防御功能就可能形成病理反应，即真菌性角膜炎。

(2) 体液因素：具有非特异防御功能的体液因素指血液、淋巴液、细胞间液、泪液中所含的各种抗微生物的分子，包括体液中的补体系统、溶菌酶、干扰素、各种细胞因子等。补体激活的旁路途径可能被真菌多糖所激活而产生C_{3p}、C_{30}、C_{50}等。C_{30}、C_{50}对中性粒细胞有趋化作用，且能使肥大细胞释放各种炎症介质。补体经典途径的激活主要由抗原、抗体复合物启动。

(3) 细胞因素：人体非特异性免疫细胞包括：粒细胞、巨噬细胞、自然杀伤细胞和肥大细胞等。粒细胞常见于真菌侵入处，可能因真菌本身能释放趋化因子或因真菌激活补体旁路途径，不但本身有趋化作用，而且能使肥大细胞释放各种炎症介质。中性粒细胞能吞噬真菌，并通过髓过氧化酶依赖性氧化系统（myeloperoxidase-dependentoxidasesystem）而杀死真菌；且很多真菌的细胞壁内所含的甘露聚糖（mannan）可激发此氧化作用。

2. 对真菌的特异性防御功能　特异性防御功能，即特异性免疫，指抗原进入机体后发生的一系列特异性反应，包括体液免疫和细胞免疫。

(1) 体液免疫：多数真菌侵入人体后均能产生特异性抗体。实际上，抗体能否在防止或遏制真菌感染中起重要作用，尚无确切证据。

(2) 细胞免疫：对真菌的防御和真菌病的发生起到主要作用。

当真菌或其产物中的抗原初次进入机体时，抗原呈递细胞（antigen presenting cell，APC）摄取、加工抗原后，在淋巴系统内增殖。已致敏的特异性T细胞再循环到真菌侵入部位时，再次受到抗原呈递细胞表面的特异性真菌抗原的刺激，进行克隆增殖，释放各种淋巴因子。导致各种淋巴因子聚集于局部，造成病理改变。这种病理改变可能消灭真菌而自愈；也可能因未能消灭真菌而长期存在，甚至播及全身其他部位。

(3) 角膜缘树突状细胞（dendriticceils，DC）：即Langerhans细胞，能够识

别、吞噬和递呈侵入角膜上皮和基质特定的抗原，同时和T淋巴细胞一起形成更强的细胞免疫防线。在炎症过程中，DC可向角膜中央迁徙，并分泌和释放炎性调节物质。

(4) Toll样受体的作用：Toll样受体在角膜上皮、基质和内皮细胞中存在，在真菌入侵时，可以诱导宿主细胞表达炎性细胞因子和干扰素调控因子，趋化炎性细胞浸润，启动先天和后天防御系统。

【治疗】

1. 药物治疗　体外实验证实多烯类是目前抗真菌（丝状菌、酵母菌）活性最高的药物。根据其结构中双链的多少分为大多烯类（二性霉素B、制霉菌素）和小多烯类（匹马霉素）。多烯类药物与真菌细胞膜中的麦角固醇结合，使细胞膜通透性和电解质平衡改变。大多烯类药物能在细胞膜上形成微孔，引起可逆性电解质平衡紊乱；小多烯类药物聚集在细胞膜上，引起细胞膜不可逆破坏。

2. 常用抗真菌药物

①匹马霉素（natamycin）：是一种广谱、高效、毒性低的抗真菌药物，其5%混悬液那特真也是目前惟一一种FDA批准的眼用抗真菌制剂，对各种丝状菌及念珠菌效果好，抗镰刀菌作用比二性霉素B强。报道其对镰刀菌有效率为81%~85%，对暗色孢科真菌有效率为90%，对酵母菌有效率为75%。由于其混悬液角膜穿透性差，对角膜深部感染尤其合并前房积脓者效果不佳，长时间应用存在耐药性问题。一般开始应用时每半小时点眼一次，3~4天后可逐渐减少用药次数。

②二性霉素B（amphotericinB）：对曲霉菌、念珠菌和新型隐球菌抗菌活性强，部分镰刀菌对其敏感，很少有菌种对其耐药。缺点是不溶于水，在角膜内对丝状菌感染无效。

③酮康唑（Ketoconazole）：抗菌作用与咪康唑相似，全身或局部应用对镰刀菌、白念菌、隐球菌、芽生菌有效，对曲霉菌较差。优点为口服吸收好。氟康唑（fiuconazole）眼局部应用对白色念珠菌性角膜炎效果好，其他念珠菌和镰刀菌等对其不敏感。优点是全身不良反应低，口服及静脉应用吸收良好，能自由穿透进入眼内，在发炎眼中穿透力增强。应用方法：0.2%~1眼药水，1~2小时一次；1%眼药膏，每日一次。口服或静脉滴注每天100mg，疗程6~8周，与酮康唑相比，伊曲康唑能强有力地抑制大多数致病真菌，如曲霉菌、念珠菌、隐球菌和组织胞浆菌等，尤其对咪唑类效果较差的曲霉菌抑菌效果好(80%)。口服易吸收，200mg，每日一次，一般不超过3周，全身不良反应低。

④ 嘧啶类（pyrimidines）：5-氟胞嘧啶（5-Flucytosine）作用机制为药物进入真菌细胞后形成抗代谢物——5-氟尿嘧啶，干扰真菌细胞内蛋白的合成。抗真菌谱较窄，对镰刀菌无效，易产生耐药性。可用1%溶液点眼或口服，100~150mS/(kg·d)，分4次服用。

⑤ 免疫抑制剂：研究发现许多真菌的天然代谢产物具有对其他真菌的毒性作用，从而抑制共生真菌的竞争生长。环孢霉素 A（cyclosporine A，CsA）、FK506 和雷帕霉素，它们除可作为免疫抑制剂抑制 T 细胞激活的信号传导途径外，还能作为毒素抑制与其竞争的真菌的生长。

⑥ 洗必泰葡萄糖酸盐：已广泛应用于临床近 40 年，对许多革兰阳性、阴性细菌、阿米巴原虫、沙眼衣原体具有抑制作用。效果优于 0.25% 和 0.5% 那特真眼水，尤其对镰刀菌感染有效，对曲霉菌感染效果较差，眼局部耐受性良好，未见组织不良反应，价格低廉易得。尤其对于病原菌尚不明确或可疑混合感染的患者，可将洗必泰溶液作为一线药物。

3. 抗真菌药物治疗方案　建议真菌性角膜炎首选用药，根据真菌培养结果应进一步调整用药。镰刀菌感染首选匹马霉素，其他丝状菌感染可选用匹马霉素或二性霉素 B，酵母菌感染首选二性霉素 B。

联合用药：细菌感染时药物的选择及联合用药方案已研究地较为深入。对抗真菌药物联合应用的目前较为确定的是 5-氟胞嘧啶与二性霉素 B 或氟康唑联合应用有协同作用，能减少药物用量，降低不良反应，并延缓 5-氟胞嘧啶耐药性的产生；分析为后两者可破坏真菌细胞膜，从而利于前者穿透、进入真菌细胞发挥作用。伊曲康唑与二性霉素 B 或 5-氟胞嘧啶合用治疗念珠菌、曲霉菌和隐球菌感染有协同作用。对二性霉素 B 敏感的酵母菌，如先应用氟康唑会导致对二性霉素 B 耐药。两种多烯类药物，如二性霉素 B 和匹马霉素合用时会增加药物毒性。

4. 手术治疗　由于缺乏有效的抗真菌药物，药物控制不明显的患者，即局部和全身联合应用抗真菌药物 5 天左右无效；当病变位于瞳孔区，即使愈合也严重影响视力，或重症感染或耐药菌株所致角膜溃疡，一旦溃疡穿孔或将要穿孔，及溃疡大于 6mm，病变达深基质层，视力低于 0.1，前房积脓不断加重；患者不愿继续药物维持；可行治疗性角膜移植术以去除病灶并提高视力。术后继续应用药物。

四、病毒性角膜炎

（一）单纯疱疹病毒性角膜炎（HSK）

由单纯疱疹病毒感染引起的角膜感染称为 HSK，是严重的世界性致盲眼病，发病率和致盲率占世界角膜病的首位。

【发病机制】人的原发性 HSV Ⅰ型感染常发生于婴幼儿，在三叉神经支配的体表发生单疱病毒感染。HSV 从感染的上皮组织的感觉神经末梢，沿神经轴突进入感觉神经节的细胞体内，HSV 的染色体随之进入神经元的细胞核，以潜伏状态存活。当机体抵抗力下降，如感冒、精神压力大，睡眠差或应用糖皮质激素时，潜伏在神经节内的病毒活化，沿神经轴突逆行到感觉神经纤维末梢，引起复发感染。

浅层发病是 HSV 直接感染角膜上皮细胞，在细胞内增殖，导致细胞变性、坏死、脱落，形成上皮缺损，形成典型的树枝状角膜炎（dendritickeratitis），如进一步扩大、加深，则可形成地图状角膜炎（geographickeratitis）。

深层型的发病并非病毒的持续增殖，而主要是一种宿主对单疱病毒抗原的免疫反应，以细胞免疫为主的迟发型超敏反应。HSV 由上皮或内皮进入角膜实质后，炎症细胞、抗原抗体复合物或角膜实质内不断复制的病毒导致胶原板层溶解，产生不同类型的深层炎症，主要有盘状和基质坏死性角膜炎。

【临床表现】

1. 原发感染：常有全身发热和耳前淋巴结肿痛，眼部主要表现为滤泡性或假膜性结膜炎，眼睑皮肤水疱或脓疱，点状或树枝状角膜炎，其特点为树枝短、出现晚、存在时间短（1～3 日），偶也可导致盘状角膜炎。

2. 复发感染：分浅层型和深层型。浅层型包括树枝状和地图状角膜炎；深层型包括盘状角膜炎和基质坏死性角膜炎。复发感染的特点是不侵犯全身，无全身症状。

① 树枝状和地图状角膜炎：在诱因之后的数日内，眼部出现刺激症状，角膜上皮层出现灰白色、近乎透明、稍隆起的针尖样小疱，常排列成行或聚集成簇，为角膜疱疹，此期甚短，一般仅数小时至十数小时，因此常被忽略，有时误诊为“结膜炎”。如及时发现和处理，痊愈后几乎不留痕迹。排列成行的疱疹不久扩大融合，中央上皮脱落，形成条状溃疡，并向长度伸展，伸出分枝，末端有分叉，形成典型的树枝状溃疡。炎症继续发展，亦可形成边缘蜿蜒迂曲的地图或星芒状溃疡。有时溃疡可有多个，但不论形态如何，一般只作面的扩展，位于浅层。荧光素染色下可清楚看到溃疡上皮缺损处染成深绿色，而周围则被淡绿色渗透边缘所包围，说明这部分的上皮存在水肿、疏松现象，是本病的特征（见插页图 7-8）。

角膜感觉减退是疱疹性角膜炎的另一个典型体征。感觉减退的分布取决于角膜病损的范围、病程和严重程度。病变部的角膜感觉常减低或消失，但其周围角膜的敏感性却相对增加，故主觉有显著疼痛、磨擦感和流泪等刺激症状。

树枝状或地图状溃疡愈合后，有时可见不透明的上皮细胞呈线条样或分枝嵴状堆积，这种假树枝是在愈合过程中更多的上皮愈合被先后从不同方向向病损区伸延并最终汇合的结果。随着时间推移，假树枝可变光滑并消失。不要误认为感染尚存，而继续应用抗病毒药物，因为药物的毒性可使之加重。事实上少数未经控制的树枝状角膜炎病例，其中有的是在溃疡阶段应用皮质类固醇的病例，病变继续向深部发展，导致角膜实质层发生混浊。混浊主要是角膜实质的水肿和浸润，一般从溃疡底部开始，逐渐向深部蔓延，直至后弹力层。其色灰白，半透明，有时略带灰黄色调。由于水肿和细胞浸润，角膜可明显增厚，后弹力层及内皮层亦出现肿胀粗糙或条状皱纹。常伴有虹膜炎反应，由于角膜、房水混浊和KP，常不能满意观察到，少数病例尚伴有前房积脓，此时瞳孔必须充分散大，防止后粘连。溃疡波及小的病例，虽经积极治疗，溃疡愈合约需两周时间，而实质水肿及浸润的吸收可长达数月。角膜长期处于炎症状态可逐渐变薄，甚至溃疡穿孔。在溃疡阶段，少数病例尚可继发细菌或真菌感染，应该引起注意。

无菌性溃疡（indolentulcer）可见于眼部疱疹感染后，应与进行期病毒感染引起的溃疡相鉴别。过去把此种溃疡称为疱疹晚期病变（metaherpeticlesions），它的形成是多因素的。抗病毒药物的毒性作用是该种溃疡持续存在的原因。该病难以愈合，治疗首先是保护角膜上皮，最简单的办法是包扎患眼，停用所有药物。

②盘状角膜炎（disciformkeratitis）：盘状角膜炎绝大多数是由HSV直接侵犯的免疫反应所引起，也可见于带状疱疹、水痘、牛痘、流行性腮腺炎或化学损伤性角膜炎。发病大多为以往有过炎症的复发病例，初次发作者较少。充血及刺激一般较溃疡型为轻，甚至可以毫无症状。有时反主觉视力模糊，眼部略有发胀感。

盘状角膜炎是位于角膜中央或近中央处的圆形水肿浸润，直径约为5～8mm，以7mm者居多。灰白色，略半透明，浸润的中央部位较淡，而边缘处较浓密，犹如“钱币状”。偶尔也可见到免疫环，是由中性粒细胞环绕盘状水肿的边缘形成。伴有后弹力层皱纹及内皮粗糙、增厚现象。大小不等的KP粘附于角膜内皮，少数病例尚有房水混浊或前房积脓。

角膜上皮一般正常，荧光素不着色。但有些炎症严重的病例，角膜上皮呈现毛玻璃样水肿，滴荧光素后，在裂隙灯下检查，呈现细点状着色。除盘状混浊外，也可表面为肾图形、弥漫性、局限性、环形、马蹄形等。形状虽有不同，病理改变基本一致。

应用抗病毒类药物与激素类药物，浸润及水肿大部分可以吸收，留下较淡的瘢痕，多数仍能保持有效视力。另一种情况是，在盘状角膜混浊的基础上；角膜表面可以出现树枝状或地图状溃疡，与深部炎症同时存在。有时，尚可并发单疱性葡萄膜炎，出现继发性青光眼，长期炎症的存在又可促使新生血管长入。这种参差复杂的局面，严重影响了本病的预后。

③ 基质坏死性角膜炎（necrotizinginterstitial keratitis）：常见于多次复发的树枝状角膜炎或正在局部应用皮质类固醇治疗的盘状角膜炎患者，角膜表现为严重的基质炎患者，伴有炎性细胞浸润、坏死、新生血管、瘢痕、偶尔变薄和穿孔。同时发生虹睫炎，偶尔有继发性青光眼。它的自然病程是2～12个月，病情重，目前尚无有效治疗方案，预后极差。

总之，HSK的危害性在于炎症的反复发作和长期不愈，造成角膜细胞的严重破坏，最后为瘢痕组织所替代。大量的新生血管也是影响视力的主要因素。不恰当的使用激素亦是促使病情恶化的另一原因。至于葡萄膜炎、继发性青光眼和继发细菌或真菌感染等情况，严重性不言而喻。

【诊断】 目前 HSK 的诊断多依靠病史和角膜病变的形态。实验室诊断不是必需的临床诊断条件，常用的实验室诊断技术有：

1. 血清学检查：常用中和试验、补体结合试验。对原发感染可作肯定诊断，但不适用于复发感染。

2. 免疫组织化学检查：使用 HSV1 的单克隆抗体诊断药盒，能在 4 小时内对上皮刮片作病原学快速诊断，结果可靠。

3. 病毒分离：是本病最可靠的病因诊断，常用方法有泪液拭子或角膜病变组织刮片，进行兔肾细胞（RK）培养，进行病毒分离。

4. 核酸杂交技术：敏感度较高，结果可靠，但目前应用受限。

【治疗】 不同的病变阶段采用不同的治疗方法。在角膜疱疹或浅层炎症早期阶段应迅速控制炎症，防止病变扩展到实质深层，深层炎症可适当应用少量激素。对单纯依靠药物和保守疗法难以奏效者，可据病情选用不同的手术治疗方法。

1. 药物

(1) 抗病毒药物：目前对 HSK 的治疗还是以抗病毒药物为主，常用的有：

① 碘苷：又名疱疹净（idoxuridine，IDU）。目前主要适用于初次发作病例。多次复发病例改用其他药物为宜。眼水为 0.1%，眼膏 0.5%。

② 阿糖胞苷（cytosine arabinoside）：有一定效果，但对正常细胞毒性大，故常用它的衍生物环胞苷（cyclocytidine，CC），眼水为 0.05%，眼膏 0.1%。

③ 三氮唑核苷：又名病毒唑（virazole，ribavirin），为广谱抗病毒药，疗效较好，且对正常细胞毒性颇低。眼水为 0.1%及 0.5%，眼膏 0.5%。

④ 无环鸟苷：又名阿昔洛韦（acycloguanosine，ACG），为最新、最有效的抗病毒药物，特别是对于疱疹病毒，有明显的抑制作用。1979 年起应用于临床，国内外文献报道，不但疗效好，且不良反应小。常用剂型为 3%眼膏和 0.1%眼水。

(2) 肾上腺皮质激素：因它有抑制角膜免疫反应和抗炎的作用，常用于 HSK 的治疗，但应掌握如下原则：

① 上皮或角膜浅层炎症禁用皮质激素，因其能激活病毒和胶原酶活性，使病变向深层发展。它还能抑制上皮再生，甚至造成溃疡穿孔。

② 深层炎症可用激素，因深层 HSK 特别是盘状角膜炎的发病机制兼有对病毒抗原过敏的因素，故应用皮质激素是合理的，但应同时应用抗病毒药物。抗病毒药物与皮质激素的次数比例以 2:1 为宜，抗病毒药物的次数可略少于浅层炎症。应用皮质激素期间，最好 1~2 日用荧光素着色一次，如有溃疡出现，立即停用，按溃疡处理。深层型炎症病程可长达数周至数月，当炎症基本消退后，抗病毒药物和皮质激素的次数需逐步减少，最后停用。局部应用的皮质激素有：强的松眼膏或 0.025%地塞米松眼水，均可每日应用 2~4 次。

(3) 免疫调节剂：增强机体抵抗力，治疗和预防 HSK。常用药物有左旋咪唑、干扰素、转移因子等。

2. 手术

(1) 病灶清创术：其原理是通过物理或化学的方法来清除感染细胞和病毒。但注意尽量不要损伤 Bowman 膜，以减少瘢痕形成。化学清创目前不再应用，因为它会损伤角膜基质，增加瘢痕组织，延缓上皮愈合和导致内皮细胞变性。清创后加压包扎有利于愈合，并可提高眼局部温度，抑制病毒繁殖。

(2) 手术：根据病情，结合现有医疗条件，选用不同的手术方式，常用的有：前房穿刺、结膜瓣遮盖术、睑缘缝合术、自体组织移植、板层角膜移植、组织粘合剂。对 HSK 稳定即炎症消退 3 个月，视力低于 0.1 者，可行穿透性角膜移植术。

五、其他病毒性角膜炎

(一) 带状疱疹

带状疱疹病毒性角膜炎（herpeszosterkeratitis）是眼部带状疱疹的主要症状之一，可形成角膜瘢痕，严重影响视力，值得注意。本病是由水痘—带状疱疹病毒感染所致，病毒潜伏于三叉神经节，当机体细胞免疫功能下降或在其他外界刺激诱导下，病毒即被激活、繁殖而发病。病毒培养及血清学研究认为带状疱疹病毒与水痘病毒是同一型病毒，常称水痘—带状疱疹病毒。取病变区角膜上皮，直接用荧光抗体染色检查，可证明被感染的细胞内有病毒感染。抽取皮肤疱疹中的液体进行电镜检查，也可以找到典型的病毒颗粒。本病多见于 40 岁以上的成人。带状疱疹一次感染后可获得稳定的免疫力，但有时可见复发现象。

【临床表现】本病的特征是沿三叉神经分布区域的皮肤上出现串珠状疱疹，多是三叉神经的第 1 主支，即眼支分布区为限，当第 1 主支全部受累时，疱疹可出现在额部皮肤、上睑皮肤和鼻部的一部分皮肤，一般不超过中线。疱疹出现以前常有神经痛、皮肤潮红及烧灼感，继之出现大小不等的水疱。其内容物开始是浆液性，然后变为脓性。最终疱疹干枯、结痂脱落后常留有色素，有时皮肤可出现凹面、神经痛及皮肤异样感觉，可持续数周、数月，乃至更长时间。

本病临床特点如下：①皮疹与眼部症状不一致。②原发虹膜睫状体炎发生率高。③部分病例可继发青光眼。④临床出现眼肌麻痹者，常常是引起脑炎和预后不良的信号，要加以警惕。⑤眼症状多在皮疹后出现，短者数日、数周；长者数月甚至 1 年后出现，因此临床追踪观察必须超过 1 年。

带状疱疹引起的角膜炎的发病多在皮疹出现以后，可有下列类型：

1. 上皮性点状角膜炎和树枝状角膜炎　角膜炎开始时多表现为上皮性点

状角膜炎，部分病例可发展为树枝状角膜炎。

2. 上皮下浸润或限局性角膜基质炎　1～6个月后，可出现上皮下浸润，一般波及基质浅层，直径约0.5～3mm的圆形或钱状浸润。

3. 角膜基质炎或盘状角膜炎　上皮下浸润进一步向基质深层发展，形成富于血管的角膜基质炎或盘状角膜炎。混浊区常留有类固醇沉积物，经久不吸收，可能是基质细胞的异常代谢产物。有时还可出现角膜葡萄膜炎症状。

4. 神经营养性角膜炎　剧烈的三叉神经及角膜感觉障碍可延续数月甚至1年以上，终至引起神经营养性角膜炎。

【治疗】局部用药散瞳，用抗生素预防继发感染。症状严重时应止痛、镇痛，还应针对病因作特异性治疗。鼻睫神经已受侵犯的患者立即早期应用恢复期患者抗带状疱疹免疫血清，可增强免疫力，防止角膜炎的发生。此外，转移因子、干扰素、牛痘苗、卡介苗、左旋咪唑以及抗病毒药物（碘苷、三氮唑核苷和酞丁胺）对皮肤带状疱疹及角膜炎均有一定效果。皮质类固醇仅在角膜基质炎合并葡萄膜炎时可以最低剂量局部滴眼，但应用时应密切观察病情变化，避免激素引起的不良反应。

（二）腺病毒性角膜炎

流行性角膜结膜炎（epidemickeratocon unctivitis，EKC）即腺病毒性角膜炎（Adenoviralkeratitis），现已证实这种传染性眼病由腺病毒引起，仍是目前蔓延广、传染性强的一种常见眼病。

【临床表现】潜伏期平均4～7日。多数两眼同时发作，一眼发病，另一眼立即随之。发病后表现为急性滤泡性结膜炎，伴结膜高度充血、浮肿及眼睑肿胀。耳前淋巴结肿大伴压痛。常常伴结膜下出血和假膜形成，结膜炎持续7～10日即逐渐消退。可出现角膜损害。

角膜损害：初期角膜缘部浸润，发病7日后角膜周边部出现上皮性点状混浊，荧光素着染。发病10～14天，前弹力层下形成边界模糊的圆形浅基质层浸润斑块，多集中在中央区，数月才能吸收，不形成溃疡，无新生血管。

【治疗】本病为自限性疾病，治疗重点在于减轻症状，防止并发症。角膜炎的治疗原则为促进角膜新陈代谢，减少并发症，若出现角膜浸润时加用皮质类固醇，口服B族维生素，提高全身免疫力。

六、蚕食性角膜溃疡

又称Mooren溃疡。

【病因和发病机理】与细菌感染有关。目前许多研究表明，Mooren溃疡仅可能是一种自身免疫性疾病，细胞介导与体液自身免疫在蚕食性角膜溃疡中可能起重要作用。现代研究表明，Mooren溃疡的病理机制可能是结膜和角膜组织在某些因素的作用下，诸如外伤、感染或许多理化和生物学因素，改变了其自身抗原的稳定性，使其具有自身抗原性，从而刺激机体产生抗自身抗原的抗体，抗原抗体结合形成免疫复合物沉积在角膜缘，引起局部的炎症反应，使角膜基质中的胶原被溶解破坏。同时，病变区的结膜胶原酶活性增加，并影响到角膜上皮，故该病的病理过程是自身免疫反应导致角膜结膜组织的溶解破坏。

【临床表现】

1. 症状　Mooren 溃疡是一种伴有较重疼痛的角膜慢性溃疡，随着病情的发展，患者由一般的角膜刺激症状发展为不可缓解的痛感，常常难以入睡。25%的老年患者双眼可先后发病，临床表明双眼发病的患者病情严重，发展速度快而难以治愈。

2. 眼部表现　溃疡总是从角膜缘发生，大多数病例从睑裂处起病，开始表现为角膜缘充血和灰色浸润，几周内逐渐向纵深发展为局限性溃疡，这种灰色浸润可以多处发生，逐渐向周围发展并且相互融合，角膜的溶解发展缓慢，溃疡逐渐向角膜中央区和角膜另一侧扩展，溃疡深度达 1/2 角膜厚度，一般不向更深层角膜侵蚀，角膜溃疡面常有新生血管长入，很少引起后弹力层膨出或穿孔。有的病例角膜呈瘢痕状，溃疡进行时有灰白色浸润线，未被累及的角膜仍保持透明。病变常局限于角膜缘的一部分，较少形成角膜缘的环形损害。病变有时也向巩膜发展（见插页图 7-9）。

3. 临床分型　Wood 和 Kaufman（1971）描述了 Mooren 溃疡的两种类型：

（1）良性型：临床症状相对较轻，浸润范围大，多发生于年轻患者，常单眼发病，药物或手术容易治愈。

（2）恶性型：临床症状严重，病情发展迅速，浸润范围较大，多发生于年轻患者，双眼发病，角膜穿孔率高达 40%。药物或手术治疗困难，常常有复发趋向。

【诊断与鉴别诊断】

1. 角膜炎刺激症状和较严重的眼部疼痛。

2. 慢性进行性角膜炎症病史，典型的溃疡病变图像。

3. 应与角膜边缘变性、Wegener 肉芽肿、结节性多发性动脉炎或红斑狼疮伴发的角巩膜缘的炎症性溃疡相互鉴别。

4. 该病主要应与 Wegener 肉芽肿病鉴别，Wegener 肉芽肿病的主要病变是肉芽肿性损害，可累及全身各组织和器官，易引起副鼻窦炎、动脉炎、肺炎、关节炎、肾和眼的病变，故又称为动脉炎肺肾病综合征。40 岁多见。主要临床表现：①眼部表现为眼睑水肿、球结膜充血水肿、巩膜炎、角巩膜缘溃疡，眼的局部表现酷似 Mooren 溃疡。②呼吸道的急性坏死病变可引起鼻炎、鼻梁下陷和鞍状鼻、副鼻窦炎、肺炎样病变。③全身各组织器官的坏死性血管炎，表现为皮肤红斑及出血斑、关节炎、神经炎、心肌炎等。④肾脏病变主要引起蛋白尿、血尿、弥漫性肾小球肾炎及尿毒症等。

【治疗】 Mooren 溃疡目前尚缺乏特效治疗方法，总的原则是对轻症患者首先采取积极的药物治疗。疗效欠佳或重症患者采取手术治疗和药物治疗相结合的方法，近年来已取得90%的治愈率。

1. 免疫抑制治疗

(1) 皮质类固醇：对 Mooren 溃疡患者几乎均采用皮质类固醇药物，局部可用0.1%氟美松和抗生素眼水滴眼，每 2 小时 1 次。因为皮质类固醇能抑制免疫性炎症浸润，但另一方面它可能激活胶原酶。在应用皮质类固醇滴眼的同时应加用胶原酶抑制剂。一般不全身用药。

(2) 胶原酶抑制剂：常用3%半胱氨酸眼水滴眼，每 2 小时 1 次。也可用2.5%依地酸钠溶液点眼。

(3) 自家血清点眼：每 2 小时 1 次。

(4) 非甾体类抗炎药。

2. 手术治疗

结膜切除术，可联合冷冻、烧烙术。板层角膜移植术，根据溃疡灶范围和形状确定移植片大小，应大于病变范围 1mm。穿透性角膜移植术较少应用。

七、变态反应性角膜炎

(一) 泡性角膜炎

泡性角膜炎 (phlyctenular keratitis) 是疱疹性眼炎的一种表现类型，临床上根据疱疹出现的部位不同，称谓各异，即疱疹在结膜者称泡性结膜炎 (phlyctenularconjunctivitis)，生于角膜缘者称为泡性结角膜炎 (phlyctenularkeratoconjunctivitis)，疱疹位于角膜者为泡性角膜炎或束状角膜炎 (fascicularkeratitis)。这些不同部位的疱疹，其病因、治疗基本是相同的。故有时也统称为泡性眼炎。主要发生于儿童，女性多于男性。

【病因和发病机理】泡性眼炎的病因，长期以来认为与结核病有关，并认为是对结核蛋白的迟发性超敏反应所致。最近，已知疱性病变与其他细菌的蛋白有关。目前公认本病病因为各种外源性蛋白所致的非特异性迟发性超敏反应。实验和组织病理学观察证实本病具有免疫介导发病的特征，实验研究提示，泡性眼炎是一种对金黄色葡萄球菌细胞型抗原的超敏反应。维生素缺乏、营养不良、葡萄球菌睑缘炎和急性细菌性结膜炎等，均可能作为发病机制导致这种疾病的发生。

疱疹是由炎症细胞和血管组成的上皮下炎症小结，炎症细胞包括吞噬细胞、淋巴细胞、浆细胞等，偶可自行消退，通常坏死，形成浅溃疡，愈合后角膜有瘢痕。

【临床表现】

1. 疱疹常见于角膜缘部结膜，粟粒大小，圆形，灰白色小结节疹，其周围有局限性充血。数日疱疹上皮剥脱，顶端形成小溃疡，10 天左右自愈，发生于结膜者不留瘢痕，在结角膜的角膜侧可有薄翳，多数可反复发作，故多见到角膜近周边部有多发的圆形薄翳。患者症状轻重不一，有畏光、流泪、痒感和磨擦痛，无分泌物，继发细菌感染者可有脓性分泌物。

2. 泡性角膜炎可能从边缘性溃疡起始，这些边缘性溃疡与卡他性溃疡不同，即在溃疡与角巩膜缘之间无透明空间，其溃疡的轴线常常与角膜的周边垂直而不是平行，这种边缘溃疡可能处于相对稳定状态，但也可能呈束状向中央蔓延，呈现非常典型的束状角膜炎。当溃疡的中央区处于活动状态时，周边可能已愈合，通过灰白色浸润向角膜中心发展，血管从周边部向中央方向与溃疡随行，愈后在角膜上形成瘢痕，呈三角形，基底在角膜缘。病程 10 天 ~ 2 周。

【诊断】多发于女性儿童和青少年，典型疱疹、束状浸润。

【治疗】

1. 皮质类固醇点眼，如 0.1% 地塞米松眼水滴眼，每日 3 ~ 4 次；结膜下注射地塞米松 1mg，每日一次。

2. 加强营养，B 族维生素，维生素 AD 丸口服。

（二）金黄色葡萄球菌性周边性角膜溃疡

【病因与发病机理】周边性角膜溃疡（peripheralcorneal ulcer）也称为角膜周边浸润（corneal marginal infiltration）或周边部卡他性角膜溃疡（peripheral catarrhal cornealulcer），本病临床并不多见，可能与金黄色葡萄球菌感染角膜使其对菌体膜抗原的免疫反应有关。从免疫病理的观点，其为细菌性抗原引起的体液免疫反应，在角膜缘血管止端以内 1 ~ 2mm 处的角膜。此处抗原抗体比例适当，清晰的透明带则表示抗原或浸润的炎细胞被角膜缘的血管网所吸收。

【临床表现】

1. 患者的症状有疼痛、流泪、畏光及异物感。

2. 溃疡常位于角膜的周边部，且与角膜缘之间有 1 ~ 2mm 透明区，间隔处有 1 ~ 2 个小的浅层溃疡，而且连结成新月状的浅层溃疡，这与疱性角膜炎的疱疹与角膜缘完全相连不同，好发的方位是 2、4、8 及 10 点钟处，这可能与此处与常受葡萄球菌感染的睑缘接触有关。溃疡持续 2 ~ 4 周左右，有自愈性倾向。有血管自角膜缘伸向溃疡，愈合后留有血管性薄翳。溃疡易复发，可融合为半环形。

【诊断】

1. 好发于成年人，儿童罹患此病罕见。

2. 有眼部刺激症状，但较细菌或真菌性角膜溃疡为轻。

3. 有较典型的角膜溃疡，与角膜缘之间有 1 ~ 2mm 透明带，常伴有溃疡型睑缘炎，睑缘细菌培养为凝固酶阳性的金黄色葡萄球菌。

4. 应与靠角膜周边的单纯疱疹病毒性角膜炎和泡性角膜炎相鉴别，卡他性溃疡一开始即为荧光素染色明显阳性，浅溃疡形成和角膜感觉正常，而单疱病毒性角膜炎常在上皮缺损基础上才形成溃疡，且病灶较大，偏角膜中央，角膜感觉减退。泡性角膜炎与角膜缘之间无透明角膜间隔，病灶和血管与角膜缘直接相连。卡他性溃疡的角膜病灶区刮片可见多形核细胞而细菌常为阴性。

【治疗】首先应治疗金黄色葡萄球菌睑缘炎。使用红霉素或黄降汞眼膏按摩和涂擦睑缘，辅以抗生素眼药水滴眼。对顽固病例可以使用金黄色葡萄球菌菌苗注射液 1～2ml 肌内注射，每天 1 次，7～10 天为一个疗程。辅以口服钙剂和维生素类药物。

（三）角膜基质炎

角膜基质炎或角膜间质炎（interstitial keratitis），也称为非溃疡性角膜炎（nonul—cerative keratitis），三者是同义词，意指在角膜基质层的非溃疡性和非化脓性炎症，随后发生血管化。虽然本病远不如角膜溃疡性炎症多见，但也是损害视力的常见原因。

【病因与发病机理】角膜基质炎可能与细菌、病毒、寄生虫感染有关。梅毒螺旋体、结核杆菌和单纯疱疹病毒感染是常见的病因，虽然致病微生物可以直接侵犯角膜基质，但大多数角膜病变是由于感染原所致的免疫反应性炎症。梅毒是最常见的病因。结核杆菌是角膜基质炎不太常见的病因。结核杆菌是一种生长缓慢的耐酸杆菌，不易染色，因其具有异常多的脂质成分，因此在组织中容易看到，高度的脂质成分是分枝杆菌独特的耐酸染色特征的结构基础，结核蛋白是细胞壁的成分，为免疫反应提供了抗原刺激物质。

该病的发病机制被公认为是宿主对感染原的免疫反应，而不是病原活动感染的直接结果，该病属于Ⅳ型（迟发型）变态反应。

【临床表现】

1. 一般临床征象　眼部有疼痛、流泪及畏光，伴有水样分泌物和眼睑痉挛。视力重度下降，睫状充血。

2. 角膜的病变取决于疾病所处的阶段及持续时间　一般说来，上皮完整，但上皮常常处于水肿状态。早期可有弥漫性的或扇形的、水肿程度较低的基质浸润，内皮层伴或不伴 KP。常常有血管侵入。若几周或几月未经治疗可达到高峰，以后血管逐渐闭塞，形成瘢痕。

【诊断】角膜基质炎的病因诊断主要取决于病史、眼部及全身检查。

1. 急性梅毒性角膜基质炎是先天性梅毒的晚期表现之一。大多数发生于 5～20 岁之间，但也可以早自出生时，晚至 50 岁。父母既往有性病史，母亲有流产及死产史，梅毒血清学检查阳性。眼部征象包括“胡椒盐”状脉络膜视网膜炎或视神经萎缩，或其他晚期症状的出现，均提示本病的存在。一些其他的晚期梅毒表现，包括 Hutchinson 牙齿和骨胳的畸形、第Ⅷ对颅神经受累导致耳聋、精神发育迟缓及行为异常等。性病史、中枢神经系统症状或心血管受累，加上梅毒血清学检查阳性，即可确诊后天性梅毒。

2. 结核性角膜基质炎的病因诊断取决于眼部所见、梅毒血清学检查结果阴性，结核菌素试验阳性及全身结核感染史。

3. 麻风患者典型“狮样面容”，眼睑皮肤增厚、秃睫、面神经麻痹是常见的晚期征象。可与皮肤科医师协同诊断。

【治疗】

1. 梅毒性角膜炎是用卞星青霉素 G120 万单位肌内注射，每周一次，连续 3 周。局部皮质类固醇激素点眼。对于炎症消退遗留瘢痕，视力低于 0.1 的患者，可考虑角膜移植手术治疗。

2. 结核及麻风性角膜炎给予全身抗结核、麻风治疗，余治疗同梅毒性角膜炎。

3. 全身驱梅治疗：成人后天性梅毒常用青霉素 G 肌内注射或静脉滴注，同时口服羧苯磺胺。治疗需持续 10 ~ 15 日。先天性梅毒的常用药物是苄星青霉素或青霉素 G，连续 10 日；皮质类固醇治疗，口服泼尼松。

第三节　角膜变性和营养不良

角膜变性与营养不良是临床上两种性质不同的角膜病。二者的致病原因(原发或继发)、发病时间（早或晚)、家族遗传性（有或无)、眼部表现（双眼或单眼发病)、临床过程（进展缓慢或迅速）以及病理学改变都各具不同特点。

一、角膜变性

角膜组织退化、变质，并使功能减退称为角膜变性。角膜变性的病因大多不明，是一组少见的、进展缓慢的变性性疾病，多于 20 ~ 30 岁时双眼发病，引起角膜变性的原发病通常为眼部炎症性疾病，与遗传无关，属继发性。

(一) 带状角膜病变

带状角膜病变（Bandkeratopathy）为钙质沉着性角膜变性。由 Dixon 于 1848 年描述。

【病因】带状角膜病变常发生于慢性疾病或有钙、磷紊乱的全身性病变。慢性葡萄膜炎，尤以伴青年性类风湿性关节炎的葡萄膜炎患者，最常出现带状角膜病变。晚期青光眼和早期眼球痨等退化变质的角膜亦可发生。甲状旁腺功能紊乱及慢性肾功能衰竭等全身性疾病可影响血清内钙、磷代谢。在血清钙增高时，钙盐可沉着于角膜。钙盐于碱性介质中更易沉着，因而干眼患者或暴露性角膜炎患者，由于泪液中二氧化碳减少，泪液偏于碱性。因此，如果出现带状角膜病变，其病情进展比一般患者要迅速。

【临床表现】本病可发生于不同年龄，双眼、单眼皆可发病。病变开始于睑裂区角膜，相当于 Bowman 层水平。分别由鼻、颞侧近周边处，陆续出现钙质性灰白色的混浊斑。混浊的周边侧边界清楚，与角膜缘之间有一宽约1mm的透明带，将混浊与角膜缘隔开。混浊的中央侧较模糊，并向中央缓慢地扩展。病程可经历多年，两端混浊才能相遇于中央，融合成3~5mm宽的带状病变。裂隙灯下可见钙斑混浊区内有透明区，是三叉神经穿过Bowman层的通道。混浊逐渐致密、加厚，使其表面上皮隆起，粗糙不平，甚至发生角膜上皮糜烂，引起畏光、流泪及眼部磨痛等刺激症状。晚期患者视力受影响。

【治疗】轻症时无需治疗。当出现角膜上皮糜烂等刺激症状时，可配戴角膜绷带软镜。如后期出于美容需要或为提高视力时，可应用0.37%依地酸二钠局部滴以表面麻醉剂后，先刮除角膜上皮，再在病变处敷以浸有EDTA(0.05M)的纤维海绵片，数分钟后再刮除钙质，可重复数次使钙质刮净后涂以抗生素眼膏，局部包扎至上皮再生。

（二）脂质性角膜病变（继发型）

【病因】继发型脂质性角膜病变常发生于角膜外伤后或慢性基质性角膜炎时，尤以单疱性基质性角膜炎或带状疱疹性角膜炎更多见。角膜深层有新生血管。当患者全身性脂质代谢紊乱或血脂过高时，脂质从角膜实质内的纤维血管中溢出，沉积于病灶内。

【临床表现】患有慢性角膜实质炎症病变的角膜，在其已形成很久的角膜新生血管四周，突然出现一块类圆形盘状、致密的、略呈黄白色的脂质浸润块，此浸润块位于实质层内，具有扇形、羽毛状边缘，有时含点状胆固醇结晶物。在血管退缩后，此种脂质浸润可缓慢消退。

【治疗】局部滴用皮质类固醇，目的是消退角膜水肿，减轻炎症反应，并可抑制角膜新生血管的形成和进展，甚至可以促进其消退，利于脂质消退。指导患者改善饮食习惯，多食蔬菜与水果，少食动物脂肪，或许有助于脂质从角膜中消退。严重影响视力者亦可行角膜移植术。

（三）老年性退变性变性

【病因】是与年龄相关的退行性病变。

【临床表现】

1. 角膜老年环：双眼发病。环的形成先从下半角膜周边部开始，裂隙灯下可见混浊在深部近Descemet膜前的基质层内，呈灰白色，缓慢地向前、环形扩展。中年以后，上半角膜周边部亦开始混浊。约在60岁时，角膜上、下两环逐渐汇合。角膜环约2mm宽，环与角膜缘之间有一条透明带（约0.3~1mm宽）相隔，为Bowman层止端。

2. 正常角膜的Descemet膜厚度均匀一致，但老年人周边角膜的Descemet膜会限局性加厚，称为Hassall-Henle疣。裂隙灯下用镜面反射法，在年长患者的角膜周边部可见到Descemet膜有散在的局灶性增殖的缀疣，当疣增大、增多时，后面的内皮细胞变扁、后突。

3. 睑裂的角膜缘处有一灰白色直立的条带状混浊，称为Vogt白色角膜缘条带。混浊位于周边角膜浅层，由多数细小白条组成，条带与角膜缘平行，较窄如新月形。两侧角膜缘均可出现，但以鼻侧更为多见。多双眼发病。条带的中央侧因细小白条走向不规整而使其边缘不整齐。

【治疗】本病无需治疗。

（四）组织缺失类

1. Terrien 角膜边缘性变性（Terrien's marginal degeneration）为一较少见的双眼慢性、进行性病变，也称为角膜周边部沟状变性或扩张性角膜边缘营养不良。由 Terrien 首次报告。

【病因】本病的确切病因不明，有多种可能原因：内分泌紊乱，胶原病的眼部表现，神经营养不良，与免疫有关等。

【临床表现】本病患者以男性多见。通常双眼同时发病,但双眼病情进展常不一致。多数患者在 20～40 岁之间发病,病程较长而发展缓慢,有时可达 20 年或更久。病变多自角膜上方开始，早期形同老年环，在角膜周边出现细小点状实质层混浊，混浊与角膜缘平行且有一间距，但此间距的浅层有血管自角膜缘伸入混浊区，血管翳止端附近有黄白色条状脂质沉着。病变区缓慢地进行性变薄，呈弧形沟状凹陷带。病变可向中央及两侧扩展。沟的中央侧边缘陡峭；沟的周边侧呈坡状，沟底由于角膜极薄，在眼内压作用下可膨隆向前。角膜上皮一般保持完整，患者除因角膜较大散光而视力减退外，多无明显症状，间或出现轻度结膜炎症状。晚期偶有因轻微外伤或自发地引起角膜菲薄处穿孔。

分为四期：

(1) 浸润期：上方周边部角膜出现与角膜缘平行的 2～3mm 宽灰白色混浊带，伴有新生血管长入。周围的球结膜轻度充血。

(2) 变性期：病变渐累及基质层，组织变性而变薄，形成一弧形血管性沟状凹陷带。浅层组织渐被溶解、吸收而形成小沟，沟内有脂质沉着。

(3) 膨隆期：病变区角膜更薄，形成单个或多个 1.5～3mm 或更宽的膨隆区，呈小囊肿样外观。此时有显著的逆规性散光。

(4) 圆锥角膜期：病变区组织张力显著下降，在眼压作用下向前膨出。当咳嗽或用力过猛时极易发生角膜破裂。

【治疗】没有药物能有效地控制病情发展。以结膜瓣遮盖病变区的效果也不理想。目前多采用板层角膜移植或角膜表面镜片术，可获较好的疗效。应尽早行部分板层移植，移植片应厚，这样不但能降低散光，提高视力，而且能较好地控制病情。对晚期病例可预防角膜穿孔。

2. 透明性边缘性角膜变性（pellucid marginal corneal degeneration）为少见病，病程进展慢，病变可持续数十年。

【病因】病因尚不明，可能是角膜缘毛细血管闭塞，引起局部缺血所致。

【临床表现】本病多见于 20～40 岁中青年人，男女皆可发病。发病时双眼同时产生，一般无不适，患者常因视力下降就医。裂隙灯下观察可见双眼角膜近下角膜缘 1～2mm 的周边部有一条平行于角膜缘的 2mm 左右宽的弓形变薄区。变薄区不混浊，无浸润，无脂质沉着，无血管，为 Bowman 层部分缺失。只见变薄区上方的正常角膜向前、向下隆起，形成特殊的下垂状。由于不易矫正的明显散光而使视力减退。

【治疗】早期无需特殊处理。若有角膜散光可戴接触镜矫正视力。若病变区显著变薄、膨隆，可行部分板层角膜移植或联合作散光矫正术。个别病例可作大口径穿透角膜移植。因其少有角膜穿孔和破裂，预后较好。

（五）异常物质沉着类

1. 角膜上皮铁线沉着

【病因】角膜前表面不规整时，泪流紊乱，泪液内铁含量较正常增加。增加的铁易沉积于角膜表面洼地中，不同病变角膜的洼地分布不同，因而形成形态各异的上皮铁线。

【临床表现】裂隙灯后照法，角膜上皮层可见环形或不规则形淡棕色或淡黄色铁质沉着，可连续或不连续。

【治疗】如能改善泪流紊乱，上皮铁线可逐渐消退。

2. Kayser-Fleischer 铜环简称 K-F 环，多见于 Wilson 病（肝－豆状核变性）与其他肝病导致的铜代谢紊乱者。

【病因】当机体铜代谢紊乱时，组织中能与铜结合并起运载作用的含硫蛋白质失调，增加了与铜的亲和力，使铜在组织中聚集增多。

【临床表现】双眼发病，但眼部无自觉症状。裂隙灯检查发现角膜周边部相当于 Descemet 膜水平有一圈 1～3mm 宽的金黄色或黄绿色铜粒沉着环。此环在患者全身性疾病好转时可逐渐消退。

全身表现：①神经系统：先出现震颤、肌张力亢进性手足徐动，可有癫痫样发作。②肝脏损害：黄疸、腹水、肝肿大，严重者出现肝功能衰竭。

【治疗】无根治办法。应限制铜摄入，少食肝、贝类、瘦猪肉、羊肉等含铜高的食物。促进铜盐的排泄。

二、角膜营养不良

正常角膜组织中某种细胞受某种异常基因决定，使其结构或功能受到进行性损害的过程，称之为角膜营养不良（corneal dystrophy）。该病为异常性眼病，多为常染色体显性遗传。当遇到不典型病例时，应尽可能检查所有家庭成员。一般不伴有全身性疾病，发病年龄早，病情进展缓慢。角膜营养不良为双眼对称性疾病，好发于中央部角膜，不伴炎症，亦无新生血管，真正原因不清楚，种类繁多。多数作者按病变最早出现的解剖部位分类，如上皮、实质及内皮营养不良等。下面是几种较常见者（图 7-10）。

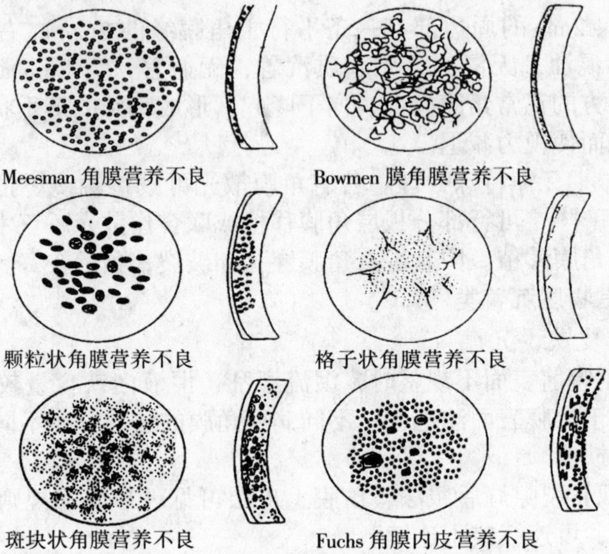

图 7-10　各种类型营养不良

(一) 上皮细胞层、Bowman 层的角膜营养不良

1. 上皮基底膜营养不良

又名 Cogan 微囊肿性角膜营养不良（Cogan’s mlcrocystlc dystrophy）或地图状—点状—指纹状角膜营养不良，是前部角膜营养不良类中最常见的一种角膜病。

【病因】 本病常无遗传表现，少数病例为常染色体显性遗传。在有家族史的病例中，可于 4～8 岁即开始出现复发性角膜上皮糜烂的症状，但其发作频率则随年龄的增加而减少，多发生于 30 岁之后。50 岁后很少再出现刺激症状。本病主要由于上皮细胞基底膜异常，引起上皮细胞与基底膜粘附不良并发生退变所致。

【临床表现】 本病主要见于成人，40～70 岁多见，女性稍多。本病为双眼病，但所出现的角膜病变形态却有较大差异。

裂隙灯检查可出现：①数个集中的灰白色混浊点，位于上皮细胞层内，约为 0.1～0.5mm，形状可为圆点、长点或逗点，其大小、形状、部位时有变动；②地图状：采用宽光带斜照法可见到大小、形状不一的地图形浅淡混浊区，有的边界呈灰白色，将地图形状衬托得更加明显。有时边界不清，逐渐隐入正常角膜中。地图的形态时有变动；③指纹状：最好散大瞳孔，以红色眼底反光为背景，采用后照明法则可见角膜上皮层有一串同心弯曲的、折光的细条纹，有些条纹可分支或有螺旋状终端，形似指纹状；④泡状：用后照明法可见很多小的透明圆泡，位于上皮内。几种形态可单独存在，但多数患者同时存在两种以上病变形态。每种形态都可自发地时消时散，并可变换病变位置、大小与形状。

本病症状轻微，偶因发作角膜上皮糜烂而出现异物感、疼痛、畏光与流泪症状，或因角膜前表面不平而使视力变模糊。

【治疗】可试戴角膜接触镜以改善症状和提高视力。并可辅助涂以5%氯化钠滴眼液和眼膏、透明质酸钠或甲基纤维素等润滑眼表。适当给予刺激性小的抗生素眼液和眼膏，预防继发感染。采用 YAG 激光去除糜烂的角膜上皮，可促进新上皮的愈合，对部分病例有较好效果。

2. Meesmann 角膜营养不良

Meesmann 角膜营养不良（Meesmann'scorneal dystrophy）又名青年遗传性上皮营养不良。

【病因】本病为少见的常染色体显性遗传病。各种年龄皆可发病；最早可见于6个月的婴儿。本病的确切原因尚不清楚。有人认为系粘多糖堆积于上皮细胞层内导致。

【临床表现】本病起病于婴儿期，双眼对称性发病，病情进展极缓慢，病程可达数十年。早期无明显症状，常常是在做常规检查时偶然被发现。本病必须在裂隙灯下，采用后照法时方可见到在角膜上皮层内散在着无数细小、圆形的透明囊泡。如用直接聚焦照明法，病变显示为细小灰色小点，有时排列成旋涡状，荧光素不着染。病变为弥漫分布，引起畏光、流泪与眼部磨疼等症状。本病一般视力早期无明显减退，但晚期由于反复发生角膜上皮糜烂，形成角膜瘢痕，角膜前表面变得不规则，可使视力中度下降、角膜知觉亦可减低。

【治疗】大多数病例症状较轻，无需治疗。晚期病例，若病变上皮反复糜烂，可行板层角膜移植，但亦有复发可能。

3. Reis-Btlcklers 角膜营养不良

【病因】本病为外显率很强的常染色体显性遗传病。其确切病因尚不详，多认为是 Bowman 层原发性变性的后果。

【临床表现】双眼对称性疾患，男女发病率无差异，发病早，5 岁前即可发病。早期症状为反复发作性角膜上皮糜烂所致的畏光、流泪及磨疼等刺激症状。每次发作数周后症状始缓解，开始时每年约发作 3～4 次。20 岁后发作次数逐渐减少，但视力开始下降，角膜知觉亦减退。病程可长达数十年。

早期从裂隙灯下可见角膜上皮下中央部分，相当于 Bowman 层水平的角膜浅层内，呈网眼状多个灰白色混浊，进行性增多，并有融合，使角膜表面不规则，混浊呈条形、地图形、环形、蜂窝状或鱼网状，且较前更加致密，从而影响视力。此时角膜知觉显著减退。本病无新生血管伸入角膜。

【治疗】早期可针对复发性上皮糜烂给予对症治疗，如晚上用高渗眼膏包眼，白天滴高渗眼水，配戴亲水性角膜软接触镜，并滴消炎眼药水。晚期为改善视力可施行板层角膜移植术。

其他还有胶滴状营养不良（gelatinous drop like corneal dystrophy），为严重影

响视力的前部角膜营养不良。早期有上皮剥脱，出现眼刺激症状。角膜中央混浊明显，视力受损严重者行板层或穿透角膜移植。术后可恢复视力，但数年后往往再复发。

(二) 基质层角膜营养不良

1. 颗粒状角膜营养不良

【病因】 颗粒状角膜营养不良（granular corneal dystrophy）为常染色体显性遗传，外显率为97%。本病由异常基因决定，使某种角膜细胞不能正常合成或加工其生物细胞膜，以至浅层基质形成异常沉着物。10~20岁发病，可多年无症状。

【临床表现】 儿童期开始发病，但一般无症状，不引起注意，往往到中年才被发现。本病为双眼对称性角膜病变。在裂隙灯下可见中央部角膜实质浅层有多个散在局灶性灰白色、小点组成的面包渣样混浊。病变缓慢进展，混浊逐渐增多、融合、变大，沉积于深基质层。混浊边界清楚而不规则，形成局限的雪片状、星状、圈状、链状等不同形状的混浊。随着年龄的增长，病变可向四周及深部扩展，但周边部2~3mm始终保持透明。50岁后混浊病变之间原为透明处，亦开始轻度混浊，视力减退。角膜表面一般较光滑，少数出现角膜上皮糜烂。插页图7-11为我院收治曾行双眼PRK治疗的营养不良患者复发的图片。

【治疗】 早期无症状，视力好无需治疗。晚期当病灶融合出现较大面积混浊影响视力时，可行穿透或板层角膜移植，术后一般效果较好。偶有病灶复发，且复发后预后更差。本病为规律的显性遗传，外显率高，子代发病率近50%，预防应着重遗传咨询。

2. 斑块状角膜营养不良

斑块状角膜营养不良（macularcornealdystrophy）为一种最严重的角膜基质层营养不良，视力严重受损，预后不良。

【病因】 本病为常染色体隐性遗传，由异常基因决定，不能合成正常的酸性粘多糖，而将异常的氨基葡聚糖沉着于基质内。

【临床表现】 本病发病较早，3~9岁时即可发病。此病为双眼对称性角膜病，病情发展缓慢，视力进行性减退，20~30岁时视力已受到严重损害。间或发生角膜上皮糜烂，但因知觉减退，除有畏光症状外，异物感和疼痛并不明显。直接照明下可见双眼角膜中央呈轻度雾状弥漫性毛玻璃样混浊。裂隙灯宽光带斜照法时，早期可见在弥漫混浊中的角膜中央前实质层内，同时散在多个小的局限性白色、形状不规则、境界不清楚的斑块状致密混浊。随着时间的增加，混浊逐渐向周边及深层扩展、融合。患者不到20岁其混浊即可侵及全角膜，混浊程度亦加剧，致使前表面上皮层不规则，后表面Descemet膜呈灰色并出现滴状赘疣（Corneaguttata）；但实质层厚度并不增加反而较正常变薄。

【治疗】 穿透性角膜移植术是治疗本病的最佳选择。虽有在植片上复发的病例，可需数年之后方可出现。本病为隐性遗传，同胞中约1/4发病，子代通常不受影响。

3. 格子状角膜营养不良

【病因】 格子状角膜营养不良（1atticecornealdystrophy）为较肯定的常染色体显性遗传。有人认为是异常的角膜细胞释放溶酶体酶导致基质层氨基葡聚糖原变性，变性产物演变成淀粉样纤维细丝沉积于基质层。

【临床表现】 本病发病早，10岁前（多于2~7岁）即已发病。而出现复发性角膜上皮糜烂症状及逐渐加剧的视力减退症状，则常在10岁后。不少患者在20~30岁时即需角膜手术治疗。本病多数为对称性双眼病。早期在裂隙灯下可见角膜中轴部呈轻度弥漫性混浊，在角膜实质浅层与Bowman层不规则的分支状细条和点状结节逐渐扩展、增粗、增大，交织成网或带有结节的格子。用后照明法可见此格子线条及结节为折光性双轮廓，其内有一光学透明核心。有时角膜的混浊程度外观上与斑状及颗粒状角膜营养不良的晚期很相似，需仔细找寻折光性分支状格子条方能区分。晚期因瘢痕形成，知觉减退，上皮糜烂症状逐渐消失。

【治疗】 早期若有反复上皮脱落，可用高渗药物和包扎患眼治疗，或戴治疗性软接触镜。晚期视力显著下降者可行穿透或板层角膜移植。术后多数效果良好。少数日后在移植片有病变复发。

（三）内皮细胞层与Descemet膜的角膜营养不良

Fuchs角膜营养不良是角膜后部营养不良的典型代表。

【病因】 有些病例已证实为常染色体显性遗传。某种因素扰乱了角膜内皮结构与功能，引起泵功能失代偿。

【临床表现】 本病发病晚，常于50~60岁时开始发病，女性较男性多2.5倍左右。双眼发病，但双侧常不对称。病情进展极为缓慢。早期患者无自觉症状，裂隙灯下采用直接照明法时，可见角膜中央部的后表面有多个细小的、向后突起的滴状赘疣（guttata），略带青铜色；采用后照明法时，显示在内皮表面有散在的、圆形、折光性金色小凹；采用镜面反射法时，可见在内皮细胞正常镶嵌形态下出现一些黑洞；角膜滴状赘疣的出现并不意味着本病，因为多数情况下，它并不发展成Fuchs角膜营养不良，而只是老年性角膜内皮细胞退变所产生的产物。随着病情的进展，滴状赘疣的数量可逐渐增加，互相融合并向周边部扩展，侵及全角膜的后面。进入原发性角膜失代偿期。此期患者视力下降，出现疼痛并进行性加剧。裂隙灯下可见角膜水肿从Descemet膜前的实质层开始，Descemet膜出现皱褶，角膜厚度增加，实质层如毛玻璃样轻度混浊。继而角膜上皮呈微小囊状小水肿，白天由于角膜前表面的水分被蒸发，上皮水肿有所好转。当眼压增高时，上皮水肿加剧。角膜上皮与上皮下水肿可融合成水泡及大泡，泡破后剧烈疼痛。角膜长期水肿可导致角膜血管新生，而在上皮下弥漫地纤维化。角膜结疤后知觉减退，上皮水肿减轻，疼痛有所缓解，但视力更趋下降。

【治疗】角膜失代偿的早期可局部应用高渗剂（如5%氯化钠盐水或眼膏，20%葡萄糖软膏等）辅以抗感染局部用药。清晨时亦可用吹风机使角膜前表面的水分蒸发。配戴角膜软接触镜可减轻磨痛并可增加视力。后期视力严重受损时可施行穿透性角膜移植。若无条件可采用角膜层间囊膜嵌置术、板层角膜移植或角膜层间灼烙术，以减轻症状。

三、圆锥角膜

圆锥角膜（keratoconus）是一种以角膜扩张为特征，致角膜中央部向前凸出呈圆锥形及产生高度不规则近视、散光的角膜病变。晚期会出现急性角膜水肿，形成瘢痕，视力显著减退。多发生于青少年，双眼先后进行性发病。

【病因】确切的病因不明，目前有下述几种学说和诱因：

1. 遗传学说　许多遗传性疾病中都伴发圆锥角膜。认为本病为规律或不规律的常染色体显性遗传。

2. 代谢与发育障碍学说　有些病例除患圆锥角膜外，尚发生晶体脱位或视网膜脱离，巩膜也有同样病变，亦提示与胶原脆弱有关。部分患者的基础代谢率低，微量元素的变化对本病发生有一定影响。

3. 胶原学说　谢立信等认为可能与胶原的数量减少和胶原纤维的结构变化造成的异常分布、排列有关。

4. 变态反应及其他　本病患者部分合并枯草热、哮喘病、过敏反应。亦有认为经常擦眼或戴接触镜可能导致眼球和角膜硬度降低。

【临床表现】本病起病于青少年期，多见于15～20岁，且发病年龄越早，病程进展越快。常双眼发病。本病为进行性，但进展缓慢。

临床上常分四期：

1. 潜伏期：此期可无任何症状，角膜曲率小于48D。若一眼已确诊为本病，另眼出现屈光不正，应考虑到本病的可能。

2. 初期：本期的临床表现主要为屈光不正。裸眼视力下降，但可用眼镜或接触镜矫正。开始可能只表现为近视，以后逐渐向不规则散光发展。Placido盘能作定性分析，角膜映像会出现同心环和轴的歪曲，即在角膜上方或鼻侧的环较宽，近角膜中央的环呈不规则映像和水平轴的变形。用角膜曲率计检查发现有规则或不规则散光，角膜屈光力增加，角膜曲率为48～50D之间。

3. 完成期：出现典型的圆锥角膜症状，即视力明显下降，框架眼镜不能矫正，当向下注视时，圆锥顶压向下睑缘，使下睑缘出现一个弯曲，称Munson征。前凸的角膜锥底部角膜上皮及基底部有铁质沉着线，称Fleischer环。圆锥角膜中央，基质深板层皱褶增多引起数条白色细线，多为垂直状，对眼球加压可消失，称Vogt线。急性圆锥角膜是一种特殊情况，有些患者在初期突然出现视力急剧下降，伴眼部刺激症状，检查时发现球结膜充血，角膜锥状前凸、中央变薄、明显水肿、上皮下大量水泡，水肿的范围常提示后弹力膜破裂的大小，容易误诊为病毒性角膜炎。

4. 变性期：病变的角膜在上皮下出现玻璃样变性。圆锥处有瘢痕形成，并有新生血管侵入角膜浅层。此时视力显著减退，用眼镜和接触镜均不能矫正。呈半透明外观。瘢痕若累及视区，则视力明显下降。若不在视轴上，则基质瘢痕会使角膜变扁平，近视度减轻，视力提高，尚可配戴接触镜。插页图 7-12 为圆锥角膜典型的裂隙灯表现。

【诊断】 早期诊断除根据症状外，主要依靠客观体征。可用检影法、Placido 盘、角膜曲率计和裂隙灯显微镜进行检查。角膜照相可以记录圆锥的形态、位置、大小及与周围的关系。

【治疗】

1. 框架眼镜　早期散光用框架眼镜矫正。

2. 角膜接触镜　适用于无角膜瘢痕的中期患者，散光较大者选用硬性接触镜可适当延缓圆锥角膜的进展。

3. 手术　如接触镜无法矫正视力、角膜中央出现瘢痕、急性期圆锥角膜可行穿透性角膜移植术以增进视力。

第四节　角膜肿瘤

一、角结膜皮样瘤

类似肿瘤的先天异常，属典型的迷芽瘤。来源于胚胎性皮肤，肿物表面覆盖上皮，肿物内由纤维组织和脂肪组织组成，也含有毛囊、毛发、汗腺等。一般位于角膜实质浅层。

【临床表现】 肿物多位于颞下方球结膜及角膜缘处，为圆形淡黄色实性，表面有纤细的毛发。肿物的角膜区前缘可见弧形的脂质沉着带。少数病例角膜缘处可出现多个皮样瘤，甚至相互融合，形成环形皮样瘤。有时肿物可位于角膜中央。偶可表现 Goldenhar 综合征及眼部角膜皮样瘤、耳部畸形、脊柱异常等三联症。

【治疗】 手术切除及施行板层角膜移植。常用半月形、带角膜缘的板层移植片修复。位于角膜中央者要在 6 个月前手术切除，并作板层角膜移植术，以防弱视。手术时如见皮样瘤组织已侵入全层角膜，则改作穿透性角膜移植。手术前后应及时验光配镜，对矫正视力不良者应配合弱视治疗。

二、上皮内上皮癌

上皮内上皮癌（intraepithelialepithelioma）又称角膜原位癌或 Bowen 病，是一种单眼发病，病程缓慢的上皮样良性肿瘤。

【临床表现】多见于老年患者。病变多好发于角膜结膜交界处，有缓慢生长的半透明或胶冻样物，微隆起，呈粉红色或霜白色，表面布满“松针”样新生血管，界限清楚，可局限生长。活检及组织病理学可确诊。

【治疗】可行肿瘤切除联合板层角膜移植术。

三、角结膜鳞癌

角结膜鳞癌（cornealsquamouscellcarcinoma）是一种原发性上皮恶性肿瘤，也可由上皮内上皮癌迁延多年、恶变而来。

【临床表现】多发于中老年男性。睑裂区角膜缘为好发部位，尤以颞侧常见。肿瘤呈胶样隆起，基底宽，富有血管。肿瘤可向球结膜一侧深部发展或在角膜面扁平生长蔓延。少数向眼内蔓延侵犯眼眶组织。继发感染时可有浆液脓性分泌物，淋巴引流区肿大压痛。亦可沿淋巴管向全身其他部位转移。组织病理学可确诊。

【治疗】病变早期未突破前弹力层时，行广泛结膜角膜板层切除，可达到根治目的。当侵犯周围组织时，需行眼球摘除或框内容剜除术。

第五节　角膜移植术

角膜移植术是逆转角膜病致盲的重要手段。由于显微手术器械的进步，缝线材料的改善，显微手术技术不断提高，供体保存技术完善，对角膜内皮的研究，对移植免疫机制及其治疗的研究的成就等，已使角膜移植术成为一种高成功率的常规手术，对于条件好的受体，移植成功率达 90%，手术的数量也逐年增加。下面主要以穿透性角膜移植术（penetrating keratoplasty）为例介绍角膜移植。

穿透性角膜移植术适应证的范围近年明显扩大，包括大泡性角膜病变、圆锥角膜、角膜瘢痕、角膜炎、植片混浊的再移植及 Fuchs 营养不良，单疱角膜炎后遗的角膜瘢痕。

【分类】按手术目的分为四类：

1. 光学性角膜移植：治疗各种原因所致的角膜混浊，手术的目的为增加视力。常见有圆锥角膜；各种原因如细菌、真菌、病毒性角膜炎、角膜外伤、化学伤、爆炸伤及沙眼等所致的角膜瘢痕影响视力；各种原因的营养不良；各种原因的角膜内皮功能失代偿，功能衰竭。插页图 7-13、图 7-14 分别显示的是真菌性角膜溃疡和术后 1 年的照片，达到完全治愈。

2. 成形性角膜移植：手术目的是恢复角膜的组织结构（如治疗组织变薄、穿孔等）。

3. 治疗性角膜移植：手术目的是为了治疗药物处理失败的细菌、真菌、病毒性角膜溃疡、穿孔或其他角膜病变。

4. 美容性角膜移植：角膜混浊，已无视功能，手术目的为改善外观。

手术的分类不是绝对的，如为一个不能控制的细菌性角膜溃疡患者行穿透性角膜移植，手术的主要目的是治疗性，但同时也可能恢复了角膜的组织结构及可能提高视力。

【预后】根据患眼病变情况（参照《中华眼科学》分类），角膜移植预后可分为四类：

1. 优秀组

包括：①圆锥角膜；②中央或旁中央静止性角膜瘢痕，无血管；③格子状或颗粒状、中央性Fuch's 角膜营养不良；④周围健康的角膜水肿。

此组病例，角膜移植透明成功率达 90%。

2. 良好组

包括：①进展期 Fuchs 角膜营养不良；②大泡性角膜病变；③单疱病毒性角膜炎的静止期；④ICE 综合征（虹膜角膜内皮综合征）；⑤角膜基质炎；⑥斑状角膜营养不良。

此组病例，角膜移植透明成功率为 80%～90%。

3. 中等组

包括：①角膜过厚或过薄，穿孔，周边后弹力层膨出；②活动性细菌性或真菌性角膜炎；③活动性单疱病毒角膜炎；④先天性遗传性角膜内皮营养不良；⑤轻度化学伤；⑥中度角膜瘢痕。

此组病例角膜移植透明成功率为 50%～80%。

4. 不良组

包括：①严重化学伤；②角膜射线伤；⑧眼部天疱疮；①Steven—Johnson 综合征；⑤神经麻痹性疾病；⑥先天性青光眼；⑦前房渗漏综合征；⑧多次角膜移植失败。

此组病例的角膜移植透明成功率为 0～50%。

【角膜移植术后排斥的相关因素】即使供体质量上乘，手术技术也完美无缺，仍有部分患者会因为移植排斥而致植片混浊。影响移植排斥的因素虽然不少，但移植片所处的局部环境，即所谓移植床的具体情况，无疑是最重要的因素之一。

1. 血管化、植片位置和眼内压的影响

① 移植床血管化　众所周知，移植床血管化是移植排斥的危险因素。血管化的植床使角膜移植片失去了正常的免疫赦免的优越环境，因而易受到免疫活性细胞的攻击。

② 植片位置　位置居中的植片比同等口径而偏离中心的植片容易透明成活；8mm 以上的植片比 7.5mm 以下的植片排斥反应率高的多。由于与角膜缘距离近容易触发角膜缘的细胞应答。

2. Langerhans 细胞（简称 LC）中，许多终末期分化细胞，在正常免疫应答中具有重要的抗原捕获和递呈抗原的功能，外形如树枝状，携带Ⅱ类主要组织相容性复合物（MHC）抗原。人角膜中央部基质和上皮中也含有少量 LC，越往周边部 LC 数量愈多。有过炎症、手术创伤或排斥反应病史的角膜中含有比正常角膜更多的 LC。而且在炎症的时候，LC 可由角膜缘移行进入角膜中央。

由宿主方面衍生的 LC 看起来能够从角膜缘移行到移植片，但这本身并不表示宿主的 LC 在移植排斥中起举足轻重的作用。相比之下，供体中的 LC，即“旅客细胞”对排斥反应的发生、发展起更重要的作用。

3. 角膜缘在移植排斥中的作用

把角膜缘看成通道，通过它免疫活性细胞及其产物进入角膜。正常角膜的上皮和基质中含有与免疫学反应休戚相关的 Langerhans 细胞，这些细胞的数量愈向角膜周边部越多，角膜缘为数最多。非特异性炎症和免疫性炎症应答都伴随白细胞的浸润。移植床浸润细胞的数量与植片的命运休戚相关，也和移植片本身携带的 LC 数量有关。从理论上讲，越大的移植片携带的 MHC 抗原越多，“旅客细胞”更多，发生排斥反应的机会和危险更大，其预后相对差。

【角膜移植排斥的临床表现】一般技术上成功的角膜移植片，术后 10 天左右混浊、水肿，伴睫状充血，房水闪辉，角膜 KP。

1. 上皮排斥反应　其发生率约占 9%。可见上皮排斥线。排斥线为移植片上出现一条微隆起的灰白色弧形或环形线，由周边向中央进展，排斥线后的上皮粗糙、水肿。排斥线前为未受侵犯、健在的供体上皮，排斥线为正在受损的上皮，伴淋巴细胞浸入，病程约 1～2 周。患眼伴轻度睫状充血。此型排斥有自限性，如果不合并其他类型排斥，预后好。

2. 实质层排斥反应　受体淋巴细胞直接作用于供体实质层导致，睫状充血，近血管处的移植片实质层发生水肿、浸润，如不及时控制，混浊水肿可扩展到全移植片，实质层排斥反应一般伴内皮或上皮排斥（见插页图 7-15）。

3. 内皮排斥反应　移植片透明的关键是角膜内皮功能正常，所以内皮排斥的后果严重。内皮排斥反应可出现内皮排斥线，它是供体内皮被致敏的淋巴细胞损伤的结果。临床表现为睫状充血、前房闪辉、角膜植片后尘状 KP，内皮排斥线开始位于周边，逐渐向移植片中央移行，几天内横扫内皮层。排斥线以外的植片仍透明，分界清楚。年轻人发生率高，角膜血管化愈严重，植片大及植片愈靠近周边，其排斥反应发生率愈高。有周边前粘连的角膜，其内皮排斥反应发生率亦高。内皮排斥反应可在术后10天发生，一般在术后2～3个月多发。内皮排斥反应如及时发现，可用皮质类固醇激素控制。移植片内皮又有足够的储备，可恢复透明。否则，植片混浊，将导致大泡性角膜病变。

【角膜移植排斥的鉴别诊断】

1. 非特异性内皮功能衰竭：植片逐渐水肿，不伴角膜后KP及前段炎症。

2. 无菌性及感染性眼内炎：可见前房积脓及玻璃体炎症反应，抗感染有效。

3. 上皮内生：出现角膜后线与内皮排斥线相似，但①应用皮质类固醇激素症状及体征不减轻；②虹膜前可见一薄膜；③出现青光眼，且抗青光眼药物治疗无效。

【治疗】 早期发现、早期治疗。皮质类固醇激素点眼，最初频点，结膜下注射皮质类固醇，如为联合排斥反应或排斥反应较重，应全身应用激素，治疗时要随访患者，待排斥反应控制后方可逐渐减少用药量，直到停药。一般治疗1～2周后移植片厚度恢复，排斥反应症状消失，不能控制病情时可应用免疫抑制剂，但其全身不良反应大，一般较少用。目前抗排斥反应的药物—环孢霉素A（CsA）与皮质类固醇联合应用能明显降低排斥反应发生率。

（谷树严　王　爽）

思考题

1. 细菌性角膜炎的临床表现及治疗。
2. 真菌性角膜炎的临床表现及治疗。
3. 病毒性角膜炎的临床表现及治疗。

第八章　巩膜病

第一节　巩膜解剖和生理概述

一、巩膜的解剖生理

1. 巩膜位于眼球壁后部，约占眼球壁外层的5/6。而在眼球壁外层的总表面积中，角膜约占1/11，巩膜占10/11。巩膜是由致密的纤维组织构成的坚韧而有弹性的眼球外壁，可保护眼球内容物，对眼球起支撑作用。巩膜外观呈白色，小儿巩膜较薄，可透见葡萄膜而稍呈蓝白色。在前部睫状血管穿过巩膜处，常见色素细胞由色素层移至巩膜表面，在表面呈现为青黑色斑。在巩膜前、中、后部尚有神经、血管进出的小孔道。巩膜前方与角膜相接，巩膜后方偏鼻侧稍上方有视神经的出口——巩膜筛板。

巩膜的厚度因部位及作用不同而异，最厚的部分在后极部，约为1mm，向前则逐渐变薄，在赤道部为0.3～0.4mm，直肌下最薄，只有0.25～0.3mm，前部角膜缘部则为0.5～0.6mm。

巩膜表面为眼球筋膜囊（Tenon's capsule）所包裹，两者之间形成巩膜上腔；巩膜的内侧是脉络膜，两者之间的间隙为脉络膜上腔。巩膜前部与角膜相接，称前巩膜孔，相接的边缘称角巩膜缘，其后部视神经纤维出口处则形成筛板，称为后巩膜孔。由于前部的角巩膜缘及后部的巩膜筛状板纤维结构均较薄弱，抵抗力弱，故在外伤时具有重要的临床意义。

2. 巩膜前后孔

(1) 前巩膜孔　巩膜前方与角膜相接，不规则的巩膜纤维在角膜缘处移行到排列整齐的角膜基质中，两者重叠部分，巩膜在前面伸展遮盖角膜下缘比左右缘稍宽，因此在前面观之巩膜孔即角膜外形为横椭圆形；从后面看却为圆形。椭圆形孔径平均为10.5～11.5mm，圆形孔的直径为11.5mm。巩膜掩盖角膜的部分表现为新月形半透明角巩膜缘，角膜缘在临床上对内眼手术角膜缘切口的决定、判定沙眼角膜血管翳，都具有重要意义。角巩膜交界处的外缘形成外巩膜沟，相对在内面正对角巩膜处也形成内巩膜沟。内巩膜的后缘稍隆起，形成巩膜突，是睫状肌的附着处。巩膜内沟的基底部有 Schlemm 管，是房水排出的重要通道。角巩膜缘部结构精细，角巩膜的弯曲度各不同，故相接处比较脆弱，当眼球受到暴力打击时容易在该处发生破裂。

（2）后巩膜孔　是视神经的出口，位于眼球后部偏鼻侧，距后极约 3mm 且稍高于后极。孔呈漏斗形，孔的外径较大，其内缘突出嵌入视神经内，并与脉络膜相连成为血管膜的后附着环。此处巩膜的外 2/3 组织沿视神经向后延续到视神经的硬脑膜中；从发生学上巩膜即是硬脑膜的延伸。其内 1/3 横过巩膜孔形成网眼状薄板，板内的筛状孔有视神经纤维小束穿过，称巩膜筛板。筛板是巩膜壁最薄弱的部分，当眼内压增高时，此处抵不过眼内高压而向后陷，出现病理性视乳头凹陷。视神经纤维密集于此孔中，孔壁不易扩张，在视神经炎症或水肿时，从筛板小孔走行的神经纤维容易受孔壁的挤压而萎缩。

3. 巩膜组织坚韧，但有很多神经与血管穿过的小孔道，形成薄弱处。这些小孔因位置不同可分为前、中、后三部分。

（1）前部孔　距角膜缘约 2～4mm 有睫状前动、静脉通过，管孔与巩膜面垂直。在巩膜面上可发现黑色素斑，此系色素细胞通过管孔达于巩膜表面。在临床上眼内肿瘤可以经过这些孔道向外转移，在高眼压长期作用下，进入眼内的血管受孔道的影响，可出现壶腹状扩张。这些呈直角及斜角进出眼球的血管，因角度及血液动力学改变等，容易由于病理性产物及毒素的滞留，成为发生疾病的不利解剖因素。

（2）中部孔　在赤道部后 4mm 处起有涡状静脉通过，一般排列成上、下两对或三对，且多位于上、下直肌两侧，通过路径斜行长约 3mm。

（3）后部孔　在视神经周围，有睫状后长、短动脉和神经通过，睫状后长动脉和神经通过的孔道呈斜向走行。

4. 巩膜的组织结构从外向内分为三层。

（1）表层巩膜　是巩膜表面的一层疏松的纤维组织和弹力组织，前部连接球结膜，表面与眼球筋膜相连，深部逐渐变致密移行到巩膜基质。虽然巩膜本身血管很少，但浅层巩膜组织则有丰富的血管，有炎症时易出现充血。前部的毛细血管网扩张时，临床上称“睫状充血”。

（2）巩膜基质层　由致密的纤维束构成，纤维束由平行的胶原纤维集合而成。纤维束表面互相平行，内部互相交错，束的内部含大量弹性纤维，弹力纤维随年龄增长而增强，到老年则逐渐减少。巩膜纤维排列不规则，呈瓷白色。

（3）棕黑层　为脉络膜上腔的巩膜内面，此层纤维束柔软、纤细，含有大量色素细胞及弹力纤维，使巩膜内面呈棕色。

5. 巩膜的血管和淋巴

巩膜的血管很少，仅分布于上巩膜组织中，在直肌附着点以前的巩膜部分由睫状前动脉形成的表层血管网供应。角膜缘附近血管丰富，动、静脉间形成角膜缘血管袢，在后部视神经出口围绕视神经周围有视神经动脉环或称 Z 环。巩膜基质除穿行的血管，几乎不见血管。

巩膜内几乎无淋巴管。

6. 巩膜的神经

巩膜受睫状神经支配。巩膜后部直接受睫状短神经支配。睫状长神经通过巩膜下腔到达睫状体，一部分进入睫状体，另一部分由角膜缘后方进入巩膜。

二、巩膜生理

巩膜的生理功能为维持眼球的固有形态，保护眼球内容，保持视器官的屈光学功能。巩膜一生中形态几乎无变化。

(一) 巩膜的化学成分

巩膜是一种高分化的结缔组织，含有 70% 的水分，其余 30% 固体中，胶原蛋白占干重的 75%，其他蛋白占 10%，其余为少量粘多糖等。

巩膜基质由胶原纤维构成并组成基质的支架，其他化学组成与皮肤及肌膜胶原无大的差别。

(二) 巩膜的物理学性质

巩膜纤维在解剖上符合力学排列，具有胶原蛋白所特有的三股螺旋，靠氢链结合在一起的三条多肽链彼此缠绕交联，排成纤维，具有很高的韧性，巩膜的机械强度也很高。保存的巩膜复水后较新鲜者无明显下降。

(三) 巩膜的光学性质

巩膜与角膜组织有类似的组成，因生理功能不同，巩膜是不透明的。巩膜胶原纤维与角膜的“格子理论”排列不同，其排列及走行不规则，在基质中，亲水性强的粘多糖含量少于角膜，可能是巩膜不透明的主要原因。巩膜的双折光现象：正常巩膜在偏光显微镜下可显示其纤丝的固有排列，但与角膜相比则有较大的差异。当巩膜肉芽肿时，巩膜纤丝失去其偏振光下的双折光现象。

(四) 巩膜药物透过性

人眼角膜缘药物通透性最高，其次为角膜、前部巩膜、晶状体，最后为后部巩膜。

(五) 巩膜伤口愈合

巩膜主要由胶原构成，近来认为胶原对伤口的修复及病理过程均起着积极作用。它可以促进组织增生、分化。在胶原和蛋白多糖的合成和吸收之间存在着动态平衡。所有的结缔组织都具有更新作用。如果纤维细胞失去补充胶原的能力，则会发生严重的胶原丧失而导致病理性眼球扩张。一般巩膜在创伤反应过后，在创缘周围开始出现纤维细胞活跃，成纤维细胞合成胶原，交联、沉积，又不断被降解、改造，形成结缔组织修复。数周后新形成的瘢痕中纤维已接近正常，但密集且排列欠规整。所形成的瘢痕如混有葡萄膜色素则着色。

第二节 巩膜炎

巩膜为细胞与血管少，大部分由胶原组成的组织，表面为球结膜及筋膜所覆盖，不与外界直接接触，故很少患病。由于巩膜的基本成分是胶原，因此病理过程缓慢所致的胶原紊乱难以修复。

一、病 因

1. 外源性感染

较少见，可为细菌、病毒、真菌等通过结膜感染灶、外伤、手术创面等引起。

2. 内源性感染

化脓性转移性（化脓菌）；非化脓性肉芽肿性（结核、梅素）。

3. 结缔组织疾病的眼部表现

结缔组织病（胶原病）与自身免疫病有关，如类风湿性关节炎，坏死性结节性红斑狼疮、结节性动脉周围炎、复发性多软骨炎等并发的巩膜炎，可引起巩膜的类纤维蛋白坏死改变，本质上与结缔组织病相似。其他如强直性脊柱炎、皮肌炎、IsA肾病、颞动脉炎、卟啉患者中，也有并发巩膜炎的报道。可能是局部产生的抗原（Ⅳ型迟发型超敏反应）或循环免疫复合物在眼内沉积，诱发免疫反应引起的Ⅲ型超敏反应。在Ⅲ型超敏反应中，血管反应是抗原抗体在血管壁上结合的结果。这些复合物沉积在小静脉壁上并激活补体，从而引起急性炎症反应。故胶原病是一种与个体基因有关的免疫失调的自身免疫病。

二、巩膜炎的病理

巩膜病变的活组织检查比较危险，而且也不常作。仅能在摘除眼球时或对手术中切下的病损组织进行病理观察。巩膜炎时出现的浸润、肥厚及结节是一种慢性肉芽肿性病变，具有类纤维蛋白坏死及胶原破坏的特征。除外部感染或邻近化脓灶转移外，化脓性炎症较少见。在血管进出部位可出现限局性炎症。

病变表浅时，结膜下及巩膜浅层均受到侵犯，巩膜水肿可显现层间分离，间隙有淋巴细胞浸润，同时浅层巩膜血管充血。轻者愈后不留瘢痕。深层巩膜炎多累及浅层巩膜。在坏死性巩膜炎时，病灶中心区产生类纤维蛋白坏死，周围有单核细胞围绕，严重时在炎症细胞浸润中心可发现片状无供血区，组织变性、坏死，而后发生脂肪变性或玻璃样变性。坏死部逐渐吸收、纤维化，形成瘢痕，局部巩膜变薄、扩张。

三、巩膜炎的临床类型及临床症状

(一) 表层巩膜炎

是巩膜表层组织的炎症，多位于角膜缘至直肌附着点之间的赤道部。周期性发作，愈后无痕迹。女性多见。

原因不明。多在妇女月经期出现，与内分泌失调有关。与外源性抗原抗体反应亦有关。

表层巩膜炎在临床分为两型：

1. 单纯性表层巩膜炎　临床症状为病变部位的表层巩膜及其上的球结膜突发弥漫性充血、水肿，颜色鲜红，充血局限或呈扇形。上巩膜表层血管迂曲、扩张（见插页图 8-1）。

本病周期性复发，可突然发作，数天即愈。一般患者有轻微疼痛，严重者出现偏头痛。视力正常。

2. 结节性表层巩膜炎　结节性表层巩膜炎是以限局性结节为特点的表层巩膜炎。常为急性发病，有眼红、眼痛、畏光、流泪、压痛等症状。在角膜缘外表层巩膜上很快出现水肿浸润，形成鲜红色局限性结节。结节大小不等，周围球结膜可以随意推动，并有压痛。

鲜红色系病灶部位球结膜血管充血，火红色系上巩膜表层血管充血。结节为圆形或椭圆形，多为单发，可达豌豆大小。结节位于上巩膜组织内可被推动，与深部巩膜无关。巩膜血管保持正常状态。

病程约为两周，结节由圆形变扁平，最后可完全吸收，留下青灰色痕迹。一个结节消退可出现另一个，多次发作，可迁延不愈。

(二) 巩膜炎

或称深层巩膜炎。较表层巩膜炎少见，发病更急，容易伴发角膜炎和葡萄膜炎，因此较表层巩膜炎更严重，预后不佳。一般表层巩膜炎极少侵犯巩膜组织，巩膜炎则侵犯巩膜本身。巩膜炎多好发于血管穿过的前部巩膜，而位于赤道后部的巩膜因血管少，发病亦少。巩膜炎依发病部位可分为前巩膜炎和后巩膜炎。前巩膜炎更常见。多发于青年或成年人，女性多，双眼可先后或同时发病。

巩膜炎多由内源性抗原抗体复合物引起，多伴有全身胶原病，故属于胶原病范畴，与自身免疫有关。

1. 前巩膜炎

(1) 弥漫性前巩膜炎　是巩膜炎中预后最好的，很少合并严重的全身性疾病。

临床症状为突发弥漫性充血及巩膜组织肿胀，对严重病例，需滴 1∶1000 肾上腺素以便确认有无深层血管充血及结节（见插页图 8-2）。弥漫性前巩膜炎更容易扩散。病变范围多变。

（2）结节性前巩膜炎　临床症状为剧烈眼痛，且放射到眶周。半数患者有眼球压痛。炎性结节呈深红色且完全不能活动，与上巩膜组织分界清楚。表面的血管为结节所顶起。结节可单发或多发。浸润性结节可围绕角膜而蔓延相接，形成环状。病程可由数周、数月至数年。浸润渐被吸收而不破溃，巩膜变薄呈暗紫或瓷白色。眼压升高可形成巩膜膨隆或葡萄肿。如出现畏光、流泪症状，应考虑合并角膜炎及葡萄膜炎，常严重损害视力。

（3）坏死性前巩膜炎　本病亦称炎症性坏死性巩膜炎，临床上少见，但却最具破坏性，也是全身严重胶原病的先兆。病程迁延、缓慢。半数患者有并发症，影响视力。

临床症状：病变早期为限局性炎症浸润，病变区充血，血管迂曲、扩张及阻塞。典型表现为局限性片状无血管区。在无血管区下面或附近巩膜水肿，巩膜浅层血管向前移位（用无赤光线易发现此体征）。病变的发展局限于小范围内，亦可发展成大面积坏死，或从原病变处周围向眼球两侧发展，最后损及整个眼球前部。病变愈后该处巩膜仍继续变薄，可透见葡萄膜色素，呈蓝紫色，除非眼压持续高达 4.0kPa（30mmHg），一般不形成葡萄肿。如坏处区域小，新生的胶原纤维可将其修补。

（4）穿通性巩膜软化（scleromatacia perforans）　亦称为非炎症性坏死性巩膜炎，是一种特殊的巩膜炎。病情隐蔽，几乎毫无症状，约半数患者与类风湿性关节炎或关节炎有关。患者多为年逾 50 岁的女性。病程发展缓慢，但也有表现急剧，数周内导致失明的患者。

少有炎症或疼痛反应。病变的特点为发生在角膜缘与赤道部之间的巩膜上。最严重的患者局部巩膜逐渐呈腐肉样而陷入坏死性改变，坏死组织一旦脱落则完全消失。由于坏死而造成的巩膜缺损可被一层可能来源于结膜的很薄的组织所覆盖，除非眼压增高，一般不见葡萄肿。眼部一般无压痛。角膜很少受累。巩膜缺损区没有组织修补，最终导致穿孔。

2. 后巩膜炎（Posteriorscleritis）

指发生于赤道后部及视神经周围的巩膜炎症。其严重程度足以导致眼球后部组织的破坏。本病是眼科最易漏诊的疾病之一。

（1）临床症状　后巩膜炎最常见的症状有程度不同的疼痛、视力减退、眼红，但也可无明显症状，或仅有症状中的一种。重症病例出现眼睑水肿、球结膜水肿、眼球突出，或两者皆有。症状与眼眶蜂窝织炎难以区别。其鉴别点在于本病的水肿程度较明显，而蜂窝织炎的眼球突出相对显著。疼痛轻重不等，有的可累及同侧头痛。因眼外肌炎症可有眼球转动痛或复视。视力减退是常见症状，主要由于伴有视神经视网膜病变，有些人由于近视减轻或远视增加引起视疲劳。

此外还有一种病变更为表浅，表现为明显的眼球筋膜炎，而巩膜则无明显炎症，亦称之为胶冻性眼球筋膜炎。球结膜呈半胶冻状、橙红色水肿，如鱼肉状，触之稍硬，压迫时有轻度凹陷，病变可延伸到角膜缘，而眼内仍然正常。

(2) 眼底病变

1) 界限清楚的眼底肿块：局限性巩膜肿胀可引起脉络膜隆起。通常围以同心的脉络膜皱褶或视网膜条纹。这类炎症结节常伴有眶周围疼痛，但也可无明显症状在常规检查中才发现。

2) 脉络膜皱襞、视网膜条纹和视盘水肿：是巩膜炎的主要眼底表现。患者常伴有轻度疼痛或穹窿部眼球表层血管充血。邻近视盘的巩膜炎症，偶可致视盘水肿。

3) 环形脉络膜脱离：邻近巩膜炎病灶处可见略呈球形的脉络膜脱离，但环形睫状体脉络膜脱离更常见。

4) 渗出性黄斑脱离：青年女性后巩膜炎可出现渗出性视网膜脱离，这种脱离只限于后极部。眼底荧光血管造影可见多处针尖大小的渗漏区。超声扫描显示眼后极部各层变厚和眼球筋膜水肿。

基于上述，Benson（1982）指出，对原因不明的闭角型青光眼、脉络膜皱褶、视盘水肿、界限清楚的眼底肿块、脉络膜脱离和渗出性视网膜脱离等，均应想到此病的可能。

四、巩膜炎的眼部合并症

巩膜炎的眼部合并症较多，且多发生于炎症的晚期，合并症发生率依炎症程度及性质而定，表层巩膜炎占 15%，巩膜炎高过 57%，特别多发于重症坏死性巩膜炎。在炎症扩散及继发眼内炎时，合并症有各种角膜炎或角膜病变、白内障、葡萄膜炎、青光眼及巩膜薄变等。

（一）硬化性角膜炎（sclerosing keratitis）

也称进行性巩角膜周围炎。患者多为女性，年龄较大，常双眼受累，反复发作，致使全角膜被波及，并发虹膜睫状体炎或青光眼，导致严重后果。

病变特点为围绕角膜缘部的巩膜组织发生水肿及浸润性变化，并形成稠密的血管新生现象，由角膜缘部浸润角膜深层组织，引起角膜混浊。此混浊常发生于角膜缘部，但也可发生于角膜中央的表面或实质中层，而与巩膜病变部位无联系。角膜混浊开始呈灰白色或灰黄色，以后变为白色，典型的呈舌状或三角形，尖端向角膜中央。并常见在角膜基质板层内残留线状混浊，如陶瓷状，这种混浊出现便不消失。在严重病例混浊可以逐渐发展成环状，仅角膜中央留有透明区，甚至最后此中央透明区亦消失，完全混浊，形成“硬化性角膜”。

（二）角膜溶解或称角质层分离（keratolysis）

本病特点为：在有严重的坏死性巩膜炎或穿孔性巩膜软化时，原来透明的角膜表层发生角质层分离、溶解、脱落，有时脱落范围达数毫米。重症者后弹力层膨出、菲薄，病变的巩膜可发生组织溶解脱落。对于这种溶解，经皮质类固醇激素治疗，可阻止发展，说明抑制胶原活性对疾病亦有抑制作用。

（三）巩膜缺损

见于最严重的巩膜坏死病例，如果坏死性巩膜炎合并炎症，则上巩膜血管消失，病灶下面的巩膜组织变为无灌注区，最终变为坏死组织。穿孔性巩膜软化的病例可在无先兆的情况下发生组织坏死。坏死一旦发生则巩膜即变为菲薄透明，有时可发生穿孔。

（四）葡萄膜炎

依据多数学者的统计，约35%的巩膜病患者并发有葡萄膜炎和视网膜炎。对前及后部葡萄膜炎的患者，应高度警惕是否并存巩膜炎，反之亦然。后巩膜炎如并发葡萄膜炎则进展凶猛，时常合并视网膜脱离。

（五）继发性青光眼

巩膜炎的各阶段均可发生眼压升高。原因：①睫状体、脉络膜渗出导致虹膜—晶状体隔前移，致使房角关闭而发生急性闭角性青光眼；②前房中炎症细胞浸润，阻塞小梁网及房角；③表层巩膜血管周围淋巴细胞套袖状浸润，致巩膜静脉压上升；④Sehlemm 管周围淋巴细胞套袖状浸润，影响房水流出速度；⑤局部、眼周或全身长期应用皮质类固醇，诱发皮质类固醇性青光眼。

五、巩膜炎的全身检查及实验室检查

鉴于巩膜炎多见于免疫原性及过敏原性的事实，因此在治疗前除病史及全身和局部性体征可作为诊断依据外，相应的全身系统检查及实验室检查也是必要的。

（一）全身检查

胸部、脊柱、骶髂关节的 X 线检查。

（二）实验室检查

血常规、血沉，肝功能，血清尿酸测定、梅毒血清学试验、结核菌素皮内试验等。免疫指标：类风湿因子、外周血 T 淋巴细胞亚群、外周血免疫球蛋白、免疫复合物测定、抗核抗体等。

（三）眼底荧光造影

视网膜下渗出者，荧光造影早期可见脉络膜背景荧光斑驳状，之后出现多个针尖样强荧光，随后荧光逐渐增强、变大。造影晚期病灶的荧光素渗入视网膜下液。

（四）超声扫描检查

是检查后巩膜炎症的必要方法。可显示巩膜炎时球后部变平，各层组织变厚，球后水肿。如果球后水肿围绕视神经，可见“T”征。

（五）CT 扫描

CT 显示巩膜厚度。也可做增强显影，显示更清楚。

六、巩膜炎的治疗

巩膜炎的治疗原则：首先明确病因，进行针对病因治疗；预防复发，增加全身营养。

（一）表层巩膜炎

是良性复发型疾患，有自限性。病程 1~2 周。为尽快痊愈，可局部皮质类固醇点眼，利用非特异性抗炎作用，可缓解症状及巩膜的损害；或应用非皮质类固醇抗炎剂，如消炎痛、保泰松等亦可收到治疗效果；其他局部对症滴眼剂，对各种类型巩膜炎的治疗均应常规使用，如巩膜炎并发虹膜睫状体炎时，应及时滴用阿托品充分散瞳等。

（二）巩膜炎

弥漫性和结节性巩膜炎，患部的血管丛是开放的，但病程迁延，除局部给药外应全身加用皮质类固醇制剂。如并发葡萄膜炎应及时给予散瞳剂。

（三）坏死性巩膜炎

病情严重，血管丛大部分闭锁。如梅毒、结核、麻风病等，应给予针对病因的特效疗法及配合短疗程的全身非皮质类固醇抗炎药物治疗，如羟保泰松或消炎痛口服，如1周内无效，巩膜出现无血管区则应加用足够剂量的皮质类固醇，如强的松或地塞米松口服，以抑制病变的坏死过程。递减到维持量，直到疾病消退。

结膜下注射的方法在深层巩膜炎患者应视为禁忌，以防止巩膜穿孔。但全身或球后注射皮质类固醇通常能使巩膜炎、巩膜周围炎、巩膜球筋膜炎和急性炎症眶假瘤得到缓解，并对减轻严重疼痛甚为有效，无并发症。

在严重病例有时需要使用较强的免疫抑制剂，如环磷酰胺等，有时用它作为皮质类固醇的减免剂，以达到使全身性类固醇剂量降低到安全水平的目的。对涉及全身免疫系统疾病的患者，如 Wegener 肉芽肿病，治疗的目的在于需要抑制淋巴细胞的产生，免疫抑制剂与皮质类固醇联合使用能获得最佳效果，对另外一些全身血管炎或仅为循环免疫复合物病的患者，则仅需皮质类固醇治疗。

手术只适用于炎症的根源是自身免疫病的患者，切除坏死组织可以清除抗原来源，同时植入同种异体巩膜，也是有效的治疗手段。

第三节　特殊类型的巩膜病

从病因学上，很多全身性疾病可以合并巩膜炎，特殊类型的巩膜炎也可以说是巩膜炎的全身合并症。除常见的类风湿关节炎外，尚有结节性动脉周围炎、Wegener肉芽肿病，以及少见的颞动脉炎、Behcet病、红斑狼疮、皮肌炎、痛风、带状疱疹、lgA肾病、卟啉病、类肉瘤病等。

一、Wegener肉芽肿病

最初表现可为眼部体征，最终累及眶部达30%～35%。主要为全身胶原血管病的眼部表现。全身表现为：①呼吸道的坏死性肉芽肿；②全身中、小动脉播散性坏死性血管炎；③肾小球肾炎等。此外，全身多脏器均易受累。主要发病于青、中年人，预后极为不良。

【病因】不十分明确，一般认为系严重的自身免疫性疾病。病理上为中、小动脉纤维素性坏死和肉芽肿性损害。血循环免疫复合物在巩膜血管或上巩膜血管内沉积产生的血管炎，或呼吸道内肉芽肿形成，并侵犯到眼眶内。

【临床表现】在眼部，少数患者主要表现为角巩膜缘部坏死、坏死性前巩膜炎、后巩膜炎、前后葡萄膜炎、渗出性视网膜炎及视网膜脱离。严重者并发全巩膜炎、球筋膜炎或巩膜周围炎，最后可合并新生血管性青光眼。呼吸道肉芽肿侵入眶内时，可出现眼球突出、上睑下垂，结膜水肿坏死、暴露性眼炎及眼球运动障碍，甚至眼睑、额部皮肤坏死。

二、类肉瘤病

类肉瘤病又称结节病。是病因不明，侵犯全身多系统的疾病，侵犯胸内脏器占90%；眼部受累占30%～50%。

【病因】迟发型过敏反应，细胞免疫障碍。可能与个体免疫机制失调的自身免疫病有关。

【临床表现】眼球各部分组织均可受累，其中葡萄膜受累是主要表现。畸形前葡萄膜炎特征为羊脂状KP，约1/4患者有虹膜粉红色结节。视网膜蜡样渗出或圆形结节。玻璃体病变呈雪球样混浊。

全身体征：皮肤病变多见于女性，面部红斑、湿疹、结节、涎腺肿大，但此病主要表现为肺部病变及肺门淋巴节肿大等。

【诊断】可依据眼与全身的特征性表现、胸片、化验室免疫指标、组织活检，眼部B超、CT扫描等检查有助于诊断。

【治疗】尚无特异疗法，因部分患者有自愈倾向以及本病可能属于自身免疫病，故局部对症治疗及全身免疫抑制剂可能会使病情缓解。

第四节　巩膜变性

巩膜变性少见，也鲜为临床所注意，多发生于老年人，属退行性病变。

一、巩膜玻璃样变性

通常发生于60岁以上高龄者，好发于直肌，特别是内、外直肌止端前面的巩膜上。外观呈2~3mm大小，半透明的椭圆形或长方形灰白斑，斑在近角膜缘侧境界较肌肉侧鲜明。患者无任何自觉症状，客观亦无炎症表现，不发展，对眼球无任何影响。

病理上为巩膜玻璃样变性区，细胞成分欠缺，表层形成玻璃样物质斑块，周围多为石灰化而无坏死。原因不明，但部位在睑裂区，因此考虑与暴露外界脱水及肌肉牵拉可能有关系。无需治疗。

二、巩膜脂肪样变性

巩膜脂类的含量随年龄的增长而增加，巩膜的色调则由生后的清白色至成年的瓷白，到老年的黄白色。本症亦发生于老年人，病变部位的巩膜呈黄色，有时也发生于巩膜炎或陈旧瘢痕后。脂肪代谢障碍时也可发生广泛的巩膜炎脂质沉着。

三、巩膜钙化

这也是一种巩膜组织的退行性变，可在老年人前部巩膜表面见到境界清楚的轻微下陷的的灰色斑点或炎症后纤维化的结果，也见于发生萎缩的眼球上。病理上可见巩膜小板细胞核消失及钙质沉着斑块。

第五节　巩膜膨出和巩膜葡萄肿

巩膜扩张系指巩膜在眼内压增高或正常眼压作用下，由于巩膜的先天异常或病理性损害，致其抵抗力降低，巩膜部分或全部向外膨出、扩张。如果扩张部分仅为巩膜，不包含葡萄膜组织时，即称为巩膜膨出。如连同相应部位的葡萄膜一同向外膨出，形状如葡萄的紫黑色隆起时则称为巩膜葡萄肿。成年后组织发育牢固，其扩张与膨出只限于抵抗力比较薄弱处或有病损处，如在视乳头筛板处形成的青光眼凹陷。成年人中更多的是巩膜葡萄肿，如高度近视眼后巩膜葡萄肿。

巩膜葡萄肿依据膨胀范围分为部分巩膜葡萄肿与全巩膜葡萄肿；按解剖部位分为前部、赤道部和后部巩膜葡萄肿。

第六节　巩膜先天异常

一、蓝色巩膜

蓝色巩膜（blue scleral）指先天性巩膜透明度增加，透见葡萄膜色素，除角巩膜部 1 ~ 2mm 外，全部巩膜外观呈均匀亮蓝色、蓝灰色。是先天发育异常，少见。新生儿特别是早产儿，巩膜发育不成熟而薄，半透明的巩膜可隐约显露葡萄膜颜色，呈均匀的蓝色。但只有在生后 3 年巩膜仍持续为蓝色时，始为病理状态。多为双眼发病，也有单眼。

本病有明显的遗传倾向，亦认为与内分泌紊乱有关。

此病虽可单独出现，但多与其他全身发育异常，如全身的支持组织发育异常相伴发，如骨脆症、关节脱臼和耳聋；并可并发颅骨变形、牙齿畸形、胸廓异常和下肢不全麻痹等。

二、巩膜黑变病

巩膜黑变病是在巩膜前部距角膜缘 3.5mm 处，有紫灰色或蓝灰色境界清楚的着色斑，斑块不隆起，呈形状不规则的花斑状。病侧眼虹膜呈深褐色，眼底也见色素增多。多为单眼，同时伴同侧面部的色素斑，视力不受影响。有些有遗传倾向。

无特殊疗法。注意观察眼压及眼底改变。

三、先天性巩膜扩张

先天性视神经乳头周围巩膜扩张，使眼球后极部向后凹陷，凹陷区边界清楚，有时在环内暴露出白色巩膜。这种先天异常并非巩膜缺损，主要由于中胚叶形成眼球后极的致密巩膜的发育延迟。

（谷树严　周鸿雁）

思考题

1. 巩膜炎的病因。
2. 巩膜炎的治疗原则。
3. 什么是巩膜葡萄肿。

第九章　晶状体病

晶状体为双凸面体，是一个不含神经和血管的透明组织。晶状体的主要病变是其透明性和位置的改变。

第一节　白内障

一、概　述

晶状体的混浊称为白内障，白内障是眼科常见致盲眼病之一。许多因素，例如老化、代谢异常、外伤、辐射、中毒和局部营养障碍等都可以导致晶状体的混浊。

（一）白内障的分类

目前，临床上一般按病因、发病时间、混浊形态、混浊部位等进行分类。

1. 按病因可分为：年龄相关性白内障、先天性白内障、外伤性白内障、并发性白内障、代谢性白内障、药物及中毒性白内障 、后发性白内障等。

2. 按发病时间可分为：先天性白内障和后天获得性白内障。

3. 按晶状体混浊的形态可分为：点状白内障、冠状白内障、绕核性白内障和板层白内障等。

4. 按晶状体混浊的形态可分为：皮质性白内障、核性白内障、囊膜下白内障和混合性白内障等。

（二）白内障的症状和体征

【症状】

1. 视力　白内障的主要症状是渐进性和无痛性的视力障碍。视力障碍的程度与晶状体混浊的程度及部位有关。晶状体周边部的混浊对视力影响不明显；但晶状体后极部接近节点，即使微小的混浊都可以严重影响视力。皮质性年龄相关性白内障的混浊多从周边部开始，在强光下由于瞳孔缩小而排除了混浊的干扰，因而视力可以得到改善；核性年龄相关性白内障的混浊多发生在视轴区，在昏暗条件下，由于瞳孔散大视力可以得到提高。

2. 固定性黑影　晶状体的混浊可以导致在视野里出现点状或片状固定性黑影，在强光下更加明显。

3. 单眼复视或多视　在白内障的发展过程中，晶状体纤维的形态学不断发生变化，引起晶状体内屈光度的变化，由于晶状体中央和周边部的屈光力不同，形成晶状体双焦距，产生单眼复视或多视。

4. 近视　白内障患者近视的出现多发生在核性年龄相关性白内障的早期，由于核部屈光指数增加、屈折力增强而产生了核性近视。这时老视的患者突然感觉花镜的度数减低。

5. 虹视　由于吸收水分，晶状体纤维肿胀，因而注视灯光时有虹视现象。

6. 畏光和眩光　由于光线通过部分混浊的晶状体时产生散射，干扰了视网膜成像。

7. 色觉改变　混浊晶体对光谱中位于蓝光端的光线吸收增强，使患者对这些光的色觉敏感度下降。

【体征】不同部位、不同程度的晶状体混浊是白内障最主要的体征。散大瞳孔后在裂隙灯下用直接焦点照明法、间接焦点照明法、镜面反光带照明法检查晶状体，可发现晶状体细小的改变，还可以准确定位混浊的部位，这对于白内障的分类和白内障病因的判断具有参考价值。通常晶状体皮质混浊为灰白色；核混浊为淡黄色、棕黄色或琥珀色。年龄相关性白内障早期为楔形混浊；糖尿病性白内障为水隙样混浊；先天性白内障为点状和板层混浊；外伤性白内障为限局性条带状和斑块状混浊。这些特征性的混浊形态常用来作为依据进行形态学的分类。婴幼儿白内障常伴有特殊的临床表现，如瞳孔区出现白色的反光，即所谓白瞳症；双眼致密性混浊的白内障患儿，因视力极为低下而伴有眼球震颤；双眼视力不平衡或视力低下，可阻碍融合机制的发育，造成眼位的偏斜。在板层白内障患儿还可因为晶状体混浊引起散光，导致患儿出现畏光症状。

(三) 白内障的检查

对白内障进行详尽全面的检查，对晶状体改变所引起的功能性损害进行客观的评价，将为制定白内障的治疗方案和准确判断预后提供重要依据。白内障的检查主要包括主观检查和客观检查。

1. 视力和视功能检查　检查双眼远、近裸眼视力和矫正视力，以此大致判断白内障对视力的损害程度。视力低下者例行光感、光定位和色觉检查，以此判断视网膜的功能。一旦发现视力检查结果与白内障程度不符，应作进一步的检查，以免漏诊。

2. 裂隙灯检查　排除青光眼后，在瞳孔散大的情况下用裂隙灯检查晶状体混浊程度和部位，特别要注意晶状体核的颜色，在核由软变硬的过程中伴随着颜色的变化，颜色越深，核越硬。此外还应注意角膜和虹膜的情况。

3. 眼压　常规进行眼压的检查以除外可能同时存在的青光眼。

4. 视觉电生理检查　致密混浊的晶状体影响眼底的检查，而视觉诱发电位检查和视网膜电流图检查是屈光间质混浊时视功能和视网膜功能检查的理想方法。视觉诱发电位检查可以反映视路传导和视皮质的功能，视网膜电流图检查可以反映黄斑部视网膜的功能，二者的有机结合可以提高术后视力预测的准确性。

5. 虹膜新月影投照试验　这是判断白内障是否成熟的最简单易行的方法。具体的检查方法是以集中光线从外侧投照于瞳孔缘上，如果晶状体已经完全混浊，则瞳孔区全部为灰白色混浊，即虹膜新月影投照试验阴性；如果晶状体未完全混浊，仍有部分皮质透明，则光线投照侧的瞳孔区可以见到一典型的新月形阴影，即虹膜新月影投照试验阳性。

6. 有条件者或角膜内皮有可疑病变时，应进行角膜内皮镜检查。

二、年龄相关性白内障

年龄相关性白内障（age-related cataract）既往称老年性白内障，是在中老年开始发生的晶状体混浊，随着年龄的增加，患病率明显增高，是最常见的白内障类型。随着我国人口增加和老龄化趋势，年龄相关性白内障的患病率也明显增加。

【流行病学】白内障是世界致盲和低视力的主要原因。随着人口的增长和老龄化，年龄相关性白内障的患病率明显增加。我国年龄相关性白内障的患病率为5.99%，40～49岁年龄组为0.40%，50～59岁年龄组为6.83%，60～69岁年龄组为25.79%，在70～79岁年龄组就递增到59.95%。白内障虽然是当前全球性的主要致盲原因，但不同国家和地区的盲情有相当大的差别。在发展中和经济不发达国家和地区，如印度、中国等亚洲国家和西太平洋地区、非洲的西撒哈拉地区、拉美和加勒比海、东地中海地区，白内障是主要的致盲原因。在其他国家和地区，白内障的患病率同样很高，但由于白内障手术率较高，所以白内障并不是致盲的主要原因。中国目前约有半数的盲人是因白内障导致，估计积存的急需手术治疗的白内障盲人有300多万人，每年新增白内障盲人约40万人，随着人口的增长和老龄化，这一数字还会增加。据估计，2020年我国人口将达到15亿，50岁及以上人群占总人口比例将上升到25.00%，按这一发展趋势计算，至2020年我国白内障盲人人数就将达到506.25万人，比现存的白内障盲人数增加近一倍。

【病因和发病机制】白内障的发生是多种因素综合作用的结果，如放射和自由基损伤，营养、化学物质和抗体缺乏，葡萄糖、半乳糖等代谢障碍，脂质过氧化产物损伤等。此外，其他因素，如衰老、遗传等因素也是一个重要方面。过多的紫外线照射、过量饮酒、吸烟、妇女生育多、心血管疾病、高血压、精神病、机体外伤等都与白内障的形成有关。

年龄相关性白内障在形成过程中晶状体发生了各种各样的变化，但主要包括两种基本病理改变：①氧化作用可损伤晶状体细胞膜，使维持晶状体细胞内正常的低钠和高钾状态的 $Na^{+}-K^{+}-ATP$ 酶泵的功能明显改变，对钠离子的渗透性增加，使晶状体内的钠离子增加，导致渗透性水肿的发生，产生皮质性白内障。②氧化作用也能使晶状体核内的可溶性晶状体蛋白经氧化、蛋白水解、糖化和脱酰胺作用而发生变化，最终使晶状体蛋白聚合，形成不溶性的高分子量蛋白，导致核性白内障的产生。

【临床特点】常双眼患病，但发病有先后，严重程度也不一致。

症状：为眼前阴影和渐进性、无痛性视力减退，屈光改变，单眼复视或多视，虹视，畏光和眩光，色觉改变等。根据混浊部位的不同，临床上将年龄相关性白内障分为三种类型，即皮质性、核性年龄相关性白内障和后囊膜下混浊性白内障。

1. 皮质性年龄相关性白内障

(1) 初发期：最早期的改变是在靠周边部前、后囊膜下出现辐轮状排列的水隙或水泡，形成典型的楔形混浊。楔形混浊的底边位于晶状体赤道部，尖端指向瞳孔区中央。散瞳检查在后照或直接弥散照射下，呈现典型的辐轮状外观。此时，瞳孔区晶状体未累及，一般不影响视力。此期中晶状体混浊发展缓慢，可经数年才达下一期。

(2) 膨胀期或未熟期：晶状体混浊继续加重。由于渗透压改变，较多水分积聚在晶状体内，使晶状体发生膨胀，体积变大，厚度增加，导致前房变浅，可能诱发急性闭角性青光眼。此期患者视力明显减退，眼底观察不清。

(3) 成熟期：晶状体完全混浊。晶状体膨胀之后，晶状体内水分和分解产物经囊膜逸出，晶状体恢复原来的体积，前房深度恢复正常。此期患者视力降至眼前手动或光感，眼底不能窥入。从初发期至成熟期可经数月至数十年不等。

(4) 过熟期：如果成熟期持续时间过长，晶状体内容物逐渐减少，前囊膜失去原有张力，晶状体核下沉到囊袋下方，出现虹膜震颤。当晶状体核下沉后，视力可突然提高。过熟期晶状体囊膜发生变性，通透性增加或皮质外溢到晶状体囊膜外，诱发葡萄膜炎，产生晶状体过敏性青光眼。过熟期白内障晶状体悬韧带发生退行性改变，易引起晶状体脱位，导致继发性青光眼。

2. 核性年龄相关性白内障

核性白内障发病年龄早，进展比较缓慢，不像皮质性白内障那样具有复杂的形态学变化和发展阶段。晶状体混浊过程中，往往伴随着颜色的变化。初期晶状体呈黄色混浊，需要与生理性核硬化相鉴别。核硬化是生理现象，对视力无明显影响。随着白内障程度的加重，晶状体核颜色逐渐加深，由淡黄色变为棕褐色或琥珀色，甚至最终由于长期得不到治疗而变成黑色。此期视力明显减退，眼底已不能看清。由于晶状体核屈光力增加，可发生近视。由于晶状体中央和周边的屈光力不同，形成晶状体双焦距，可出现单眼复视或多视。

3. 后囊膜下混浊性白内障

晶状体后囊膜下浅层皮质呈现棕黄色微细颗粒样混浊，外观似锅巴样。混浊多集中于视轴，因此早期出现明显的视力障碍。后囊膜下白内障除后囊下浅层皮质受累外，其他部分皮质和晶状体核均透明，因此属于软性白内障，是超声乳化手术的最好适应证。

【诊断】年龄 > 50 岁，视力 < 0.7，晶状体混浊，无其他导致视力下降的眼病，即可诊断为年龄相关性白内障。

【治疗】药物治疗只能使部分早期的白内障病情发展减慢；手术摘除是唯一有效的治疗白内障的方法，已得到普遍应用。

【预防和预后】

（一）预防

年龄相关性白内障的发病与年龄有关，也与一些危险因素相关，因此本病的防治除防老抗衰，同时也要从防治危险因素入手。

1. 防治紫外线辐射：晶状体混浊与长期暴露于紫外线，尤其是长波紫外线有关。长期暴露于太阳光下可明显增加人类患白内障的危险性。因此，为预防日光中紫外线对眼睛的损害，在室外阳光下，一定戴有檐帽子或使用遮阳伞，在高原地带、雪地、海洋、沙漠、赤道附近等必须戴有色眼镜，可使眼睛受到紫外线的照射量大大减少以防止白内障的发生。

2. 适量补充维生素及微量元素：年龄相关性白内障的形成与晶状体缺少维生素 B、C、E，谷胱甘肽，氨基酸及锌、硒、钙等微量元素有关。维生素 C 具有抗氧化作用，可减轻光线和过氧化物对晶状体的损害；维生素 E 缺乏会增加氧化反应，促使晶状体蛋白变性混浊；体内缺乏硒元素会使体内谷胱甘肽过氧化物酶活性明显降低；锌减少时也会干扰和阻碍晶状体内糖酵解，促使晶状体混浊。因此，老年人预防白内障应多吃一些富含维生素和微量元素的食物。

3. 戒烟慎酒：白内障的发生与吸烟饮酒有关，吸烟可以增加白内障的发生，可能与烟雾中含有能损害抗氧化结构，或直接损害晶状体蛋白结构的物质有关。饮酒导致白内障可能与乙醇在体内转化为乙醛而损伤晶状体蛋白有关，因此应加以预防。

4. 药物：长期应用某些药物，如糖皮质激素、阿司匹林和其他止痛剂、别嘌呤醇、吩噻嗪等，可引起白内障，应注意预防。

（二）预后

白内障为可防治性盲，预后良好。

三、先天性白内障

是指出生时或出生后一年内发生的部分或全部晶状体混浊。它是一种常见的儿童致盲眼病。

【流行病学】一项国外的报告显示，先天性白内障在新生儿中的患病率为0.4%，婴幼儿盲目中10%～38.8%与先天性白内障有关。国内流行病学调查结果显示，先天性白内障在我国的患病率低于国外的报道，为0.05%。据统计，30%的先天性白内障与遗传因素有关；30%的先天性白内障与胎儿时期母体感染风疹病毒或内分泌失调有关。35%～50%的患儿是散发的，病因不明。约6%的患儿伴有其他眼部异常或全身异常。可以是单眼发病，也可以是双眼发病。

【病因】

1. 遗传因素　先天性白内障中约30%的患儿与遗传有关。主要有常染色体显性遗传、常染色体隐性遗传及X染色体连锁隐性遗传三种不同的遗传方式。其中以常染色体显性遗传最多见。

2. 环境因素　引起先天性白内障的另一个重要原因是环境因素，约占先天性白内障的30%。母亲在妊娠期的前2～3个月感染风疹、水痘、单纯疱疹、荨麻疹、带状疱疹及流感等病毒，可影响晶状体上皮细胞的生长和发育，引起晶状体代谢的紊乱，导致晶状体混浊。妊娠期营养不良、服用某些药物、患系统性疾病、维生素缺乏、盆腔受放射线照射等均会引起胎儿晶状体的混浊。此外，胎儿宫内乏氧、早产儿等也可以引起先天性白内障的发生。

3. 原因不明　约30%的先大性白内障患儿原因不明，即散发病例。

【临床表现与分类】

1. 膜性白内障　比较少见。主要是由于先天性全白内障的晶状体纤维在母体内发生退行性改变，皮质逐渐被吸收而形成。前后囊膜接触产生机化，形成灰白色机化膜,厚薄不均匀、表面不规则,严重影响视力。可双眼或单眼发病。

2. 极性白内障　极性白内障通常具有遗传性。按照解剖部位可分为前极性、后极性和前后极性白内障。前极性白内障临床比较多见，是由于胎生期晶状体泡未完全从表面外胚叶脱离所致，多表现为圆形、大小不等的晶状体前囊膜中央的限局性混浊。向前可突入前房，向后可突入晶状体皮质内，称为锥形白内障。多双眼发病，混浊静止、不发展，且由于混浊范围小，晶状体核与皮质均透明，所以对视力影响不大。后极性白内障临床比较少见，是由于胚胎时期玻璃体血管未完全消退所致，表现为形态各异、边缘不整的晶状体后囊膜中央区的限局性混浊。双眼发病，多数静止，少数进展。因混浊位于眼屈光系统的结点周围，因此对视力有一定的影响。

3. 发育性白内障　发育性白内障是指先天性白内障与成人型白内障之间

的过渡类型，在出生后形成。临床上分为点状白内障和冠状白内障，点状白内障表现为位于晶状体周边部的微细小圆点状混浊。冠状白内障表现为在晶状体周边部，环绕中心视轴区的斑点状混浊，呈灰白色、浅蓝色或棕色，形似花冠，因此得名。发育性白内障的混浊随年龄增长而加重，但是进展缓慢。一般不影响视力。

4. 核性白内障　是较为常见的先天性白内障类型，大约占先天性白内障的25%。病变呈致密的白色混浊，主要累及胚胎核和胎儿核，位于晶状体中心部，遮挡瞳孔区，严重影响视力。多双眼发病。

5. 板层白内障　又称为绕核性白内障，是最为常见的先天性白内障类型，约占先天性白内障的40%～50%。为常染色体显性遗传，是由于胎生期某一阶段的代谢障碍而引起。表现为透明的皮质和相对透明的核之间向心排列的细点状混浊。双眼发病，男性多于女性。

6. 全白内障　先天性全白内障的发病率仅次于核性白内障及板层白内障，约占先天性白内障的20%。以常染色体显性遗传多见，少数为常染色体隐性遗传。晶状体的混浊与在整个发育期间严重的平衡失调有关。表现为晶状体核致密的白色混浊，有时出现钙化、变性、囊膜皱缩。多双眼发病，视力障碍明显。

7. 其他　还有缝合性白内障及胚胎核性白内障，二者在临床上不易区分，Y字缝合是原始晶状体纤维发育终止在不同部位的结合部，且形成胚胎核的前后界限，缝合性白内障即在这一点上形成，呈现特殊的三叉外观。胚胎核性白内障局限于胚胎核内，表现为Y字缝合附近密集的细小白点。缝合性白内障和胚胎核性白内障均双眼发病，病变静止，一般不影响视力。

【诊断】根据晶状体混浊的形态及部位进行诊断。对于不同的情况可以辅以实验室检查，如染色体核型分析检查；血糖、尿糖、酮体的检查；尿常规、尿氨基酸、尿苯丙酮酸等的检查。

【鉴别诊断】婴幼儿白内障患者的瞳孔区有白色反光，称为白瞳症。但白瞳症并不是先天性白内障的特有体征，应与其他疾病，如早产儿视网膜病变、永存原始玻璃体增生症、视网膜母细胞瘤、外层渗出性视网膜病变等相鉴别。

【治疗】先天性白内障的治疗目的是恢复视力，减少弱视及盲目的发生。

1. 保守治疗　对于极性白内障和发育性白内障等对视力影响不大的先天性白内障一般不需进行治疗。

2. 手术治疗　对于绕核性白内障、全白内障等有明显视力障碍的先天性白内障应尽早手术。愈早进行手术治疗，获得良好视力的机会愈大。一般生后3个月即可以行手术治疗。

3. 屈光矫正及弱视训练　对于先天性白内障手术后的无晶状体眼应进行屈光矫正，同时辅以弱视训练，以促进融合功能的发育。方法如下：

①眼镜：采用高度正球面镜片进行矫正。它可使物象放大20%～35%，

戴用后可产生环形暗点，视野受限，且有球面相差。但比较方便、经济、简单易行、易于调整更换，适合双眼患者。

②角膜接触镜：可改变角膜前表面的屈折力，使其接近正视。物象放大率为7%～12%，无球面差，无环形暗点，周边视野正常，可用于单眼的无晶状体眼患儿，但需经常戴上取出，操作困难、比较麻烦，容易发生感染和角膜上皮的损伤。

③植入人工晶状体（IOL）：后房型IOL仅使物象放大1%～2%，术后可迅速恢复视力、双眼单视和立体视觉，无环形暗点，周边视野正常，为无晶状体眼屈光矫正的最好方法。儿童实施人工晶状体植入术已得到普遍应用。目前认为在2岁时进行人工晶状体植入手术比较适宜。

四、代谢性白内障

因内分泌机能障碍导致机体内环境生化异常而引起的晶状体混浊，称为代谢性白内障。

（一）糖尿病性白内障

【病因】晶状体的能量主要来自房水中的葡萄糖。晶状体内的糖代谢主要通过无氧酵解。葡萄糖在己糖激酶的作用下转化为6-磷酸葡萄糖，然后在醛糖还原酶和辅酶Ⅱ的作用下，进一步转化为山梨醇。正常情况下，晶状体内的葡萄糖不会产生过多的山梨醇。但是在糖尿病患者，由于血糖增高，己糖激酶的活性饱和，并激活醛糖还原酶，晶状体内过多的葡萄糖通过多元醇通路代谢转化为山梨醇和果糖。山梨醇和果糖不易透过晶状体膜，过多的山梨醇和果糖积聚在晶状体内，使晶状体内的渗透压增加，吸收水分，晶状体纤维肿胀、变形，形成白内障。

【临床表现】白内障是糖尿病的重要并发症之一，临床上分为真性糖尿病性白内障和糖尿病患者的年龄相关性白内障两类。

真性糖尿病性白内障多发生于病情严重、年纪较轻的幼年型糖尿病患者。开始时，在前、后囊膜下出现致密的灰色或蓝色点状或雪花样混浊，在数天、数周、数月内迅速进展为晶状体的完全混浊。多双眼发病，可伴有屈光度的变化。

糖尿病患者的年龄相关性白内障比较常见。与无糖尿病的年龄相关性白内障没有差别，但发病年龄早，病情进展迅速。

【诊断】根据糖尿病的病史和晶状体混浊的形态可明确诊断。

【治疗】

1. 积极控制糖尿病。

2. 手术治疗　对于晶状体混浊明显，影响工作和生活或者已严重影响眼底检查的患者，在血糖控制良好的情况下，可行白内障摘除联合人工晶状体植入术治疗。

3. 糖尿病视网膜病变的治疗 白内障术后应常规检查眼底，发现糖尿病视网膜病变应及时进行激光视网膜光凝。

（二）半乳糖性白内障

【病因】半乳糖性白内障为常染色体隐性遗传，是由于半乳糖代谢障碍引起半乳糖尿苷转移酶缺乏导致半乳糖衍生物向葡萄糖衍生物转化障碍，使半乳糖衍生物通过旁路代谢转化为甜糖。甜糖同山梨醇一样不能透过晶状体膜，在晶状体内积聚，导致晶状体内渗透压增加，吸收水分，晶状体纤维肿胀、变形，形成白内障。

【临床表现】可以在生后数日或数周内发生，典型的表现是在前、后囊膜下出现成簇分布的水滴样混浊。如不给予全身治疗，混浊逐渐加重，最终发展为板层白内障。

【诊断】对于先天性白内障患儿进行尿中半乳糖的检测及应用放射化学法检测半乳糖激酶的活性可帮助诊断。

【治疗】给予半乳糖和半乳糖饮食喂养，可控制白内障的发展或使白内障病情好转。

（三）手足搐搦性白内障

又称低钙性白内障，常合并婴儿期肌强直、甲状旁腺功能不足及佝偻病。

【病因】由于甲状旁腺功能先天不足、甲状腺手术中甲状旁腺受损、营养障碍等原因，使血清中钙的浓度过低，低钙使晶状体囊膜的渗透性增加，晶状体内的电解质平衡失调，导致晶状体代谢障碍，引起晶状体混浊。

【临床表现】双眼发病，表现为晶状体前后皮质之间条纹状或辐射状混浊，晚期混浊逐渐加重，可发展为全白内障。患儿还伴有手足搐搦及骨质软化。

【诊断】根据眼部和全身的临床表现，结合甲状腺手术史或营养障碍史，辅以实验室血钙检查，可以明确诊断。

【治疗】

1. 补钙 给予足量的钙剂、维生素 D，纠正低血钙，可以控制白内障的发展。

2. 手术治疗 对于晶状体混浊明显者，在纠正低血钙的情况下，可行白内障摘除治疗。

五、外伤性白内障

眼球受到直接或间接的机械性损伤引起晶状体的混浊，称为外伤性白内障。多发生于儿童和青少年，单眼发病，多数患者有明确的外伤史。因伤情复杂，所以晶状体混浊的形态也各不相同。

【病因】外伤性白内障可分为钝挫伤白内障和穿通伤白内障。钝挫伤白内障多数由于物体撞击或拳击眼球所致，外力经过房水的传导作用于缺乏弹性的晶状体，使晶状体上皮功能受到破坏，导致晶状体浅层皮质肿胀、变形，形成晶状体混浊。穿通伤白内障是由于眼球穿通伤使晶状体囊膜破裂，房水进入晶状体内，引起晶状体纤维肿胀、变形、混浊。另外，在穿通伤后晶状体损伤的愈合过程中，造成细胞外基质如硫酸软骨素、胶原、硫酸肝素的积聚和细胞的过度增殖，导致白内障的形成。

【临床表现】外伤性白内障多单眼发病，视力障碍的程度与损伤的部位和损伤的程度有关，损伤严重时还伴发眼前段的炎症和继发性青光眼。

1. 眼球钝挫伤所致白内障　眼部受到正前方的冲击性外力时，虹膜表面的色素颗粒脱落于瞳孔区相对应的晶状体前囊膜表面，称为 Vossius 环。相对应的后囊膜下也出现混浊，混浊可以静止，也可能发展为全白内障。受伤后，晶状体囊膜受损，渗透性发生变化，引起浅层皮质的混浊，形成板层白内障。严重的钝挫伤可导致晶状体囊膜的破裂，房水进入晶状体，囊膜破口较小时，可形成限局性混浊；囊膜破口较大时，在短期内晶状体迅速全部混浊。眼钝挫伤时，还能引起前房出血、房角后退、晶状体脱位、继发性青光眼等。

2. 眼球穿通伤所致白内障　眼球穿通伤时，病情复杂，临床经过各不相同。晶状体囊膜破口小而浅时，可通过晶状体上皮细胞修复而自愈，形成局限混浊。晶状体囊膜破口大而深时，晶状体全部混浊。乳糜样物质充满前房，引起角膜内皮代谢障碍，出现角膜水肿、混浊；同时阻塞房角，引起眼压升高，导致继发性青光眼。

3. 眼球爆炸伤所致白内障　爆炸物本身可造成眼球穿通伤所致白内障，并可以造成眼内异物。爆炸时产生的气浪可对眼部产生压力，引起眼球钝挫伤所致白内障。

4. 电击伤所致白内障　触电或遭受雷击时，可发生与眼球钝挫伤白内障相似的改变，晶状体前、后囊膜及皮质均可出现混浊，双眼发病，病情进展迅速。

【诊断】根据外伤史和晶状体混浊的形态和程度可作出诊断。

【治疗】

1. 保守治疗　晶状体局限性混浊，对视力影响不大时，可定期观察。

2. 手术治疗　晶状体囊膜破裂，晶状体皮质进入前房时，需尽快手术摘除白内障；混浊明显影响视力者，可以择期摘除白内障。外伤性白内障多单眼发病，应尽量一期植入人工晶状体。

六、并发性白内障

眼部病变引起晶状体局部上皮或内部新陈代谢发生异常改变，或局部病变产生的炎症和变性产物对晶状体的直接损害而导致的晶状体混浊，称为并发性白内障。

【病因】一般认为，并发性白内障的发生与氧化作用、蛋白质化学修饰后立体结构的改变及渗透压的变化有关。

1. 青光眼　青光眼急性发作时，虹膜节段性缺血造成炎性渗出物堆积在晶状体前囊膜的表面，导致晶状体局部代谢障碍，形成晶状体前囊膜下的点片状、斑块状混浊，即青光眼斑。流行病学调查显示青光眼是引起白内障的危险因素之一，抗青光眼术后晶状体的透明性明显下降，可发生皮质性、核性、后囊膜下的晶状体混浊，其机制可能与抗青光眼术后房水中的脂质过氧化产物的抗氧化活性降低但含量增加有关。

2. 葡萄膜炎　急性虹膜睫状体炎的炎症渗出形成的后粘连、炎症本身、治疗炎症的药物如糖皮质激素等都可引起晶状体前囊膜、后囊膜及后皮质的混浊。其机制可能为炎症细胞释放大量的氧自由基导致蛋白质、脂质及晶状体细胞的过氧化，引起晶状体混浊。

3. 视网膜脱离　流行病学调查显示长期视网膜脱离的患者其白内障的发生率约为61.1%，表现为后囊膜的混浊。其机制为长期视网膜脱离产生的炎症和变性产物从后囊膜侵入，导致晶状体后囊膜的混浊。

4. 手术　有报道玻璃体切割术后60%的患者出现后囊膜下及核性混浊。机制可能与切除玻璃体后晶状体的代谢受到影响，联合气液交换、硅油填充、长效气体注入、填充物直接接触晶状体，使晶状体的营养和代谢发生障碍，引起晶状体的混浊。

5. 其他　高度近视、病毒感染、眼前段缺血、睫状体肿瘤，视网膜色素变性等疾病都可引起白内障的发生。

【临床表现】常为单眼发病。眼部有原发眼病的表现。由青光眼、虹膜睫状体炎等眼前节疾病引起的并发性白内障多由前皮质开始出现混浊；由视网膜脱离、葡萄膜炎、眼内肿瘤、玻璃体切割手术等眼后节疾病引起的并发性白内障多从后囊膜、后皮质开始出现混浊，继而向前蔓延到前皮质，使晶状体全部混浊。高度近视多并发核性混浊。

【诊断】根据晶状体混浊的部位和混浊的形态及原发眼病的临床表现可明确诊断。

【治疗】

1. 积极治疗原发病。

2. 手术治疗　对于晶状体混浊明显，影响工作和生活，原发病病情稳定者，可以考虑手术治疗，是否植入人工晶状体应慎重考虑。

七、药物及中毒性白内障

长期接触或应用对晶状体有毒的化学物质或药物而导致晶状体混浊，称为药物及中毒性白内障。

【病因】导致药物及中毒性白内障的常见药物有糖皮质激素、缩瞳剂、氯丙嗪等；导致药物及中毒性白内障的常见化学物质有三硝基甲苯、氟、萘、金属等。

(一) 药物与中毒性白内障

1. 皮质类固醇　长期大量应用皮质类固醇治疗类风湿性关节炎、系统性红斑狼疮等免疫系统疾病可出现晶状体后囊膜下的盘状混浊。机制是由于患者房水和血浆中葡萄糖浓度升高，离子通透性增加，激素与晶状体蛋白的共价键结合，导致晶状体不溶性蛋白增加，形成白内障。

2. 缩瞳剂　长期应用缩瞳剂如毛果芸香碱、胆碱酯酶抑制剂等可引起晶状体前囊下的混浊。这是因为这些药物参与晶状体的离子交换，使晶状体内钠潴留，使晶状体发生肿胀和混浊。

3. 氯丙嗪　服用氯丙嗪总剂量超过250g以上，可引起角膜和晶状体的损伤。表现为瞳孔区晶状体前囊下出现混浊。机制是氯丙嗪吸收紫外线的能量，产生大量的自由基，引起晶状体的氧化损伤；另外，氯丙嗪与黑色素结合形成感光物质，可引起色素沉着。

(二) 化学物质与中毒性白内障

三硝基甲苯是较常见的引起中毒性白内障的化学物质。长期接触三硝基甲苯可导致晶状体出现点状、楔形及盘状混浊。机制是三硝基甲苯及其代谢产物直接作用于晶状体；也可能与三硝基甲苯在晶状体内形成自由基，导致晶状体过氧化损伤有关。

【临床表现】

1. 皮质类固醇　早期在后囊膜下出现细点状或条纹状混浊，最终形成后囊膜典型的棕褐色盘状混浊，白内障的发生与用药时间和剂量有关，用药剂量越大，时间越长，白内障的发生率就越高。

2. 缩瞳剂　长期应用缩瞳剂可引起前囊膜下的混浊，一般不影响视力，停药后可以恢复。晚期引起后囊膜下及晶状体核的混浊，停药后不会消退，但可以停止发展。

3. 氯丙嗪　长期应用氯丙嗪可对角膜和晶状体产生毒性作用。早期在瞳孔区的晶状体表面出现细点状混浊，细点状混浊增多，前囊膜下出现典型的排列成星状的混浊外观。这时，角膜内皮和后弹力层出现白色、黄色和褐色的混浊。

4. 三硝基甲苯　长期接触三硝基甲苯可导致晶状体周边部出现细密的小点状混浊，逐渐发展为尖端指向中心的楔形混浊，最后发展为全白内障。

【诊断】根据药物及化学物质接触史以及晶状体混浊的部位及形态可以明确诊断。

【治疗】

1. 注意合理用药，用药期间及长期接触化学物质时，应定期检查；一旦发现有药物及中毒性白内障出现，应立即停药，脱离与化学物质的接触。

2. 手术治疗　对于晶状体混浊明显，影响工作和生活者，可行白内障摘除联合人工晶状体植入术治疗。

八、放射性白内障

因接触放射线引起的晶状体混浊，称为放射性白内障。

【病因】

1. 红外线所致的白内障　发生于炼钢厂和玻璃厂的工人中，主要原因是工人工作的高温环境中产生的短波红外线被虹膜和晶状体吸收后，晶状体局部温度升高，引起晶状体蛋白变形、凝固，导致晶状体混浊。

2. 电离辐射所致的白内障　包括中子、质子、电子、X 射线、γ 射线、β 射线等的辐射均会引起白内障。这些射线的辐射会引起晶状体组织的离子化，损伤晶状体赤道部分裂比较旺盛的上皮细胞的 DNA，导致蛋白质转录与合成的障碍，最终引起晶状体渗透性的改变及晶状体不溶性蛋白的增加，产生晶状体混浊。

3. 微波所致的白内障　微波属于电磁辐射的一种，微波穿透力强，在组织内部易被吸收，引起组织损伤。晶状体含水量为 60%，不含血管，不能靠血液循环带走组织内部的热量，因此比眼部其他组织更易受到辐射损伤。晶状体通过吸收微波辐射的能量使自身温度升高，导致晶状体蛋白直接变性、热凝固，引起晶状体混浊。

【临床表现】

1. 红外线所致的白内障　早期，在晶状体后皮质出现点状、线状混浊，形似蜘蛛网，伴有金黄色结晶样光泽，以后逐渐发展为全白内障。

2. 电离辐射所致的白内障　此类白内障的潜伏期与患者年龄及放射剂量相关。年龄越小，放射剂量越大，潜伏期越短。早期，晶状体后囊膜下出现白色点状颗粒样混浊，逐渐发展为环状混浊，最后形成盘状混浊或全白内障。

3. 微波所致的白内障　大剂量的微波辐射可以产生与红外线相似的热作用，因而微波对晶状体产生的损害也与红外线所致的白内障相似。晶状体对微波敏感，受到微波辐射后，晶状体前囊膜下、前皮质及皮质出现点状及羽毛状混浊。

【诊断】根据放射线接触史及晶状体混浊的部位和形态可以明确诊断。

【治疗】

1. 加强防护　在生活及工作中应佩戴防护眼镜，加强预防。

2. 手术治疗　对于晶状体混浊明显，影响工作和生活者，可行白内障摘除联合人工晶状体植入术。

九、后发性白内障

后发性白内障是指白内障囊外摘除术后或外伤性白内障皮质部分吸收后所形成的纤维机化膜或晶状体后囊膜的混浊。

【病因】晶状体囊膜受到破坏时，残余的晶状体上皮细胞增殖并产生大且呈球形的异形晶状体细胞，称为 Elschnig 珠。这些细胞常见于瞳孔区，可以继续增殖，形成纤维块，使晶状体后囊膜产生皱缩，出现混浊，影响视力。

【临床表现】白内障囊外摘除术后后发性白内障的发生率约为 20% ~ 50%，儿童则几乎为 100%。晶状体后囊膜出现 Elschnig 珠和厚薄不均的机化组织，常伴有虹膜的后粘连。视力障碍的程度和后囊膜混浊的程度有关。

【诊断】根据白内障囊外摘除术或晶状体的外伤史，及晶状体后囊膜的混浊情况可以明确诊断。

【治疗】对于晶状体后囊膜混浊明显，影响工作和生活者，可行 Nd：YAG 激光后囊膜切开术进行治疗。

十、白内障的手术治疗

（一）术前准备

1. 全身

(1) 血压：一定控制在正常或接近正常的范围。对舒张压长期维持较高水平的高血压患者，一定掌握降压的速度和幅度。

(2) 血糖：糖尿病患者手术后易发生前房积血、感染、切口愈合延迟等并发症。因此，术前严格控制血糖水平非常重要。血糖水平控制在 6.7mmol/ml 为最佳手术指征，对病史较长，血糖很难控制在正常水平者，其血糖水平最高不能超过 8.3mmol/ml。

(3) 心血管疾患：老年患者应例行心电图检查，特别对有心脏病史者，发现问题应请内科医生会诊，以便衡量手术利弊，必要时请内科医生进行心电监护。

(4) 行胸部 X 线检查和肝、肾功能检查，除外严重的肺、肝、肾疾患。

(5) 血常规及凝血功能检查。

2. 眼部

(1) 视功能检查　包括远、近裸眼和矫正视力，光定位和红绿色觉。

(2) 裂隙灯检查角膜情况，除外虹膜炎症。

(3) 散瞳后，裂隙灯检查晶状体混浊情况，特别注意晶状体核的颜色，在核由软变硬的过程中伴随着颜色的变化，颜色越深，核越硬。

（4）测量眼压。

（5）测量角膜曲率和眼轴长度，以便计算 IOL 的度数。

（6）有条件者或角膜内皮有可疑病变时，应进行角膜内皮镜检查。

（7）术前滴用抗生素眼药水清洁结膜囊。

（二）人工晶状体（intraocular lens IOL）度数的计算方法

1. 使用标准屈光度：在人工晶状体植入术开展的早期应用 + 19D 的标准屈光度，目前一般已不用此法。

2. 临床判定法：临床可用一个简单的公式计算人工晶状体的屈光度，即 $P = 19 + (R \times 1.25)$。其中 P 是人工晶状体度数，R 是白内障发生前的屈光数，即 1 个屈光度的度数需要 1.25D 的人工晶状体度数来矫正。

3. 生物测量和公式计算：测量角膜曲率和眼轴长度，利用计算机直接计算出人工晶状体的度数。

（三）手术方法

1. 白内障囊内摘除术（intracapsular cataract extraction ICCE）：将包括囊膜在内的晶状体完整摘除，不会发生后发性白内障。但发生玻璃体脱出和视网膜脱离等并发症的机会较其他手术多，有时可发生玻璃体疝、继发性青光眼或角膜损伤。现多用于晶状体脱位的治疗。

2. 白内障囊外摘除术（extracapsular cataract extraction ECCE）：摘除白内障，但保留晶状体后囊膜，可减少眼内结构的颤动，减少玻璃体脱出、视网膜脱离和黄斑囊样水肿等并发症，避免术后发生玻璃体疝所致的角膜内皮损伤，并为后房型 IOL 的植入准备了条件。由于手术显微镜及显微手术器械的进步，现多采用 7mm 以下的小切口。

3. 超声乳化白内障吸出术（phacoemulsification）：采用透明角膜或角巩膜小切口进行手术，应用超声乳化仪将硬的晶状体核粉碎成乳糜状后吸出。该术式手术切口小，伤口愈合快，散光小，配合折叠人工晶状体的使用，视力恢复迅速，并可在表面麻醉下完成。

4. 激光乳化白内障吸出术（laseremulsification）：是近年来发展起来的一项新技术，应用激光对混浊的晶状体皮质和核进行切割，然后吸除。与超声乳化相比，具有切口更小、对眼内组织损伤更小等优点。

5. 人工晶状体植入术（intraocular lens impiantation）：一期或二期植入人工晶状体用于矫正无晶状体眼或高度屈光不正。人工晶状体按植入位置可分为前房型和后房型；根据制造材料可分为硬性和折叠型。

（四）手术并发症

白内障手术并发症可以发生在术中和术后的任何阶段。由于普遍采用小切口或超声乳化术，缩短了住院时间或者不需住院，所以术后的检查十分必要。通常复查时间为术后一天、一周、一个月、三个月，可根据具体情况缩短或增加复查时间。

1. 术中并发症

(1) 出血：多为切口处的渗血、虹膜根部离断。驱逐性出血是因为睫状后长、后短动脉，脉络膜静脉的破裂造成的，多量而快速的出血可导致眼内容物脱出眼内，这是白内障手术中最严重的并发症。诱因多为眼压或血压控制不良。

(2) 浅前房：通常为灌注量不足、切口过大、术前眼压控制不良、后房压力增高、脉络膜驱逐性出血所致，不但增加手术难度而且极易损伤角膜。

(3) 眼内组织损伤：年龄相关性白内障患者多为老年人，其角膜内皮数大大减少，而并发性白内障患者的角膜内皮功能多有损伤，因此器械进出眼内或植入人工晶状体时会加重损伤，也可因为灌注量过多或灌注液成分不合适造成损伤，严重的可导致不可逆转的角膜失代偿。

(4) 后囊破裂：比较常见的并发症，尤其初学者更多见。易导致玻璃体脱出、皮质或核坠入玻璃体中。

2. 术后并发症

(1) 出血：前房出血多发生于术后一周内，多数来源于切口或虹膜血管。低眼压、糖尿病或视网膜裂孔可造成玻璃体出血。

(2) 高眼压：一般有短暂的高眼压，24 小时内可下降。粘弹剂残留为常见因素，此外，出血、晶状体皮质残留、炎症反应、瞳孔阻滞或原已有青光眼等均可发生眼压升高。特殊情况下为恶性青光眼。

(3) 低眼压：可能的原因是切口闭合不良或脉络膜脱离。

(4) 眼内炎：为白内障术后最严重的并发症。最常见的感染源为手术野(如结膜囊内的条件致病菌) 和手术器械及滴眼液。糖尿病、免疫功能低下、其他器官有感染灶存在等均为易感因素。眼内炎可呈现急性或慢性表现，一般表现为眼痛、视力下降、混合性充血、前房积脓和玻璃体混浊。术后出现不明原因的眼痛、视力下降、葡萄膜反应时应高度怀疑眼内炎，及时进行相关检查、尽快确诊、对症治疗以达到保存视力的目的。通常术后当天即出现的眼内炎多为毒力较强的细菌感染，预后差；数月后出现的，特别是长期应用免疫抑制剂者有可能为真菌感染。对于感染较轻的病例可以选择玻璃体腔注射万古霉素，密切观察病情，如果视力下降到只有眼前指数，应尽快行玻璃体切割术，同时玻璃体腔注药。合理的手术适应证的选择、正确的围手术期处理、严格的无菌手术操作均是减少眼内炎发生的有效手段。

(5) 慢性葡萄膜炎：与手术创伤、感染或术前已有葡萄膜炎有关，可对症治疗。少数为人工晶状体排斥反应，可能需要取出植入的人工晶状体。

(6) 后发性白内障：术后数月即可发生，可择期行激光术切开后囊。

(7) 角膜散光：手术切口位置、形状、长度、缝合、缝线等均可造成医源性散光。

(8) 黄斑囊样水肿：病因不明确。可能与前列腺素分泌增加、术后低眼压、玻璃体牵引有关。有研究表明术前或术后应用消炎痛类药物可以减少此类并发症的发生。

(9) 视网膜脱离：多见于高度近视眼合并白内障的患者。

(五) 人工晶状体植入术后并发症

1. 纤维蛋白渗出：术后炎症反应致纤维蛋白渗出，沉积于人工晶状体表面。可引起视力下降、瞳孔阻滞。

2. 人工晶状体位置异常：偏位、虹膜夹持。影响视力或对眼压有影响者应调整其位置。

3. 人工晶状体屈光度误差：术前患眼测量和计算误差或错误。特别多见于高度近视合并巩膜葡萄膜肿、玻璃体切割联合硅油注入术后的患者。可用镜片矫正或置换人工晶状体。

(六) 白内障术后的视力矫正

白内障摘除后的无晶状体眼呈高度远视状态，一般为 +8D ~ +12D，须采取一定措施矫正视力。

1. 眼镜：采用正球面镜片进行矫正。它可使物像放大 20% ~ 35%，单眼配戴，双眼物像不等，不能融合而发生复视，因此不适用于单眼白内障术后的矫正。

2. 角膜接触镜：可改变角膜前表面的屈折力，使其接近正视。物像放大率为 7% ~ 12%，可用于单眼无晶状体眼，但需经常戴上取出，老年人操作困难。

3. 摘除白内障后在眼内植入人工晶状体 (IOL)：后房型 IOL 仅使物像放大 1% ~ 2%，术后可迅速恢复双眼单视和立体视觉，周边视野正常，为无晶状体眼屈光矫正的最好方法，已得到普遍应用。

十一、白内障治疗新进展

近年来，白内障及人工晶状体研究领域有了新的进展和突破，出现了许多新的手术技术和仪器设备。双手双通道微小切口超声乳化技术是以节省能量和微小切口为特点的手术技巧的突出代表。眼内屈光手术，如透明晶状体手术及有晶状体眼人工晶状体植入术，在矫治高度近视眼方面引起了临床医生的重视。白内障技术的进步必然伴随人工晶状体的快速发展。人工晶状体植入技术的成熟以及与白内障手术的完美结合，使得人工晶状体性能越来越接近理想的自然的晶状体。以单纯解决“目标视力”(远视力或近视力) 为目的的人工晶状体已经不能满足人们提高的对高质量视力的要求，医患双方迫切希望适合各种特殊要求的人工晶状体问世。正是在这种需求的刺激下，设计巧妙、功能繁多的人工晶状体先后应用于临床，并不断取得进展，如：多焦人工晶状体、着色人工晶状体、直角边设计的人工晶状体、非球面人工晶状体、带虹膜隔的人工晶状体、眼内接触镜、可调节人工晶状体、微小切口使用的人工晶状体等。白内障技术进步与人工晶状体的改进是相辅相成的，总的趋势是白内障手术日臻完美，人工晶状体材料与设计日趋多样，白内障手术已从单化的复明手术进入屈光手术时代。

第二节　晶状体脱位与异位

正常情况下，晶状体由晶状体悬韧带悬挂在睫状体上，晶状体的前后轴几乎与视轴一致。如果由于先天性、外伤或其他原因使晶状体悬韧带部分或全部离断或缺损，可使晶状体的悬挂力减弱或失去平衡，导致晶状体离开正常的生理位置，称为晶状体异位。

【临床分类】根据病因可分为先天性、外伤性及自发性异位；根据晶状体悬韧带离断或缺损的不同程度，晶状体异位可分为不全脱位和完全脱位。

一、先天性晶状体异位

由于先天性晶状体悬韧带发育异常，对晶状体的牵引力失去平衡，导致晶状体向力量弱的悬韧带的对侧移位，称为先天性晶状体异位。

(一) 单纯性晶状体异位

多数为常染色显性遗传，少数为常染色体隐性遗传。双眼常对称性发病，可伴有裂隙状瞳孔畸形。晶状体悬韧带发育不良的原因目前尚不清楚。

(二) 伴有其他眼部发育异常的晶状体异位

常见的眼部异常有晶状体缺损、虹膜缺损、无虹膜症、瞳孔异位及小球形晶状体等。

(三) 伴有全身系统发育异常的晶状体异位

1. Marfan 综合征　为常染色体显性遗传病，主要特征为全身中胚叶组织的广泛紊乱，主要表现在眼、心血管及骨骼系统。眼部异常主要表现为晶状体的异位，主要是向上方和颞侧移位；心血管异常主要表现为动脉瘤、主动脉狭窄及心脏卵圆孔不闭合等；骨骼的异常主要表现为手足四肢骨细长、长头、长瘦脸。男性发病多于女性。

2. Marchesani 综合征　为常染色体隐性遗传病，主要表现为身材矮小、肢指（趾）短粗，但心血管系统正常。眼部表现为晶状体呈球形，小于正常，多向鼻下方移位，易发生青光眼，并且常伴有高度近视。

3. 同型胱氨酸尿症　为常染色体隐性遗传病，主要表现为骨质疏松和全身血栓形成的趋势。晶状体多向鼻下方移位。病因为患者体内缺乏脱硫醚合成酶，使同型胱氨酸不能转化为胱氨酸。患者血、尿中可检出胱氨酸。

二、外伤性晶状体异位

眼外伤，特别是眼球顿挫伤是导致晶状体脱位的最常见的原因。异位的晶状体可嵌顿于瞳孔区，脱入前房、玻璃体内，甚至结膜下。外伤性晶状体异位常伴有外伤性白内障、房角后退、继发性青光眼等其他眼部损伤。

三、自发性晶状体异位

自发性晶状体异位是由于变性和炎症引起晶状体悬韧带变薄弱或眼内病变导致晶状体悬韧带机械性伸长所致。常见于牛眼、葡萄肿或眼球扩张、眼内肿瘤、高度近视、陈旧性脉络膜炎或睫状体炎、视网膜脱离、铁或铜锈沉着症、年龄相关性白内障的过熟期等。

【临床表现】

（一）晶状体不全脱位

晶状体悬韧带部分松弛或断裂，使晶状体离开正常的生理位置，但是移位的晶状体仍然位于瞳孔区及虹膜平面的玻璃体腔内，称为晶状体不全脱位。所出现的症状取决于晶状体移位的程度。

1. 晶状体的前后轴仍在视轴上，这时仅仅出现由于晶状体悬韧带松弛、晶状体弯曲度增加而引起的晶状体性近视。

2. 晶状体的轴发生了水平性、垂直性或斜性倾斜，导致用眼镜或角膜接触镜均难以矫正的严重散光。

3. 晶状体的轴发生了纵向移位，这时可出现单眼复视。

4. 裂隙灯检查可见前房加深、虹膜震颤，可见晶状体赤道部及断裂的晶状体悬韧带、玻璃体疝，眼底可见到双像及新月形反光。

（二）晶状体全脱位

晶状体悬韧带全部断裂，使晶状体完全离开正常的生理位置，脱入前房或玻璃体腔，称为晶状体全脱位。晶状体全脱位离开瞳孔区后，患眼的视力相当于无晶状体眼的视力，前房加深，虹膜震颤，早期脱位的晶状体可随着体位的变化而变化。晶状体全脱位的后果比晶状体不全脱位更加严重。

1. 晶状体嵌顿于瞳孔区，可引起瞳孔阻滞，影响房水循环，导致眼压急剧上升而引起急性青光眼。

2. 晶状体脱入前房，多沉于前房的下方，此时晶状体直径变小，凸度增加，透明的晶状体呈油滴状，边缘有金属光泽；混浊的晶状体呈白色盘状。前房内的晶状体可阻塞前房角，导致房水外流受阻而引起眼压急剧上升。

3. 晶状体脱入玻璃体腔内，这种情况较晶状体脱入前房更常见，患者多能较好的耐受。脱入玻璃体腔内的晶状体呈透明的球状物，早期活动性尚可，后期可固定于下方，并与视网膜粘连，长期可引起晶状体过敏性葡萄膜炎和继发性青光眼。

4. 晶状体通过视网膜裂孔进入视网膜下腔或巩膜下的空间。

5. 晶状体脱入结膜下或筋膜下，多见于严重眼外伤眼球破裂时。

【并发症】

(一) 严重的屈光不正

由于晶状体悬韧带松弛、晶状体弯曲度增加引起的晶状体性近视；晶状体轴发生倾斜引起难以矫正的严重散光；晶状体离开瞳孔区引起的高度远视。

(二) 葡萄膜炎

是晶状体异位较常见的并发症。主要由于晶状体机械性刺激葡萄膜组织所致，或由于异位的晶状体发展成过熟期白内障，引起的晶状体过敏性葡萄膜炎。葡萄膜炎症较顽固，可导致继发性青光眼。

(三) 继发性青光眼

是晶状体异位最常见的并发症。眼球顿挫伤引起的晶状体异位常合并虹膜根部离断、房角后退，导致继发性青光眼；晶状体嵌顿于瞳孔区，引起瞳孔阻滞性青光眼；长期的晶状体脱位可引起晶状体溶解性青光眼。

(四) 视网膜脱离

是常见的晶状体异位导致的严重并发症。在合并先天异常的眼中，常为双眼性。因脱位的晶状体影响视网膜裂孔的定位及视网膜脱离范围的观察，治疗较为困难。

(五) 角膜混浊

脱入前房的晶状体与角膜内皮接触，引起角膜内皮损伤或角膜内皮失代偿，导致角膜混浊或大泡性角膜病变。

【诊断】根据病史、症状和裂隙灯检查的结果，可作出明确的诊断。

【治疗】晶状体异位的治疗取决于晶状体异位的程度及晶状体的硬度，患眼的视力及对侧眼的视力，患者的年龄，有无并发症，有无先天异常及手术的条件等。

(一) 不伴有并发症的晶状体不全脱位，可用眼镜或角膜接触镜矫正晶状体异位引起的屈光不正，恢复一定的视力。

(二) 伴有并发症的晶状体不全脱位和晶状体全脱位，需进行手术治疗。

1. 晶状体全脱位　嵌顿于瞳孔区或脱入前房的晶状体，应立即手术摘除。脱入玻璃体腔者，如发生晶状体过敏性青光眼、继发性青光眼、视网膜脱离，需将晶状体取出。位于结膜下者，应手术取出晶状体并缝合角巩膜及结膜伤口。

2. 晶状体半脱位　晶状体半脱位有发生全脱位的危险，或晶状体半脱位引起的屈光不正不能用眼镜矫正时，应考虑行晶状体摘除手术治疗。

（赵梅生　裴　颖　程　卓）

思考题

1. 皮质性年龄相关性白内障的分期及临床表现?
2. 白内障术后无晶状体眼的矫正方法有哪些?
3. 白内障手术的并发症有哪些?

第十章　葡萄膜病

第一节　概　述

葡萄膜是眼球壁的中层，内邻视网膜，外邻巩膜，由前向后分别由虹膜、睫状体和脉络膜三部分组成，由于其富含色素及血管，因此又被称为色素膜或血管膜。这三部分组织相互连接，且由于血液供应来自同一血管系统，彼此吻合，故病变时易互相影响，又由于葡萄膜富含血管，睫状体产生房水，对供应眼球营养和维持正常的眼内压具有重要作用，因此葡萄膜病几乎可累及整个眼球，包括前房、瞳孔、晶体、玻璃体和视网膜。脉络膜不仅血流丰富、缓慢，而且毛细血管的内皮细胞连接不紧密，因此来自全身血液中的多种有害物质和致病因子都容易在此滞留，导致葡萄膜发病。葡萄膜病是常见病，其中主要以炎症最多见，其次为肿瘤，也有先天异常等。

第二节　与葡萄膜病相关的基础研究

一、葡萄膜炎的解剖学基础

由于葡萄膜的血液供应特点，来自全身血液中一些大分子，如细菌、寄生虫、肿瘤细胞等致病因子容易在此滞留；同时葡萄膜淋巴细胞聚集可与淋巴结的功能类比，全身免疫反应的介质在此沉积又不易排出，因此葡萄膜是眼球免疫活动的中心，可以发生各种类型变态反应及合成IgG。脉络膜基质内核Bruch膜含有胶原纤维和弹力纤维，与肾小球基底膜、血管基底膜、关节滑膜等组织在免疫反应过程中容易发生交叉反应。脉络膜和前葡萄膜胚胎来源不同，抗原性不同，脉络膜中肥大细胞较前葡萄膜多，二者的炎性反应也不同。晶状体含有多种蛋白质，都具有抗原性，也可参与葡萄膜的免疫反应。玻璃体蛋白质的抗原性微弱，玻璃体内物质的流动和外界交换极缓慢，进入玻璃体内的抗原可长时间潴留，有抗原储存库的作用，可延长眼内的免疫反应。视网膜与葡萄膜炎的关系因视网膜的血液供应不同而不同，视网膜内5层由视网膜中央动脉分支供应营养，在神经纤维层与内颗粒层形成两层毛细血管，其内皮细胞致密环绕，形成血-视网膜内屏障，所以几乎不发生免疫反应；但视细胞外节及色素上皮细胞由睫状血管系统来源的脉络膜血管供应营养，代谢废物由脉络膜血管排出，且视细胞外节及色素上皮细胞均具有抗原性，因此视细胞和色素上皮诱发的变态反应往往表现为脉络膜病理损害，但由于视网膜血管与全身血管相通，所以全身变态反应性炎症也可以引起视网膜血管本身的变态反应性炎症。视神经也具有抗原性，葡萄膜内含有髓神经纤维抗原，因此视神经炎和多发性硬化症常常伴有葡萄膜炎。

二、眼组织抗原与葡萄膜炎

自20世纪开始，葡萄膜组织抗原引起的自身免疫性葡萄膜炎一直是眼科研究的重点，大量的实验证明，不同部位的葡萄膜组织具有不同的抗原。葡萄膜抗原种类较多且成分复杂，包括葡萄膜抗原、视网膜抗原、晶状体抗原等。①葡萄膜抗原：早期认为葡萄膜中的色素是抗原，目前认为其抗原性不仅仅限于色素，葡萄膜细胞内及间质中的某种成分，如黑色素相关抗原等，可能是葡萄膜组织的主要抗原物质。②视网膜抗原：视网膜组织中至少存在两种相关的抗原成分，即可溶性的S抗原（soluble antigen）和非可溶性的P抗原（particular antigen），而研究最为深入的是视网膜感光细胞中的S抗原，而且在视网膜Müller细胞表面也发现了S抗原的抗原决定簇。另外，光感受器间维生素A类结合蛋白（interphotoreceptor retinoid-binding protein，IRBP）是一种分子量为14万的糖蛋白，由于可以诱发实验性自身免疫性葡萄膜炎和松果体炎，而被确认为一种重要的葡萄膜炎相关性抗原。此外，视紫红质和视蛋白以及视网膜的其他抗原物质（如A抗原、P抗原、S-100蛋白质、Transducin等）均被证明与葡萄膜炎发生有关。③晶状体抗原：由于胚胎发育的关系，晶状体抗原不仅为晶状体内的多抗原成分，而且在其他组织，包括虹膜、视网膜、玻璃体以及眼外的组织也存在一些类似的晶状体抗原。

三、变态反应与葡萄膜炎

变态反应也称超敏反应（hypersensitivity），是过强的免疫反应导致组织损伤的免疫病理反应。参与葡萄膜炎的变态反应主要有以下4种：

Ⅰ型超敏反应（anaphylactoid reaction）是由抗体lgE与抗原作用，引起肥大细胞脱颗粒并释放出活性物质，如组织胺等，引起的一系列生物效应反应。本型葡萄膜炎并不多见。

Ⅱ型超敏反应又称细胞毒性反应（cytotoxic reaction），是抗体 lgE 和 lgM 等与细胞膜表面抗原结合，激活补体而损伤细胞。研究发现用葡萄膜或视网膜抗原致敏试验动物可产生对葡萄膜组织的补体结合抗体，葡萄膜炎患者有对葡萄膜抗原的补体结合抗体，但目前为止这种抗体与细胞毒的关系仍不明确，也有人认为是炎症的结果而不是原因。比较明确的是脉络膜黑色素瘤的自身破坏反应与此型有关，色素细胞既是抗原又是靶细胞。

Ⅲ型免疫复合物反应（immune complex reaction），是机体对免疫复合物清除发生障碍时，其沉积而导致组织的损伤，在受损的组织间隙和血管壁上发生免疫复合物性炎症，形成的局限性血管炎，即 Arthus 反应，这种反应被认为是葡萄膜炎发病机制的重要因素。

Ⅳ型超敏反应又称细胞免疫反应（cellular immune reaction）或迟发性超敏反应（delayed hypersensitivity responses），是致敏的淋巴细胞接触抗原后转化为淋巴母细胞并分泌淋巴因子，从而吸引巨噬细胞等引发以单核细胞浸润为主的炎性反应。一般认为此型依赖于 T 淋巴细胞的活动，目前多采用体外细胞免疫检测方法，如淋巴细胞转化试验、白细胞游走抑制试验等，以检查血、眼组织及眼内液体中的抗原抗体情况。

在以上 4 种变态反应中，与葡萄膜炎关系最密切的是Ⅲ型变态反应（免疫复合物），如 Behcet 病、葡萄膜大脑炎、晶体过敏性葡萄膜炎、Fuchs 异色性虹膜炎。在上述患者的房水中可测出免疫复合物。Ⅳ型变态反应多呈肉芽肿性炎症，免疫复合物也是形成肉芽肿的刺激物，葡萄膜炎是否为肉芽肿形式，与抗原的数量、性质、结构和强弱以及免疫复合物的多寡密切相关。除以上 4 种变态反应外，有些类型的葡萄膜炎还与自身免疫反应有关，自身免疫反应是指机体对自身抗原形成抗体和致敏的淋巴细胞，正常情况下它有助于体内退变成分的清除，为自然防御性的免疫功能。当这种免疫反应超常，以致使自身的正常组织遭到破坏，就形成了自身免疫性疾病。其发病机理主要涉及Ⅱ型、Ⅲ型、Ⅳ型变态反应，涉及的自身免疫性葡萄膜炎有晶体过敏性葡萄膜炎、交感性眼炎以及伴发葡萄膜炎的自身免疫性疾病，如类风湿和风湿性关节炎、系统性红斑狼疮等，包括 Behcet 病、Vogt-小柳－原田氏病目前也认为与自身免疫有关。葡萄膜炎的免疫反应表现出混合性和复杂性，葡萄膜组织中既有外来的抗原，又有本身的葡萄膜抗原及其周围组织的抗原，睫状体，Fc 受体；既有局部免疫反应，又有全身免疫反应参与。其中有两个非常值得注意的免疫现象：①在葡萄膜炎可以表现为体液反应和细胞反应的不一致，即所谓的眼免疫分离现象，可以呈现体液免疫亢进，细胞免疫抑制，反之亦然；②另一种表现是全身免疫反应与局部免疫反应不一致，多表现为全身免疫反应功能低下，而局部反应亢进。由此提示我们在临床上不能千篇一律，盲目使用免疫抑制剂，应在局部使用免疫抑制剂的同时，提高自身免疫功能，最好是应用免疫调节剂。

四、葡萄膜炎与 HLA

人类组织相容性抗原（HLA）也叫人类白细胞抗原，免疫遗传学认为，它是由复杂的基因位点（HLA 位点）控制的。在人体第 6 对染色体短臂上的 HLA 遗传区由紧密连锁的基因组成，控制着特异性免疫反应。葡萄膜炎也是 HLA 相关眼病之一，而且主要与 HLA-Ⅱ类抗原有关。目前发现有 50 多种疾病与 HLA 有关，前葡萄膜炎与 HLA-B27 有关，Behcet 病与 HLA-B5 有关，交感性眼炎与 HLA-A11 有关，在多种葡萄膜炎中与 HLA 有关的葡萄膜炎多伴有关节疼痛。

五、免疫调节剂与葡萄膜炎

免疫调节剂包括免疫增强剂和免疫抑制剂。免疫增强剂能活化单核巨噬细胞，激活并促进淋巴细胞增殖，提高机体免疫应答水平，增强机体免疫功能和抗病力，主要药物有：转移因子、干扰素、胸腺素，最新研究认为中药的黄芪、党参、白术、薏苡仁等也有免疫增强功能。免疫抑制剂可阻断核酸和蛋白质合成，下调免疫反应过程中的某阶段，对自身免疫病、免疫生殖病、移植排斥反应等可起到缓解作用，主要药物有糖皮质激素、环磷酰胺、FK506、苯甲酸氮芥、氨甲蝶呤、环孢霉素 A（Cs-A）等。

第三节　葡萄膜炎

葡萄膜炎（uvetitis）是葡萄膜的炎症，常反复发作，是常见的致盲性眼病之一。其原因复杂，分类的方法很多。

一、临床分类

按发病部位（表 10-1）：

1. 前葡萄膜炎（anterior uveitis）或虹膜睫状体炎（iridocyclitis）；2. 后葡萄膜炎（posterior uveitis）或脉络膜炎（choroiditis）；3. 中间葡萄膜炎（peripheral-uveitis）或睫状体平坦部炎（pars planitis）；4. 全葡萄膜炎（panuveitis）。

表 10-1 葡萄膜炎的解剖位置分类

前葡萄膜炎	中间葡萄膜炎	后葡萄膜炎	全葡萄膜炎
虹膜炎	睫状体平坦部炎	局灶性脉络膜炎	
前部睫状体炎	后部睫状体炎	多灶性脉络膜炎	
虹膜睫状体炎	玻璃体炎	弥漫性脉络膜炎	
	基底部视网膜脉络膜炎	脉络膜视网膜炎	
	周边葡萄膜炎	视网膜脉络膜炎	
		神经视网膜炎	

（二）按特殊病原体：

1. 结核性葡萄膜炎（tuberculous uveitis）；2. 梅毒性葡萄膜炎（syphilitic uveitis）；3. 麻风性葡萄膜炎（leprosic uveitis）。

（三）按病程：

1. 急性葡萄膜炎（acute uveitis）；2. 亚急性葡萄膜炎（sub-acute uveitis）；3. 慢性葡萄膜炎（chronic uveitis）。

（四）按渗出物性质：

1. 化脓性葡萄膜炎（suppurative uveitis）：多发生在外伤或角膜溃疡、穿孔后，细菌感染或内源性所致，波及前房或玻璃体，最后常发展成眼内炎而失明；2. 浆液性葡萄膜炎（serous uveitis）：房水中充满尘埃状混浊物，可见角膜后沉着物，晶体表面有色素沉着；3. 纤维素性葡萄膜炎（filainou uveitis）：渗出物较多，虹膜后粘连广泛。

（五）按病理：

1. 肉芽肿性葡萄膜炎（granulomatou uveitis）：以增殖性病变为主，有结节形成；2. 非肉芽肿性葡萄膜炎（non-granulomatous uveitis）（表 10-2）。

（六）按病因：

1. 感染性葡萄膜炎：病毒、细菌、原虫及蠕虫均可感染葡萄膜而诱发炎症；2. 自身免疫性葡萄膜炎；3. 全身疾患并发葡萄膜炎；4. 肿瘤性葡萄膜炎。

二、虹膜睫状体炎

虹膜炎（iritis）常与虹膜睫状体炎（iridocyclitis）连带发病，又称前葡萄膜炎（anterior uveitis）。绝大多数属内源性，与风湿性疾病（强直性脊柱炎、幼年型类风湿性关节炎）、溃疡性结肠炎、结核病、尿道炎等有关，研究表明，HLA-B27 在急性虹膜睫状体炎中的出现率可高达 60%（一般人群中通常不超过 6%）。部分与外伤、手术等因素有关。

表 10-2 肉芽肿性和非肉芽肿性葡萄膜炎的特征

表现	肉芽肿性葡萄膜炎	非肉芽肿性葡萄膜炎
发病	隐袭	急性
病程	长，慢性	短，易复发
睫状充血	+	+ + +
疼痛、畏光、流泪	– ~ +	+ + ~ + + +
Kp	羊脂状	尘状
前房闪辉	+ + ~ + + +	+ + ~ + + +
房水细胞	+	+ + ~ + + +
前房积脓	无	可有
虹膜结节	有	无
眼后段受累	常见	少见
玻璃体混浊	雪球状、串珠状	多为尘状
脉络膜	结节状损害	弥漫性水肿
病理检查	上皮细胞、类上皮细胞、巨噬细胞形成结节	淋巴细胞、浆细胞、中性粒细胞浸润

【临床表现】

1. 症状

(1) 起病急，畏光，流泪，疼痛。由于虹膜睫状体的三叉神经末梢受到刺激，睫状肌痉挛性收缩和肿胀组织的压迫所致。

(2) 视力减退：房水浑浊、角膜内皮水肿、晶状体表面色素沉着、睫状肌痉挛性近视、黄斑水肿等可使视力明显减退。

2. 体征

(1) 睫状充血或混合充血（ciliary injection or mixed injection）：为结膜前动脉或结膜前动脉、后动脉混合充血所致，二者区别见表 10-3。

表 10-3 睫状充血与结膜充血的鉴别

特征	睫状充血	结膜充血
部位	角膜缘附近显著	近穹窿部明显
位置	深层	浅层
颜色	暗红色	鲜红色
移动性	推动结膜不随之移动	随结膜移动
0.1%肾上腺素点眼	充血无变化	充血消失
分泌物	无	有
畏光、流泪、疼痛	常见	无
代表性疾病	前葡萄膜炎、角膜炎、青光眼	结膜炎

(2) 房水混浊：虹膜血管壁有血－房水屏障（blood-aqueous barrier）功能，炎症时屏障破坏，血管通透性增加，蛋白质、纤维素性渗出物以及炎性细胞等进入房水中，使房水混浊。用裂隙灯显微镜观察时，可见光束增强，形成Tyndall现象，又称房水闪辉（aqueous flare）（表10-4）。如大量白细胞渗出，可形成前房积脓（hypopyon）。如房水渗出物含纤维蛋白较多，可在前房内呈絮状或胶样团块。偶尔形成前房积血（hyphema）。

表10-4　前房闪辉的分级

分级	表　　现
0级	无前房闪辉
+	微弱的前房闪辉
++	中等度前房闪辉，可以辨别虹膜和晶状体细节
+++	显著的前房闪辉，虹膜和晶状体细节难以辨认
++++	严重的前房闪辉，房水呈凝固状态，伴有大量纤维素性渗出物

房水细胞是指房水中尘状的颗粒，大小均匀一致，它不同于房水的漂浮物，后者为大而不均匀的颗粒，多由蛋白凝聚而成，更不同于纤维素样渗出(房水细胞分级见表12-4)。

表10-5　房水细胞的分级

分级	表现
0级	无细胞
+	每个视野5～10个细胞
++	每个视野11～20个细胞
+++	每个视野21～50个细胞
++++	每个视野51个细胞以上

(3) 角膜后沉着物（keratic precipitates，KP）：炎性细胞和纤维素随着房水对流，角膜－虹膜间温差加之重力的影响，渗出物逐渐在角膜下部排列成基底向下的三角形角膜后沉着物，与炎症程度、性质、病因有关。其中：①粉尘状KP（图10-1）：为白色小点状，由淋巴细胞及浆细胞构成，可能为非肉芽肿性葡萄膜炎；②羊脂状KP（图10-1）：呈白色，小球形，由类上皮细胞及巨噬细胞构成，可见于肉芽肿性葡萄膜炎；③色素性KP：呈小色素颗粒附着于角膜内皮上；④玻璃样KP：亦为白色小点状并带有闪辉，可能曾患虹膜睫状体炎。

（4）虹膜改变：虹膜因充血、水肿而色泽变暗，纹理不清。在周边，渗出物可将虹膜与角膜粘连，称虹膜周边前粘连（peripheral anterior synechia of the iris）。可出现虹膜结节，位于瞳孔缘色素上皮表面半透明者叫 Koeppe 结节，位于虹膜表面卷缩轮附近者称为 Busacca 结节。晚期虹膜萎缩，表面形成机化膜。

（5）瞳孔改变：受炎症刺激，瞳孔括约肌痉挛，加之充血、水肿、细胞浸润，故瞳孔缩小，光反射迟钝或消失。

（6）玻璃体混浊：炎症细胞可渗至玻璃体，形成细小微尘状、絮状或云雾状混浊。

（7）炎症严重时，眼底可出现视网膜静脉充盈及黄斑水肿。

3. 主要并发症

（1）虹膜后粘连（iris posterior synechiae）：虹膜与晶状体形成虹膜后粘连，瞳孔形状发生改变，如鸡心形、肾形、梅花形等，散瞳后更明显。

（2）瞳孔闭锁（seclusion of pupil）：瞳孔缘部的虹膜后面与晶状体前表面广泛粘连，前、后房水循环中断（图 10-1）。

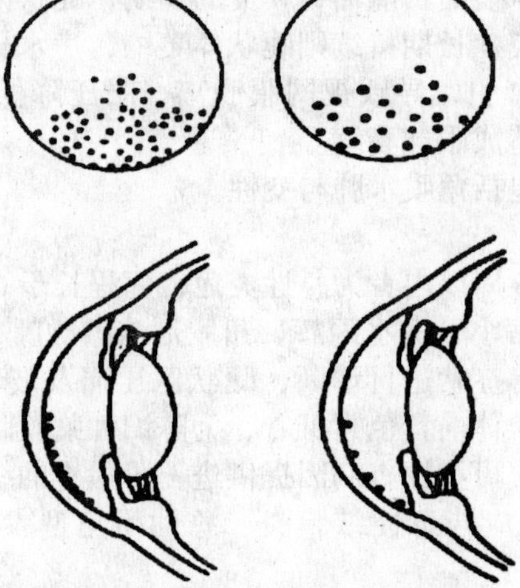

图 10-1 葡萄膜炎时角膜后沉着物

（3）瞳孔膜闭（occlusion of pupil）：瞳孔区沉积大量渗出物，形成灰白色膜状物覆盖在晶状体前表面（图 10-2）。

（4）虹膜膨隆（iris bombe）：房水在后房受阻，后方压力增加，使虹膜向前推移而呈膨隆状态。

（5）继发性青光眼：由于房水黏度增加，房水内渗出物如炎症细胞、色素颗粒及组织碎屑阻塞小梁网，或因虹膜周边前粘连，房水引流受阻，也可因虹膜后粘连、瞳孔闭锁、瞳孔膜闭导致瞳孔阻滞，引起继发性青光眼。严重者可失明。

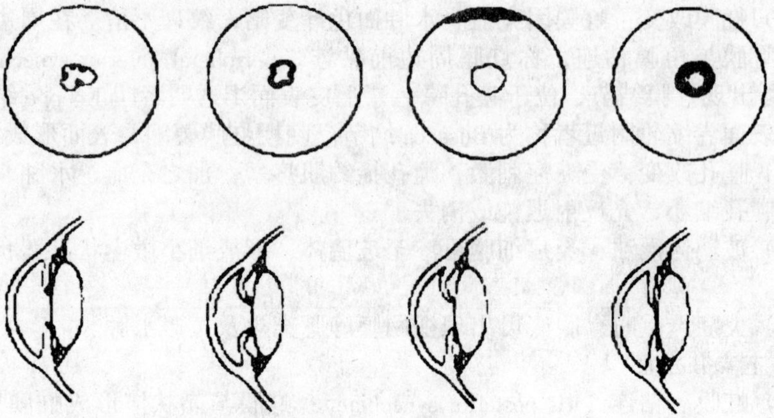

图 10-2　虹膜粘连及瞳孔闭锁

(6) 并发性白内障：系前葡萄膜炎导致房水性状改变，晶状体代谢受到影响所致。

(7) 低眼压及眼球萎缩：前葡萄膜炎的初期，睫状体功能障碍，房水分泌减少，引起低眼压。炎症长期持续则睫状体萎缩，房水分泌障碍。睫状体附近机化组织形成纤维膜牵引，导致视网膜脱离，眼压降低。睫状体本身反复发炎，变成坏死组织，造成眼球萎缩。

(8) 角膜混浊：包括角膜水肿与变性。

【诊断】

起病急，病程在 6 周以内者为急性炎症；病程长于 6 周者为慢性炎症。可根据睫状充血、瞳孔缩小、房水闪辉、角膜后 KP、虹膜后粘连等体征结合疼痛、畏光及视力下降等症状进行诊断，睫状区压痛及玻璃体混浊可辅助诊断。仅有虹膜后粘连、晶状体前囊色素沉着，为陈旧性虹膜睫状体炎。病因诊断非常困难，详细询问病史可为探查病因提供进一步检查的线索。

【鉴别诊断】本病应与急性结膜炎、急性闭角型青光眼与眼内肿瘤鉴别(表 10-6)。

1. 急性结膜炎　可有疼痛、畏光、流泪症状及眼部充血的体征，但视力通常不下降，眼前节检查正常。

2. 急性闭角型青光眼　可有疼痛、畏光及视力减退等症状和眼部充血等体征，但急性闭角型青光眼发作时有瞳孔散大，前房极浅及眼压极高等体征可以帮助鉴别诊断。

3. 眼内肿瘤　视网膜母细胞瘤坏死以后，可以引起眼内炎及前房积脓，但通过仔细的病史询问和眼部检查以及特殊检查方法（包括 X 线平片、超声波及 CT、MRI 等)，可以进行鉴别诊断。

【治疗】

1. 散瞳　及时散大瞳孔，防止虹膜后粘连，缓解睫状肌痉挛，减轻水肿与疼痛。虹膜睫状体位于眼球前段，局部用药足以达到有效浓度。常用的散瞳药物有1%～2%的阿托品眼药膏，急性期每日涂眼2～3次，涂药后必须压迫泪囊部，以免药物进入鼻腔引起中毒，尤其对患儿更应注意。瞳孔因虹膜粘连不易散开时，可结膜下注射散瞳合剂（1%阿托品、1%可卡因、0.1%肾上腺素等量混合液）或Mydrian（为后马托品与麻黄碱混合制剂）。轻微的虹膜睫状体炎可使用2%后马托品或托吡卡胺眼药水以保持瞳孔的活动性，避免瞳孔固定。

表10-6　急性虹膜睫状体炎、急性闭角型青光眼与急性结膜炎的鉴别诊断

鉴别点	急性虹膜睫状体炎	急性闭角性青光眼	急性结膜炎
症状	眼痛、畏光、流泪	剧烈眼痛、虹视、头痛、恶心、呕吐	异物感、分泌物多
视力	轻度下降	明显下降	多无影响
眼压	多正常	明显上升	正常
充血	混合/睫状	混合	结膜
角膜	透明	水肿	透明
瞳孔	正常/小	散大	正常
角膜后KP	尘埃状/羊脂状	色素性	无
前房	正常	浅	正常
治疗	散瞳	缩瞳	消炎

2. 糖皮质激素　糖皮质激素可抑制炎症，减少渗出。常用的有0.1%地塞米松眼药水或0.5%可的松眼药水，每日滴4～8次，病情严重者可半小时或每小时一次，也可以另加糖皮质激素结膜下或眼球筋膜囊下注射、口服、静脉给药。糖皮质激素有多种不良反应，故应慎用。

3. 抗前列腺素药　近年来研究证明急性前葡萄膜炎患者的房水中前列腺素明显增多，抗前列腺的药物可抑制炎症反应，常用的有阿司匹林（口服0.5g，每日3次）和吲哚美辛（消炎痛）（口服25mg，每日3次），或0.5%吲哚美辛（消炎痛）眼药水滴眼。

4. 病因治疗　明确病因者应针对病因采取相应措施。

5. 并发症治疗　在炎症控制后，瞳孔阻滞者可行虹膜周边切除术或YAG激光治疗，扩增房水循环通道。并发性白内障光定位准确者，在炎症控制的情况下可行白内障摘除术。对继发性青光眼者可采取相应治疗。对反复手术的顽固性高眼压持续不降且剧痛难忍者也不必轻易决定眼球摘除，可采取后巩膜开窗等措施。

二、中间葡萄膜炎

中间葡萄膜炎（intermediate uveitis）是累及睫状体平坦部、玻璃体基底部和周边部视网膜的一种炎症性和增殖性疾病，即以往所称的“睫状体平坦部炎”、“后部睫状体炎”、“玻璃体炎”、“基底部视网膜脉络膜炎”、“周边渗出性视网膜炎”和“周边葡萄膜炎”等，现统一使用中间葡萄膜炎这一名称。多见于儿童和30岁以下的年轻人，常累及双眼，可同时或先后发病。多属肉芽肿性炎症。病因不明，由于其炎症部位隐蔽，发病隐匿，常被忽视。其实发病率较高，我国达11%。

【临床表现】

1. 症状　轻者仅有飞蚊症、雾视或暂时性近视。如出现黄斑囊样水肿、并发性白内障等，可引起视功能减退，视野改变。

2. 体征　三面镜和间接检眼镜可见玻璃体基底部、睫状体平坦部和周边部视网膜有炎性改变。下方睫状体平坦部由大量渗出物形成雪堤状渗出（snow bank spots）样改变，呈白色或黄白色。雪堤样病灶可包绕晶状体后面，白色机化膜覆盖在晶状体后囊表面。玻璃体呈絮状、微尘状或雪球状混浊（snow ball opacity）。活动期内玻璃体中有细胞。雪堤样改变又称“血库”，由纤维性星状细胞、胶质及血管组成，可引起玻璃体积血。

【分型】根据临床所见可分下列三型：①良性型：预后较好，发病数月渗出物消失。②血管闭塞性：开始在近锯齿缘有渗出物，视网膜周边血管闭塞，有白鞘。③严重型：眼底周边部有大块絮状渗出，形成膜状物，玻璃体机化伴有新生血管，机化物牵引可产生出血或形成裂孔，最终产生视网膜脱离。

【并发症】

1. 黄斑囊样水肿。

2. 白内障多表现为后囊下混浊。

【治疗】局部滴用、眼球筋膜囊下注射、口服或静脉滴注糖皮质激素。可直接冷冻雪堤病灶处的睫状体平坦部。也可使用免疫抑制剂，如苯丁酸氮芥(chlorambucil)、环孢霉素A（cyclosporin A)、环磷酰胺（cyclophamide）等。玻璃体切除是治疗伴有某些并发症患者的重要手段，其手术指征有：①持续密集的玻璃体混浊；②玻璃体出血；③牵引性视网膜脱离；④视网膜前膜。

三、脉络膜炎

脉络膜炎（choroiditis）又称后葡萄膜炎（posterior uveitis)，是指由各种原因引起脉络膜、玻璃体后部及视网膜组织炎性病变的总称。由于脉络膜单独由睫状后短动脉供血，故可单独发病。但因脉络膜与视网膜邻接，后者的外层营养又由脉络膜毛细血管供养，因此，当脉络膜发炎时，容易波及视网膜，引起脉络膜视网膜炎，甚至视神经视网膜炎；同样，视网膜炎时也易引起脉络膜炎（视网膜脉络膜炎）。病因复杂，包括感染（细菌、真菌、寄生虫或病毒）和非感染（主要为免疫性或过敏性以及对坏死肿瘤组织的炎性反应等）两类。根据病变的范围和形态，脉络膜炎分为：①局限性脉络膜炎。②播散性脉络膜炎，即在脉络膜上同时出现多个病灶。③弥漫性脉络膜炎。随着病情发展，病灶相融合形成大面积炎症时，眼底呈均一红色晚霞样（夕阳红）。

【临床表现】

症状　眼前闪光，黑影飘动，视物变形、变大、变小，中心暗点，视力减退。

体征　前段正常或轻微改变，如房水闪辉弱阳性等。炎症细胞及渗出物进入玻璃体，可见玻璃体后部微尘状或絮状混浊，混浊物由淋巴细胞和纤维蛋白组成，为星状、丝状或尘埃状、雪球状等。急性期脉络膜血管扩张，浸润、水肿，眼底可见散在的或弥漫的渗出病灶，病灶大小不等，形态各异，多为椭圆形，呈黄白色或灰白色，边界不清。病灶居视网膜血管之外，偶见出血，大量渗出可引起继发性视网膜脱离。炎症消退后，病灶边界清晰，色素脱失，脉络膜萎缩，透露其下的白色巩膜，病灶周围或中央常有色素沉着。严重或广泛的脉络膜炎可发生视乳头萎缩。眼底荧光血管造影可见脉络膜视网膜屏障破坏，有明显的荧光素渗漏，视网膜呈强荧光。在萎缩病灶内可见硬化的脉络膜血管。有的眼底呈棕红色晚霞样，有的大病灶因脉络膜毛细血管层破坏而暴露粗大的脉络膜血管。

【并发症】

1. 视网膜脱离：炎症渗出或玻璃体机化物牵引所致。
2. 黄斑病变：包括黄斑水肿、囊状变性甚至裂孔。
3. 视网膜血管周围炎：血管迂曲，可能出现白鞘。

【治疗】去除致病因素，散瞳，应用糖皮质激素、血管扩张剂、维生素和免疫抑制剂等。

第四节　几种特殊类型的葡萄膜炎

一、交感性眼炎

交感性眼炎（sympathetic ophthalmia，SO）为双眼非坏死性肉芽肿性葡萄膜炎。当一眼受穿通性外伤（或手术）后发生慢性或亚急性葡萄膜炎，继之健眼也发生同样的葡萄膜炎，这种双眼性葡萄膜炎称为交感性眼炎。受伤眼称为刺激眼（exciting eye），未受伤眼称为交感眼（sympathizing eye）。不同专家认为从眼部受伤或手术到健眼出现炎症的间隔从 2 周到数年不等（最早可在 10 天、最晚可在 60 年后发病），但大多数在 2 个月以内发病。这是一个在病因、发病机制、患病率、临床表现、潜伏期等诸多方面说法多、争议大、无定论的病名。交感性眼炎的发病率历来各家报告的数字差别极大，是由于各家统计方法各异造成的，这种眼病严重者可导致双眼失明。现在由于外伤后的处理和手术技术的提高以及治疗方法的进步，不仅发病率有所下降，也很难看到因此病而双目失明者。但自从玻璃体手术开展以来，有时重复手术，使发病率有所增加。

【病因】关于交感性眼炎的发病，目前有两种学说，即感染学说与自体免疫学说。有人认为，眼球穿通性外伤后，细菌感染经血行或视交叉脑脊液而从一眼转至另一眼，但未能找到确切的病原体。也有人认为，眼球穿通伤提供了眼内抗原到达局部淋巴结的机会，使眼内组织抗原能接触淋巴系统而引起自体免疫反应。今年有人认为是对自身色素的超敏反应或对视网膜 S 抗原的过敏反应，也有人认为与 HLA 有关。

【病理】交感性眼炎的病理特征是病变发生于色素层内。肉眼观察可见色素层明显变厚，系因细胞浸润所致，纤维变性较少。早期有细胞团聚集，主要是淋巴细胞、浆细胞和类上皮细胞，后期有多形核白细胞、嗜伊红细胞和嗜碱性细胞等。显微镜下可见染色深的淋巴细胞与浆细胞区，以及浅染的类上皮细胞与巨细胞区。脉络膜的浸润主要是在大、中血管层，毛细血管层的改变甚少。色素细胞发生变性，如虹膜色素破坏后，浸润细胞遮盖晶状体囊的前面，且有膜性后粘连。基底层若有破坏，则产生“Fuchs-Dalen 损伤”，在该膜上有结节形成，结节内主要为类上皮细胞与色素上皮细胞，表面的全部或一部分被色素所遮盖。浸润也可以沿虹膜内的血管壁而达到眼外，形成瘤状新生物。最后浸润被吸收或形成瘢痕，视网膜脱离、眼球萎缩。

关于交感性眼炎的病理特征，尚有两点值得探讨：①特异性不强，有些临床上虽然被诊断为“交感性眼炎”，但并无上述特点。还有一些非交感性眼炎的其他类型葡萄膜炎，却具有上述特点。②相当多的关于交感性眼炎病理报告的病理资料取自受伤侧眼球，这样的眼球本身就有外伤性炎症阶段。由这种材料观察到的病理改变不能作为未受伤眼病理改变的直接证明。

【临床表现】同葡萄膜炎的临床表现有所不同，有一侧眼球穿通伤病史(或内眼手术病史等)。

【诊断】有眼球穿通伤史及双眼炎症反应。排除其他原因及其他类型葡萄膜炎。把已经失明的刺激眼摘除后可为病理学检查进一步提供资料。但是，目前缺乏客观可靠的诊断方法，就病理诊断而言，国内资料显示刺激眼的组织病理诊断与临床诊断符合率很低，Marak 统计组织病理学证实的仅有 21.66%，而受伤眼有交感性眼炎的病理改变，但健眼无炎症者却有 15%。故对交感性眼炎的诊断十分困难，而且影响重大，需要慎重。复习一下关于交感性眼的病例报告和文献不难看出，交感性眼炎与其他很多种类型的双眼肉芽肿性葡萄膜炎相比并无特异性的临床症状与体征。之所以在临床上被诊断为交感性眼炎而未被诊断为双眼葡萄膜炎，主要是某一眼球有穿通伤史（内眼手术史、钝挫伤史、角膜溃疡穿孔史，恶性黑色素瘤史）。

因此，在作出交感性眼炎的临床诊断之前，有必要排除该患者引发双侧肉芽肿性葡萄膜炎的其他原因，事实上，这一点在目前阶段的实际工作中极难做到。因为在许多情况下，一位葡萄膜炎患者直到阶段性治疗结束，仍然查不到其发病原因，而事实上是有原因的，只不过在目前条件下尚未查到而已，未查到某些原因并不等于真正排除了这些原因。因此，不能真正排除其他病因而诊断的交感性眼炎有可能把一些与外伤无关而仅仅偶合的葡萄膜炎误诊为“交感性眼炎”。

【预防与治疗】正确处理好眼球穿通伤，避免眼内组织特别是色素膜嵌顿可预防交感性眼炎的发生。原则上采用葡萄膜炎的治疗方法。摘除刺激眼的眼球对交感性眼炎的预防和预后未必有明显的影响，故必须十分慎重。

保留受伤眼球除考虑视觉功能外，还应考虑其美容功能、辅助美容功能、保持良好心理状态的功能。即使不能恢复视力，也应尽力保留眼球；即使有顽固的慢性炎症和青光眼，也应尽力设法治疗，过早摘除受伤眼球不利于治疗重症眼外伤及其合并症的学术探索和创新。

对交感性眼炎的诊断、发病率的评估是一个影响深远的问题，关系到患者受伤眼的命运，影响着患者视功能、美容及心理状态。因此，对交感性眼炎的诊断、报告、统计数字发表应持慎重态度。不能因为排除其他病因的难度大就轻易作出交感性眼炎的诊断；不能用某一家医院患者构成上的比值去代替交感性眼炎的发病率，不应轻易摘去受伤眼球。将目前视功能不佳的眼球保留下来，也可为以后可能取得视功能的组织移植或人工视觉光电装置植入保留解剖学基础。

一个值得研究的课题是一侧眼外伤对另一侧眼球的影响问题。有无影响？何种性质的影响？何种程度的影响？一侧眼外伤与另一眼发病是否相关？若相关，是原因，还是条件？抑或诱发因素或辅助条件？有待于配合基础学科研究。另外，有一侧眼外伤史的双眼葡萄膜炎患病率与无外伤史（或内眼手术）的流行病学调查、比较有无显著差异，也是值得探讨的课题。至今为止，交感性眼炎作为一个独立的常见病、多发病被确立下来尚缺少足够的证据。

二、Vogt-小柳－原田综合征

Vogt-小柳－原田综合征（Vogt-Koyanagi-Harada syndrome）是一种累及多器官系统，如眼、耳、皮肤和中枢神经的临床综合征，主要表现为双眼弥漫性渗出性葡萄膜炎，伴有头痛、耳鸣、重听、颈强、白发、脱发、白癜风等。脑脊液中淋巴细胞增多。有的表现为以虹膜睫状体炎为主（Vogt-小柳综合征），有的则表现为以双眼弥漫性渗出性脉络膜炎为主（原田综合征）。本病好发于30~50岁的青壮年，容易反复再发，病程可长达数年。有色人种较白种人多，日本为高发区，占葡萄膜炎门诊患者的6.8%~9.2%，男女受累比率无显著差别，我国亦为高发区。

【病因】病因不明，有人推测是与病毒感染有关的自身免疫病，或者是对色素上皮的免疫反应，另有人推测与某些HLA抗原阳性有关。

【临床表现】眼部发病前先有头痛、耳鸣、听力减退、眩晕、恶心、呕吐、颈背痛和强直等脑膜刺激症状，脑脊液压力增高和细胞增多，多为前驱症状。此后为葡萄膜炎期。

Vogt-Koyanagi型为双眼重症虹膜睫状体炎，临床表现及后果严重，以前节为主。此后出现头发、眉毛、睫毛脱落、变白及白癜风等。

原田型发病初期脑膜刺激症状较严重。眼部炎症以后部为主，眼底呈现弥漫性渗出性黄色水肿、混浊，视乳头充血，边界模糊，玻璃体混浊，视网膜脱离，视力严重障碍。后期视网膜色素上皮弥漫性萎缩，眼底呈晚霞状，散在分布色素沉着和灰白色斑。早期眼底荧光染色很特殊，相当于视网膜脱离处有多处细小的荧光素渗漏点，如墨渍状迅速扩大融合，后期形成多囊状的视网膜下荧光素积存区。

【治疗】初发者可应用大剂量糖皮质激素，应用宜早，量要足够大，时间应足够长（一般在半年以上）。复发患者可应用其他免疫抑制剂，如环磷酰胺、苯丁酸氮芥、硫唑嘌呤、CsA等，可与糖皮质激素联合应用。

三、Behcet病

Behcet病（Behcet disease）是一种以反复发作的葡萄膜炎、口腔溃疡、皮肤病变、生殖器溃疡等为特征的综合征。多为双眼发病，好发于20~40岁的青壮年，男性多于女性，复发率高，有时伴发骨关节及神经系统损伤。该病在日本、东地中海等地多见。

【病因】病因不明。多认为是免疫复合物引起的多系统、多器官疾病。闭塞性小血管炎和组织坏死是该病的基本病理改变，血管的基底膜可能是免疫反应的主要袭击目标，也有人认为与病毒感染有关，还有人认为与HLA-BW51和HLA-MT2抗原有密切关系，并认为HLA-B5可能增高。

【临床表现】

1. 白塞氏病的口腔损害指征：口腔溃疡为本病初发症状者占70%左右，整个病程中口腔溃疡发生率高达95%以上。溃疡呈圆形或椭圆形，直径2~3mm，境界清楚。溃疡为单发或多发，可见于唇、龈、腭、舌、扁桃体、咽、喉及食道或鼻腔，深浅不一，浅表溃疡的红肿、疼痛较轻，数周内可自愈。不留瘢痕。但深部溃疡可有明显红肿、疼痛，伴吞咽困难及明显口臭，愈后留有瘢痕。溃疡可不定期复发，常在妇女月经周期加重，病程缠绵，经久不愈。

2. 白塞氏病生殖器损害特征：白塞氏病生殖器损害可发生在男性阴囊、阴茎，发生率低，症状也轻。女性患者绝大多数有外阴溃疡，发生早，症状明显。局部表现及病程与口腔溃疡相似。良性患者均可发生于会阴、肛门或直肠内。少数女性患者可有坏疽性深部溃疡，呈蚀状，可破坏外阴造成畸形。

3. 眼部病变特征：一般发生较晚，可迟至数年出现，不全型患者可没有眼部病变。男性出现眼病变多见且严重，表现为虹膜睫状体炎、前房积脓、脉络膜炎与视神经炎等，以虹膜睫状体炎多见，可导致失明。多从一侧开始逐渐累及对侧，有时可继发青光眼、白内障。

4. 皮肤病变特征：绝大多数有皮肤病变，发生率仅次于口腔病变，故已列为本病四大损害之一。常早期出现，可作为早期诊断的参考条件。最常见的损害为毛囊炎性脓疱、结节性红斑与针刺反应阳性，其次为结节性血管炎、Sweet 病样皮损、疖肿及多形红斑样皮疹等。毛囊炎可发生在头面、躯干、四肢近端，呈痤疮样、毛囊性丘疹或脓疮等表现，因缺乏特异性易被忽略。结节性红斑与血管炎一般见于下肢，有时可发生于口、生殖器症状之前。40%～70%的患者皮肤针刺反应阳性，即针刺处 24 小时出现红斑、丘疹与小脓疱，48 小时时最明显，以后逐渐消退、吸收，7～10 天自愈。这种反应结合全身症状对本病有诊断价值。

5. 关节病变特征：发生率为 40%～60%，常与发热、血沉快同时发生，表现为多发性游走性关节炎，红、肿、热、痛和关节腔积液均可发生，好发于膝、肘、踝等大关节，不引起化脓性关节炎，不发生强直或畸形。

6. 血管病变特征：本病伴有血管炎者占 20%～40%，大小血管均可受累，静脉病变多于动脉。男性多见，一般为复发性浅表或深在性血栓性静脉炎，好发于四肢。常伴发热、局部肿胀、疼痛和血循环障碍，持续数日到数周。反复发作的静脉炎常引起血栓形成和溃疡病变。动脉病变可产生无脉症、雷诺现象、大动脉瘤、大动脉炎综合症和肢体缺血性坏死，肺部血栓性脉管炎导致的大咳血可危及生命。

7. 神经系统病变特征：发生率为 4%～42%。多在病程中发生，可迟至初发症状后数月至数十年。极少数可早期出现。中枢神经系统病变多见，病情急剧恶化，有高热、头痛、脑膜刺激症状或有运动、感觉神经障碍或有精神症状。在激素治疗前该损害预后很差。周围神经受累较少见。男性发病率较高，完全型患者发病率高。

8. 其他：非特异性消化道炎症和溃疡多见，还可并发副睾炎、尿道炎、间质性肺炎、胸膜炎、心肌炎等，女性患者可有月经周期紊乱。

【诊断与鉴别诊断】主要根据临床表现结合皮肤反应实验诊断本病。国际

Behcet 病研究组织（1990 年）制定的诊断标准是：复发性口腔溃疡（1 年内至少复发 3 次）加上下面 4 项中的两项：①复发性生殖器溃疡或生殖器瘢痕；②眼部损害（前葡萄膜炎、后葡萄膜炎、视网膜血管炎等）；③皮肤损害（结节性红斑、假毛囊炎、脓丘疹、痤疮样结节）；④皮肤过敏反应阳性。葡萄膜炎是本病常见主症。双眼可同时或先后发病，反复发作可持续数年或十多年。此外，可能伴有关节炎、胃肠道疾病、血管炎及神经系统疾病。应与视网膜血管炎、前房及脓性前葡萄膜炎相鉴别。

【治疗】糖皮质激素仅作为辅助性药物，苯丁酸氮芥是有效的药物，剂量 1～2mg/（kg·d），CsA 可用于顽固性患者，秋水仙碱效果有待证实。血浆交换法及中医辨证施治也会有助于治疗。

四、急性视网膜坏死综合征

急性视网膜坏死综合征（acute retinal necrosis syndrome，ARN 综合征）是由疱疹病毒引起的包括急性坏死性视网膜炎、脉络膜炎、玻璃体病变、视网膜动脉炎以及视网膜脱离等病变的综合征。

【临床表现】临床过程可分为以下五期：0 期：也称为前驱期，其特征为眼痛或眶周疼痛，眼红，可伴有轻度到中度前葡萄膜炎；Ⅰ期：也称为坏死性视网膜炎期，表现为周边视网膜病灶，伴有斑块状的视网膜坏死以及动脉变窄及血管鞘的形成，可有典型的视乳头炎；Ⅱ期：也称为完全视网膜坏死和玻璃体混浊期，出现大范围的视网膜坏死，并出现明显的玻璃体混浊及大的漂浮物，患者多有视力下降，也多出现黄斑水肿和视神经病变；Ⅲ期：也称为视网膜坏死消退期，一般在症状出现后 4～12 周进入此期，表现为视网膜萎缩、血管闭塞、玻璃体混浊物浓聚于玻璃体基底部；Ⅳ期：也称为视网膜脱离期，可出现视网膜脱离，伴有增殖性玻璃体视网膜病变，视网膜新生血管、眼内出血，最后发生眼球萎缩。

【诊断】主要根据临床表现诊断，非典型及疑难病例则需要借助于实验室检查，如血清免疫检查、玻璃体及视网膜组织活检等。可能常见包涵体、病毒、抗原等。聚合酶链反应用于检测少量眼内液中的水痘－带状疱疹病毒 DNA 具有高度敏感性。应注意与巨细胞病毒视网膜病变、梅毒性视网膜炎、弓形体病、急性多灶性出血性视网膜血管炎相鉴别。

【治疗】

目前尚无有效的治疗方法。可采用的治疗方法是：无环鸟苷5mg/（kg.d），分 3 次静脉滴注，共用 7～10 天。使用抗凝剂，先用肝素，后用华法林 2～3 周，可防止血管闭塞现象。局部或全身使用糖皮质激素。及时的激光光凝可以减少并发症的发生。可使用活血化瘀、补气养血的中药。

五、Fuchs 异色性虹膜睫状体炎

Fuchs 异色性虹膜睫状体炎（Fuch heterochromic iridocyclitis）病因不明，好发于青年，男性多于女性，单眼患病，起病隐匿。眼部体征主要为：①弥漫性虹膜基质萎缩，虹膜颜色变浅，甚至呈半透明状。②细小灰白色 KP。③不发生虹膜后粘连，也可能有虹膜睫状体炎的其他临床表现。④一般没有眼底损害。⑤常并发白内障和继发性青光眼。

治疗上基本不用药物，应用糖皮质激素应非常谨慎。并发性白内障手术效果较好，多数患者可以行人工晶状体植入术。继发性青光眼治疗较为困难，多数患者药物治疗效果不佳，可根据患者的情况施以不同的手术治疗。

第五节　葡萄膜囊肿和肿瘤

一、虹膜囊肿

虹膜囊肿（iris cyst）的病因有多种，包括先天性、外伤植入性、炎症渗出性和寄生虫性等。其中以外伤植入性最常见，是由于眼球穿通伤或内眼手术后，结膜或角膜上皮通过伤口进入前房，种植于虹膜并不断增生所致。

虹膜囊肿可向后房伸展，于瞳孔区见到虹膜后有黑色隆起块，易被误诊为黑色素瘤。当囊肿增大，占据前房或堵塞房角时，可引起难以控制的青光眼。目前多采用激光和手术治疗。

二、脉络膜血管瘤

脉络膜血管瘤（choroidal hemangioma）为先天性血管发育畸形。伴有颜面血管瘤或脑膜血管瘤以及青光眼者，称为 Sturge-Weber 综合征。多发于青年人。病变常从视盘及黄斑部附近开始，可以孤立性，表现为淡红色圆形或近似球形隆起；也可为弥漫性，表现为广泛、弥漫、扁平、边界不清楚的番茄色增厚。易引起视网膜脱离而致视力高度减退，或并发顽固性青光眼而失明。超声波和 FFA 检查对诊断有较大帮助。可采用激光治疗。

三、脉络膜恶性黑色素瘤

脉络膜恶性黑色素瘤（malignant melanoma of the choroid）是成年人最常见的眼内恶性肿瘤，多见于 50 ~ 60 岁，常为单侧性。主要起源于葡萄膜组织内的色素细胞和痣细胞。

【临床表现】如肿瘤位于黄斑区，早期患者即可有视物变形或视力减退，如位于眼底的周边部则无自觉症状。根据肿瘤生长情况，表现为局限性及弥漫性两种，前者居多。局限性者表现为凸向玻璃体腔的球形隆起肿物，周围常有渗出性视网膜脱离；弥漫性者沿脉络膜水平发展，呈普遍性增厚而隆起不明显，易被漏诊或误诊，并易发生眼外和全身性转移，可转移至巩膜外、视神经、肝、肺、肾和脑等组织，预后甚差，可因渗出物、色素及肿瘤细胞阻塞房角，肿瘤压迫涡状静脉或肿瘤坏死所致的大出血等，引起继发性青光眼。在肿瘤生长过程中，可因肿瘤高度坏死而引起眼内炎或全眼球炎，因此又被称为伪装综合征（masquerade syndrome）。

【诊断】早期诊断有时较困难，必须详细追问病史、家族史，进行细致的全身和眼部检查。此外，还应行巩膜透照、超声波、FFA、CT 及 MRI 等检查，以作出诊断（各种脉络膜肿瘤鉴别见表 10-7）。

【治疗】小的肿瘤可随访观察或行局部切除、激光光凝和放疗。眼球摘除术仍是主要的治疗选择，适用于肿瘤继续发展、后极部肿瘤累及视神经的患者。肿瘤较大可致失明，或继发青光眼、视网膜脱离等。

四、脉络膜转移癌

脉络膜转移癌（metastatic carcinoma of the choroid）多见于 40 ~ 70 岁女性，可为单眼或双眼发病，左眼多于右眼。以乳腺癌转移最为多见，肺癌次之，其他包括肾癌、消化道癌、甲状腺癌和肝癌等的转移。由于转移癌生长较快，可压迫睫状神经，早期就有剧烈眼痛和头痛。眼底表现为后极部视网膜下灰黄色或黄白色、结节状的扁平隆起，晚期可发生广泛视网膜脱离。诊断时应详细询问肿瘤病史，查找原发病灶。CT、MRI、超声波和 FFA 检查有助于诊断。

一般多为癌症晚期，已有颅内或其他部位的转移，除非为解除痛苦，眼球摘除术已无治疗意义。可考虑化疗和放疗。

五、脉络膜骨瘤

脉络膜骨瘤（choroidal osteoma）病因尚不明确，多认为是一种骨性迷离瘤。好发于青年女性，单眼居多。肿瘤多位于视盘附近，呈黄白色或桔红色的扁平隆起，可见色素沉着，肿物边缘不规则，似伪足向四周伸出，可形成视网膜下新生血管膜，伴有出血或浆液性视网膜脱离。FFA、超声波及CT检查有助于诊断。

目前尚无疗效确切的治疗方法。出现视网膜下新生血管者可考虑激光光凝。

表 10-7 脉络膜肿瘤的鉴别要点

鉴别点		脉络膜黑色素瘤	脉络膜转移癌	脉络膜血管瘤	脉络膜骨瘤
年龄		多为中、老年	中、老年或老年	中年	青年
性别		无差异	无差异	女性多	女性多
肿块位置		后极或其他部位	视乳头颞侧多	后极视乳头周围	后极视乳头周围
肿块数目		一般单个	可有多个病灶	多数为单个	单个，很少多个
肿块颜色		棕黑灰或灰白（无色素型）	灰白或灰黄	橘红、粉红	黄白
肿块状态		半球形多见，表面光滑，边缘清楚	扁平，边缘常不清	近似半球形，表面光滑，边缘圆钝，但不清晰	呈斑块状扁平隆起，表面凹凸不平，边界清，但不规则，似伪足状
生长速度		较快，穿破玻璃体膜更快	很快	非常缓慢	缓慢
浆液性视网膜脱离		常有，位于肿瘤附近或周边部，多在下方	弥漫性、浆液性脱离，发展迅速	早期脱离在肿块周围，后期可引起视网膜全脱离	少见，常为局部脱离，但可引起视网膜下新生血管
浆液性渗出		较多	较少	最多	很好
荧光血管造影	动脉前期	无荧光，个别瘤体可见血管形态的高荧光	瘤体无荧光	脉络膜血管形态的高荧光，随即渗漏	不规则高荧光，多呈斑驳状
	动静脉期	斑驳状高荧光有时有“双循环”	逐渐出现高荧光斑，中心仍有大片低荧光	满布密集高荧光点	浓密不均的外围高荧光，中部有时有低荧光
	晚　期	斑驳状高荧光，其外围有高荧光环或弧	斑驳状荧光着染，外围小点组成的高荧光环	密集高荧光斑，外围低荧光环	不均匀荧光着染，形状不变
B超		实性肿块，形态为半球形，常有视网膜脱离	扁平肿块伴视网膜脱离，偶见肿瘤后脂肪声影	振幅较低，但稳定，很少见到肿瘤后眶内脂肪声影区	低敏感度时仍有高反射波，肿瘤后眶内组织有明显浅声影
CT		可显示球内软组织肿块	脉络膜浸润增厚	可能显示脉络膜局部弥漫或增厚	肿瘤区高密度钙化影
全身状况		后期有转移时，全身状况恶化	一般情况差，可能发现原发灶或其他转移灶	全身状态好，可伴有颜面部血管痣	良好

第六节 脉络膜新生血管和相关疾病

脉络膜新生血管（choroidal neovascularization，CNV）又称视网膜下新生血管，是来自脉络膜血管的病理性新生血管穿过 Bruch 膜，进入视网膜色素上皮或神经视网膜下生长，可引起视网膜出血和渗出，继而可形成瘢痕，造成黄斑部损伤，严重影响中心视力。有关 CNV 发生、发展的确切机制尚不清楚，一般认为，新生血管生成因子和抑制因子动态平衡的失调是产生新生血管的关键。在某些病理性因素（如缺氧）作用下，新生血管因子的合成和释放大大超过了抑制因子的作用，这种动态平衡被打破，就导致了新生血管的生长。CNV 是眼内新生血管的重要表现形式之一，与眼部多种疾病有关，如年龄相关性黄斑变性（age-related macular degeneration，AMD）、特发性脉络膜新生血管、眼组织胞浆菌病、高度近视黄斑变性，以及眼部肿瘤和眼外伤等。与 CNV 相关的眼病多达 40 种以上，是一大类临床常见眼疾。

一、脉络膜新生血管的分类

（一）病因分类

1. 变性类疾病：包括年龄相关性黄斑变性（age-related macular degeneration，AMD）、病理性近视、眼底血管样条纹，其他如卵黄样黄斑变性、Stargardt 病、遗传性视网膜变性，如网状变性、蝶形变性、回旋样变性、视网膜色素变性等也可发生 CNV。

2. 炎症：包括中心性渗出性脉络膜视网膜炎、弓形体病、眼组织胞浆菌病综合征、地图状脉络膜炎、慢性葡萄膜炎，其他如类肉瘤病、急性后极部多灶性鳞状色素上皮病变、鸟枪弹样脉络膜视网膜病变、多灶性脉络膜炎、真菌性脉络膜视网膜炎、结节病等。

3. 外伤或医源性：外伤如脉络膜破裂、眼内异物等；医源性可发生于眼部激光及手术后。

4. 肿瘤：常见于脉络膜肿瘤，如脉络膜骨瘤、脉络膜痣、脉络膜转移癌、脉络膜恶性黑色素瘤、脉络膜血管瘤等。

5. 其他：如特发性 CNV、特发性黄斑裂孔合并 CNV、玻璃体黄斑牵引合并视网膜色素上皮撕裂、特发性息肉状脉络膜血管病变（idiopathic polypoidal choroidal vasculopathy，IPCV）、慢性视网膜脱离、视网膜毛细血管扩张等都可以合并 CNV。

（二）以 CNV 与 RPE 的位置关系分型

Gass 指出 CNV 的生长方式有两种基本类型：Ⅰ型 CNV 和Ⅱ型 CNV。Ⅰ型

CNV 是 CNV 在 RPE 下生长，尚未突破 RPE 层；Ⅱ型 CNV 指 CNV 穿过 RPE 层，在视网膜神经上皮下生长。

（三）以 CNV 距离中心凹的位置分型

黄斑光凝研究组（MPS）根据 CNV 距离中心凹的位置将 CNV 分为 3 型：①中心凹下型（Subfoveal）：CNV 正位于黄斑无血管区中心下；②旁中心凹型（Juxtafoveal）：CNV 距中心凹无血管区 1～199mm，或距离中心凹无血管区达 200mm，但出血或荧光遮挡波及无血管区 200mm 范围内；③中心凹外型（Extrafoveal）：CNV 距离中心凹 200～2500mm 。

（四）荧光素眼底血管造影（fundus fluorescein angiography，FFA）分类

MPS 将 CNV 分为两种基本类型：

1. 典型性 CNV（classic CNV）：特点为在荧光造影早期有边界清晰的强荧光，晚期进行性荧光素渗漏，积存于 RPE 下或神经视网膜下，形成局限性强荧光。FFA 早期 CNV 可呈颗粒状、车轮状、斑片状或粗大血管形态，或表现为边界清楚的、均匀的强荧光区，周围被弱荧光区包围。造影过程中 CNV 迅速渗漏荧光素，并互相融合，边缘模糊不清，晚期背景荧光消退后，病变处仍呈现相对高荧光。

2. 隐匿性 CNV（occult CNV）：① 纤维血管性色素上皮脱离：FFA 早期，荧光素注射 1～2 分钟时，出现一个小而不规则的 RPE 下强荧光区，几分钟内荧光逐渐增强，至造影晚期，视网膜下组织染色或荧光素渗漏；②不明来源的晚期荧光素渗漏：FFA 早期无边界清晰的强荧光出现，荧光素注射后 2～5 分钟，RPE 水平出现无源性荧光渗漏，常表现为斑点状高荧光，伴有神经上皮下染料积存。此外，还有部分病例同时存在典型性和隐匿性 CNV，称之为混合型 CNV（mixed CNV）。又包括两型：典型性为主型：指典型成分占病变区域的 50%以上；轻微典型性：指典型成分占病变区域的 50%以下。

此分型的意义在于判断及指导激光光凝以及最近开展的光动力治疗。临床实验表明，使用 Visudyne 的光动力疗法治疗 AMD 典型性为主的 CNV 时疗效较好。

（五）吲哚菁绿血管造影（indocyanine green angiography，ICGA）在 CNV 分类中的研究

1. CNV 在 ICGA 上的表现与 FFA 的关系 ：①在 FFA 上表现为典型性的 CNV，ICGA 与 FFA 表现相似，一般比 FFA 显示的 CNV 更清楚些，但是有些在 FFA 上显示边界清楚的 CNV 在 ICGA 上可能表现为边界不清，甚至不显示。②在 FFA 上表现为隐匿性的 CNV。Guyer 等对由 FFA 确诊的 1000 只隐匿性 CNV 患眼行 ICGA，将其分为三种形态：a. 焦点状（focal）CNV，又称为热点状（hot spots）CNV，指 CNV 性强荧光范围≤1PD 并且边界清晰，荧光较明亮。有 283 眼（29%）为焦点状 CNV。b. 斑状（plaque）CNV，指 CNV 性强荧光范围 >1PD，荧光强度比焦点状 CNV 弱。根据边界清楚与否又进一步分为边界清楚和边界模糊的斑状 CNV。有 597 眼（61%）为斑状 CNV，其中 265 眼（27%）为边界清楚的斑状 CNV，332 眼（34%）为边界模糊的斑状 CNV。c. 结合型（combination）CNV，指同时存在焦点状和斑状的 CNV。

2. CNV 在 ICGA 上的表现与其活动性的关系：Guyer 根据在 ICGA 上高荧光出现的时间及强度的不同将 CNV 分为活动性和非活动性两类：活动性 CNV 指 CNV 在造影早期就出现，晚期明显染色或渗漏，提示 CNV 具有较强的增殖能力及较高的通透性。非活动性 CNV 又称静止性 CNV，指 CNV 在造影早期不显露，晚期才出现染色，提示 CNV 增殖能力较弱，含血管成分较少。

二、脉络膜新生血管的治疗

CNV 治疗是目前眼科的研究热点，激光治疗是主要的手段，其中传统的激光方法和经瞳孔温热疗法（transpupillary thermotherapy，TTT）是目前国内主要的治疗方法，尽管光动力学疗法（photodynamic therapy，PDT）在国际上已得到认可，但是由于染料剂的价格昂贵，在国内应用受到很大限制。

（一）激光治疗

主要包括传统激光光凝、光动力学疗法（PDT）、TTT 以及新出现的滋养血管光凝（feeder vessel photocoagulation）和吲哚菁绿介导光栓疗法（ICG-mediated photothrombosis，IMP）。PDT 是一种非侵入性的 CNV 治疗方法，该方法从肘静脉注入光敏剂，15min 后使用半导体激光（689nm）进行照射，治疗后患者 48h 内暗室避光。本方法所采用光敏剂一般毒性低，在血液中的清除率不同，易与新生血管内皮细胞的低密度脂蛋白受体结合，在激光照射的过程中所产生的单态氧等阻塞异常的 CNV，从而导致 CNV 萎缩，而对神经感觉层、视网膜色素上皮层和视神经没有任何影响。因此适合治疗黄斑中心凹下的 CNV。

（二）手术治疗

主要有黄斑手术剥膜和黄斑转位。

1. 手术剥膜：主要是手术剥离黄斑下的 CNV。

2. 黄斑转位：是把位于 CNV 上的黄斑神经感觉层转位到健康的 RPE 和脉络膜血管区域，可分为黄斑转位并 360°视网膜切开和局限性黄斑转位。

（三）药物治疗

包括激素疗法、VEGF 以及免疫疗法等，最新的抗血管生成药包括 Triamcinolone、Macugen、Lusentis、Avastin 等。

（四）放射治疗（radiotherapy，RT）

可以使网膜下新生血管萎缩。RT 的不良反应有放射性白内障、放射性的视网膜病变等。

第七节　葡萄膜先天异常

多与早期胚眼的发育过程中胚裂闭合不全有关。

一、无虹膜

无虹膜（aniridia）是一种少见的眼部先天畸形，几乎都是双眼受累。常伴有角膜、前房、晶状体、视网膜和视神经异常，属常染色体显性遗传。虹膜完全缺失，可直接看到晶状体赤道部边缘、悬韧带及睫状突，前房角处常能查到残留的虹膜根部。可有畏光及各种眼部异常引起的视力低下，较多患者因进行性角膜、晶状体混浊或青光眼而失明。为减轻畏光不适，可戴有色眼镜或角膜接触镜。

二、虹膜缺损

虹膜缺损（coloboma of the iris）是由于在胚胎发育过程中，视杯下侧及视茎下方胚裂闭合不全形成。多为双侧，位于下方或偏颞侧，使瞳孔呈梨形，伴有色素缘外翻。因常与小眼球、小角膜并存，故视力较差。分为典型性和单纯性两种。典型性虹膜缺损是位于下方的完全性虹膜缺损，形成梨形瞳孔，尖端向下，与手术切除者的不同在于其缺损边缘为色素上皮所覆盖，常伴有其他眼部先天畸形，如睫状体和脉络膜缺损等。单纯性虹膜缺损为不合并其他葡萄膜异常的虹膜缺损，表现为瞳孔缘的切迹、虹膜的孔洞、虹膜周边缺损、虹膜基质和色素上皮缺损等，多不影响视力。

三、瞳孔残膜

瞳孔残膜（residual membrane of the pupil）为胚胎时期晶状体表面的血管膜吸收不完全的残迹。有丝状和膜状两种，一般一端始于虹膜小环，另一端附着在对侧的虹膜小环外，或附着于晶状体前囊。粗细不一，多少不等。通常不影响视力和瞳孔活动，不需要治疗。但有时残膜交织成蜘蛛网状，浓密时可影响视力，可行手术或激光治疗。

四、脉络膜缺损

脉络膜缺损（coloboma of the choroid）分为典型和非典型两种。典型的脉络膜缺损多双眼发生，多位于视盘下方，缺损大时可包括视盘在内，脉络膜与色素上皮层同时缺损，通过菲薄的视网膜可透见白色巩膜，边缘多整齐，有色素沉着，表面可见视网膜血管。常伴有小眼球、虹膜异常、视神经异常、晶体缺损以及黄斑部发育异常等。非典型者较少见，多为单眼，可位于眼底任何部位，黄斑区缺损最多见，中心视力丧失，其他与典型者相似。无特殊治疗，并发视网膜脱离时可行手术治疗。

（宋　鄂）

思考题

1. 葡萄膜炎的临床表现有哪些?
2. 房水混浊的分级?
3. 葡萄膜炎的治疗原则?
4. 特发性葡萄膜炎包括哪些?
5. 什么是脉络膜新生血管，有哪些病因?

第十一章　玻璃体病

第一节　概　述

玻璃体是一种特殊的凝胶体，填充于晶状体与视网膜之间的玻璃体腔中，由精细的Ⅱ型胶原形成的细纤维网支架和交织在其中的透明质酸分子构成。在玻璃体基底部和视网膜前的皮质部，胶原和透明质酸的浓度最大，两者使玻璃体具有刚性、塑性、黏弹性和抗压缩性。干扰两者及其相互作用的任何因素，会使玻璃体凝胶变为液体。

玻璃体的功能大致为：保持玻璃体腔高度透明，对光线的散射极少；对晶状体、视网膜等周围组织有支持、减震作用；具有代谢作用，有主动转运过程。

病理生理特性为：玻璃体本身无血管和神经，仅皮质部分有活动细胞，所以它的原发病变绝大多数是退行性变。

玻璃体的基本病理改变是凝胶状态破坏，其基本变化是玻璃体液化，即结合在透明质酸中的水分被析出，玻璃体由原来的胶体状态变成液体，失去其黏性与弹性。玻璃体无再生能力，如有损失，留下的空隙即为房水所充填。但是它的近邻，如睫状体、视网膜和脉络膜等眼内重要组织，一旦有病理改变，常很快引起玻璃体的继发性反应——包括变性、出血和渗出等，从而出现玻璃体混浊。玻璃体混浊不是一种独立的疾病。玻璃体液化可出现混浊；而一些引起液化的原因如出血、炎症等也是玻璃体混浊的因素，两者既有联系又有区别。

玻璃体检查：需要散大瞳孔。前部玻璃体可在裂隙灯下观察，后部及周边部玻璃体则需要再加一前置镜或三面镜，间接眼底镜也可使用。当角膜、晶状体或前部玻璃体有混浊，影响后部检查时，通过B型超声检查可协助了解玻璃体内的改变，诸如玻璃体混浊、后脱离、玻璃体内异物等。玻璃体疾病的常见症状为眼前有漂浮物，明显的玻璃体混浊可引起视力下降。玻璃体与视网膜和葡萄膜的关系密切，它们之间的病变常常相互影响，一些葡萄膜炎常常引起玻璃体改变。

第二节　玻璃体液化与后脱离

玻璃体凝胶在玻璃体基底部粘连最紧密，在视盘边缘、黄斑、沿大的血管以及变性区的边缘也有紧密粘连。玻璃体液化与后脱离有密切关系，临床上多见于老年人，但近视眼可较早地发生。多数患者会出现飞蚊症；少数患者可因玻璃体视网膜牵拉造成视网膜裂孔，是孔源性视网膜脱离的重要原因。

一、玻璃体液化

【原因】玻璃体液化是因为玻璃体内代谢变化，或因光线与玻璃体内的维生素 C、氧和铁离子发生光氧化反应，使透明质酸大分子降解，胶原纤维支架塌陷、浓缩，水分析出，凝胶变性而成为液体。其他可引起玻璃体液化的原因有眼内炎性渗出物、出血、金属异物以及眼球震荡、超声、放射、热灼（包括激光光凝和透热电凝）等外伤，但这些都比较少见。玻璃体液化通常多发生在 40 岁以后，最常见于有高度近视的老年人。

【病理】单纯性玻璃体液化以眼球中心部比较明显，而皮质部特别是玻璃体底部的附近最后才被侵犯。由于玻璃体的凝析在玻璃体腔中可逐渐出现含水腔洞，网织支架纤维组织因脱水收缩而致密化。

【临床表现】

症状：患者一般并无感觉，对视力亦无影响；个别敏感患者会有飞蚊症或眼前偶有闪光感觉。

体征：在裂隙灯下可见玻璃体内有细长而屈曲的膜样纤维光带浮动，在玻璃体中央部出现小的液化腔，随后液化范围不断扩大，玻璃体腔内有光学空隙。在其上有时还可见到许多细小白色颗粒及膜状物飘浮，可能是凝结的胶体和破碎的纤维沉着的结果。此外，在老年人同时还可看到玻璃体前界膜模糊或消失。

【诊断】根据裂隙灯检查可以诊断，应与玻璃体后脱离鉴别。常常两者并存。

【治疗】本病无需特殊治疗。

二、玻璃体后脱离

玻璃体后脱离（posterior vitfeous detachment PVD）是指玻璃体皮质与视网膜的分离。

【病因】通常是由于玻璃体内部液化或有机化索条牵引致使玻璃体收缩，或者是由外部视网膜脉络膜的渗出或出血压迫玻璃体所致。长期不能愈合的角膜瘘或角巩膜手术创口，由于长期眼内液外溢使玻璃体的体积减小而诱发本症。除老年因素外，玻璃体出血、炎症、高度近视、变性疾病及外伤等都可促使玻璃体液化及后脱离。

【发病机制】通常在玻璃体液化的基础上发生。随着玻璃体中央部的液化腔扩大，玻璃体后皮质层变薄并出现裂口，液化的玻璃体通过裂口进入玻璃体后间隙，使两者逐渐部分或全部分离（图 11-1）。

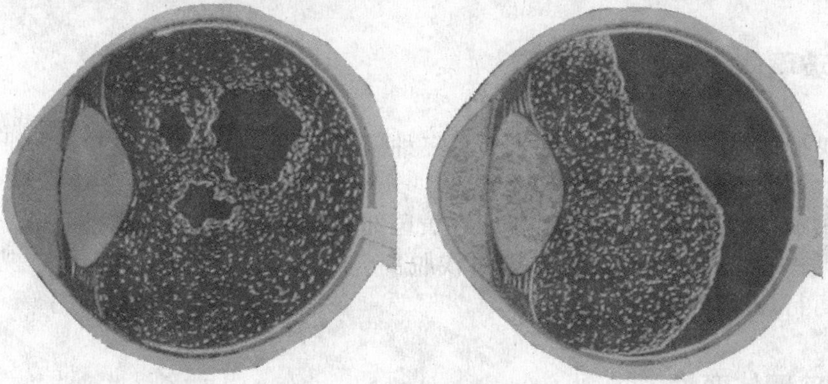

图 11-1　玻璃体后脱离

【临床表现】

症状：多数患者在 PVD 发生时没有急性症状，有些人会有闪光感，眼前有漂浮物，闪光感是一种“内视现象”，因玻璃体对视网膜牵拉产生物理刺激所致。漂浮物由玻璃体混浊引起。

体征：在 PVD 形成过程中，虽然大部分区域的玻璃体已与视网膜分离，两者逐渐部分或全部分离，但由于玻璃体与视乳头有紧密的粘连，分离后在视乳头前有一个如视乳头大小的环形混浊物，称为 Weiss 环。时间久后此环可变形或下沉。它的存在，是玻璃体后脱离的确切体征。

【诊断】眼底镜下可见 Weiss 环，裂隙灯检查可见玻璃体后部有一大的透明空腔，眼球转动时玻璃体有较大的漂动度。

【治疗】无需治疗，应散瞳仔细检查眼底，以便早期发现视网膜裂孔或视网膜脱离。

三、飞蚊症

飞蚊症是眼科临床上常见病。多数由玻璃体液化和后脱离引起，少数由视网膜裂孔形成时的出血、炎症渗出或视网膜血管疾病而来。患者可感觉到眼前有小黑影飘动，形态可呈点状、线状或网状等，尤其在白色或明亮的背景时症状更明显，有时还可能伴有闪光感。用眼底镜彻照法检查可见随眼球运动而漂浮的混浊物。此外，临床上还常见到不少有“飞蚊”症状的患者，经仔细检查并未发现明显的玻璃体病变，这可能是生理性“飞蚊症”，无临床意义，应向患者解释清楚，以便消除顾虑。

对主诉有飞蚊症的患者，应散瞳作仔细的眼底检查，包括三面镜检查；注意视网膜是否有裂孔出现。

【治疗】玻璃体液化或后脱离的患者无需特殊治疗，如有视网膜裂孔及炎症等，应进行相应的处理。

四、玻璃体视网膜界面异常

玻璃体视网膜界面异常主要包括三种病变，即玻璃体黄斑牵拉综合征，特发性视网膜前膜和特发性黄斑裂孔。

玻璃体黄斑牵拉综合征：由于在黄斑部的玻璃体后皮质分离不完全，存在异常粘连和牵拉所致，黄斑部也可浅脱离，可为双侧。有视物变形、视力下降。可行玻璃体切除术治疗。

五、玻璃体变性

1. 星状玻璃体变性

发生于老年人，多数单眼发病，极少影响视力。无自觉症状，有研究证实与糖尿病有关。检查可见玻璃体内大量黄白色钙皂化球形小体，但无玻璃体液化。白色小球粘连于玻璃体纤维上，随眼球转动而轻微移动，然后仍回到原位。无需治疗。

2. 闪辉性玻璃体液化

又名玻璃体胆固醇沉着变性，多为双侧。

【病因】不明确，认为与玻璃体外伤和炎症有关。患者既往曾患过葡萄膜炎、眼底出血等疾病。

【临床表现】

症状：无明显症状，视力无明显改变。

体征：眼底检查可见玻璃体内大量黄白色、金色或多色的胆固醇结晶。常有玻璃体后脱离，结晶随眼球飘动，逐渐沉积于下方。

【治疗】无特殊治疗。

3. 原发性家族性淀粉样变性

【病因】本病为常染色体显性遗传，偶有非家族性病例报道。沉积物可引起脏器的功能障碍、组织损害和萎缩。据报告，眼部受累率达8.4%。淀粉样物质可沉积在眼的小梁网、脉络膜，而大量的物质沉积在玻璃体内。

【病理】淀粉样物质经电镜和免疫组织化学分析证实为类似前蛋白的蛋白质。病理检查可见含有致密中心的星状结构。刚果红淀粉样染色呈阳性反应。

【临床表现】

症状：突然的、进行性视力下降。畏光、眼痉挛。

体征：家族性病例早期表现为双眼的玻璃体混浊。非家族性病例则少见玻璃体改变。玻璃体混浊来源于视网膜血管。病变初始，视网膜小动脉或小静脉的管壁上出现颗粒状，有纤细边穗的白色小点，逐渐扩大并向玻璃体内浸润。最后，玻璃体呈现玻璃丝样外观。玻璃体液化或后脱离。除玻璃体混浊之外，也见于视网膜血管异常、视网膜出血、渗出、棉绒斑和周边部视网膜新生血管。眼眶、眼外肌、眼睑、结膜、角膜、虹膜可见异常。

也可出现全身其他病变，如中枢神经系统异常，上、下肢多发性神经病变。淀粉样沉着也可发生在心脏、皮肤和消化道。

【诊断】根据遗传方式、全身症状、玻璃体内的淀粉样改变及活检可以诊断，应与玻璃体积血鉴别。可行诊断性玻璃体切割术，可显示特异的染色反应。

【治疗】严重的玻璃体混浊影响视力时可行玻璃体切割术。可联合全身系统治疗，本病可复发，预后差。

第三节　玻璃体积血

玻璃体积血是临床上重要的一种玻璃体病变，有多种发病原因，不是一种独立的原发性疾病。

【病因】正常玻璃体内没有血管。玻璃体积血通常来自视网膜和葡萄膜破损的血管或新生血管。常见于以下原因：

1. 视网膜血管性疾病　视网膜静脉阻塞、视网膜血管炎、糖尿病性视网膜病变等，病变血管或新生血管大量出血进入玻璃体内，是玻璃体出血的常见原因。

2. 眼球外伤或手术　眼球穿通伤、球内异物、眼球钝挫伤等，因眼球壁组织内的血管破裂至血液进入玻璃体，内眼手术及视网膜手术也可能引起玻璃体积血。

3. 其他眼底病　视网膜裂孔形成时，若裂孔区有血管通过，可致玻璃体积血。湿性年龄相关性黄斑变性，因视网膜下新生血管的大量出血，血液也可穿破视网膜进入玻璃体。此外，先天性视网膜劈裂、视网膜血管瘤、某些类型的葡萄膜炎等也可造成玻璃体出血。

【病理】玻璃体内的血液刺激产生以巨噬细胞浸润为主的慢性炎症，破坏玻璃体凝胶结构，引起玻璃体液化和后脱离。由于溶血和巨噬细胞的吞噬作用，血液由鲜红色血块逐渐变为暗红及灰褐色，缓慢地被清除。大量出血可刺激视网膜表面的细胞增生，造成牵引性视网膜脱离。

【临床表现】

症状：少量积血时，患者有飞蚊症，视力多不受影响。大量积血时，因玻璃体高度混浊，视力急剧减退，或仅有光感。

体征：轻者眼底检查见玻璃体内有细小混浊点或血性飘浮物，重者可无红光或仅见微弱红光反射。裂隙灯检查可见前玻璃体内有大量红细胞或鲜红色血块。

【诊断】依据症状和眼底检查进行诊断。有引起玻璃体积血的原发病的表现及外伤、手术史。若一眼出血致密，应检查另一眼眼底。作超声检查排除视网膜脱离及视网膜肿瘤等。

【治疗】

1. 药物治疗及物理疗法　能否加快玻璃体出血的吸收目前尚无定论，临床上应用的止血药有透明质酸酶、尿激酶等以及超声波、激光等疗法。通常中等量的玻璃体出血可在3～6个月内完全自行吸收。此外，对引起玻璃体出血的原发病也应采取相应的治疗。

2. 手术治疗　玻璃体切割术可适用于3～6个月以上仍不吸收的单纯玻璃体积血；玻璃体已形成增生膜或牵拉视网膜者。玻璃体积血合并视网膜脱离者应及早手术。

【预防】治疗原发病，如高血压、糖尿病等，预防眼部外伤及手术所致的出血。

第四节　其他玻璃体病变

一、玻璃体炎症

细菌等微生物进入玻璃体可导致玻璃体炎，又称眼内炎（nedophthalmitis）

【病因】

内源性：病原微生物由血流和淋巴进入眼内或由于免疫功能抑制、免疫功能缺陷而感染。见于细菌性心内膜炎、肾盂肾炎等引起的玻璃体炎症；真菌感染常见于大量或长期应用抗生素、肿瘤化疗后或器官移植的患者，常见的致病菌为白色念珠菌。

外源性：眼内手术后或眼外伤导致眼内感染，如白内障、青光眼、玻璃体手术等。眼球穿通伤或眼内异物等所致的感染最常见的致病菌为葡萄球菌。

【病理】首先渗出的是血浆中的水分子和小分子量的白蛋白。随着炎症加重，血管通透性增加，大分子量的物质也相继渗出。纤维蛋白原可形成网状结构，发生眼内炎症时，渗出主要进入前房、后房、玻璃体以及其他潜在腔隙，如脉络膜上腔等。

【临床表现】

症状：突然眼痛和视力下降，严重时甚至仅存光感。内源性眼内炎患者自觉视力模糊；手术后眼内炎一般发生在手术后 1 ~ 7 天；真菌性眼内炎发生在手术 3 周后。

体征：内源性眼内感染常从眼后部开始，可见到视网膜炎症改变，如病灶发白，迅速发展至玻璃体内出现炎性渗出物。手术后感染可有眼睑肿胀、球结膜混合性充血。裂隙灯检查可见玻璃体内的细胞，有时呈小团状或絮状混浊，严重时为致密灰黄色或灰白色膜状混浊，甚至出现前房积脓或玻璃体积脓。

【诊断】内源性感染主要依据病史、身体其他感染灶的存在及治疗史等。手术后如果存在前房积脓或玻璃体混浊，应考虑细菌感染。可取房水或玻璃体进行图片检查、细菌或真菌培养。

【治疗】应根据病因积极采用局部或全身抗生素、抗真菌药物治疗。必要时应行玻璃体切割手术治疗，手术可切除玻璃体腔积脓，清除致病菌，以便恢复玻璃体腔透明度。吸出的玻璃体腔液体可以进行染色和细菌培养，以明确致病菌，指导治疗。

二、增生性玻璃体视网膜病变

增生性玻璃体视网膜病变（proliferative vitreoretinopathy，PVR）是孔源性视网膜脱离或视网膜复位手术后的并发症及手术失败的主要原因。

【病理】起始于细胞增生、移行，形成有收缩能力的膜是此病变的基本病理过程。参与增生的细胞有视网膜色素上皮细胞、神经胶质细胞、成纤维细胞等。此外，与炎症和视网膜屏障破坏、生长因子和细胞因子参与有关。这些细胞移行在视网膜表面及视网膜下增生形成膜。由于膜的收缩导致视网膜皱缩、固定皱褶及牵拉引起视网膜脱离（图 11-2）。

【分类】国际视网膜学会（1983 年）根据血 – 眼屏障损害、视网膜表面膜及脱离的程度和范围，将 PVR 分为 A、B、C 和 D 四级。A 级为“轻度”，玻璃体内有色素团和混浊；B 级为“中度”，视网膜表面有皱褶，变硬，血管扭曲，裂孔边缘翻卷，表明有增生膜存在；C 级为“明显”，表现为有全层的视网膜固定皱襞，根据皱襞所占的 1 ~ 3 个象限范围，再分为 C1、C2 和 C3 级；D 级，在 4 个象限都有固定皱襞，以视乳头为中心呈放射状皱褶，视网膜完全脱离呈漏斗状，再分为 D1（宽漏斗）、D2（窄漏斗）和 D3 级（闭合漏斗）。

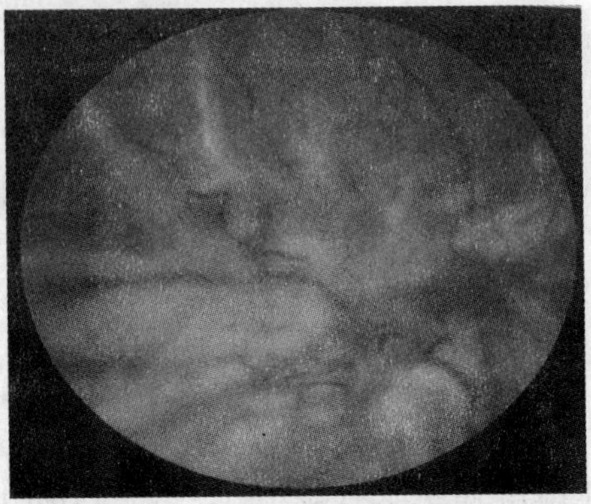

图 11-2　增生性玻璃体视网膜病变

【治疗】手术治疗：C 级以下的 PVR 病例，通过巩膜外加压，配合冷凝或激光光凝完全封闭裂孔。对大多数明显的 PVR，需采用玻璃体手术治疗。

【预防】早期治疗视网膜脱离，提高手术成功率及减少手术并发症。

三、玻璃体寄生虫病

包括猪囊尾蚴病、弓形虫病等。随着卫生条件的改善，其发病率已有很大程度的降低。

猪囊尾蚴病

【病因】是由于吞食猪肉绦虫的虫卵后，在玻璃体内形成囊尾蚴所致。

【临床表现】

症状：患者视力下降，甚至可见虫体变形或蠕动的阴影。

体征：眼底检查可见囊尾蚴呈黄白色、半透明圆形，虫体蠕动，大小约 1.5～6 视乳头直径（PD），有时可见头部吸盘。多伴有玻璃体混浊与葡萄膜炎。

【诊断】有吞食患有猪囊尾蚴病猪肉史及玻璃体内查见虫体。ELISA 检查绦虫抗体阳性。

【治疗】可采用玻璃体手术切除虫体。

【预防】禁止食用患有猪囊尾蚴病的肉类及食品。

四、家族性渗出性玻璃体视网膜病变

家族性渗出性玻璃体视网膜病变（familial exudative vitreoretinopathy，FEVR）大多数为常染色体显性遗传，偶有性连锁隐性遗传或常染色体隐性遗传。

【病因】尚不十分清楚。可能由原始玻璃体异常与视网膜血管发育异常所致。

【临床表现】多为双侧，但程度可不对称。以颞侧视网膜周边部存在无血管区和增殖为特征。常见周边部纤维血管增生和牵拉性视网膜脱离，新生血管破裂，血液进入玻璃体，可出现玻璃体积血。使患者视力明显下降。新生儿或青春期可伴牵拉性或渗出性视网膜脱离。也有早期即自行终止而无症状的病例。随病程进展可发生孔源性视网膜脱离，视力严重丧失，可产生并发性白内障、虹膜红变、新生血管性青光眼、角膜带状变性等并发症。

【诊断】有家族史，家族成员中周边眼底有血管牵拉和无灌注区。应与早产儿视网膜病变鉴别，后者有早产史及大量吸氧史。

【治疗】周边视网膜出现血管病变并有渗出时，可行视网膜光凝或冷凝术，发现视网膜牵拉、脱离需行玻璃体手术。

五、玻璃体发育性异常

在胚胎发育过程中，玻璃体动脉未完全消退而引起的发育异常，包括玻璃体动脉残留、永存原始玻璃体增生症、瞳孔残膜、晶状体血管膜、先天性视网膜皱襞等，曾有人将以上疾病统称为“永存性胚胎血管”。玻璃体发育异常性疾病很少见。

1. 玻璃体动脉残留　在胚胎 8 个月时玻璃体动脉萎缩，但少数人或早产儿此动脉萎缩不全，形成灰白色条索状残留。检眼镜下可见晶状体后囊部位或视神经乳头前有纤维条索。患者可感觉到眼前有条状黑影漂动，一般不影响视力，不需要处理。

2. 永存原始玻璃体增生症（persistent hyperplastic primary vitreous，PHPV）为发育期原始玻璃体没有退化。见于婴幼儿或儿童，视力较差。单眼发病占 90%。有前部型或后部型两种表现。

(1) 前部型：玻璃体动脉残留，在晶状体后有白色血管化纤维膜；可伴有小眼球、浅前房，散瞳后可以看到睫状突较长，围绕着小而扁平的晶状体。在出生时常可见白瞳症，晶状体后囊破裂会引起晶状体肿胀、白内障、继发性闭角性青光眼。应与白瞳症、视网膜母细胞瘤鉴别。

(2) 后部型：可单独发生或与前部型共同存在。可伴有小眼球，但前房正常，晶状体透明，没有晶状体后膜，一枝血管膜样组织从视盘起始，沿视网膜皱襞向晶状体后延伸，达到下方周边部。严重病例在视乳头周围可存在牵拉性视网膜脱离。后部型应与早产儿视网膜病变（ROP）、家族性渗出性玻璃体视网膜病变（FEVR）等鉴别。ROP 有早产和吸氧史，FEVR 很少有小眼球，视网膜周边可见无血管区域。

【治疗】手术治疗难以改善视力。

第五节　玻璃体手术

玻璃体手术（vitrectomy）是应用专门器械在玻璃体腔或眼内实现照明、灌注、切割和吸引等多种精细显微操作的手术。

【手术适应证】

眼前段病变：白内障术中玻璃体脱出、晶状体碎块落入玻璃体、人工晶状体脱位等。

眼后段疾病：增生性糖尿病视网膜病变、持久的玻璃体积血、牵拉性视网膜脱离、复杂视网膜脱离、视网膜巨大裂孔、黄斑裂孔、后部裂孔等。

眼外伤所致的玻璃体积血及视网膜脱离、眼内异物、眼内炎、眼球破裂缝合术后等。

【手术并发症】术中、术后视网膜裂孔、视网膜脱离、白内障、复发性玻璃体积血、眼前段新生血管、角膜水肿、眼内炎等。

（吴雅臻　韩　宁）

思考题

1. 玻璃体后脱离？
2. 玻璃体积血的体征？
3. 增生性玻璃体视网膜病变（PVR）分级？
4. 玻璃体炎的临床表现及治疗？
5. 玻璃体手术的适应证及并发症？

第十二章　青光眼

第一节　概　述

青光眼（glaucoma）是眼科常见病、多发病，全球青光眼患者有6700万，目前为世界第二大致盲眼病。青光眼具有一定的遗传性，在患者的直系亲属中，10%～15%的个体可能发生青光眼。青光眼包含了一大类疾病，它是一组威胁和损害视神经视觉功能，主要与病理性眼压增高有关的临床症候群或眼病。青光眼视神经萎缩和视野缺损的发生和发展与眼压升高程度和视神经对压力损害的耐受性有关。

眼压是指眼球内容物对眼球壁的压力，正常眼压是维持正常视功能的眼压。正常人眼压为10～21mmHg，代表95%的正常人群的生理性眼压范围。部分患者眼压虽已超越统计学正常上限，但长期随访并不出现视神经、视野损害，称为高眼压症（ocular hypertension）；而部分患者眼压在正常范围，却发生了青光眼典型的视神经萎缩和视野缺损，称为正常眼压青光眼（normal tension glaucoma，NTG），说明高眼压并非都是青光眼，而正常眼压也不能排除青光眼。这是由于视神经对眼压的耐受力存在着很大的个体差异。

正常眼压不仅反映在眼压的绝对值上，还有双眼对称、昼夜压力相对稳定等特点。正常人一般双眼眼压差异不应 > 5mmHg，24h 眼压波动范围不应 > 8mmHg。生理性眼压的稳定性有赖于房水生成量与排出量的动态平衡。眼压的高低主要取决于房水循环中的三个因素：①睫状突生成房水的速率；②房水通过小梁网流出的阻力；③上巩膜静脉压。如果房水生成量不变，则房水循环途径中任一环节发生阻碍，眼压即可升高。大多数青光眼眼压升高的原因是房水外流阻力增高、房水引流系统异常或周边虹膜堵塞了房水引流系统。

青光眼视神经损害临床上表现为特征性的视神经萎缩。造成青光眼视神经损害的主要因素是升高的眼压。同时，种族、年龄、近视眼、家族史和任何可引起视神经供血不足的情况，如心血管疾病、糖尿病、血液流变学异常也都是青光眼的危险因素。

传统认为引起青光眼视神经损害的机制主要有两种学说，即机械学说和缺血学说。机械学说强调视神经纤维直接受压、轴浆流中断；缺血学说则强调视神经供血不足，对眼压耐受性降低。目前认为机械压迫和血供障碍共同参与了青光眼视神经损害。而兴奋性谷氨酸、自由基、一氧化氮增加或自身免疫性攻击等继发性损害因素，也都可能导致视神经损害。

青光眼的分类：根据解剖学、病因学和发病机制等，青光眼有很多分类方法，一般将青光眼分为原发性、继发性和发育性三大类。原发性青光眼又分为闭角型青光眼和开角型青光眼，闭角型青光眼又分为急性闭角型青光眼和慢性闭角型青光眼；继发性青光眼包括皮质类固醇性青光眼、眼外伤所致的青光眼、晶状体源性青光眼等；发育性青光眼又分为婴幼儿型青光眼、青少年型青光眼和先天性青光眼伴有其他先天异常。

第二节　原发性青光眼

原发性青光眼是指病因机制尚未完全阐明的一类青光眼，也是主要的青光眼类型。一般为双眼发病，但发病可有先后，严重程度也不同。根据眼压升高时前房角的状态——关闭或是开放，原发性青光眼又可分为闭角型青光眼（angle-closure glaucoma，ACG）和开角型青光眼（open angle glaucoma，OAG）。由于种族和眼球结构方面的差异，目前中国人以 ACG 居多，而欧美国家白种人则以 OAG 多见。随着我国社会经济和卫生事业的迅速发展，OAG 早期诊断技术的提高，也随着中国人近视眼发病率增加，近年我国开角型青光眼的构成比也有增高的趋势。

一、原发性闭角型青光眼

原发性闭角型青光眼（primary angle-closure glaucoma，PACG）是由于周边虹膜堵塞小梁网或与小梁网发生永久性粘连，房水外流受阻引起眼压升高的一类青光眼。原发性闭角型青光眼的发病存在地域、种族、性别和年龄的差异，主要分布在亚洲地区，特别是在我国；女性多见；多发生在 40 岁以上，50 ~ 70 岁多见。根据眼压升高是骤然发生还是逐渐发展，又可分为急性和慢性闭角型青光眼。此外，还有虹膜高褶型青光眼，临床少见。

（一）急性闭角型青光眼

急性闭角型青光眼（acute ACG）是一种以眼压急剧升高并伴有相应症状和眼前段组织改变为特征的眼病。情绪激动、暗室停留时间过长、局部或全身应用抗胆碱药物均可使瞳孔散大，周边虹膜松弛，从而诱发本病。长时间阅读、疲劳和疼痛也是本病的常见诱因。

【**发病因素**】病因尚未充分阐明。眼球局部的解剖结构变异被公认是本病的主要发病因素。这种具有遗传倾向的解剖变异包括眼轴较短、角膜较小、前房浅、房角狭窄，晶状体较厚，且位置相对靠前。由于虹膜与晶状体前表面接触紧密，房水通过瞳孔时阻力增加，后房压力相对高于前房，并推挤虹膜向前膨隆，使前房变浅，房角进一步变窄，这就是 ACG 的瞳孔阻滞机制。随着年龄增长，晶状体厚度增加，前房更浅，瞳孔阻滞加重，ACG 的发病率增高。一旦周边虹膜与小梁网发生广泛接触，眼压急剧升高，将导致青光眼的急性发作。

近年应用 UBM 活体观察虹膜形态和房角结构，可以判定瞳孔阻滞、周边虹膜异常肥厚堆积和睫状体前位。

【**临床表现及病期**】典型的急性 ACG 分为四个临床阶段。

1. 临床前期：具备前房浅、虹膜膨隆、房角狭窄等闭角型青光眼的解剖结构特征，但尚未发生青光眼的患眼。如一眼具有明确的急性闭角型青光眼发作病史，而另一眼从未发作过，但具有闭角型青光眼的解剖结构特征，另一眼可诊断为临床前期；没有闭角型青光眼发作病史，但有阳性 ACG 家族史和闭角型青光眼的解剖结构特征，暗室激发试验呈阳性也可诊断为临床前期。

2. 发作期：根据发作的临床表现可分为两类。

(1) 典型的大发作：也称急性大发作。表现为剧烈头痛、眼痛、畏光、流泪，视力严重减退，常降到指数或手动，可伴有恶心、呕吐等全身症状。眼部检查可见球结膜水肿、睫状或混合性充血、角膜水肿；裂隙灯下角膜上皮呈小水珠状、角膜后色素颗粒沉着、前房极浅、周边部前房几乎完全消失。如虹膜有严重缺血坏死，可有房水混浊，甚至出现絮状渗出物。瞳孔中等散大，常呈竖椭圆形，对光反射消失。房角完全关闭，小梁网上常有较多色素沉着。眼压多在 50mmHg 以上。眼底可见视网膜动脉搏动、视盘水肿或视网膜血管阻塞，但在急性发作期因角膜水肿，眼底多看不清。高眼压缓解后，症状减轻或消失，视力好转，眼前段常留下永久性组织损伤，如扇形虹膜萎缩、色素脱失、局限性后粘连、瞳孔散大固定、房角广泛性粘连。晶状体前囊下有时可见灰白色斑点状、粥斑样的混浊，称为青光眼斑。临床上见到上述改变，即可证明患者曾有过急性 ACG 大发作。

(2) 不典型发作：也称小发作。发作多出现在傍晚时分，突感雾视、虹视，患侧额部疼痛或鼻根部酸胀。上述症状历时短暂，休息后自行缓解或消失。若即刻检查可发现眼压升高，眼局部轻度充血或不充血，角膜上皮水肿呈轻度雾状，前房浅，但房水无混浊，房角大范围关闭，瞳孔稍扩大，光反射迟钝，虹膜大多呈膨隆状态。小发作缓解后，除具有特征性浅前房外，一般不留永久性组织损害。

3. 间歇缓解期：指发作后，特别是不典型发作后，通过及时治疗（不典型发作可自行缓解）使关闭的房角重新开放，眼压下降，则病情可得到暂时的缓解或稳定，这个阶段称为间歇缓解期。间歇期的主要诊断标准：①有明确的小发作史；②房角开放或大部分开放；③不用药或单用少量缩瞳剂，眼压能稳定在正常水平。

4. 慢性进展期：急性大发作或反复小发作后，房角广泛粘连（通常 > 180°），小梁功能已遭受严重损害，眼压逐渐升高，病程转入慢性期，称为慢性进展期。

慢性进展期早期，眼压虽然持续升高，但眼底视乳头尚正常。到一定时期，眼底常可见青光眼性视盘凹陷，并有相应视野缺损，最后完全失明（绝对期）。慢性进展期的主要诊断依据：① 眼压升高；②房水 C 值低于正常；③房角粘连；④ 青光眼性视盘凹陷。

【诊断与鉴别诊断】大发作时诊断多无困难，房角镜检查证实房角关闭是重要诊断依据，有些患者需要首先应用药物降低眼压或局部甘油点眼，缓解角膜水肿后才能看清房角情况。加压房角镜检查可以鉴别虹膜根部与小梁网是相贴还是粘连，以帮助判断房角关闭是否可以通过治疗而重新开放。不典型的发作期或在治疗后眼压下降，房水仍有不同程度混浊时，容易和急性虹膜睫状体炎相混淆，应掌握以下鉴别要点：①角膜后沉着物为棕色色素而不是灰白色细胞；②前房极浅；③瞳孔中等扩大而不是缩小；④虹膜有节段性萎缩；⑤可能有青光眼斑；⑥以往可有小发作病史；⑦对侧眼具有前房浅、虹膜膨隆、房角狭窄等解剖特征。急性虹膜睫状体炎一般无角膜上皮水肿，眼压也常常偏低。对侧眼的解剖结构正常。

由于急性 ACG 大发作期常伴有恶心、呕吐和剧烈头痛等全身症状，这些症状易导致忽视眼部表现的检查，以致于误诊为胃肠道疾病、颅脑疾患或偏头痛而贻误治疗。

小发作持续时间很短，临床医生不易遇到，大多依靠一过性发作的典型病史、特征性浅前房、窄房角等表现作出诊断。小发作有时会误诊为偏头痛，对可疑患者可利用暗室试验进行检查，嘱患者在暗室内，清醒状态下静坐 1 小时，然后在暗光下测眼压，如眼压较试验前明显升高，超过 9mmHg 为阳性。

间歇缓解期的闭角型青光眼诊断较难，主要依靠病史。凡是年龄在 40 岁以上，特别是女性患者具有闭角型青光眼的解剖结构特征，并有发作性雾视、虹视，患侧额部疼痛或鼻根部酸胀感等病史，均应怀疑患青光眼的可能，应进行仔细地检查和随访。也可以应用激发试验，如暗室试验，以明确诊断。但需要注意，激发试验阴性结果并不一定能排除闭角型青光眼的诊断。

（二）慢性闭角型青光眼

慢性闭角型青光眼（chronic ACG）多见于 50 岁左右男性，这类青光眼的眼压升高也是由于周边虹膜与小梁网发生粘连，使小梁功能受损所致，但房角粘连是由点到面逐步发展的，小梁网的损害是渐进性的，眼压水平也随着房角粘连范围的缓慢扩展而逐步上升。慢性 ACG 的眼球与正常人比较，亦有前房较浅、房角较狭窄等解剖变异，但其程度较急性 ACG 轻，瞳孔阻滞现象也不如急性者明显。除了瞳孔阻滞机制外，慢性 ACG 还存在其他非瞳孔阻滞机制，如周边虹膜堆积，也可以引起房角粘连。UBM 检查可鉴别以虹膜膨隆为特点的瞳孔阻滞机制和以周边虹膜堆积为特征的非瞳孔阻滞机制。导致周边虹膜逐步与小梁网发生粘连的因素可能是多方面的，而房角狭窄是一个基本条件。

【临床表现】由于房角粘连和眼压升高都是逐渐进展的，因此没有眼压急剧升高的相应症状，眼前段组织也没有急性闭角型青光眼的表现，而视神经则在高眼压的持续作用下渐渐萎缩，形成凹陷，视野也随之发生进行性损害。慢性 ACG 往往只是在作常规眼科检查时或于病程晚期患者感觉到有视野缺损时才被发现。本病慢性进展过程与开角型青光眼病程相类似，但其视神经损害的发展较后者更快。

【诊断与鉴别诊断】慢性闭角型青光眼的诊断要点：①周边前房浅，中央前房深度略浅或接近正常，虹膜膨隆现象不明显；②房角为中等狭窄，有程度不同的虹膜周边前粘连；③如双眼不是同时发病，则对侧的“健眼”尽管眼压、眼底、视野均正常，但有房角狭窄，或可见到局限性周边虹膜前粘连；④眼压中等度升高，常在 40mmHg 左右；⑤有典型的青光眼性视盘凹陷性萎缩；③伴有相应视野缺损。

本病与开角型青光眼的鉴别主要依靠前房角镜检查，后者虽同样具有眼压升高，视盘凹陷萎缩和视野缺损的体征，但前房不浅，在眼压升高时房角也是开放的。

【治疗】由于 PACG 患者眼压增高的原因是周边虹膜堵塞了房水外流通道，通过解除瞳孔阻滞或周边虹膜成形，加宽房角，避免周边虹膜与房水外流通道接触和粘连是主要的治疗方法。

急性 ACG 的基本治疗原则是手术。术前应积极采用综合药物治疗，以缩小瞳孔，开放房角，迅速控制眼压，减少组织损害。在眼压降低、炎性反应控制后手术效果较好。

1. 缩小瞳孔：小发作时，用毛果芸香碱每半小时滴眼一次，2～3 次后一般即可达到缩小瞳孔、降低眼压的目的。急性大发作时，每隔 5min 滴眼一次，共滴 3 次，然后每隔 30min 一次，共 4 次，以后改为每小时一次，如瞳孔括约肌未受损害，一般用药后 3～4h 瞳孔就能明显缩小，可减量至一日 4 次。如眼压过高，瞳孔括约肌受损或虹膜发生缺血坏死，此时缩瞳剂常难以奏效。在全身使用降眼压药后再滴缩瞳剂，缩瞳效果较好。如频繁使用高浓度缩瞳剂滴眼，每次滴药后应用棉球压迫泪囊部数分钟，以免药物通过鼻黏膜吸收而引起全身中毒症状。

2. 联合用药：在急性发作期，除局部滴用缩瞳剂外，常需联合用药，如全身应用高渗剂、碳酸酐酶抑制剂，局部滴用β-受体阻滞剂等以迅速降低眼压。

3. 辅助治疗：全身症状严重者，可给予止吐、镇静、安眠药物。局部滴用糖皮质激素有利于减轻充血及虹膜炎症反应。

4. 手术治疗：急性 ACG 缓解后，眼压可以保持较低水平数周，原因是睫状体缺血，房水分泌功能减退。此时应该向患者强调，经药物治疗眼压下降后，治疗尚未结束，必须进一步选择手术治疗。术前应仔细检查前房角，并在仅用毛果芸香碱的情况下，多次测量眼压。如房角仍然开放或粘连范围 < 1/3 周，眼压稳定在 21mmHg 以下，可作周边虹膜切除术或激光虹膜切开术，目的在于沟通前后房，解除瞳孔阻滞，减轻虹膜膨隆并加宽房角，防止虹膜周边部再与小梁网接触。如房角已有广泛粘连，应用毛果芸香碱眼压仍超过 21mmHg，表示小梁功能已遭永久性损害，应考虑作滤过性手术。

临床上极少数病例虽然联合用药，眼压仍居高不下，可在药物减轻角膜水肿的情况下，考虑激光周边虹膜成形术和激光虹膜切开术，以迅速解除瞳孔阻滞。如果激光虹膜切开术不能实施，也可试行前房穿刺术，防止持续性过高眼压对视神经产生严重损害。

对于具有虹膜膨隆、浅前房、窄房角的临床前期患者，根据眼部情况可早期作预防性周边虹膜切除术或激光虹膜切开术。而对于早期急性 ACG 合并白内障的患者，由于晶状体增厚或膨胀，瞳孔阻滞加重，此时可考虑早期手术摘除白内障，植入人工晶状体，术后瞳孔阻滞解除，前房加深，有时也可达到根治 ACG 的效果。

慢性 ACG 的治疗原则也是在药物控制眼压后行手术治疗。由于慢性 ACG 的瞳孔阻滞因素不明显，周边虹膜切除术不如在急性 ACG 那样有针对性。但周边虹膜切除术后，对防止长期滴用毛果芸香碱可能引起的瞳孔阻滞有帮助，在一定程度上也可防止或减慢房角的进一步粘连。因此周边虹膜切除术可用于存在瞳孔阻滞、房角粘连范围不大，单用缩瞳剂即能控制眼压的早期病例。对于非瞳孔阻滞机制性慢性 ACG，单用周边虹膜切除术往往不能控制房角的进行性关闭，应采用氩激光房角成形术以加宽房角。对大部分房角已有广泛粘连，单用缩瞳剂眼压不能控制，或已有明显视神经损害的慢性 ACG 患者，需行滤过性手术。

二、原发性开角型青光眼

原发性开角型青光眼（primary open angle glaucoma，POAG）又叫慢性单纯性青光眼、慢性开角型青光眼。其病因尚不完全明了，可能与遗传有关，具有多基因、多因素的基因致病倾向性。其特点是：①两眼中至少一只眼的眼压持续 ≥21mmHg；②房角开放；③典型的青光眼性视神经乳头和视野损害。由于这类青光眼的病程进展缓慢，且多数没有明显的症状，因此不易早期发现，具有更大的危险性。糖尿病患者、甲状腺功能低下者、心血管疾病和血液流变学异常者、近视眼患者、视网膜静脉阻塞患者是原发性开角型青光眼患者的高危人群。

【发病机制】原发性开角型青光眼的眼压升高是由于小梁途径的房水外流排出系统发生病变，房水流出阻力增加所致。即房水外流受阻于小梁网—Schlemm管系统。组织学检查证实小梁网胶原纤维和弹性纤维变性，内皮细胞脱落或增生，小梁网增厚，小梁网内及Schlemm管内壁下有细胞外基质沉着，Schlernm管壁内皮细胞的空泡减少等病理改变。

【临床表现】

1. 症状：发病隐匿，多数患者在发病早期可无任何自觉症状，直到晚期，视功能遭受严重损害时才发觉。少数患者在眼压升高时出现雾视、眼胀和头痛等感觉。

2. 眼压：早期表现为不稳定性，眼压波动幅度较大，有时可在正常范围。测量24h眼压较易发现眼压高峰和较大的波动值。总的眼压水平多较正常值略偏高。随病情进展，眼压逐渐增高。

3. 眼前段：前房深度正常或深前房，虹膜平坦，前房角开放。除在双眼视神经损害程度不一致的患者可发现相对性传入性瞳孔障碍外，眼前段多无明显异常。晚期患者眼压较高时可有角膜水肿。

4. 视盘改变主要表现为：①视乳头凹陷进行性扩大和加深；②视盘上、下方局限性盘沿变窄，垂直径C/D值（杯盘比，即杯直径与视盘直径比值）增大，或形成切迹；③双眼凹陷不对称，C/D差值 > 0.2；④视盘上或盘周浅表线状出血；⑤视网膜神经纤维层缺损。

5. 视功能改变

（1）视野缺损：为青光眼诊断和病情评估的重要指标之一。典型的早期视野缺损表现为孤立的旁中心暗点和鼻侧阶梯。旁中心暗点多见于注视点周围10°范围内，以鼻上方为最多见。随病情进展，旁中心暗点逐渐扩大和加深，多个暗点相互融合并向鼻侧扩展，绕过注视中心形成弓形暗点，同时周边视野亦向心性缩小，并与旁中心区缺损汇合，形成象限型或偏盲型缺损。发展到晚期，仅残存管状视野和颞侧视岛。

近年来不少学者致力于探讨更敏感的视野检测方法，如蓝黄色视野检查、图形分辨视野检查、信频视野检查，以期发现更早期的视野缺损。

（2）黄斑功能改变：过去认为青光眼对中心视力的影响不大，因为部分晚期、甚至仅存管状视野的青光眼患者，中心视力仍可保留在1.0左右。然而近年发现，除视野改变外，青光眼也损害黄斑功能，表现为获得性色觉障碍、视觉对比敏感度下降以及某些电生理指标，如图形视网膜电图、视诱发电位等的异常，ERG振幅下降，图像VEP峰潜时延迟等。但这些指标的异常，不如视野变化那样具有特异性。

【诊断】 POAG 多无自觉症状，早期极易漏诊，很大程度上依靠健康普查来发现，其主要诊断指标有：

1. 眼压：应注意在疾病早期，眼压并不是持续性升高，约有 50% 的青光眼单次眼压测量低于 22mmHg，因此不能依靠一两次正常眼压值就认为眼压不高，测定 24h 眼压有助于发现眼压高峰值及其波动范围。如果最高眼压水平超过 30mmHg，波动又大于 10mmHg，则基本可以作出诊断。如果波动大于 6mmHg，最高水平略超过正常，则可诊断为可疑青光眼，需要定期随访观察，并结合其他检查分析判断。在某些巩膜硬度偏低的患者，如高度近视者，常规压陷式眼压计所测的眼压往往比实际眼压偏低，须用压平式眼压计测量或测校正眼压，以了解此类患者的真实眼压。

2. 眼底：视盘凹陷进行性加深、扩大，盘沿宽窄不一，特别是上、下方盘沿变窄或局部变薄，视盘出血和视网膜神经纤维层缺损，都属于青光眼的特征性视神经损害。此外，双眼视盘形态变化的不对称，如 C/D 差值 >0.2，也有诊断意义。

3. 视功能：视野缺损可重复性的旁中心暗点或鼻侧阶梯，常系青光眼早期视野损害的征象。采用 Goldman 视野计超阈值静点检查或计算机自动视野阈值定量检查，较容易发现早期视野缺损。视盘损害和视野缺损有密切对应关系。此外，视野检查属于心理物理学检查，多种因素可以影响检查的可靠性，因此分析结果时应考虑可靠性参数，作定期的随访检查，对比分析视野变化。

眼压升高、视乳头的青光眼性特征性改变和视野缺损、房角开放，原发性开角型青光眼的诊断即可成立。尚有一些辅助指标，如房水流畅系数降低、相对性传入性瞳孔障碍、获得性色觉异常、对比敏感度下降、某些视觉电生理的异常以及阳性青光眼家族史等，对 OAG 的诊断也有一定参考价值。

目前 POAG 早期诊断主要集中在对青光眼患者直系亲属和高眼压人群的密切随访。

【治疗】 青光眼治疗的目的是尽可能地阻止青光眼的病程进展，保存视功能。治疗方法包括：①降低眼压：由于眼压是相对容易控制的危险因素，目前对青光眼的治疗主要是通过药物、激光或手术，将眼压控制在不引起视神经损害进一步发展的水平，即所谓目标眼压。除了眼压峰值外，昼夜眼压波动大也是导致病情恶化的危险因素，因此 24h 眼压测量对于观察眼压控制情况也十分重要。②视神经保护性治疗：由于眼压不是青光眼发病的唯一危险因素，部分患者在眼压得到控制后，视神经萎缩和视野缺损仍然进行性发展，因此全面的青光眼治疗还应包括视神经保护。目前的视神经保护性治疗包括改善视神经血液供应和控制视网膜神经节细胞凋亡。

（一）药物降低眼压治疗

若局部滴用 1～2 种药物即可使眼压控制在安全水平，视野和眼底改变不再进展，患者能耐受药物治疗，并能配合定期复查，则可长期选用药物治疗。

1. 眼局部应用的降眼压药物：常用的降眼压药物主要通过增加房水流出、抑制房水生成和减少眼内容积而达到降低眼压的目的。其中通过增加房水流出来降低眼压最符合正常房水生理功能的维持。

（1）拟胆碱作用药物：常用1%～4%毛果芸香碱（Pilocapine）滴眼液，每日3～4次，或毛果芸香碱凝胶，每晚1次滴眼。其作用机制是毛果芸香碱直接兴奋瞳孔括约肌，缩小瞳孔和增加虹膜张力，解除周边虹膜对小梁网的堵塞，使房角重新开放，为治疗ACG的一线药。对OAG，毛果芸香碱的降压机制为刺激睫状肌收缩，牵引巩膜突和小梁网，减小房水外流阻力。其不良反应为眉弓疼痛、视物发暗、近视加深等；若用高浓度制剂频繁滴眼，还可能产生胃肠道反应、头痛、出汗等全身中毒症状。毛果芸香碱缓释膜或毛果芸香碱凝胶作用时间长，不需频繁滴药，不良反应也相对较小。

（2）β-肾上腺能受体阻滞剂：常用的有噻吗洛尔（timolol）、左布诺洛尔（levobunolol）、倍他洛尔（betaxolol）、美替洛尔（metipranolol）等滴眼液。其作用机制是通过抑制房水生成降低眼压，不影响瞳孔大小和调节功能，但其降压幅度有限，长期应用则后期降压效果减弱。噻吗洛尔和左布诺洛尔为非选择性β-受体阻滞剂，有房室传导阻滞、窦房结病变、支气管哮喘者忌用。倍他洛尔为选择性β-受体阻滞剂，呼吸道方面的不良反应较轻，可用于有支气管痉挛史的患者。

（3）β-肾上腺能受体激动剂：常用的有肾上腺素（epinennrine）、0.1%地匹福林（dipivifrin）。其作用机制是利用β_2受体兴奋作用使小梁网房水流出阻力降低及增加葡萄膜巩膜途径房水外流。肾上腺素滴药后有短时结膜贫血及瞳孔扩大，因此禁用于ACG。肾上腺素也可以导致囊样黄斑水肿，无晶状体眼患者不宜使用，严重高血压、冠心病患者禁用。地匹福林是肾上腺素的前药，该药渗透力强，进入前房后转化为肾上腺素而起作用，对心血管疾病患者较为安全。

（4）α_2-受体激动剂：临床常用的是0.2%澳莫尼定（brimonidine）。该药能选择性兴奋α_2受体，可同时减少房水生成和促进房水经葡萄膜巩膜外流通道排出。而对α_1受体作用甚微，不引起瞳孔扩大，对心、肺功能无明显影响。

（5）前列腺素衍生物：目前已投入临床应用的制剂有0.005%拉坦前列素（latanoprost），乌诺前列素（Unoprostone）、曲伏前列素（Travoprost）、贝美前列素（bimatoprost）。其作用机理是增加房水经葡萄膜巩膜外流通道排出，但不减少房水生成。本药不影响心、肺功能，不良反应主要为滴药后局部暂短性烧灼、刺痛、痒感和结膜充血，长期用药可使虹膜色素增加。毛果芸香碱可减少葡萄膜巩膜通道房水外流，与前列腺素衍生物制剂有一定拮抗作用。

（6）碳酸酐酶抑制剂：常用的有杜塞酰胺（dorzolamide）和布林佐胺（Brinzolamide），其作用机制是通过减少房水生成降低眼压。

2. 全身应用的降眼压药物：当局部用药不能很好的控制眼压时，可选择全身用药；或者作为手术前的术前用药。需要注意全身用药剂量和时间不易过大、过长，以免引起更多的全身不良反应。

(1) 碳酸酐酶抑制剂：常用的有乙酰唑胺（Acetazolamide，醋氮酰胺），每片0.25g，每次0.125~0.25g，每日2~3次。常见的不良反应有：口唇面部及指（趾）麻木、全身不适、肾绞痛、血尿等，不宜长期服用。临床上常在服用碳酸酐酶抑制剂的同时，给予氯化钾和碳酸氢钠，以减少不良反应的发生。有肝、肾功能不全、呼吸性酸中毒的患者应谨慎使用。

(2) 高渗脱水剂：常用的有20%甘露醇（mannitol）和50%甘油（glycerin）。前者用于静脉快速滴注，1~2g/（kg·d）；后者供口服，2~3ml/kg体重。高渗剂的作用机制是可在短期内提高血浆渗透压，使眼组织，特别是玻璃体中的水分进入血液，从而减少眼内容量，迅速降低眼压，但降压作用在2~3h后即消失。高渗剂主要用于治疗ACG急性发作和某些有急性眼压增高的继发性青光眼。使用高渗剂后因颅内压降低，部分患者可出现头痛、恶心等症状。甘油参与体内糖代谢，糖尿病患者慎用。

(二) 激光降眼压治疗

包括氩激光小梁成形术（ALT）和选择性激光小梁成形术（SLT）。其治疗原理是利用激光在房角小梁网上产生的生物效应来改善房水流出易度，降低眼压。激光治疗可以推迟手术时间和减少抗青光眼药物的使用。目前多作为药物和手术治疗之间的过渡。

(三) 手术降眼压治疗

常用的有滤过性手术，包括小梁切除术、巩膜咬切术、非穿透性小梁手术等。滤过性手术的基本原理是切除一部分角巩膜小梁组织，形成一滤过通道，房水经此通道引流到球结膜下间隙，然后再由结膜组织的毛细血管和淋巴管吸收，达到降低眼压的目的。为防止滤过通道瘢痕化，可在手术的同时应用抗代谢药物，如丝裂霉素C和5-氟尿嘧啶，但要特别注意防止该类药物的毒性作用和可能的并发症。对多次手术失败的患眼，可以选择房水引流装置植入术。

(四) 视神经保护治疗

眼压升高或视神经缺血是青光眼发病的始动因素，而自由基、神经营养因子的剥夺、眼内兴奋性毒素的增多，可能是引起视神经损伤的激发因子。因此，除了降低眼压治疗外，合理的青光眼治疗应包括视神经保护性治疗。钙离子通道阻滞剂、谷氨酸拮抗剂、神经营养因子、抗氧化剂（维生素C、维生素E）以及某些中医药，可从不同环节起到一定的视神经保护作用。β-受体阻滞剂除降低眼压外，还可增加视神经血流量；α_2-受体激动剂也有一定的神经保护作用。

三、特殊类型青光眼

(一) 高眼压症

高眼压症是指眼压高于统计学正常上限，但无可检测出的视盘和视野损害，房角开放，临床上称为高眼压症或可疑青光眼。但在测量眼压时应充分注意测量误差。眼压测量值受多种因素影响，其中中央角膜厚度（central corneal thickness，CCT）是眼压测量的主要误差因素。正常人 CCT 存在相当的变异，而且 CCT 与压平眼压测量值显著相关，CCT 越厚，测得眼压越高，因为 CCT 的变异，可使部分 CCT 较厚的正常人被误诊为高眼压症。因此有必要根据个体 CCT 对眼压测量值进行校正，以获得较为真实的眼压值。在高眼压症人群中，少部分个体本身就是可疑青光眼或早期 POAG 患者，更详细的检查和定期随访有助于鉴别诊断。对高眼压症是否进行治疗目前意见尚不一致。一般认为可选择性治疗那些具有危险因素的高眼压症患者，如：阳性青光眼家族史、高度近视、心血管疾病或糖尿病患者。对于接受治疗或未治疗的高眼压症患者，都应定期进行随访。

(二) 正常眼压性青光眼

正常眼压性青光眼（normal tension glaucoma，NTG）是指具有特征性青光眼视盘损害和视野缺损，但眼压始终在统计学正常值范围，可诊断为 NTG。一般认为，NTG 是由于视神经本身存在某种异常，如供血不足，视神经对眼压的耐受性降低，即使在正常眼压下，视神经也受到损害。尽管这类青光眼的眼压在正常范围内，但存在日夜波动，平均眼压处于正常范围的高限（18～20mmHg）。与 POAG 比较，NTG 患者可伴有血流动力学危象、心血管疾病、血管痉挛性疾病，如低血压、偏头痛、缺血性血管疾病。临床特征包括：视盘出血、颞侧或颞下方切迹、视盘周围萎缩在 NTG 也更为多见，视野缺损也更局限，更接近固视点。本病应注意与缺血性视盘病变、先天性视神经异常及某些颅内占位性病变引起的视神经萎缩相鉴别。此外，一部分中央角膜厚度偏薄的 POAG 患者，因测量眼压低于实际眼压，也可误诊为 NTG。NTG 的治疗包括采用药物或手术将眼压进一步降低，通常认为以降低基线眼压水平的 1/3 为好，同时也应给予视神经保护性治疗。

第三节　继发性青光眼

继发性青光眼（secondary glaucoma），是由于某些眼病或全身疾病干扰或破坏了正常的房水循环，使房水流出受阻或房水产生增加而引起眼压增高的一组综合征。其病因比较明确。继发性青光眼多累及单眼，一般无家族性。根据在高眼压状态下房角开放或关闭，继发性青光眼也可分为开角型和闭角型两大类。鉴于继发性青光眼除了眼压增高这一危害因素外，还有较为严重的原发病变同时存在，后者常已使眼组织遭受一定程度的破坏，在诊断和治疗上要同时考虑眼压和原发病变。

一、青光眼睫状体炎危象

青光眼睫状体炎危象（glaucomatocyclitic crisis）又称青光眼睫状体炎综合症，是前部葡萄膜炎伴青光眼的一种特殊形式。我国常见，好发于中年男性。典型病例呈急性发作性眼压升高，眼压可达 50mmHg 以上，并可出现眼胀、眼痛、雾视、虹视症状。在眼压升高的同时或前后，出现羊脂状角膜后沉着物，前房深，房角开放，房水无明显混浊，不引起瞳孔后粘连，一般数天内能自行缓解，预后较 POAG 好，但易复发。如长期反复发作，可发生视盘损害和视野缺损。治疗可局部应用糖皮质激素或非甾体抗炎药物，眼压高时同时应用降眼压药物，如发生视神经损害，可实施滤过性手术。

二、皮质类固醇性青光眼

皮质类固醇性青光眼（corticosteroid-nduced glaucoma）：长期滴用或全身应用糖皮质激素可引起眼压升高。对糖皮质激素的敏感性存在一定个体差异。眼压升高的程度与滴用糖皮质激素的种类、浓度、频度和用药持续时间有关。该类型青光眼的临床表现与 POAG 相似，用药史有助于鉴别诊断。多数病例停用糖皮质激素后眼压可逐渐恢复正常，对少数停药后眼压仍持续升高的患者，可按开角型青光眼治疗原则处理。发病隐匿的 POAG 在应用糖皮质激素后眼压可明显升高，因此对于可疑青光眼或有青光眼家族史的个体，应避免长期应用糖皮质激素。对临床需要长期糖皮质激素治疗的患者，则应密切观察眼压情况。

三、眼外伤所致的继发性青光眼

眼球钝挫伤后短期内发生的急性眼压升高，常与大量前房出血或小梁网直接损伤有关。药物治疗包括滴用糖皮质激素减轻炎症反应；滴用噻吗洛尔，必要时口服乙酰唑胺或静脉滴注甘露醇控制眼压。一般高眼压可随前房血液的吸收而缓解。对于眼压高或有角膜血染趋势者，需行前房冲洗术，排出积血。如果眼压仍不能控制，则应施行滤过性手术。

眼内出血，特别是玻璃体出血，有时可发生溶血性青光眼（hemolytic glaucoma）或血影细胞性青光眼（ghost cells glaucoma），其发病机制为吞噬了血红蛋白的巨噬细胞和退变的红细胞阻塞了小梁网，房水流出受阻而使眼压升高。眼压可随眼内血液的清除逐渐正常，因此应首选药物治疗控制眼压。对少数眼压不能控制者，可考虑前房冲洗术。对于有玻璃体积血的患者，需行玻璃体切割手术。

眼球钝挫伤数月或数年后，还可能发生房角后退性青光眼（angle recession glaucoma），其临床表现与 POAG 相似，既往的眼球挫伤、前房出血病史以及房角检查异常增宽（后退），有助于诊断。治疗原则与 POAG 相同。

凡因眼外伤、角膜穿孔、粘连性角膜白斑以及眼前段手术后，前房长期不形成，都可使周边虹膜和小梁网发生永久性粘连，使房角关闭而引起继发性 ACG。

四、晶状体源性青光眼

白内障病程中晶状体膨胀，推挤虹膜前移，可使前房变浅，房角关闭而发生类似急性 ACG 的眼压骤然升高。治疗原则为晶状体摘除术，或同时植入人工晶状体。如房角已有广泛粘连，则可考虑白内障和青光眼联合手术。

白内障过熟期晶状体皮质液化被巨噬细胞吞噬，吞噬了晶状体蛋白的巨噬细胞以及大分子晶状体蛋白均可阻塞小梁网，使房水外流受阻，眼压升高。临床表现为眼胀痛、房水混浊、晶状体核下沉等。治疗原则为药物控制眼压后行白内障摘除术，术前局部滴用糖皮质激素眼液，有助于缓解晶状体皮质过敏性眼内炎。

外伤性或自发性晶状体脱位（如 Marfan 综合征）可引起眼压升高。脱位的晶状体可前移、嵌顿在瞳孔区，或脱入前房；也可向后进入玻璃体。对前脱位的晶状体，可行晶状体摘除术。

五、虹膜睫状体炎继发性青光眼

虹膜睫状体炎可引起瞳孔环状后粘连，房水无法通过瞳孔进入前房，后房压力增加并推挤虹膜使之向前膨隆，闭塞前房角导致继发性青光眼。急性虹膜睫状体炎时应该及时扩大瞳孔，防止虹膜后粘连。一旦发生瞳孔闭锁，虹膜膨隆，应及早行激光虹膜切开术，以防止周边虹膜前粘连和小梁网永久性损害。此外，虹膜睫状体炎时，也可因炎性产物阻塞小梁网，炎症累及小梁网或发生周边前粘连，房水外流通路受阻，导致继发性青光眼。治疗一般可选用房水抑制剂降低眼压，缩瞳剂可能加重虹膜睫状体炎，故不宜使用。如房角已经发生不可逆性粘连，药物治疗不能控制眼压，可在炎症基本控制后行滤过性手术。

六、新生血管性青光眼

新生血管性青光眼（neovascular glaucoma）是一种继发于广泛性视网膜缺血，如视网膜静脉阻塞、糖尿病性视网膜病变等的难治性青光眼。其临床特点是在原发性眼病基础上虹膜出现新生血管，疾病前期由于纤维血管膜封闭了房水外流通道，后期纤维血管膜收缩牵拉，使房角关闭，引起眼压升高和剧烈疼痛。发生虹膜新生血管时，可行全视网膜光凝术或冷凝术，使新生血管退化；药物治疗可用睫状肌麻痹剂和皮质类固醇滴眼液减轻炎症反应，同时应用降眼压药物治疗。对于难以控制病情发展的患者可选择滤过性手术或房水引流装置植入手术。术中、术后应用抗代谢药物可提高手术成功率。若上述方法失败，可考虑睫状体破坏手术减少房水形成，降低眼压以缓解症状。

七、睫状环阻塞性青光眼

睫状环阻塞性青光眼（ciliary - block glaucoma）又称恶性青光眼（malignant glaucoma），是一种多因素的难治性青光眼，多见于眼前段手术，特别是抗青光眼手术后。好发于小眼球、短眼轴、大晶状体的闭角型青光眼的患眼。发病机制主要为晶状体或玻璃体与水肿的睫状环相贴，后房的房水不能进入前房而向后逆流并积聚在玻璃体内或玻璃体后。玻璃体腔容积增加，推挤晶状体—虹膜隔前移，导致整个前房变浅，房角关闭。本病最常发生于青光眼术后早期，特别是停用睫状肌麻痹剂或滴用缩瞳剂后。因此，抗青光眼手术后如前房不形成，伴有眼压升高、充血、疼痛等表现时，要考虑到发生本病的可能性。

青光眼术后高眼压伴浅前房主要有三种情况，应注意鉴别：①ACG 术后瞳孔阻滞未解除（周边虹膜未切穿或虹膜周边切除孔阻塞），表现为眼压升高和以周边部为明显的浅前房。当周边虹膜切穿后，前房即加深。②睫状环阻塞性青光眼，以眼压升高，整个前房变浅为特征。③脉络膜上腔出血，可发生在手术中或手术后数天内，如果出血量多可造成浅前房和高眼压，眼底和 B 超检查可明确。

恶性青光眼一旦确诊，应立即采取积极措施，以恢复前房，降低眼压。

药物治疗：①睫状肌麻痹剂：尽快滴用 1% ~ 2% 阿托品以充分麻痹睫状肌，使前移的晶状体—虹膜隔后退；②高渗剂或减少房水生成的药物：静脉滴注甘露醇减少玻璃体容积，服用乙酰唑胺降低眼压；③全身和局部应用糖皮质激素控制炎症反应。部分患者通过以上药物治疗能得到缓解，但应长期滴用阿托品以避免复发。

激光治疗：对无晶状体眼、人工晶状体眼可用 Nd：YAG 激光行晶状体后囊膜和玻璃体前界膜的切开治疗，使玻璃体积液向前引流。也可采用氩激光直视下或经房角镜、眼内窥镜作睫状突的激光光凝，使睫状突皱缩而解除阻滞。

手术治疗：如药物和激光治疗无效，应抽吸玻璃体内积液并重建前房，必要时行晶状体摘除及前段玻璃体切除术。

八、视网膜脱离手术后继发性青光眼

视网膜脱离手术，如环扎术、巩膜垫压术后因眼内容积减少，脉络膜渗漏，睫状体前旋，可使前房变浅，房角关闭，导致继发性闭角型青光眼。采用睫状肌麻痹剂、抗炎和降眼压治疗，病情多可得到缓解。如药物治疗无效，可考虑氩激光房角成形术或脉络膜上腔积液引流手术。如果巩膜垫压块压迫涡状静脉，可适当调整。

广泛视网膜光凝术后，可使睫状体增厚、前旋或发生环形脉络膜脱离，引起房角关闭，眼压升高。这种情况多为自限性，睫状肌麻痹剂、房水生成抑制剂和抗炎治疗有助于缩短病程。玻璃体腔内注入气体、硅油也可增加瞳孔阻滞，激光虹膜切开术可解除其瞳孔阻滞。

九、虹膜角膜内皮综合征

虹膜角膜内皮综合征（iridocorneal endothelial syndrome，ICE 综合征）包括进行性虹膜萎缩、Chandler 综合征和 Cogan-Reese 虹膜痣综合征。这三种相关疾病均有角膜内皮细胞病变，并伴有不同程度的前房角和虹膜表面内皮化，继发性青光眼是 ICE 的重要特征。本病可能与病毒感染有关，多见于中青年女性，单眼发病占绝大多数，无家族史。进行性虹膜萎缩主要表现为瞳孔异位、虹膜基质和色素上皮萎缩和虹膜孔形成。虹膜痣综合征以虹膜表面结节或弥漫性色素病变为特点；而 Chandler 综合征则以角膜内皮功能障碍、角膜水肿为突出表现。前房角内皮化和虹膜周边前粘连是眼压增高、继发性青光眼的原因。本病无特殊治疗方法，针对角膜水肿可应用高渗盐水滴眼，或戴软性角膜接触镜。伴有继发性青光眼的患者，早期可用房水生成抑制剂控制眼压，若无效可行滤过性手术。

十、色素性青光眼

色素性青光眼（pigmentary glaucoma）为色素沉积在小梁网，房水外流受阻导致的一类青光眼。本病多见于 25～40 岁男性，有一定家族性。近视眼是危险因素。其发病特点是中周边虹膜向后凹陷，瞳孔运动时，虹膜与其下的悬韧带产生摩擦，色素颗粒脱落、进入前房，沉着于角膜后和小梁网，色素性KP以垂直纺锤样分布（Krukenberg's梭）。色素脱落也可使虹膜出现放射状裂隙透光区。UBM检查可揭示虹膜悬韧带接触。药物治疗可用低浓度缩瞳剂滴眼，通过缩小瞳孔，减少虹膜悬韧带摩擦，减少色素脱落，同时促进房水外流，清除小梁网色素颗粒并降低眼压。房水抑制剂可降低眼压，但不利于色素颗粒的清除。药物治疗眼压不能控制者，可考虑行激光或滤过性手术。激光周边虹膜成形术联合周边虹膜切开术可以解除反向性瞳孔阻滞。滤过性手术适用于有明显视神经或视功能损害的患眼。

第四节　发育性青光眼

发育性青光眼（developmental glaucoma）系胚胎发育过程中，前房角发育异常，小梁网schlemm管系统不能发挥有效的房水引流功能而使眼压升高的一类青光眼。其遗传性不清楚。双眼发病者较多，男性较多。

一、婴幼儿型青光眼

婴幼儿型青光眼（infantile glaucoma）见于新生儿或婴幼儿时期。50%的患儿在出生时就有临床表现，80%在1岁内得到确诊。

畏光、流泪、眼睑痉挛是本病3大特征性症状。新生儿或婴幼儿出现这些症状时，应作进一步检查，可见角膜增大，前房加深。如在2~3岁以前发病者，角膜横径超过12mm。因眼压升高，角膜上皮常有水肿，外观呈毛玻璃样混浊或无光泽。有时可见到后弹力层破裂，典型表现为角膜深层水平或同心圆分布的条纹状混浊（Haab条纹）。迁延损害可形成不同程度的角膜混浊。眼压升高、房角异常、青光眼性视盘凹陷及眼轴长度增加这些体征对确诊先天性青光眼十分重要，但常需在全身麻醉下进行检查，才能充分确认。除氯烷酮外，大多数全身麻醉剂和镇静剂均有降低眼压的作用，因此在评估婴幼儿眼压测量值时，应考虑麻醉剂和镇静剂的因素。对一些6个月以下的婴幼儿，在哺乳或哺乳后熟睡之机，也可在表面麻醉下进行眼压测量。

正常的婴幼儿视盘为粉红色，生理杯小而双眼对称。儿童期青光眼杯呈进行性、垂直性或同心圆性扩大，眼压控制后，部分大杯可能逆转。超声波测量和随访眼轴长度变化有助于判断婴幼儿青光眼有无进展。本病流泪症状和角膜增大应与婴儿鼻泪管阻塞、睑内翻、倒睫、角膜炎和先天性大角膜相鉴别。产伤也可导致角膜后弹力层破裂，患儿多有产钳助产史，角膜条纹多为垂直或斜行分布。此外，还应排除先天性营养不良引起的角膜混浊。

由于药物的不良反应，长期药物治疗的价值有限。手术是治疗婴幼儿性青光眼的主要措施。约80%的病例渴望通过房角切开术或小梁切开术控制眼压。术后眼压仍控制不理想的病例，可选用滤过性手术。由于儿童具有活跃的创伤愈合反应，滤过性手术术后防止滤过道瘢痕化仍是一个有待解决的问题。由于角膜混浊本身可导致弱视，眼球扩大可引起轴性近视，而后弹力层破裂可产生明显散光，因此眼压控制后还应尽早采取适当的措施防治弱视。

二、青少年型青光眼

青少年型青光眼（juvenile glaucoma）发病与遗传有关。一般无症状。3岁以后眼球壁组织弹性减弱，眼压增高通常不引起畏光流泪、角膜增大等症状和体征，可以表现为进行性近视。除眼压有较大的波动外，青少年型青光眼临床表现与POAG基本相似。药物治疗不能控制眼压时，可行滤过性手术。术中或术后常需应用抗代谢药，以防止滤过道瘢痕形成。

三、合并其他眼部或全身发育异常的先天性青光眼

这类青光眼同时伴有角膜、虹膜、晶状体、视网膜、脉络膜等组织的先天异常，或伴有全身其他器官的发育异常，多以综合征的形式表现出来，如前房角发育不全；无虹膜伴有青光眼；伴有颜面部血管瘤和脉络膜血管瘤的青光眼；伴有骨骼、心脏以及晶状体形态或位置异常的青光眼等。

本类青光眼的治疗主要依靠手术，但控制眼压只是诸多需要解决的问题之一，而其他眼部和全身的先天异常给控制眼压添加了许多困难与不利因素，预后往往不良。

（原慧萍）

思考题

1. 青光眼的分类？
2. 急性闭角型青光眼的临床表现和分期？
3. 原发性开角型青光眼的诊断原则？
4. 青光眼的药物和手术治疗原则？
5. 新生血管性青光眼的处理原则？

第十三章 视网膜病

第一节 概 述

视网膜是一层精细的膜样结构，由视网膜色素上皮层和视网膜神经感觉层组成。视网膜光感受器接受光的刺激，将所接受的光刺激转变为神经冲动，经突触联系双极细胞、水平细胞至神经节细胞，其轴突形成神经纤维层，并组成视神经，传递至外侧膝状体，最终到达枕叶视皮质视中枢，形成视觉。

视网膜色素上皮与神经上皮之间的粘合不很紧密，是发生视网膜脱离的解剖基础。而视网膜色素上皮与 Bruch 膜粘连极为紧密，不易分开。RPE、Bruch 膜以及脉络膜毛细血管，三者组成一个统一的功能整体，称为色素上皮－玻璃膜－脉络膜毛细血管复合体，起到维持光感受器微环境的作用。

视网膜色素上皮有复杂的生化功能，为视网膜外层细胞提供营养、维持新陈代谢，并有吞噬及消化视锥细胞和视杆细胞外节盘膜的重要功能。视网膜的营养来自两个血管系统：视网膜中央动脉供应内核层以内的视网膜，内核层以外的视网膜的营养则由脉络膜毛细血管供应。视网膜中央动脉发自眼动脉，它在视神经内的一段具有完整的内膜、中层及外膜三层结构，其中层的弹力纤维及肌层发育完好；但当血管穿过巩膜筛板进入眼内以后，其管壁内的弹力纤维层即减成单层结构，在其第一或第二分支以后弹力纤维完全消失，肌层也明显变薄。视网膜中央动脉在视乳头附近的管径约为 100μm，视乳头以外的动脉管径逐渐变得更细，因此，视网膜上的动脉应属于小动脉。视网膜中央静脉在视乳头附近的管径约为 175μm。视网膜上的动、静脉血管在交叉处有一共同的外膜包绕。这种血管交叉处的共同外膜是形成视网膜分支静脉阻塞的解剖因素。视网膜毛细血管壁的内皮细胞之间有完整的封闭小带和壁内周细胞，形成视网膜的内屏障或称血－视网膜屏障。在正常生理情况下，视网膜毛细血管中的物质不会渗漏到视网膜神经上皮内。视网膜色素上皮细胞之间也有封闭小带存在，从而阻止了这些物质进入视网膜神经上皮层下；因此，色素上皮构成了视网膜的外屏障，或称脉络膜—视网膜屏障。如果上述屏障发生障碍，就会引起视网膜水肿、渗出、出血、视网膜新生血管膜等病理改变。

1. 视网膜水肿

由视网膜动脉阻塞所致的视网膜动脉血流突然中断，导致该动脉所供应的区域发生缺血、缺氧，导致视网膜内层的双极细胞、神经节细胞以及神经纤维层发生混浊、水肿，此为细胞性水肿。水肿的范围取决于血管阻塞的部位。

视网膜毛细血管的内皮细胞受损，使血－视网膜屏障受到破坏，血浆经管壁的损害处渗漏于视网膜神经上皮层，从而引起视网膜水肿，此为细胞外水肿。

2. 视网膜渗出

① 硬性渗出：是因视网膜毛细血管的病变、慢性水肿渗出、液体逐渐吸收后，在视网膜外丛状层遗留下的脂质沉着。检眼镜下可见视网膜内边界清晰的黄白色小点和斑块，其形态和大小不一，可融合成片状，也可呈环状或弧形排列。位于黄斑的硬性渗出可顺着 Henle 纤维排列成星芒状或扇形，严重者在黄斑区可形成较厚的斑块。一旦发现视网膜硬性渗出，在其邻近必然存在有毛细血管的病变。如果视网膜毛细血管的渗漏停止，脂质沉着可以缓慢吸收。

② 棉绒斑：既往曾称为“软性渗出”，是视网膜内形态不一、边界不清的灰白色绒毛状斑块，此为毛细血管前小动脉阻塞后，致使该支小动脉所供应的视网膜发生局部缺血，神经纤维层的微小梗塞，轴浆运输阻断而形成。

3. 视网膜出血

①深层出血：为视网膜深层毛细血管的出血，位于外丛状层和内核层之间。由于神经组织结构紧密，出血较为局限。检眼镜下表现为小的圆点状出血，色暗红。多见于静脉性损害的疾病，如糖尿病性视网膜病变等。

②浅层出血：为视网膜浅层毛细血管出血，位于神经纤维层。出血沿神经纤维的走行而排列，多呈线状、条状及火焰状，色较鲜红。见于静脉和动脉性损害，如高血压性视网膜病变、视网膜中央静脉阻塞等。

③视网膜前出血：视网膜浅层的大量出血，血液聚集于视网膜内界膜与玻璃体后界膜之间，因重力的关系多表现为半月形积血，上方有一水平液面。有时可见于颅内蛛网膜下腔出血或硬脑膜下出血的患者。

④ 视网膜下出血：视网膜下新生血管或脉络膜毛细血管的出血，出血位于色素上皮下可呈黑灰色或黑红色，位于神经上皮下可呈鲜红色。

⑤玻璃体积血：由大量的视网膜前出血或视网膜新生血管出血所致。少量的玻璃体积血可引起玻璃体片状或团块状混浊；大量的玻璃体出血使眼底无法检查，眼底失去正常的红光反射。血液进入玻璃体后凝成血块，以后血块逐渐裂解，红细胞溶解，血红素吸收。玻璃体内呈现灰白色的絮状或膜状物，吸收非常缓慢。

4. 视网膜血管本身的病变

心血管疾病、循环障碍和缺血可引起视网膜的动脉硬化、管腔变窄及阻塞；静脉扩张、迂曲或呈串珠样改变；动、静脉交叉处出现压迫现象。血管壁的炎症表现为血管白鞘或呈白线状。视网膜毛细血管因周细胞丧失、基底膜增厚，管腔变小或出现扩张及局部膨胀而形成微动脉瘤等。

5. 视网膜新生血管

因视网膜大面积毛细血管闭塞、慢性缺血引起，与血管内皮生长因子的生成和释放有关。新生血管可起自视盘表面及视网膜的小静脉，沿视网膜表面生长，在有玻璃体粘连的部位可长入玻璃体内，并含有数量不等的纤维组织，称新生血管膜。可引起玻璃体积血及牵拉性视网膜脱离。多见于缺血型视网膜静脉阻塞、糖尿病性视网膜病变等。

视网膜疾病的检查方法：除了直、间接检眼镜是眼底检查的常规方法外，现代其他检查方法，包括眼底荧光素血管造影（FFA）、吲哚菁绿脉络膜血管造影（ICGA），光学相干断层扫描（OCT）、视觉电生理等检查均对视网膜疾病的诊断具有重要的作用。

第二节 视网膜血管病

一、视网膜动脉阻塞

视网膜动脉阻塞（retinal artery occlusion，RAO）是眼科的急症之一，包括视网膜中央动脉阻塞、视网膜分支动脉阻塞和视网膜睫状动脉阻塞。

（一）视网膜中央动脉阻塞（central retinal artery occlusion，CRAO）

【病因】多发生于有高血压、糖尿病、心脏病、颈动脉硬化的老年人。直接原因主要为血管栓塞、血管痉挛、血管壁的改变和血栓形成。常为筛板水平的粥样硬化栓塞所致，中央动脉内有粥样硬化斑块下出血。系统性病因有偏头痛、外伤、凝血障碍、炎症或感染性疾病、口服避孕药、结缔组织病包括巨细胞动脉炎等。视网膜脱离手术或眶内手术、下鼻甲或球后注射泼尼松龙等药物偶可引起。

【病理】阻塞后首先表现为视网膜内层的缺血坏死，尤其是神经纤维层和神经节细胞层发生急性的缺血性坏死，视网膜内核层和内网状层均有不同程度的损伤。晚期视细胞可发生萎缩。

【临床表现】

症状：一眼突然发生无痛性视力丧失，甚至降至无光感。有的患者在发作前有阵发性黑矇。

体征：患眼瞳孔直接对光反射消失，间接对光发射存在。眼底检查见视网膜水肿，失去透明度而变为灰白色，尤其是后极部，但黄斑区因视网膜较薄且无内层，故水肿不明显，可透见其深面的脉络膜红色背景，与其周围灰白、水肿的视网膜形成鲜明对比，形成樱桃红斑（见插页图 13-1）。视网膜动脉变细，少见视网膜出血。数周后，视网膜水肿消退，但视盘苍白，血管变细，呈白线状。眼底荧光血管造影可见视网膜动脉和静脉充盈时间延长，动、静脉血流变细，视网膜循环时间延长。

【诊断】根据典型的病史及眼底特征性改变诊断并不困难，但主要应与前部缺血性视神经病变相鉴别。

【治疗】视网膜完全缺血超过 90 分钟将出现不可逆性损害。超过 4 小时则视力很难恢复。因此，治疗应作为急症处理。

1. 降低眼压　如压迫眼球，前房穿刺，球后麻醉，口服乙酰唑胺。
2. 吸氧　吸入 95%氧及 5%二氧化碳混合气体。
3. 血管扩张剂　立即吸入亚硝酸异戊酯或舌下含硝酸甘油含片；球后注射阿托品或 654-2；静脉滴注血管扩张药。
4. 其他　可口服阿司匹林、潘生丁等抗血小板聚集剂。

应作系统性检查寻找病因，特别是心血管疾病，对因治疗。出现虹膜新生血管者，可行广泛视网膜光凝术。

【预防】治疗高血压、动脉硬化、心血管疾病。避免紧张、情绪波动等。如出现阵发性黑朦应立即就诊。一旦发生视网膜中央动脉阻塞，应及时抢救。

（二）视网膜分支动脉阻塞（branch retinal artery occlusion，BRAO）

各分支均可受累，但以颞上支最为多见。

【病因】主要由于血栓形成或栓塞所导致。最常见的栓子为颈动脉胆固醇栓子、血小板纤维蛋白栓子、心瓣膜的钙化栓子；临床上少见的心黏液瘤栓子、脂肪栓子、细菌栓子等。

【临床表现】

症状：视力可有不同程度下降，表现为视野某一区域突然出现遮挡。可遗留永久性视野缺损。后极部以外的阻塞，临床症状不明显。

体征：急性发作数小时后，沿阻塞动脉的供应区呈扇形或象限形视网膜灰白色水肿、混浊，如波及黄斑也可出现樱桃红斑，甚至有时可见栓子阻塞的部位。晚期视网膜水肿消退。

【诊断】根据突然出现某一区域视物遮挡，视力下降，眼底检查见受累动脉区域视网膜呈灰白色水肿、混浊即可诊断（见插页图 13-2）。

【治疗】寻找病因，对因治疗。发病早期可压迫眼球以促使栓子移位，减轻阻塞程度。亦可应用血管扩张药。

（三）眼缺血综合征

由于颈动脉阻塞或狭窄导致眼动脉长期灌注不足而引起的视网膜病变，为低灌注性视网膜病变。由此而引起的眼前节缺血与视网膜和脉络膜的改变一并称为眼缺血综合征。多为老年人，平均年龄为 60 岁左右。男性略多于女性，常单眼发病，约20%病例双眼受累。

【病因】慢性、严重的颈动脉阻塞、狭窄或眼动脉阻塞引起。常因动脉粥样硬化或炎症性疾病所致。动脉阻塞达90%以上管腔可致病。

【临床表现】

症状：可出现一过性黑矇。视力逐渐丧失，眶区疼痛。

体征：检查可见视网膜动脉变窄，静脉扩张，视网膜出血及微动脉瘤，视网膜出血多位于赤道部和周边部。视盘或视网膜新生血管形成。眼前节缺血，前房可出现细胞浮游，房水闪光阳性。晚期由于供血不足，可出现视神经萎缩或导致新生血管性青光眼。大多数眼逐渐失明。荧光血管造影显示脉络膜充盈延迟，臂-视网膜循环时间和视网膜循环时间均延长，血管着色。

【诊断】根据病史诊断：如出现一过性黑矇，视力逐渐下降等症状；眼部检查可出现低灌注性视网膜病变；颈动脉检查包括颈动脉彩色多普勒超声检查和颈动脉血管造影，但后者有一定危险性。本病需与早期糖尿病性视网膜病变、视网膜中央静脉阻塞、无脉症眼底病变相鉴别。

【治疗】早期症状较轻可试用抗凝剂和抗血小板聚集剂如阿司匹林等，有一定帮助。较重病例理论上有效的治疗是颈动脉内膜切除术，但完全阻塞者无效。视力预后差。虹膜新生血管伴眼压升高者可行广泛视网膜光凝，或试行睫状体冷凝或周边视网膜冷凝等治疗。

【预防】治疗动脉粥样硬化，防止颈动脉阻塞或狭窄的发生与发展，早期发现，早期治疗。

二、视网膜静脉阻塞

视网膜静脉阻塞（retinal vein occlusion，RVO）是一种较为常见的视网膜血管病。引起视网膜静脉阻塞的原因有血管外的压迫、静脉血流的淤滞以及静脉血管内壁的损害。血管外的压迫多由于视神经内或视网膜动、静脉交叉处的视网膜中央动脉或分支小动脉硬化，压迫其邻近的静脉所致，因此多见于高血压及动脉硬化等老年患者。静脉血流的淤滞则见于视网膜动脉灌注压不足或眼压增高以及血液粘滞度增高的患者。

（一）视网膜中央静脉阻塞（central retinal vein occlusion，CRVO）

多见于50岁以上中、老年人，也可发生在年轻人。

【病因】比较复杂，常由多种原因造成，大多为血栓形成。阻塞多位于视乳头的筛板区或筛板后区的视网膜中央静脉的主干。本病与视网膜中央动脉粥样硬化压迫有关，压迫使血流受阻，血管内皮损伤，血栓形成，相关的血管病有高血压、动脉硬化、糖尿病等。青年患者也可能与炎症有关，如视网膜血管炎。

【病理】血管阻塞部位通常位于筛板或筛板后部的视神经内。静脉管腔内血栓形成常常导致管腔的完全阻塞。但有些血栓可以发生纤维化或再通。管壁周围可有单核细胞浸润。阻塞位置前端的分支血管可显示淤滞性扩张，这些分支血管可形成侧支循环。

【临床表现】

症状：起病急骤，病程较长。视力可明显下降。常在 0.1 左右。

体征：眼底特征主要表现为视网膜静脉扩张、迂曲，血管呈暗红色。大量的火焰状出血遍布眼底各象限，视网膜静脉管壁的渗漏引起视网膜普遍水肿，致使视网膜静脉呈断续状的埋藏于水肿的视网膜内；重者可见一些棉绒斑及视乳头充血、水肿。病程较久者则可见一些黄白色硬性脂质渗出及黄斑囊样水肿(见插页图 13-3)。视力损害的程度则依据黄斑区出血及囊样水肿的有无及轻重而不同，一般视力损害多较严重。

临床上分为缺血型和非缺血型两种类型。

缺血型：视力可明显下降，视野损害明显，ERG-b 波幅值降低。有明显的相对性传入性瞳孔障碍（RAPD）。眼底检查：视乳头高度水肿、充血、边界模糊。视乳头周围视网膜水肿。视网膜静脉高度迂曲、扩张，严重时呈腊肠状，视网膜大量出血，多呈火焰状或片状，后极部较多。大血管旁有多个不等的棉绒斑。荧光造影显示广泛的无灌注区。部分患者晚期可出现视网膜新生血管、虹膜新生血管及新生血管性青光眼。

非缺血型：视力通常轻度下降，视野损害较少，无 RAPD，ERG-b 波幅值正常或轻度降低。可因慢性黄斑水肿影响视力。最终视力好于 0.5 的占 2/3，但约有 10%转变为缺血型 CRVO。

荧光血管造影：视网膜循环时间延长，毛细血管呈瘤样扩张，并有荧光素渗漏。静脉管壁染色，黄斑可有弥漫荧光素渗漏或花瓣状渗漏。缺血型者在视网膜周边部形成大片无灌注区。OCT 检查黄斑区可出现黄斑区水肿或囊样水肿。

【诊断】根据视网膜中央静脉阻塞的眼底特征，如静脉高度迂曲扩张、沿静脉大量火焰状出血及荧光血管造影，诊断并不困难。但应与视网膜静脉周围炎、糖尿病性视网膜病变、高血压性视网膜病变相鉴别。

【治疗】目前尚无特殊有效的药物。可针对病因治疗或预防并发症。

缺血型：视网膜荧光眼底血管造影显示视网膜毛细血管无灌注区超过 6 个视乳头直径（PD）时应行全视网膜光凝术，对防治虹膜红变有一定作用，以防止发生虹膜新生血管性青光眼，但光凝疗法常加重周边视野丧失。在发病 3 个月后严密观察虹膜新生血管的发生和眼压的变化。眼压升高者可采用药物治疗、分次的透巩膜睫状体光凝或两者联合控制眼压。

非缺血型：以治疗黄斑水肿为主，尽可能恢复中心视力。

【预防】治疗全身血管性疾病，如高血压、动脉硬化、高血脂、糖尿病、血液粘滞度增加，血液病及视网膜血管本身的炎症等。

(二)视网膜分支静脉阻塞(branch retinal vein occlusion,BRVO)

多见于高血压、动脉硬化的老年人,以颞上支阻塞最常见,鼻侧支阻塞少见。可有颞侧半或下一半的静脉阻塞,称半侧 RVO。

【病因】动静脉交叉处、动脉壁增厚对静脉的压迫为最常见原因,其他包括全身血管性疾病,如高血压动脉硬化;糖尿病等;也可能与炎症有关,如视网膜血管炎。

【临床表现】

症状:视力呈不同程度下降。

体征:眼底检查可见阻塞点远端视网膜静脉血管扩张、迂曲,该区视网膜水肿,并有火焰状出血。阻塞严重者,有时可见棉绒斑;病程久者,可见黄白色硬性脂质沉着,随病程增加可见动脉变窄、有鞘。黄斑囊样水肿,黄斑区可出现排列成扇形的黄白色脂质渗出(见插页图 13-4)。

BRVO 可分为缺血型及非缺血型两种:

缺血型:毛细血管持续闭塞、视网膜广泛缺血,可引起视网膜新生血管及黄斑水肿,视力预后差。

非缺血性:视网膜出血可逐渐吸收,血流因毛细血管代偿和侧支循环建立而复原,黄斑及视网膜水肿消退,视力改善。

【诊断】根据本病的特征:沿视网膜分支静脉大片火焰状出血和静脉高度迂曲、扩张,诊断并不困难。但应与高血压性视网膜病变、糖尿病性视网膜病变及低灌注性视网膜病变相鉴别。荧光血管造影可帮助诊断。

【治疗】药物治疗效果尚不确定,需寻找病因,治疗原发病。如有血管炎症,可使用糖皮质激素进行治疗。但应注意激素的不良反应。可采用格栅样光凝治疗其黄斑水肿。有广泛毛细血管无灌注区或新生血管形成者,应进行广泛视网膜光凝术。对于长期的玻璃体积血和牵拉性视网膜脱离者,应采用玻璃体切割手术和视网膜光凝治疗。

三、视网膜血管炎

视网膜血管的炎症常常累及静脉,动脉受累较少,有时动、静脉均可受累,形成视网膜血管炎和视网膜血管周围炎。

【病因】病因复杂,常伴有视网膜血管炎的眼部或系统性疾病:①源于感染或继发于葡萄膜炎,如病毒性视网膜炎、结核、梅毒、中间葡萄膜炎。②源于全身性疾患,如红斑狼疮、Behcet 病、结节病、多发性硬化、多发性动脉炎等。③原因不明,可能是一种特发性自身免疫性疾病。

特发性视网膜血管炎又称 Eales 病,以往曾称为视网膜静脉周围炎。多发生于 20~40 岁的男性,以双眼周边部小血管闭塞、反复发生玻璃体出血和视网膜新生血管为主要特征。

【病理】一般表现为非特异性的血管周围浸润、血管壁增厚，形成白鞘。主要病变在视网膜周边小静脉，偶尔小动脉也受累。急性期视网膜静脉壁及其周围组织有多形核细胞浸润。在慢性和晚期病例，视网膜静脉壁及其周围组织有淋巴细胞、浆细胞、上皮样细胞浸润，偶有巨细胞浸润。有时细胞浸润形成结节，压迫血管壁使管腔变窄、阻塞，最终完全被纤维组织所代替。

【临床表现】

症状：初起常无症状，少量玻璃体出血时眼底后极部尚无病变，中央视力完全正常，仅发觉视野中有浮游物飘动，出现飞蚊症。玻璃体大量出血时视力可严重下降。

体征：眼部检查可见玻璃体轻微混浊，散瞳检查眼底可见视网膜周边部小静脉出血，静脉管壁两旁出现白鞘。血管两侧视网膜水肿，有大小不等和数量不等的火焰状和点片状出血。病程反复发展，最终可因静脉炎症引起广泛的血管闭塞，导致视网膜大面积缺血、视网膜新生血管形成，从而引起更多的出血。最后可发生大量玻璃体出血，并因出血机化而诱发严重的增殖性玻璃体视网膜病变和牵引性视网膜脱离。眼底荧光血管造影可见受累静脉管壁渗漏，有组织染色。

【诊断】好发于青年男性，以反复发生玻璃体出血和视网膜新生血管为主要特征。可见视网膜静脉管壁旁白鞘。

【治疗】应寻找病因，针对病因进行治疗。对 Eales 病，早期可试用糖皮质激素，以控制静脉炎症。视网膜周边部病变血管及缺血区病灶常需多次采用激光光凝。对长期的玻璃体出血和牵拉性视网膜脱离应行玻璃体切割手术和视网膜光凝术。

四、Coats 病

Coats 病又名视网膜毛细血管扩张症或外层渗出性视网膜病变。多发于男性儿童，青少年及成人也可发生，单眼发病多见。

【病因】尚不明确。

【病理】视网膜毛细血管扩张、血管壁增厚、玻璃样变，血管周围有慢性炎性细胞浸润，主要为淋巴细胞和大单核细胞。血管内皮细胞增生、变性，血管变窄、闭塞。血管内皮细胞脱落或消失，失去屏障功能。血液外渗，视网膜水肿，蛋白渗出液和出血位于视网膜外层可引起视网膜脱离。视网膜下液中含有大量泡沫细胞和胆固醇结晶空隙、巨噬细胞。脉络膜可有慢性炎性细胞浸润。

【临床表现】

症状：视力障碍，儿童因不能自述，多在发生斜视或“白瞳症”时才被发现。

体征：眼底检查见视网膜大量白色或黄白色渗出，成簇的胆固醇结晶沉着和出血，血管异常表现为梭形或球形扩张，管壁呈瘤样。随着病变的发展常伴有广泛的渗出性视网膜脱离。因并发性白内障、视网膜脱离、继发性青光眼而失明。

眼底荧光血管造影显示视网膜血管异常，包括毛细血管扩张、扭曲，静脉扩张，微动脉瘤，表现为圆点状强荧光。毛细血管无灌注及渗出性视网膜脱离。

【诊断】根据患者年龄小，单眼发病，眼底血管异常及大块状渗出等改变，不难明确诊断。但应注意与视网膜母细胞瘤、早产儿视网膜病变、转移性眼内炎及家族性渗出性玻璃体视网膜病变相鉴别。

【治疗】早期病例光凝疗法效果较好，对视网膜脱离应行视网膜复位术。本病的并发症可根据具体病情进行治疗，但需进行长期随访。

五、糖尿病性视网膜病变

糖尿病性视网膜病变（diabetic retinopathy，DRP）是最常见的视网膜血管病，为糖尿病的严重并发症之一。近期统计，我国糖尿病患者约占总人口的4%。糖尿病可引起眼的多种改变，病史在20年以上，患有DRP的Ⅰ型糖尿病患者占99%、Ⅱ型占60%以上。

【病因】目前认为糖尿病的糖代谢机制紊乱是产生DRP的根本原因。研究表明，糖尿病视网膜病变与多元醇代谢通路异常、蛋白质非酶糖基化产物的堆积、蛋白激酶C的活化及血管紧张素转换酶系统的作用有密切的关系。

【病理】视网膜毛细血管的病理改变包括周细胞减少、基底膜增厚，毛细血管腔减小，毛细血管内皮屏障（血—视网膜内屏障）失代偿。

【临床表现】

症状：视网膜病变初期一般无眼部自觉症状，病变发展可引起不同程度的视力障碍。黄斑区受累可出现中心视力下降或视物变形。玻璃体出现少量出血，患者可自觉眼前有黑影飘动。严重者可丧失视力或仅存光感。

体征及分类：眼底检查见视网膜有微血管瘤、深层及浅层出血、硬性渗出、棉绒斑、视网膜静脉扩张、视网膜内微循环异常（IRMA）以及黄斑水肿等。当损害进一步加重，广泛的视网膜毛细血管闭塞、缺血，产生大量血管内皮细胞生长因子，导致视网膜或视盘的新生血管形成、玻璃体积血及牵拉性视网膜脱离（见插页图13-5）。

我国眼底病学组于1984年提出了糖尿病视网膜病变（DR）分类法（表13-1）。

表 13-1　糖尿病视网膜病变的国内分期

分型	分期	眼底检查所见
单纯型	Ⅰ期	微动脉瘤或并有小出血点
	Ⅱ期	黄白色“硬性渗出”或并有出血斑
	Ⅲ期	有白色“软性渗出”或并有出血斑
增生型	Ⅳ期	眼底有新生血管或并有玻璃体出血
	Ⅴ期	眼底有新生血管和纤维增生
	Ⅵ期	眼底有新生血管和纤维增生，并发视网膜脱离

2002 年提出了国际临床分类法及黄斑水肿分类法（表 13-2、表 13-3）。

表 13-2　糖尿病视网膜病变（DRP）的国际临床分类法

<table>
<tr><th>分期</th><th>建议的疾病严重程度</th><th colspan="2">散瞳后眼底检查所见</th></tr>
<tr><td>1 期</td><td>无明显视网膜病变</td><td colspan="2">无异常</td></tr>
<tr><td>2 期</td><td>轻度非增生性糖尿病视网膜病变</td><td colspan="2">仅有微动脉瘤</td></tr>
<tr><td>3 期</td><td>中度非增生性糖尿病视网膜病变</td><td colspan="2">比仅有微动脉瘤重，但比重度者轻</td></tr>
<tr><td rowspan="3">4 期</td><td rowspan="3">重度非增生性糖尿病视网膜病变</td><td rowspan="3">有以下任一表现但无增生性病变的体征</td><td>① 4 个象限每个都有 20 个以上的视网膜出血</td></tr>
<tr><td>② 2 个以上象限有确定的静脉串珠状改变</td></tr>
<tr><td>③ 1 个以上象限有明显的视网膜微血管异常（IRMA）</td></tr>
<tr><td>5 期</td><td>增生性糖尿病视网膜病变</td><td colspan="2">有以下一种表现或更多：新生血管，玻璃体积血，视网膜前出血</td></tr>
</table>

表 13-3　糖尿病黄斑水肿（DME）的国际临床分类法

建议的疾病严重程度	散瞳后眼底检查所见
无明显的 DME	后极部无明显的视网膜增厚或硬性渗出
有明显的 DME	后极部有明显的视网膜增厚或硬性渗出

如果存在 DME，可按以下分级：

建议的疾病严重程度		散瞳后眼底检查所见
存在 DME	轻度	有视网膜增厚或硬性渗出，但远离黄斑中心
	中度	有视网膜增厚或硬性渗出趋向，但没有累及中心
	重度	视网膜增厚或硬性渗出累及黄斑中心

【诊断】根据患者有糖尿病病史及眼底检查可诊断。荧光血管造影可提高

DRP 的诊断率。可观察到在检眼镜下不易或不能查见的微动脉瘤。

【治疗】严格控制血糖。光凝治疗;对黄斑水肿可采用局部格栅光凝,第4期应及时进行广泛的视网膜光凝术。增生性 DRP 需要行玻璃体手术和眼内光凝,以挽救视力。

【预防】对糖尿病患者要严格的控制血糖,以减缓视网膜病变的进展,定期检查眼底,防治各种诱发因素,如高血压、高血脂等。

六、高血压性视网膜病变

高血压性视网膜病变(hypertensive retinopathy,HRP)以视网膜小动脉普遍变细,动脉管径不均匀性变窄,呈铜丝或银丝状改变,以及动、静脉交叉压迹、视网膜出血及水肿、棉绒斑等为主要特征。常可伴视网膜分支动脉阻塞及视网膜静脉阻塞。急性高血压或慢性高血压患者血压突然急性升高,可出现视乳头水肿。

【病因】高血压可分为原发性高血压和继发性高血压,大约 90% 的患者为原发性高血压。高血压可导致全身小动脉持续性收缩、张力增加。长期高血压可引起动脉管腔狭窄,进而形成高血压性小动脉硬化。视网膜分支动脉为小动脉,常可因高血压而受累,发生高血压性视网膜病变。

【病理】血压急剧上升,而且持续升高,可致视网膜血管的管腔变小,发生血-视网膜屏障破坏,即视网膜病变的渗出期。血管壁破坏的同时发生血流降低和缺血。视网膜神经纤维层内轴浆成分的积聚,可出现棉绒斑。

当血压轻度升高,视网膜动脉中层内膜发生中等程度增生,如果高血压持续一段时间,视网膜血管发生透明性退变,伴管壁肌细胞缺失,自我调节机制降低。如发生血栓,则促进缺血过程。在慢性修复期间,血管重新恢复,无灌注的动脉再管道化,毛细血管重新开放。但即使这样,常不能恢复梗塞前的视网膜功能。

【临床表现】

症状:出现视网膜出血渗出者可有视物模糊。多数高血压患者在出现硬化期并发症以后才可能有明显的视力症状。

体征:高血压性视网膜病变分为血管收缩期、硬化期、渗出期、硬化期的各种并发症等四期,各期可相互重叠。

血管收缩期:检查见视网膜动脉局限性狭窄,病程长者则出现普遍性狭窄。

硬化期:(1)动脉狭窄。(2)动、静脉压陷:动脉行经静脉前方可见压陷征。这一特征可分为三级:①轻度动、静脉压陷:动脉下的静脉偏曲,出现早期隐蔽现象;②中度动、静脉压陷:动脉后静脉变尖并缩窄和偏移(Gunn 征),静脉在交叉外稍远处可见轻度膨胀,称为静脉“斜坡”;③分支静脉阻塞：在动静脉交叉的远端可见出血和渗出。(3) 血管壁硬化导致血管壁光反射改变：可分为：①轻度光反射增加；②“铜丝样”；③“银丝样”。(4) 血管迂曲：慢性高血压患者可见动脉迂曲。(5) 动脉和小动脉分支角度增大：尤其是第二或第三分支，血压越高则分支的角度越大。

渗出期：表现为血－视网膜屏障破坏，血管壁破损和血流异常，常发生缺血。早期可见小的线状或火焰状出血，多数在视盘周围神经纤维层内。(1) 硬性黄色蜡样渗出，常分布于后极，可在黄斑中心区呈星芒状，从黄斑区沿Henle纤维层放射。(2) 棉絮斑：为灰白色或黄色斑，边界不清，大多位于后极部，尤其是围绕视盘周围。

硬化期的各种并发症：视网膜动脉硬化的并发症包括视网膜动脉阻塞、静脉阻塞、视网膜大动脉瘤和视网膜前膜或增殖性玻璃体视网膜病变。可发生继发于缺血性改变的黄斑囊样水肿。

【诊断】根据高血压病史及视网膜血管特征性改变进行诊断。

【治疗】针对病因进行治疗。控制钠盐和脂肪的摄取。对症治疗。

【预防】早期发现高血压，早期诊断、早期治疗。

七、早产儿视网膜病变

早产儿视网膜病变（retinopathy of prematurity，ROP）是指孕36周以下、出生体重不足1500g、长时间吸氧的早产儿，未血管化的视网膜发生纤维血管增生，并引起视网膜脱离和失明。

【病因与发病机制】发生于出生时低体重，尤其是大量吸氧的早产儿。视网膜发育不成熟是ROP发生的根本原因。视网膜尚未发育完全，视网膜血管对氧特别敏感，当吸入高浓度氧时，脉络膜血液中氧张力增高，可供给视网膜高浓度氧，导致视网膜血管收缩，甚至闭塞，引起视网膜缺氧。高浓度给氧后又迅速停止用氧，也将造成组织相对缺氧，由于缺氧而产生血管增生因子，刺激视网膜产生新生血管，从而促进ROP的产生。

【临床表现】

按ROP国际分类标准：

部位

Ⅰ区：以视盘为中心，60°范围内的后部视网膜。

Ⅱ区：从Ⅰ区向前到鼻侧锯齿缘距离的圆形范围。

Ⅲ区：余下的颞侧周边视网膜。

范围　按累及的钟点数目及严重程度。

第1期：在血管化与非血管化视网膜之间存在分界线。

第2期：分界线抬高、加宽，体积变大，形成嵴。

第3期：嵴伴有视网膜外纤维血管组织增生，按增生量可分为轻、中、重度。

第 4 期：不完全视网膜脱离。A：中心凹不累及；B：中心凹累及。

第 5 期：漏斗状视网膜全脱离。前部及后部可分别开放或关闭。

“附加病变”（“Plus”）：如存在后极部视网膜血管扩张、扭曲，称为“附加”病变，预示病变向严重进展。

【诊断】孕 36 周以下、低出生体重、长时间吸氧的早产儿，未血管化的视网膜发生纤维血管增殖，并引起视网膜脱离和失明。

【治疗】

对低出生体重、长时间吸氧的早产儿应及时检查。在第 2～3 期可行激光或冷冻治疗，第 4～5 期行玻璃体切割术，以挽救视力。

八、视网膜大动脉瘤

是一种获得性的视网膜血管异常，1973 年 Robertson 将视网膜大动脉瘤明确为发生在视网膜动脉第三级分叉部的视网膜小动脉的局部扩张，动脉扩张呈梭形或小囊状。主要发生在 60 岁以上合并高血压的女性患者，多数患者单眼患病，仅 10% 双眼发病。动脉瘤大者，可占据视网膜全层，常为多个。视网膜内或其下出血、视网膜水肿累及黄斑、玻璃体积血，均可引起视力下降。荧光血管造影可以很好地显示大动脉瘤的存在。造影早期，大动脉瘤可以迅速充盈。

【治疗】对影响到黄斑的渗出性大动脉瘤可采用激光凝固治疗。但应注意避免供应黄斑的动脉支血栓形成。合并玻璃体积血需做玻璃体手术。

九、视网膜血管瘤

视网膜血管瘤可以单独发生在视网膜，称为 Von hippel 病，多发生在青少年，单眼或双眼患病。多位于周边部，早期病变较小，易被忽视；晚期瘤体呈桔红色球形，由粗大、迂曲的动脉滋养，引流的静脉充盈。可有多个。累及视盘者不易辨认，因难以与滋养和引流的血管区别。瘤体渗漏可引起黄斑渗出、视网膜脱离、视力障碍。

【治疗】应用光凝或冷凝直接凝固血管瘤，促使血管闭塞，瘤体缩小，渗出吸收。约 1/5 的患者伴有中枢神经系统血管瘤（Von Hippel-Lindau disease）或合并内脏病变。

第三节 黄斑疾病

一、中心性浆液性脉络膜视网膜病变

中心性浆液性脉络膜视网膜病变（central serous chorioretinopathy，CSC），多见于中、青年男性，为自限性疾病，预后良好，但可复发。

【病因及发病机制】视网膜色素上皮水平的“泵功能”不足和屏障功能受损，脉络膜毛细血管内的液体通过视网膜色素上皮病变处渗漏，造成视网膜神经上皮层浆液性脱离。近年研究认为与血清中儿茶酚胺浓度升高有关，此外，脉络膜毛细血管的原发病变及内源性糖皮质激素的水平增高也可能与该病有关。精神紧张和过度疲劳、睡眠不足等也可为诱发因素。

【病理】RPE 细胞受损引起黄斑区神经上皮层脱离（图 13-6）。可有灰白色视网膜下纤维蛋白沉着。长期不愈、反复发作者，黄斑下可出现机化膜，下方视网膜色素上皮带状萎缩。

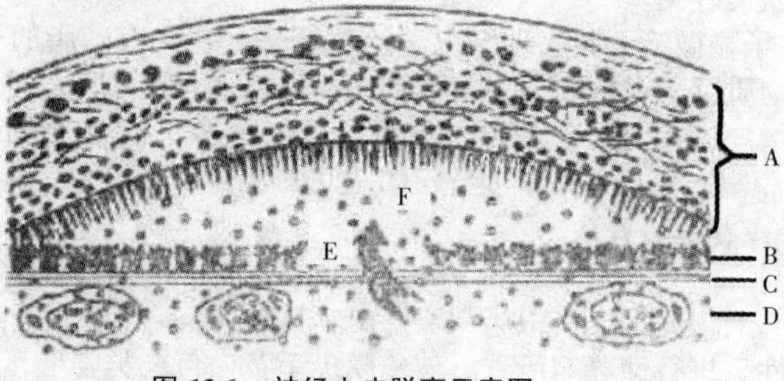

图 13-6　神经上皮脱离示意图

A. 视网膜神经上皮层　B. 视网膜色素上皮层　C. 玻璃膜(Bruch 膜)
D. 脉络膜毛细血管　E. 色素上皮缺损处　F. 神经上皮脱离区

【临床表现】

症状：突然出现单眼视力下降，眼前有阴影，视物可有变形、变小、变远的感觉。远视力检查从 1.0～0.1，多数不低于 0.5，可用凸透镜部分矫正。用 Amsler 方格表检查常有变形或暗点。

体征：眼底检查：病变轻者仅见黄斑区反射略弥散。重者黄斑区视网膜有圆形隆起的反光轮，中心凹暗红，光反射消失。数周后可有灰白色视网膜下纤维蛋白沉着。

荧光血管造影：中心性浆液性脉络膜视网膜病变在荧光血管造影中有独特

表现，在静脉期黄斑区可见一个或数个渗漏点，荧光迅速扩散，呈现墨渍样或炊烟状渗漏，逐渐扩大为强荧光斑。

OCT 表现：单纯视网膜神经上皮层局限性脱离，脱离区内为液性暗区；神经上皮层脱离伴发色素上皮小灶性脱离。

【诊断】根据本病的症状、眼底所见及荧光血管造影所见不难作出诊断。首先，应与视网膜脱离伴黄斑水肿鉴别，应充分散瞳，详细检查眼底可确诊；其次，应与黄斑囊样水肿、周边部葡萄膜炎鉴别。

【治疗】由于本病确切发病原因不明，所以缺乏有明确作用的药物治疗。特别是糖皮质激素，应禁用。本病应用血管扩张药易引起毒性黄斑水肿，在 3~6 个月内多数病例可自愈。如果渗漏点距中心凹 500μm 以外，可激光凝固渗漏点，有助于液体吸收，光凝后 2~3 周可有明显改善。

二、年龄相关性黄斑变性

年龄相关性黄斑变性（age-related macular degeneration，AMD）也称为增龄性黄斑变性，是常见的致盲眼病，多发在 50 岁以上老人。分为干性和湿性两型。

【病因】可能与黄斑长期慢性的光损伤、遗传因素、环境因素、代谢障碍、营养失调等多因素有关。

【病理】电子显微镜下其病理组织学的改变是一些含有磷脂的小囊泡及电子密度较大的物质沉积在 RPE 的基底膜与 Bruch 膜的内胶原层之间。RPE 的基底膜并无明显增厚，但 Bruch 膜的内胶原层可能增厚，使 RPE 与 Bruch 膜分离，引起 RPE 脱离。后极部玻璃膜疣沉着也可影响到 Bruch 膜，因此玻璃膜疣与 AMB 发生存在着密切关系。

【临床表现】

1. 干性（或称萎缩性）AMD：由于 RPE-Bruch 膜 - 脉络膜毛细血管复合体的长期、慢性、进行性萎缩所致。玻璃膜疣呈黄白色、类圆形，位于后极部外层视网膜下，玻璃膜疣大小不一，可分为大、中、小，硬性（边界清楚）、软性和融合性（边界不清），堆积于 Bruch 膜和 RPE 之间，使 RPE 脱离，RPE 变性、萎缩，表现为后极部色素脱失、紊乱，进一步出现界限清晰的地图状萎缩区，发展至晚期，其深面的脉络膜毛细血管萎缩、显露，视力可明显下降。

2. 湿性（或称渗出性）AMD：由于 Bruch 膜受损，脉络膜毛细血管经由 Bruch 膜损害处向视网膜色素上皮及视网膜神经上皮处生长，形成新生血管（即脉络膜新生血管，CNV）。I 型 CNV：脉络膜新生血管生长在 RPE 下；II 型 CNV：脉络膜新生血管生长至视网膜感觉层下。CNV 一旦形成，由于新生血管结构不完善，必将引起渗出、出血、机化或瘢痕。眼底检查可见后极部视网膜下灰黄色病灶（1PD 至遍及整个后极部），伴视网膜下出血时常掩盖 CNV。视网膜下出血或形成玻璃体积血。晚期，黄斑区出血、机化，盘状瘢痕形成，中心视力可完全丧失。

FFA检查：CNV可表现为典型性和隐匿性，典型性早期荧光均匀、明亮，晚期渗漏；隐匿性早期为斑驳状荧光，晚期渗漏。吲哚菁绿脉络膜造影（ICGA）可显示CNV的形态。

【诊断】根据发病年龄在50岁以上，视力逐渐下降，中心视力减退，有绝对性中心暗点，眼底检查可见后极部圆形、黄色、硬性、软性和融合性玻璃膜疣可明确诊断。色素脱失紊乱或呈地图状萎缩区，其深面的脉络膜毛细血管萎缩、显露，可诊断干性AMD。在后极部视网膜见灰黄色病灶，伴暗红色视网膜下出血，出血常掩盖CNV。

FFA检查

干性AMD：造影早期，后极部由于RPE的萎缩而透见荧光，多数玻璃膜疣也显现、透见荧光，少数玻璃膜疣显现荧光素染色。如后极部RPE有地图样萎缩，可见局部地图样透见荧光。湿性AMD：造影早期，出现花边状、车辐状、绒球状或网状的CNV形态，很快可见明显的荧光素渗漏，使CNV形成一片强荧光，周围的出血呈现荧光遮蔽。晚期瘢痕形成，造影早期瘢痕区为弱荧光，造影后期瘢痕可以染色。脉络膜血管造影和OCT检查有助于诊断。

【鉴别诊断】正常老年人后极部可以有色素紊乱，中心凹反射消失，以及少量的硬性玻璃膜疣，但视功能未受损害，应视为正常的老年性黄斑改变，应与干性AMD相鉴别。湿性AMD应与高度近视眼的黄斑退变引起的CNV，眼底血管条纹、中心性渗出性脉络膜视网膜病变鉴别。出血较多时，应与脉络膜黑色素瘤相鉴别。此外还应与特发性息肉状脉络膜血管病变相鉴别。

【治疗】干性AMD暂无有意义的治疗方法，抗氧化剂等防治干性AMD效果尚未证实。

湿性AMD的治疗目的是封闭CNV。光动力疗法（photodynamic therapy，PDT）利用与CNV内皮细胞特异性结合的光敏剂，用光照射、激活光敏剂，产生光氧化反应，杀伤内皮细胞，从而达到破坏CNV的作用。应用700～900nm的红外或近红外激光经瞳孔温热疗法（transpupillary themotherapy，TTT）或微脉冲激光照射，可促使其吸收，恢复中心视力。

经FFA或ICG造影显示CNV在中心凹外500μm者可采用激光凝固，但形成的光凝瘢痕明显，也可能复发。黄斑下CNV可手术切除，黄斑转位手术是近年的新手术方法，但疗效均有待于评价。

【预防】最近报道补充营养添加剂，如抗氧化剂、矿物质和叶黄素，可能预防本病发展到严重阶段。

三、黄斑囊样水肿

黄斑囊样水肿（cystoid macular edema，CME）并非一种独立的眼病，常由多种眼病引起，是严重损害视力的病变。

【病因】与炎症和血管病变引起缺血等因素有关。常见于视网膜静脉阻塞、糖尿病视网膜病变、葡萄膜炎、视网膜血管炎、黄斑区视网膜前膜、高血压、Coats病、视网膜色素变性等。白内障、眼外伤和其他内眼手术后均可发生。白内障术后出现的CME称为Irvine-Gass综合征。玻璃体视网膜牵拉等也可发生CME。

【病理】特征是视网膜内水肿，含有蜂巢样囊腔。水肿来自中心凹周围通透性异常的视网膜毛细血管，由于Henle纤维的放射状排列而形成花瓣状。

【临床表现】

症状：可出现视力减退或视物变形，或症状不明显。

体征：眼底检查：黄斑部视网膜反光增强，呈毛玻璃状，黄斑组织模糊不清，中心凹光反射消失。在三面镜或裂隙灯前置镜下，典型的病例可见黄斑区视网膜呈囊样改变。FFA：早期由于水肿区遮挡脉络膜背景荧光，因而水肿范围内见一暗区。静脉期黄斑区的视网膜毛细血管扩张，染料逐渐渗漏，形成黄斑区强荧光。后期可见染料积存于黄斑区，形成典型的花瓣状外观。

【诊断】CME的诊断除根据视力和眼底所见外，FFA和OCT是可靠的诊断手段。

【治疗】针对原发疾病进行治疗，对因炎症引起的黄斑水肿，可给予糖皮质激素，以减轻炎症对视网膜静脉阻塞及糖尿病性视网膜病变引起的黄斑水肿，可行黄斑区格子样光凝。有玻璃体粘连、牵拉者可行玻璃体手术。对慢性CME，也可行视网膜内界膜剥除术或玻璃体腔内注射曲安奈德治疗。但需注意并发症及疗效的观察。

四、黄斑裂孔

黄斑裂孔（macular hole）是指黄斑中心视网膜神经上皮层的全层组织缺损。

【病因】多见于老年人、女性。相对健康的眼，无其他病因而发生的黄斑裂孔，称为特发性黄斑裂孔。Gass认为因玻璃体后皮质收缩，对黄斑的切线或前后牵拉是发病的主要因素；其次可因眼外伤、高度近视、变性、长期黄斑囊样水肿、日光灼伤、玻璃体牵拉等引起。

【病理】手术切除黄斑裂孔患者的黄斑前膜标本发现，纤维膜样组织中含大量胶质细胞、巨噬细胞、浆细胞、淋巴细胞、成纤维细胞及条索样结构等。这些增殖膜收缩可造成黄斑区的切线牵引，形成裂孔。

【临床表现】

症状：中心视力明显下降，视物变形，视野有中心暗点。

体征：眼底表现：黄斑可见一约1/4～1/2视乳头直径（PD）大小的、边界清晰的圆形或椭圆形红斑，孔底可有黄色颗粒（见插页图 13-7）。高度近视眼的黄斑裂孔常常发生视网膜脱离。

【诊断】黄斑全层裂孔为边界清晰的暗红色孔；裂孔底部有棕黄色色素；在后极部中央有晕圈或局限性视网膜脱离；在黄斑裂孔附近有一个半透明的盖膜，根据这些特点即可诊断。OCT 检查可以准确诊断。但黄斑裂孔应与黄斑囊样变性、黄斑假孔、板层裂孔和黄斑脱离相鉴别。

特发性黄斑裂孔：按 Gass 分期法分为四期：1 期为形成前期，发生中心凹脱离，检眼镜检查可见中心凹呈黄色点或有小的黄色环；2 期黄斑裂孔形成，早期较小，有中心凹或其周围的全层裂孔，通常 $<400\mu m$；3 期裂孔变大，$>400\mu m$，黄斑裂孔完全形成，伴玻璃体大部分后脱离，后皮质仍与黄斑粘连。在 2 期或 3 期时，可见到玻璃体皮质形成裂孔前方的盖膜。4 期玻璃体后皮质完全脱离，伴较大的全层黄斑裂孔，有时可见其中有小于黄斑孔的全层盖膜。长期随访很少发生视网膜脱离。

【治疗】对 1 期裂孔可观察，大约一半的患者会自行缓解。2～3 期或 4 期的特发性黄斑裂孔可行玻璃体切割术去除玻璃体后皮质，同时进行黄斑区内界膜撕除术，以获得封闭裂孔和改善视力的疗效。对黄斑裂孔伴视网膜脱离者，行玻璃体切割术，是否采取黄斑区内界膜撕除术还需长期观察。

六、黄斑视网膜前膜

视网膜前膜（epiretinal membrane，ERM）为发生在视网膜内表面上因细胞增生而形成的纤维细胞膜，位于黄斑及其附近的膜称为黄斑视网膜前膜（epiretinal membrane of macula l），或简称黄斑前膜。

【病因】本病也可发生在无其他眼病的老年人，称特发性黄斑 ERM。常见于 50 岁以上老人，双眼发病率为 20%。可能由于后玻璃体的分离，留下少量后皮质与黄斑粘连，引起内界膜裂开，胶质细胞由裂口从视网膜长出，沿视网膜表面或残留的玻璃体后皮质增生，形成黄斑 ERM。发生在视网膜脱离、眼外伤和光凝、冷凝术后，还可见于 RVO、慢性 CME、眼内炎症、视网膜色素变性等眼底疾病形成的黄斑 ERM，为继发性黄斑前膜。膜的收缩可使黄斑发生皱褶、变形或黄斑水肿。

【病理】由多种细胞和细胞间质组成，有神经胶质细胞、RPE 细胞、纤维细胞、巨噬细胞以及玻璃体细胞等。此外，有的黄斑前膜中还含有胶原和纤维连接蛋白。

【临床表现】

症状：视物变形，视力下降。

体征：表面膜很薄而透明，类似“玻璃纸”样，在检眼镜下仅可见视网膜反光异常，有不规则的或放射状皱褶，小血管被牵拉而伸直、扭曲和变形，严重时可致黄斑水肿或浅脱离。黄斑 ERM 较厚者，呈灰白色。

【诊断】检验镜下仔细检查。OCT 有重要的诊断价值。

【治疗】尚无有效药物，如仅轻度视力下降或视物变形，不必加以处理。如视力下降明显，视力低于 0.3 以下，可采用玻璃体手术剥除黄斑前膜。

七、高度近视黄斑变性

常见于高度近视眼，屈光度大于 - 6D 称为高度近视，随着病情进展，眼轴进行性变长，视网膜、脉络膜出现退行性变化，故又称为病理性近视或变性性近视。

【病因】与先天遗传因素、环境因素有关。

【病理】为脉络膜毛细血管层、Bruch 膜和视网膜色素上皮层萎缩、变性、变薄，脉络膜毛细血管层闭塞。巩膜后葡萄肿时 Müller 细胞增生，Bruch 膜常变薄或撕裂，黄斑下新生血管或出血。

【临床表现】

症状：视物模糊，远视力降低。黄斑出血可出现视力显著下降。注视点为暗点。

体征：眼球后极部向后扩张，呈现巩膜后葡萄肿，视网膜色素上皮和脉络膜毛细血管层萎缩，脉络膜大血管裸露呈豹纹状眼底。视盘颞侧脉络膜萎缩弧，称近视性弧形斑。部分病例弧形斑甚至可以围绕视盘一周。黄斑中心凹可发生出血、漆裂纹、Fuchs 斑及视网膜下新生血管。高度近视患者由于多数存在玻璃体液化、玻璃体后脱离、视网膜周边部格子样变性，易发生黄斑裂孔。马蹄形视网膜裂孔及圆形萎缩裂孔，从而导致视网膜脱离（见插页图 13-8）。

【诊断】该病通过病史，远视力、屈光度及典型眼底表现可明确诊断。

【治疗】黄斑区新生血管一般较小且无扩大的趋势，不主张行激光凝固，患者可残留周边视力。近年有 PDT、TTT 等方法治疗黄斑 CNV 的报道，可有一定的效果。

【预防】应注意尽量避免遗传因素，注意营养均衡，全身健康。如已发生屈光不正，应配戴适合的眼镜。

八、Stargardt 病

Stargardt 病又称眼底黄色斑点症，为常染色体隐性遗传，也可为显性遗传。病理特征是在 RPE 水平有弥漫性黄色圆形斑点（脂褐素沉着）。仅出现在黄斑部，称 Stargardt 病。若斑点散布于整个眼底，称眼底黄色斑点症。发病年龄大多数在 10 岁左右，进行性中心视力减退，可出现色觉障碍。眼底检查见黄斑部色素紊乱，中心凹光反射消失，黄斑区出现黄色斑点、地图样萎缩，呈金箔样反光。晚期脉络膜毛细血管萎缩。荧光血管造影检查，黄斑区显示椭圆形斑驳状，透见荧光或窗样缺损，或“牛眼”状高荧光。ERG 检查有助于诊断。本病无特殊治疗方法。

九、卵黄样黄斑营养不良

本病又称 Best 病或卵黄样变性，为常染色体显性遗传。11 号染色体长臂有突变。临床表现多样，发病年龄多在儿童期，偶有成人。黄斑出现黄色的、卵黄样（脂褐素沉着）病变。检查可见黄斑区中央有卵黄状、橘黄色囊样隆起，界清，半透明，视网膜血管跨越其上，形态似蛋黄。此时视力损害轻微。“卵黄”破裂、吸收，伴瘢痕和地图样萎缩，此期视力显著下降。偶有 CNV。荧光血管造影：卵黄完整时，遮蔽了脉络膜背景荧光，呈现暗区。卵黄破裂则可出现不规则的透见荧光与遮蔽荧光相混杂的状态。如有视网膜新生血管，可出现荧光素渗漏现象。EOG 有诊断价值。无特殊治疗。

第四节　视网膜脱离

视网膜脱离（retinal detachment，RD）是指视网膜神经上皮层与色素上皮层分离。根据发生的原因不同，可分为孔源性（原发性）、牵拉性、渗出性（继发性）视网膜脱离。后两者又称为非孔源性视网膜脱离。

渗出性 RD 见于原田病、葡萄膜炎、后巩膜炎、恶性高血压、中心性浆液性脉络膜视网膜病变、Coats 病、特发性葡萄膜渗漏综合征、视网膜血管瘤、脉络膜肿瘤等。牵拉性视网膜脱离（traction retinal detachment，TRD）指因增生性膜牵拉引起的 RD，见于 DRP、RVO、Eales 病等视网膜缺血引起的新生血管膜的牵拉，或眼球穿通伤引起的眼内纤维组织增生的牵拉。

一、孔源性视网膜脱离（rhegmatogenous retinal detachment，RRD）

【病因及发病机制】多见于高度近视眼和眼外伤后，无晶状体眼和人工晶状体眼，老年人也易发病。在视网膜裂孔形成的基础上，液化的玻璃体经裂孔进入视网膜感觉层下，形成视网膜脱离。视网膜裂孔是视网膜感觉层的一片全层缺损。由内层视网膜萎缩形成（称萎缩孔），多为小圆孔，可以不引起 RD；而由玻璃体液化、后脱离及在附着部位玻璃体对视网膜向前的牵拉形成（称牵拉孔），多为马蹄形（图 13-9），或形成一个视网膜瓣，或完全撕脱形成盖膜。

大于90°圆周的裂孔，称为巨大裂孔。发生在锯齿缘的裂孔称锯齿缘离断，与眼球钝挫伤有关。

【临床表现】

症状：发病突然，眼前黑影飘浮，有“闪光”感。眼前阴影遮挡（视野缺损），与RD区相对应。累及黄斑时视力明显减退。

体征：眼压多偏低。眼底检查见脱离的视网膜呈灰白色，不透明，视网膜隆起，其上有暗红色的视网膜血管。玻璃体液化、后脱离。散瞳后用间接检眼镜、巩膜压迫或用三面镜仔细检查，多可找到视网膜裂孔，裂孔呈红色。裂孔形成时有可能导致视网膜血管破裂，引起玻璃体积血。

【诊断】根据患者自觉症状及眼底检查见视网膜灰白色隆起，并可查到视网膜裂孔，可以诊断。但对裂孔形成时导致视网膜血管破裂，引起玻璃体积血者，应作B型超声波检查。对查不到裂孔者，应与渗出性视网膜脱离鉴别。其次，本病还应与视网膜劈裂、大泡性视网膜脱离、脉络膜渗漏综合征相鉴别。

【治疗】手术治疗原则是手术封闭裂孔。术前详细查找所有的裂孔是手术成功的关键，应作眼底绘图。可采用冷凝使裂孔周围产生炎症反应以闭合裂孔，然后在裂孔处的巩膜外行垫压术。对已形成严重增生性玻璃体视网膜病变及后部裂孔、视网膜巨大裂孔者应采取玻璃体手术治疗。术中行激光光凝封闭视网膜裂孔，应用气体或硅油进行玻璃体腔内填充。手术后视力恢复取决于视网膜脱离时间长短或黄斑区是否脱离。黄斑未脱离或脱离时间短于2周者，视力预后良好。文献报道约有10%的RRD可能发生PVR，因此，对视网膜脱离者应早期手术治疗。

【预防】对出现眼前黑影或闪光感者应及时检查眼底，发现视网膜有牵拉性裂孔需行激光封闭。一眼已发生RD，应常规散瞳检查对侧眼，以便观察与治疗。

二、牵拉性视网膜脱离

【病因】眼外伤、视网膜血管疾病导致玻璃体积血、葡萄膜炎症、眼内手术等均可发生玻璃体或视网膜机化、增殖，引起牵拉性视网膜脱离。也可能在机化牵拉处造成牵拉性视网膜裂孔，形成牵拉裂孔性视网膜脱离。牵拉性视网膜脱离（traction retinal detachment，TRD）指因增生性膜牵拉引起的RD，见于DRP、RVO、Eales病等视网膜缺血引起的新生血管膜的牵拉，或眼球穿通伤引起的眼内纤维组织增生的牵拉。

【临床表现】

症状：眼前黑影，视力下降或障碍。

体征：检查眼底可见玻璃体混浊，视网膜灰白色隆起，其玻璃体与视网膜脱离最高点有牵拉，多数患者无视网膜裂孔。大部分患者眼底检查可发现视网膜血管阻塞、糖尿病性视网膜病变及视网膜血管炎症等原发病变。

【诊断】患者有外伤，葡萄膜炎症或眼内手术等病史，眼底检查见视网膜牵拉隆起，眼部B型超声波可帮助诊断。

【治疗】行玻璃体切除术。

【预防】尽早治疗原发病，可减轻玻璃体的牵拉。

三、渗出性视网膜脱离

又称继发性视网膜脱离。

【病因】是由于视网膜色素上皮或脉络膜病变，引起液体集聚在视网膜神经上皮下而造成，包括眼组织炎症如原田病、后葡萄膜炎、交感性眼炎、葡萄膜渗漏综合征、眼内寄生虫等病变，Coats病、视网膜血管瘤、脉络膜肿瘤等。全身性疾病如恶性高血压、肾炎、妊娠期高血压疾病等血管病均可发生渗出性视网膜脱离。

【临床表现】视力明显下降，视物遮挡。

【体征】眼底检查可见视网膜隆起，一般无视网膜裂孔，因葡萄膜炎引起的继发性视网膜脱离可见明显玻璃体混浊。如全身病所致可伴发视网膜血管异常和视网膜出血、渗出等改变。

【诊断】根据原发病史及眼底所见不难作出诊断，但应与裂孔源性和牵拉性视网膜脱离相鉴别。

【治疗】及时治疗原发病。

第五节　视网膜色素变性

视网膜色素变性（retinitis pigmentosa，RP）是一组以进行性视网膜感光细胞及色素上皮细胞功能丧失为共同表现的遗传性眼病，以夜盲、视野缩小、眼底骨细胞样色素沉着与ERG异常为特征。

【病因】视网膜色素变性有多种遗传方式，可为常染色体显性遗传、常染色体隐性遗传、性连锁隐性遗传。据报道约有1/3为散发病例。性连锁遗传不到10%，发病越早，损害越重；常染色体显性遗传占20%，发病较晚，损害较轻。

【病理】RP的原发病多数人认为在视锥、视杆体层的原发性营养不良及逐渐退变。RPE的改变可能是继发的。但近年有人根据电子显微镜下病理检查及动物实验，认为首先发生改变的部位在RPE层，RPE失去处理神经上皮外节盘膜和代谢废物的能力。

【临床表现】

症状：早期出现夜盲，以后逐渐发生视野缩小，晚期形成管状视野或中心视力障碍。双眼患病。

体征：眼底可见赤道部两侧视网膜色素上皮斑驳状及骨细胞样色素沉着，视盘呈蜡黄色萎缩，视网膜血管一致性变细，而动脉尤为显著，视网膜呈青灰色，变薄，黄斑色暗。少数患者可出现并发性白内障、青光眼、玻璃体混浊或黄斑囊样水肿。

FFA 检查，病程早期显示斑驳状强荧光，病变进展明显时可见大面积透见荧光，色素沉着处可出现遮蔽荧光。晚期可显示大片弱荧光并见脉络膜血管。视野检查，早期表现为中周部暗点、环形暗点、晚期出现管状视野。ERG、EOG 以及暗适应检查对早期诊断有重要意义。

【诊断】主要根据有进行性夜盲病史及典型的眼底表现即可作出诊断，但应与一些继发性视网膜变性相鉴别，如梅毒性视网膜脉络膜炎、严重葡萄膜炎、自行复位的视网膜脱离等原因导致视网膜广泛色素沉着。

【治疗】目前尚无有效疗法，血管扩张药、营养素及抗氧化剂如维生素类药物效果尚未确定，注意避免强光刺激，经常戴用遮光眼镜。合并白内障和青光眼等并发症时可进行相应治疗。应定期复查视野，以便掌握疾病的进展情况。

【预防】注意优生优育。

第六节　视网膜母细胞瘤

视网膜母细胞瘤（retino blastoma，RB）是婴幼儿最常见的原发性眼内恶性肿瘤，约 2/3 的患儿在 3 岁以前发病，多为单眼发病，但也有约 30%～35%的患儿双眼发病。成年人发病罕见。发病率约为 1∶15000～1∶28000，无种族、地域及性别的差异。

【病因及发病机理】分遗传型和非遗传型 RB。约 35%～45%的病例属于遗传型，由患病的父母或父母为突变基因携带者遗传，或由正常父母的生殖细胞突变所致者，为常染色体显性遗传。此型发病早，多为双侧，视网膜上可有多个肿瘤病灶，且易发生第二恶性肿瘤。

约 55%～65%的病例属非遗传型，系患者本人的视网膜母细胞发生突变所致。此型不遗传，发病较晚，多为单眼，视网膜上仅有单个病灶，不易发生第二恶性肿瘤。

少数患者有体细胞染色体畸变，主要为 13 号染色体长臂 1 区 4 带中间缺失（13ql4－），该型患者除有 RB 外，常伴有智力低下、发育迟滞及其他发育畸形。80 年代中期已将 RB 的基因定位于 13q14，并分离和克隆出 Rb 基因。研究发现，Rb 基因的缺失或失活是肿瘤发生的关键，进而提出了肿瘤抑制基因的概念。

【病理】 视网膜母细胞瘤在病理组织学上一般有未分化型与分化型两种，未分化型主要是由小圆形神经母细胞（或视网膜母细胞）构成。瘤细胞胞浆少，细胞核染色深，分裂象多见。分化型主要由方形或低柱状细胞构成，瘤细胞环绕一个圆形腔隙泡排列如菊花瓣状。在腔隙内，有时可隐约见到类似锥细胞或杆细胞样的突起。

肿瘤增长过速，瘤组织内虽有丰富血管，仍不能满足瘤肿组织生长的需要，因而常出现大片坏死。在病理切片上，常能见到离血管远处的瘤组织呈现坏死现象，而围绕于血管外围的存活瘤组织则呈珊瑚样或指套样排列，称为假菊花形排列；电子显微镜下见瘤组织变性及细胞核畸形等改变。此种情况在未分化型和分化型视网膜母细胞瘤中均能见到。此外，病理组织检查可见到在坏死和变性的瘤组织内有大小不等、形态不规则的钙质沉着。少数病例还可见到由坏死组织引起的急性或慢性炎症细胞反应和膜组织生成。

【临床表现】

症状：由于肿瘤发生于婴幼儿，早期不易被发现，常因肿瘤发展到眼底后极部，瞳孔区呈现黄白色反光，如猫眼样，或发生外斜视而被家长发现。或患儿出现眼红、痛及青光眼时才就诊。

体征：按其发病过程可分为四期：眼内期、青光眼期；眼外期和全身转移期。

早期表现为视网膜上有圆形或椭圆形、边界不清的黄白色、实质性隆起的肿块，其表面可有视网膜血管扩张、出血或渗出视网膜脱离，肿瘤团块可播散于玻璃体中，造成玻璃体混浊，出现大量雪球状漂浮物。亦可出现假性前房积脓（眼内期）；肿瘤逐渐长大引起眼内压增高，出现角膜上皮水肿、角膜变大及眼球膨大（青光眼期）；晚期肿瘤穿破眼球壁，表现为眼球表面肿块或眼球突出等（眼外期）；肿瘤可向眶内或颅内扩展，或经淋巴管向附近淋巴结、软组织转移，或经血循环向全身转移（全身转移期），最终导致患儿死亡。

【诊断】 根据病史、体征，超声波、CT 等影像学检查可明确诊断，B 型超声波可显示玻璃体内弱或中、强回声光团，CT 显示钙化灶及眶骨壁改变。应与 RD、Coats 病、转移性眼内炎和 ROP 等疾病鉴别。

【治疗】 根据肿瘤发展的不同阶段选择不同方法，首先应考虑保存或挽救患儿生命；其次考虑能否保留眼球及视力。早期局限于视网膜内的周边小肿瘤，可采用激光或冷冻治疗；中等大小但较局限，可用敷贴器放疗；眼内期，肿瘤已占眼底面积达 1/2 以上者应行眼球摘除术，手术操作要轻柔，避免压迫眼球，尽量将视神经切长一些，一般应不少于 10mm；眼外期或全身转移期，可行化疗或联合放疗。化学减容法加局部治疗用于未行眼球摘除的患儿。采取合理的化疗可使肿瘤缩小，但仍存在化疗的不良反应或肿瘤生长控制不佳，及肿瘤复发的危险。

【预防】 对患者及高危家庭应进行科普教育，提倡遗传咨询及优生优育。

(吴雅臻　刘　姝)

思考题

1. 视网膜内、外屏障?
2. 视网膜中央动脉阻塞的临床表现与治疗?
3. 糖尿病视网膜病变的临床表现及分期?
4. 视网膜脱离的分类及裂孔源性视网膜脱离的手术治疗方法?
5 年龄相关性黄斑变性的体征及治疗?

第十四章　视神经疾病及视路疾病

第一节　概　述

视路（visual pathway）包括由视网膜光感受器起至大脑枕叶皮质的视觉中枢为止的整个视觉传导路径。

视网膜神经节细胞轴突约100万根，经过视网膜神经纤维层在视乳头处汇集，穿过约有400~500个通道的筛板，形成视神经。在筛板后的视神经纤维有髓鞘包绕，无施万细胞，属中枢神经系统的一部分。以往认为视神经纤维一旦损害不能再生，但近年来研究证明在一定的微环境下视网膜神经节细胞轴突是可以再生的。某些营养因子和施万细胞能防止视网膜神经节细胞的退变，并能促使其轴突再生。

视神经外面覆盖着由颅内三层鞘膜直接延伸而来的3层脑膜，即外层硬脑膜、中层蛛网膜和内层软脑膜。三层鞘膜间有两个间隙，即硬脑膜下腔和蛛网膜下腔，两间隙的前端终止于眼球后面形成盲管，向后直接与大脑各间隙沟通，其内充满脑脊液。这种解剖关系是颅内压增高时引起视乳头水肿的重要解剖因素。

视网膜神经节细胞轴突内充满着轴浆，轴浆正常时应从位于眼内视网膜的胞体向视神经方向运行，称为轴浆流（axoplasmic flow），轴浆流的运输有赖于眼内压和视神经内压两者间所形成的生理性压力差，而视神经轴浆流的运输阻滞会导致视乳头水肿。

视神经纤维在视路中的排列走行具有一定的规律性，这对视神经病的诊断有重要的临床价值。视乳头黄斑束在视乳头颞侧，对病理损害较为敏感，在视神经炎时常最先受累，以致视乳头颞侧变淡或苍白。

在视路中有相当长的一段径路走行于颅底前部，12对颅神经中有一半（Ⅱ、Ⅲ、Ⅳ、Ⅴ、Ⅵ、Ⅶ）与眼部相关，中枢神经系统中有38%的神经纤维与视觉有联系，65%的颅内疾病有眼部表现，可见眼科与神经科之间有着密切关联。

第二节 视神经疾病

一、视神经炎

视神经炎（optic neuritis）实际上包括视神经的炎症、退变及脱髓鞘疾病等能够导致视神经传导功能障碍，引起一系列视功能改变的视神经病变。临床上按病变部位不同，分为球内段的视神经乳头炎（papillitis）和眶内、颅内段的球后视神经炎（retrobulbar neuritis）两类。

(一) 视神经乳头炎（papillitis）

指紧邻眼球段的视乳头局限性炎症，常突然发病，视力障碍严重，多累及双眼，可先后发病。多见于儿童和青壮年，经治疗一般预后较好。

【病因】

1. 全身性感染性疾病

(1) 病毒感染：流感病毒、麻疹病毒、风疹病毒、水痘病毒。

(2) 细菌感染：结核、肺炎、隐球菌病、感染性心内膜炎。

(3) 螺旋体和原虫：梅毒、疟疾、莱姆（Lyme）病。

2. 局部炎症扩展

(1) 眶内：蜂窝织炎。

(2) 颅内：脑膜炎、脑炎。

(3) 眼内：虹睫炎、脉络膜视网膜炎、眼内炎、青光眼等。

(4) 眶周：鼻窦炎。

3. 营养和代谢障碍：糖尿病、甲亢、维生素缺乏。

4. 脱髓鞘病：多发性硬化、弥漫性轴周围脑炎、视神经脊髓炎。

5. 中毒

(1) 烟、酒。

(2) 重金属：砷、铅、铊等。

(3) 药物：乙胺丁醇、异烟肼、链霉素、氯霉素、奎宁、氯喹等。

(4) 蛇毒和蜂毒。

(5) 甲醇。

6. 血管性疾病：颅动脉炎、大动脉炎、结节性多动脉炎、动脉硬化、高血压。

7. 特发性。

8. 其他：放射性、外伤性、出血性等。

【病理】

急性期：白细胞渗出，主要是中性粒细胞聚集于病灶周围，神经纤维肿胀并崩解，之后巨噬细胞出现并清除变性的髓鞘物质。

慢性期：炎性细胞以淋巴细胞及浆细胞为主。

恢复期：中度受损的视神经组织将形成少量的瘢痕组织；严重受损的神经纤维将被神经胶质细胞增生所代替。

【临床表现】

症状：

1. 多数病例突然发病，视力急剧下降并迅速恶化，短期内（1~2日）可降至光感或黑矇，甚至光感丧失。

2. 发病前或发病初有眼球和球后胀痛，当眼球转动时更明显，可放射至前额部。这是由于视神经鞘膜与眼肌肌腱密切相连，当眼球转动时，邻近的三叉神经末梢受到刺激，引起眼球疼痛。

体征：

1. 瞳孔常不同程度散大，单眼者直接对光反射迟钝或消失，间接对光反应存在，相对性瞳孔传入障碍检查阳性（Marcus Gunn 征阳性）。双眼黑矇者，瞳孔散大，直接和间接对光反射均消失。

2. 眼底检查

(1) 视乳头充血，边界模糊，系乳头表面毛细血管扩张所致，由于视神经纤维肿胀，生理凹陷消失。

(2) 视乳头因水肿而隆起，一般隆起不超过 2~3D。

(3) 视乳头前和眼底后极部玻璃体可见散在炎性细胞。

(4) 视乳头周围的视网膜水肿呈放射状条纹，视网膜呈灰白色，反光增强，病变波及黄斑部时可有水肿，偶见渗出物，甚至呈星芒状或扇形白斑，称为视神经网膜炎（neuroretinitis）。

(5) 视乳头表面及周围可有小的火焰状出血，视网膜静脉怒张、迂曲，可有白鞘。

(6) 晚期或恢复期：发病 2~3 周后开始出现继发性视神经萎缩，视神经乳头颜色转淡，甚至苍白，动脉变细，视乳头周围视网膜上可有色素沉着。

3. 辅助检查

(1) 视野检查：多为大而致密的中心暗点，也可有生理盲点扩大和周边视野缩小，以红、绿色觉改变为主。

(2) 视觉电生理检查：视觉诱发电位（VEP）检查的典型表现为振幅下降，P100 潜伏期延长，图形 VEP 比闪光 VEP 更敏感。恢复期视力恢复正常或接近正常时，VEP 振幅可回升而趋于正常，而 P100 潜伏期延长仍可较长时间存在。

(3) 眼底荧光血管造影（FFA）：动脉期视乳头毛细血管扩张，动静脉期以后视乳头毛细血管渗漏荧光，使视乳头及其周围视网膜荧光染色，呈强荧光。

当恢复期炎症消退后，荧光渗漏现象消失。

【诊断】根据患者严重的视力障碍、眼底检查、视野和视觉电生理改变等可明确诊断。但不能仅凭视力及眼底改变而作出诊断，要有两项客观指标，应详细询问病史、眼部及全身详细体检，客观综合分析。

【鉴别诊断】见表14-1。

【治疗】

1. 病因治疗：首先应积极寻找病因，针对病因进行相应治疗。

2. 类固醇药物：虽然国外一些研究表明，给予类固醇药物与否，患者的预后视力水平没有明显差异。但国内学者仍多采用早期大剂量糖皮质激素静脉给药冲击，有效后可逐渐减量，疗程不宜太短，维持量应持续2个月左右。必要时可给予局部泼尼松龙或氟美松球旁、Tenon囊下或球后注射等治疗。

3. 抗生素类药物：病因为感染者，可给予适当的抗生素治疗。如为眶部感染则必须应用抗生素类药物。对重症原因不明者，在类固醇药物治疗的同时配合抗生素治疗。

4. 血管扩张剂：可用妥拉苏林（12.5mg）球后注射，也可口服烟酸、地巴唑或复方丹参等，可能通过扩张血管，改善微循环，抗炎、抗过敏等作用，改善视神经缺氧，缓解组织水肿，减轻局部压力，加快神经组织的新陈代谢和轴浆运输速度，以利神经纤维功能恢复。

5. 神经营养药：可应用B族维生素、ATP、辅酶A以及肌苷等促进神经功能的恢复。

（二）球后视神经炎（retrobulbar neuritis）

是发生在视神经球后段的炎症，一般分为急性和慢性两类，以后者多见。

【分类】根据视神经炎受累部位可分为：

1. 轴性球后视神经炎：病变主要侵犯视神经轴心部分的乳头黄斑束纤维。

2. 球后视神经周围炎：病变主要侵犯球后视神经鞘膜及其周围神经纤维。

3. 横断性视神经炎：病变累及整个视神经横断面，表现无光感，是最严重的类型。

【病因】与视神经乳头炎病因相同。

【临床表现】

症状：

急性：视力急剧减退，甚至无光感，多单眼发病，也可累及双眼。

慢性：视力减退较为缓慢，少有完全失明者。眼球运动时有牵引痛。

体征：

1. 瞳孔：瞳孔常中等或极度散大，如为单眼患病则直接对光反射迟钝或消失，间接对光反射存在，相对性传入性瞳孔反应障碍（RAPD阳性）。如为双眼患病则直接对光反射和间接对光反射均迟钝或消失。

2. 眼底检查：早期无异常。晚期约3周~1个月后因毛细血管减少及胶质

表 14-1　视神经病变鉴别诊断

鉴别要点	视乳头水肿	视乳头炎	球后视神经炎	视乳头血管炎	假性视乳头炎	前部缺血性视神经病变	后部缺血性视神经病变
病　因	颅内压增高，常系颅内肿瘤所致	局部炎症，全身疾病、中毒等	局部炎症，全身疾病、中毒等	与过敏可能有关	先天性发育异常，多见于远视	全身性血管病变，血管炎，血液性疾病	全身性血管病变，血管炎，血液性疾病
眼　别	多双眼，患侧更重	多单眼或双眼	多单眼或双眼	多单眼	双眼或单眼	多单眼或双眼先后发病	多单眼或双眼先后发病
视　力	早期正常	急剧明显减退	急性者急剧下降，慢性者下降缓慢	正常或轻度下降或突然减退	正常或不良	突然视力减退	突然视力减退
视乳头隆起高度	3D 以上	低于 3D	不隆起	低于 3D	不隆起或微隆起	低于 3D	不隆起
视乳头周围出血渗出物	较多	较少	无	较少	无	较少	无
视网膜血管	动脉较细、小静脉高度怒张	动、静脉轻度怒张	正常	动、静脉迂曲、扩张	动、静脉均可有轻度扩张、弯曲	正常或动脉稍细	正常或动脉稍细
视　野	早期生理盲点扩大，晚期周边部视野向心性缩小	早期即有中心暗点，周边视野向心性缩小，色视野缺损更为明显	中心暗点或哑铃形暗点，色视野缺损更为明显	正常或向心性缩小，生理盲点扩大	正常	与生理盲点相连的弧形视野缺损	与生理盲点相连中心暗点、水平或垂直偏盲，象限或不规则的周边视野缺损
视力恢复	逐渐	较快	较快或逐渐恢复	较快或逐渐	无	逐渐	逐渐
视神经萎缩	数月或 1～2 年	发生较早（1～2 个月）	发生较早（3 周～1 个月）	一般不发生	无	无发生较早（1～2 个月）	发生较早（1～2 个月）
神经系统症状	有	通常无	通常无	无	无通常	无	通常无
头颅 X 线或 CT	有改变	一般无改变	一般无改变	无	无	一般无改变	一般无改变
预　后	根据不同病因决定	一般较好	一般较好	良	良	一般较好	一般较好

组织增生，视乳头颞侧可表现出色淡或苍白。

3. 视野检查：中心、旁中心及哑铃状暗点，近视乳头球后病变可见神经纤维束状缺损，亦可见周边视野缩小。检查中心视野，用小的红色视标较易检出暗点。

4. 注视点检查：注视点距中心凹越近，障碍越轻，易恢复；相反，则障碍重、较难恢复。

5. 视觉诱发电位：VEP 急性期：潜伏期延长，振幅明显下降，甚至反应完全消失。恢复期：VEP 振幅趋于恢复，但潜伏期延长的恢复较缓慢。

【诊断】依据视力、眼底、视野等改变多可明确诊断。红绿色觉障碍、VEP 潜伏期延长和振幅降低均有辅助诊断价值。脑脊液 γ-球蛋白增高，提示有多发性硬化可能。

【治疗】球后视神经炎治疗原则同视神经乳头炎，重症者应积极抢救，即使已无光感达月余，经治疗也可恢复有用视力。

二、视乳头水肿

视乳头水肿（papilloedema）是颅内、眶内、全身性疾病及眼球局部一些疾病所引起的视神经乳头的被动性水肿，而视神经本身并无原发性炎症。

【病因】引起视神经乳头水肿的病因很多，可分为颅内压增高和正常颅内压两大类，以颅内压增高最常见。因此，视乳头水肿对临床诊断颅内压增高有一定价值。

1. 颅内肿瘤：绝大多数颅内肿瘤都可引起视乳头水肿，而且与颅内肿瘤位置有关，如幕下肿瘤较幕上肿瘤更易引起视神经乳头水肿；颅底肿瘤容易阻塞视神经鞘与蛛网膜下腔的交通而不发生视神经乳头水肿。

2. 非肿瘤性颅内高压疾病：假性脑瘤、脑脓肿、脑炎、脑膜炎、脑水肿、硬膜外及硬膜下血肿、蛛网膜下腔出血、脑内血肿、巨大的动脉瘤、脑囊肿、脑寄生虫病、脑积水、颅内静脉窦血栓形成、铅中毒脑病以及颅骨发育畸形等可引起视神经乳头的水肿。

3. 全身性疾病：急进性高血压、肾炎、严重的贫血、血液系统疾病、肺气肿以及右心衰竭等引起患者视乳头水肿。

4. 眼眶疾病：眼眶肿瘤、眼眶炎症及脓肿、眶内寄生虫、眼眶内囊肿、眼眶内血管瘤及血管畸形等可引起视神经乳头水肿。多单侧发病。

5. 眼球疾病：视神经乳头炎、视神经视网膜炎、视网膜中央静脉阻塞、视神经的原发或转移性肿瘤、葡萄膜炎以及眼球外伤或手术使眼压急剧下降等也可引起视神经乳头水肿。

【发病机制】正常视网膜神经节细胞轴突的轴浆从眼内向视神经方向运行，这种轴浆流的运输有赖于眼内压和视神经内压之间的压力差。当颅内压增高时，视神经鞘内的蛛网膜下腔压力也随之增高，使眼内压和视神经内压两者之间的正常压力差破坏，导致轴浆运输被阻滞于筛板区，筛板前区视乳头内的神经纤维由于这种轴浆流的阻滞而发生肿胀，使视神经乳头的体积增大，并将视神经乳头周围的视网膜神经纤维向外推移，从而形成视神经乳头水肿。

【临床表现】

症状：患者可有头痛、恶心、呕吐等颅内压增高的症状。一般视力多无影响或轻度模糊，长期视力无影响是该病的最大特征，水肿累及黄斑区或已有早期继发性视神经萎缩则视力可受影响。患者多有阵发性黑矇，可持续数秒，常见于视乳头水肿程度较重、持续较久者，多发生在转动眼球时，称注视性黑矇。

体征：依据视乳头水肿的形态及发生速度，临床上常分为早期型、中期发展型和晚期萎缩型三大类型。

1. 早期型

(1) 视神经乳头的边界模糊，视神经乳头水肿时，一般多先从下方开始，然后至上方，继而扩展至鼻侧，最后颞侧也模糊不清，因视乳头周围各部分神经纤维层密度不同所致。

(2) 视神经乳头充血及浅层出血，颜色变得很红，以致其色调几乎与周围的视网膜颜色一致，是由于视乳头表层微血管扩张和破裂所致。

(3) 紧邻视神经乳头周围的视网膜变成青灰色，即在充血发红的视乳头与暗红色的视网膜之间、围绕视神经乳头周围的一圈视网膜的灰白色水肿环，是一种较为醒目的体征。

(4) 视神经乳头的生理凹陷消失，然而这一征象也可见于不少正常人，特别是远视眼和假性视神经乳头水肿者。

(5) 视网膜中央静脉充盈、怒张，动静脉比例从正常的2:3变至2:4。

(6) 视网膜中央静脉的搏动消失是视神经乳头水肿的重要体征，尤其是在用手指轻压眼球仍见不到搏动时，视神经乳头水肿的可能性就更大。

(7) 平面视野的检查：生理盲点扩大，尤其是水平径线的扩大，常有很重要的诊断价值（垂直径线有血管暗影，因而不很可靠）。

(8) 眼底荧光血管造影检查：对视神经乳头水肿的诊断有重要的价值，动脉期可见视乳头表层辐射状毛细血管明显扩张，同时可见很多微动脉瘤，荧光素很快就从这些扩张的毛细血管向外渗漏，使视神经乳头及其周围组织染色，显现一片强荧光，持续数小时才逐渐减退。但最早期的视神经乳头水肿造影时却不能显示上述典型改变，因此，不能因为荧光血管造影阴性而排除视神经乳头水肿，对这种患者仍需追踪观察，定期再作眼底荧光血管造影。

2. 中期进展型　早期型的视神经乳头水肿一般经过大约两周的时间，即可发展为比较明显的中期进展型视神经乳头水肿。此时检眼镜下的改变十分显著，除了早期型的眼底改变外，还有：

(1) 视神经乳头隆起：随病程进展，视神经乳头水肿的程度加重，明显地向前突起，中央部分突起最高，而其周边部分则缓缓地成斜坡状变低。隆起高度在3D以上，严重者可高达8、9个屈光度，大多在5、6个屈光度以下。

(2) 视神经乳头的直径变大：视神经乳头由于其本身的肿胀以及水肿向周围的视网膜延伸，使其在检眼镜下看起来比正常大得多。

(3) 视神经乳头外观松散，由于水肿使神经组织彼此发生分离，失去正常平滑、紧密的外观，而显示出一些细微的条纹或成不规则的网状，甚至整个视神经乳头形成一团绒毛状的外观。

(4) 视网膜静脉迂曲、怒张加重，动静脉比例可达2:5。由于视神经乳头及其附近的视网膜水肿，血管的某些节段可被埋于水肿组织中出现血管间断现象。

(5) 视神经乳头表面及其邻近视网膜火焰状出血，多呈放射状分布于视乳头的周围靠近视网膜静脉旁，有时也可位于视乳头的表面，出血多者可部分或全部遮盖视乳头。距视乳头越远，出血越少，这可以作为与视网膜中央静脉阻塞鉴别诊断的最重要体征。

(6) 视神经乳头及其邻近视网膜上可见白色棉绒斑，部分病例还可见黄斑硬性渗出及黄斑星芒状渗出，多出现在黄斑的鼻侧，位于视神经乳头与黄斑区之间。

(7) 视神经乳头周围的同心性弧形线（Paton线）：由于视神经乳头水肿，使其邻近的视网膜向周围移位，从而引起视网膜皱褶，表现为在视神经乳头旁有3~4条纤细的同心性弧形线纹。

(8) 平面视野计检查可发现生理盲点的扩大更加明显。

3. 晚期萎缩型　如引起视神经乳头水肿的病因不及时解除，病情长期发展，最终势必导致继发性视神经萎缩。

(1) 视神经乳头颜色变白：是长期的水肿引起神经纤维的退行性变性，从而使胶质增生的结果。视神经乳头由充血状态逐渐变成灰白色，是视神经发生萎缩的早期体征之一。

(2) 视网膜血管变细：视神经开始萎缩时视网膜中央动脉变狭窄，中央静脉的充血也逐渐减少，管径由充盈、怒张、迂曲，逐渐变细，恢复到正常的管径，甚至变得更细。

(3) 视神经乳头的隆起度逐渐减低：视神经一旦开始萎缩，尽管引起视神经乳头水肿的病因如高颅内压仍存在，视神经乳头的隆起度则逐渐减低，形成一个边界模糊不清、颜色苍白，同时仍可有轻微隆起的晚期萎缩性改变。最终视神经乳头完全变平，呈现典型的继发性视神经萎缩。

(4) Foster-Kennedy综合征：额叶肿瘤、嗅沟或蝶骨嵴脑膜瘤压迫视交叉及其附近组织，由于颅内压增高偏于一侧，使双眼底改变不平衡，一侧轻一侧重，重的一侧因发展快，已出现视神经萎缩，而轻的一侧因发展慢，仍表现为视乳头水肿。

(5) 视神经萎缩出现后，视野可表现为向心性缩小。

【诊断】

依据患者视功能保持基本完好和典型的眼底改变以及视野检查，视神经乳头水肿的诊断困难不大。如患者有特征性“阵发性黑朦”，结合其他颅内压增高的表现，诊断更为容易。但最早期轻度的视神经乳头水肿的诊断却较困难，对怀疑有最早期轻度视神经乳头水肿的患者，如病情允许，应密切随诊观察；如病情紧急，可应用平面视野计仔细检查生理盲点有无扩大，荧光眼底血管造影，彩色立体眼底摄影可能对诊断有所帮助。

【鉴别诊断】

1. 视神经乳头水肿应与视神经乳头炎、视乳头血管炎、缺血性视神经乳头病变、埋藏性玻璃膜疣及假性视神经乳头水肿进行鉴别，见表 14-1。

2. 高血压性视网膜病变的视神经乳头水肿，其水肿程度多较轻，隆起度不太高，也不表现为蘑菇形突起，眼底出血及棉绒斑较多，且多遍布眼底各处，不仅局限于视乳头周围附近区域。此外，还有视网膜动脉管径变细和不规则，动静脉的交叉压迹等征象。患者血压明显升高，且没有明显的神经系统体征。

3. 视网膜中央静脉阻塞的视神经乳头水肿，水肿程度常很轻微，而静脉充盈、怒张、迂曲的程度多很严重，这与颅压增高的视神经乳头水肿恰恰相反。此外，视网膜静脉阻塞者，其出血可散布于视网膜的周边部，而视神经乳头水肿的出血多局限于视乳头的周围。视网膜静脉阻塞者，绝大多数都是单侧发生，而视神经乳头水肿则多为双侧。

【治疗】

1. 尽量寻找病因及时治疗，脑瘤应早期手术摘除。

2. 高渗脱水剂：对症治疗。

3. 糖皮质激素：确诊为视乳头血管炎视乳头水肿型，应用糖皮质激素可取得良好效果。

4. 视神经鞘减压术：对伴有严重头痛及有视神经病变，脱水剂治疗无效者可选用减压术或分流术，特别是大脑假瘤，减压术可防止视功能受损，术中应采用 VEP 监测，以防止术中患者视功能突然恶化。

三、缺血性视神经病变

缺血性视神经病变（ischemic optic neuropathy）系视神经的营养血管发生循环障碍的急性营养不良性疾病，临床上分为前部缺血性视神经病变（anterior ischemic optic neuropathy，AION）和后部缺血性视神经病变（posterior ischemic optic neuropathy，PION）。本病多发生于中老年人，女性较男性多见，单眼或双眼先后发病。

（一）前部缺血性视神经病变

【病因】

1. 全身性血管病变：如高血压、动脉硬化、心血管疾病和糖尿病等，由于视神经乳头局部血管变细或阻塞，导致供血不足，为本病的常见原因。

2. 血管炎：如颞动脉炎、结节性多发性动脉炎、巨细胞动脉炎、过敏性血管炎、病毒后血管炎等导致睫状动脉的闭塞。

3. 血液性疾病：严重贫血、真性红细胞增多症、镰状细胞病等，血液黏稠度增高导致血流缓慢，携氧量减少，使视神经乳头缺氧。

4. 低血压：如大量失血或失血性休克使血压过低，以致视乳头上的小血管供血不足，发生血液循环障碍，从而发生梗塞，局部组织缺氧。

5. 眼内压增高。

【病理】 主要表现为筛板前或筛板后部的视神经纤维坏死，可伴有少量炎性细胞浸润和星形细胞增生。视神经萎缩早期，坏死的神经纤维内含有酸性粘多糖物质，晚期显示视神经纤维消失和胶质纤维大量增生。

【临床表现】

症状：常突然出现视力减退，患者多可说出发病确切时间，多数视力下降不十分严重，个别病例，特别是由颞动脉炎引起者视力下降严重，甚至可无光感。患者无眼球转动时疼痛。

体征：

1. 早期视乳头水肿轻，呈淡红或呈灰白色，多局限于视乳头某一象限，同视野缺损相对应。

2. 视神经乳头周围可伴有小的出血，视网膜血管一般无异常，如有高血压、动脉硬化等可出现相应变化。

3. 视神经乳头水肿消退后，视乳头的颜色在某一象限或上半、下半甚至全部象限颜色变淡或苍白。

4. 如双眼先后发病，一眼视乳头萎缩，另一眼表现为视乳头水肿时易误诊为 Foster Kenendy 综合征。

5. 视野检查：因缺血损害是从视乳头开始，视野缺损常具有特征性，多表现为与生理盲点相连的弧形缺损，缺损可占视野的一个象限或一半范围，但缺损不以正中线为界，下方视野缺损多见。由于乳头黄斑束很少受累，视野缺损常绕过注视区。

6. 荧光眼底血管造影：早期视乳头区域性低荧光，表现为梗塞区与未梗塞区荧光强弱的不对称性，这是因为视乳头深层睫状后动脉呈分区性供应。晚期可见病变区荧光素渗漏，呈现强荧光。病程晚期视神经萎缩部分在造影过程中一直表现为低荧光。

【诊断】 AION 的诊断依据：①视力突然下降；②典型视野改变；③有精神

紧张、情绪波动和外伤等诱发因素；④眼底视乳头水肿、边界不清，但无充血；⑤眼底荧光血管造影早期视乳头表现为荧光强弱不均；⑥颞动脉炎所致的患者颞动脉区有压痛，红细胞沉降率增加；⑦眼血流图提示眼睫状血管系统供血不足；⑧可排除脱髓鞘疾病、炎性病变和颅内占位性病变。⑨有头痛和眼痛。

【治疗】

1. 病因治疗。

2. 糖皮质激素：只要已排除动脉硬化所致 AION 都应给予激素治疗，以减少局部视乳头水肿及促进渗出吸收。一般采用静脉滴注地塞米松后改用泼尼松口服，也可球旁及球后注射。

3. 神经营养药物：维生素 B_1、B_{12}、肌苷、ATP 和辅酶 A。

4. 血管扩张剂：妥拉苏林、烟酸和地巴唑。

5. 体外反搏：可提高主动脉舒张压，从而增加颈总动脉的血流量，对改善眼动脉的供血有帮助，常需要两个疗程以上。

6. 降眼压药物：口服乙酰唑胺可改善眼内压与后睫状动脉灌注压之间的不平衡。

7. 中药治疗：复方丹参、复方丹参滴丸。

（二）后部缺血性视神经病变

【病因】与 AION 相似，局部血管病变、血液动力学及血液成分异常为主要病因，与眼压升高无关。

【临床表现】

症状：常突然出现视力减退，常可说出确切发病时间，常晨起发病，一般视力障碍较轻或正常，但也有视力下降严重者，甚至可降至指数、手动甚至无光感。患者无眼痛或眼球转动时疼痛。

体征：

1. 眼底检查：可有中度至重度视网膜动脉硬化改变，早期视神经乳头正常，发病 4~6 周后常出现原发性视神经萎缩。

2. 视野检查：是本病的重要体征，表现为各种类型视野缺损，如中心暗点、中心暗点与生理盲点相连、神经纤维束样缺损、象限盲、水平或垂直偏盲以及象限或不规则的周边视野缺损。

3. 眼底荧光造影：一般正常，可发生臂—视网膜循环时间延长。

4. 超声多普勒：可发现眼动脉、颈内动脉或颈总动脉狭窄或闭塞。

【诊断】PION 的诊断依据：①视力突然下降，病前常有一过性视物模糊；②各种类型的视野改变；③无头痛、眼痛；④有发病诱因，如情绪波动、精神紧张、外伤等；⑤患者常有高血压、动脉硬化、糖尿病、偏头痛和血液成分改变等；⑥眼底正常或视乳头颞侧色略淡，边界清楚；⑦眼底荧光血管造影正常或臂—视网膜循环时间延长；⑧超声多普勒可发现眼动脉、颈内动脉或颈总动脉狭窄或闭塞。

【鉴别诊断】见表14-1。

【治疗】同AION。

四、Leber氏病

Leber氏病（Leber hereditary optic neuropathy，LHON）是一种家族性遗传性视神经病变，1871年由Leber首先报告，后称Leber氏病。

【病因】尚未完全明了，该病临床上可有多种遗传方式。主要为男性发病，女性为遗传基因携带者，很少发病。由于无男性直接遗传的报道，提示本病可能与母系的细胞质遗传有关，但尚未得到证实。发病年龄多在20~30岁，10岁以下和30岁以上少见。

【临床表现】

症状：视力下降显著，可伴有轻度色觉减退；起病急，以后发展较慢，常在1~2个月内停止进展，很少在6个月后仍进展，最后留有少许视力，完全失明者少见。双眼受累，但常一眼先发病，另一眼在数日或数月后发病。

体征：

1. 眼底检查：

(1) 早期可正常，呈球后视神经炎的表现，或出现轻度视神经乳头炎的表现，视乳头充血、水肿、边界不清，视网膜血管扩张、迂曲。

(2) 病程后期出现视神经萎缩，轻者视神经乳头颞侧苍白，重者全部苍白。

2. 视野检查：较大的中心暗点，大的可达30°，且在中心暗点的某一方位可延伸到周边。

3. 视觉诱发电位检查：重者VEP反应消失，呈熄灭型，轻者振幅下降，潜伏期延长。

4. 荧光眼底造影：在急性期视乳头呈强荧光，乳头黄斑束毛细血管充盈迟缓。萎缩期视乳头荧光充盈迟缓，动脉变细，动静脉循环时间延长，视乳头血管显著减少。

【诊断】根据病史、症状、体征及家族史不难诊断。如无家族史，血液mtDNA检测有实用诊断价值。对阴性者，如仍怀疑本病，可筛查突变热点基因ND1和ND6，如无突变可采用全基因序列测试，有时可发现新突变位点。

【治疗】尚无有效的疗法。

1. 艾地苯锟（线粒体代谢辅助因子）可激活线粒体呼吸活性，改善能量代谢，使ATP增加，抑制脑内线粒体生成的过氧化脂质。

2. 维生素B_2 60mg/d，维生素C 750mg/d，疗程一年。

3. 辅酶Q_{10} 10~50mg，一日三次口服，需口服三个月以上。

五、视神经萎缩

视神经萎缩（optic atrophy）是指各种原因引起外侧膝状体以前的视神经纤维的退行性病变，并导致其传导功能障碍。

【病因】由多种原因引起，如炎症、外伤、肿瘤、缺血、中毒、营养障碍、压迫、退变、高眼压、脱髓鞘及遗传性疾病等。

【病理】视乳头胶质细胞增生、毛细血管减少或消失，导致视乳头颜色变淡或苍白，视神经纤维变性、坏死、髓鞘脱失。原发性萎缩主要表现为神经轴突纤维萎缩、消失；继发性萎缩除神经轴突纤维萎缩外，还伴有明显的星形胶质细胞增生，由于增生的星形细胞伸入视乳头周围的视网膜组织，导致视乳头边界不清。

【临床表现】临床上依据眼底表现及视神经损害的部位将视神经萎缩分为原发性、继发性及上行性三种。

症状：视力不同程度减退。

体征：

（一）原发性视神经萎缩（primary optic atrophy）

又称下行性视神经萎缩（descending optic atrophy），是因筛板后的视神经、视交叉、视束及外侧膝状体以前的视路损害而导致的视神经萎缩。

1. 眼底检查：改变仅限于视乳头，颜色淡或苍白，有时这一改变仅限于视乳头颞侧。视乳头生理凹陷稍大、略深，呈浅碟状，筛板清晰。视网膜一般无异常改变。

2. 视野：因损害部位不同而各异，球后视神经炎引起者为大的中心暗点；球后视神经病变则为局限性缺损或向心性缩小；视交叉病变为双眼颞侧偏盲；外侧膝状体或视束病变为同侧偏盲。

3. 视觉电生理：VEP振幅下降和潜伏期延长。

（二）继发性视神经萎缩（secondary optic atrophy）是由于长期视乳头或视网膜病变而导致的视神经萎缩。

1. 眼底检查：视乳头蜡黄或灰白，边界不清，生理凹陷消失，筛板不可见。视乳头周围视网膜血管变细，可伴有白鞘，后极部视网膜可残留有出血或渗出。

2. 视野：以向心性缩小多见，也可出现中心暗点或偏盲。

3. 视觉电生理：继发于视网膜脉络膜炎者，ERG反应异常或反应消失，VEP振幅下降和潜伏期延长。继发于视乳头炎者VEP振幅下降和潜伏期延长。

（三）上行性视神经萎缩（ascending optic atrophy）是由于视网膜或脉络膜的广泛病变，引起视网膜神经节细胞的损害而导致的视神经萎缩。

1. 眼底检查：视乳头蜡黄，边界清晰，视网膜血管多较细，眼底可见色素沉着。

2. 视野：可见弓形暗点、环形暗点及管状视野等。

3. 视觉电生理：ERG 振幅降低和潜伏期延长。

【诊断】 正常视乳头的色泽受多种因素影响，视乳头颞侧大多较鼻侧淡，因此不能仅凭视乳头色泽而诊断，需结合视野、色觉及视觉电生理等综合分析。首先应排除颅内占位性病变的可能性，尽可能作出病因诊断。详尽的询问病史（包括出生史、家庭史、外伤史等）很重要。

早期病例因视乳头色泽改变不明显而不易诊断，可对两侧视乳头色泽进行比较观察。此外，如视野周边呈向心性缩小，视乳头血管减少，阵发性黑矇频繁发生及视力进行性减退等有助于诊断。

【治疗】

1. 病因治疗，防止病变进一步恶化。

2. 神经营养药：B 族维生素、ATP、辅酶 A、肌苷。

3. 血管扩张药：烟酸、地巴唑、维脑路通、复方丹参等。

4. 糖皮质激素：若在早期，视神经尚有不同程度的炎症或水肿，可以使用；如病变已进入中、晚期，则意义不大。

5. 体外反搏及高压氧：亦可应用。

6. 针灸：对该病有疗效，但必须长期坚持。

第三节　视神经肿瘤

视神经肿瘤较为罕见，较常见的有视神经胶质瘤和视神经脑膜瘤两种。

一、视神经胶质瘤

视神经胶质瘤（glioma of optic nerve）是视神经内部神经胶质细胞异常增殖所致的良性或低度恶性肿瘤。多见于 10 岁以下儿童，如为成年人则恶性程度较高，无性别差异，可有家族发病史。一般不引起血行或淋巴道转移，患者可伴有多发性神经纤维瘤病。

【病理】 瘤细胞以星形细胞为主，还可见少突状神经胶质细胞或成胶质细胞。肿瘤多位于视神经眶内段，可沿视神经向颅内扩展；也可位于颅内或视交叉，并可扩展至对侧视神经。

【临床表现】

症状：视力减退，肿瘤位于颅内者可有颅内压增高的症状。

体征：

1. 眼球突出：非波动性、无痛性、渐进性和不能压回性眼球突出，多突向正前方，如肿瘤过大可使突出偏向颞下。

2. 眼球运动障碍：一般不出现眼球运动障碍，但如肿瘤较大，影响眼肌时可导致眼球运动障碍。

3. 传入性瞳孔障碍：瞳孔常不同程度散大，单眼者直接对光反射迟钝或消失，间接对光反射存在（Marcus Gunn 征阳性）。

4. 眼底检查：视乳头水肿或萎缩。肿瘤靠近眼球导致水肿，靠近视神经管或颅内引起原发性视神经萎缩。肿瘤较大靠近眼球由于压迫还可导致眼底放射状条纹、视网膜缺血性改变和视网膜中央静脉扩张或阻塞。

5. 视野：因肿瘤所在部位和造成的损伤程度不同，可出现视野缺损、同侧偏盲，患侧黑朦等改变。

6. X 线检查：视神经孔扩大，边缘锐利，完整、无破坏。

7. 超声检查：A 超波峰较低，内回声少，波峰连线与基线呈锐角。B 超显示视神经呈梭形肿大，缺乏回声，中等度衰减。

8. CT 检查：视神经呈梭形肿大，边界清晰，密度均匀，可见液化腔；还可见视神经管扩大和颅内蔓延。

9. MRI 检查：肿瘤 T_1WI 呈等信号，T_2WI 呈高信号，MRI 显示病变范围优于 CT，增强后肿瘤明显强化。

【诊断】根据眼部症状和体征，结合影像学检查不难诊断。

如儿童出现单眼进行性视力下降，伴有眼球突出或斜视，应考虑本病可能，若视神经孔扩大则更支持该病诊断。如全身皮肤有咖啡色素斑，应注意伴有多发性神经纤维瘤的可能。

【治疗】根据患者视力、肿瘤大小、位置和有无颅内扩展等综合考虑。

1. 随访观察：视力下降和眼球突出不明显，MRI 显示肿瘤距视神经管较远者，可定期观察。

2. 手术治疗：视力下降和眼球突出明显者应早期切除肿瘤，位于眶内者行眶外侧路手术；位于眶中段者可行眶外侧壁开眶术；位于眶尖或颅内者应行经颅手术。

3. 放射治疗：已蔓延至视交叉或对侧视神经时，则手术很难彻底清除，对手术切除不完全或不能切除的病例给予放射治疗。

4. 眼球摘除：如患者视力丧失，肿瘤突入球内者在切除肿瘤的同时行眼球摘除。

二、视神经脑膜瘤

视神经脑膜瘤（meninglioma of optic nerve）是起源于视神经外硬脑膜的蛛

网膜纤维母细胞或硬脑膜内的内皮细胞的一种良性中胚叶肿瘤。多见于成年女性，男女比例1:2，肿瘤一般无包膜，生长缓慢，但其可以恶变，恶变者生长迅速，年龄越小，恶性程度越高。

【病理】脑膜瘤以沙粒型最多见，内皮细胞型次之，纤维型、混合型及合体细胞型再次之，血管型、脂肪型和色素型少见。多为良性，但反复发作后可恶变。肉瘤型为恶性，多见于幼儿。

【临床表现】

症状：早期视力可正常，眼球突出后视力才逐渐减退，甚至全盲。但有时眼球突出后很久，视力尚可保持良好。患者可有头痛，发生于颅内者更明显。

体征：

1. 眼球突出：多向正前方突出，肿瘤较大时可偏向颞下方，在眶缘可触及质地较硬、不光滑、不能移动的肿块。

2. 眼球运动障碍：肿瘤侵犯肌圆锥内的神经组织，导致眼球运动障碍。

3. 眼底检查：视乳头水肿、血管扩张、出血、黄斑星芒状渗出，晚期视神经萎缩。有时可见视网膜中央静脉阻塞或视盘上睫状视神经吻合血管。

4. 视野检查：肿瘤位于视神经管内，可表现为向心性视野缩小。

5. X线检查：视神经孔扩大，管壁硬化，眼眶壁骨骨质增生和破坏同时存在。

6. CT检查：视神经变粗，薄层图像可见铁轨样改变，肿瘤内可见钙化斑；还可见视神经管扩大和颅内蔓延。

7. 超声检查：A超显示视神经内反射不规则，可见钙斑反射；B超显示视神经增粗，内回声较少，回声衰减明显，可见钙斑反射。

8. MRI检查：肿瘤T_1WI和T_2WI均呈低信号。

【诊断】眼球突出、视力减退或丧失、慢性视乳头水肿及视睫状短路血管是该肿瘤四联征，具有其中三项，结合影像学检查，一般可确立诊断。

【治疗】该肿瘤对药物治疗无明显反应，放疗也不敏感，主要采用手术治疗及时切除肿瘤。晚期无视力患者可行眶内容物剜出术。

第四节　视乳头发育先天异常

视乳头发育先天异常虽不常见，但表现多样，极易误诊，现分述如下：

一、视神经乳头发育不全

【病因】妊娠期服用苯妥英钠、奎宁等药物及糖尿病孕妇的子女易患本病。

【发病机制】一般认为在胚胎发育 13 ~ 17mm 时视网膜神经节细胞层分化障碍所致，与胎儿在宫内视神经轴索过度退化有关。视神经内神经纤维数量减少或神经纤维变细，并伴有不同程度的视神经萎缩。

【临床表现】

症状：视力减退与其发育不全或弱视有关。

体征：

1. 眼底：表现为部分性或完全性视盘发育不全，视盘较小，约为正常的 1/3 ~ 1/2，呈灰色，可见黄色外晕，即视网膜色素上皮越过巩膜筛板外缘形成双环征。黑色的内环起自增厚的视网膜色素上皮，与发育不全的视神经相连接，外环则起自巩膜筛板与巩膜交界处。视网膜血管大多正常或呈迂曲状，黄斑中心光反射减弱或缺如。还可伴有脉络膜缺损等改变。

2. 视野：呈双眼下半部等视线缺损或有颞侧偏盲、同侧偏盲等。

3. 全身异常：常伴有明显的中枢神经系统异常，如发育迟缓、身材矮小、大脑发育不全、塔颅、癫痫、尿崩症等。

4. CT、MRI：可见脑发育不全，中膈、胼胝体缺失等。

【治疗】早期诊断可及时治疗其伴随的异常，激素治疗可使其生长发育正常。

二、视神经乳头缺损

是由于胚裂的闭合异常所导致的视神经乳头完全的或部分的缺损，常伴有虹膜和脉络膜的缺损。常单眼发病。

【临床表现】

症状：常有视力下降。

体征：

1. 眼底检查：视神经乳头明显大于正常，可为正常者的数倍，缺损区常位于视乳头下方，呈淡青色，边界清晰，见不到巩膜筛板，表现为大而深的凹陷，视乳头血管在缺损的边缘呈钩状弯曲，缺损区边缘有色素。

2. 视野检查：生理盲点扩大。

【鉴别诊断】应与青光眼视乳头生理凹陷扩大相鉴别，青光眼凹陷为灰白色，可见筛板，多位于颞侧，常双眼发病，有眼压升高和青光眼视野改变。

三、先天性视乳头小凹

是一种较为少见的视乳头发育不良性视神经缺损，多单眼发病。

【病因】神经外胚叶发育缺陷所致。

【临床表现】

症状：视力一般正常，如合并黄斑部浆液性视网膜脱离时则视力下降和视物变形。

体征：

1. 眼底检查：视乳头可见井样凹陷，多位于视盘颞侧或颞下方，多为圆形或椭圆形，也可为裂隙样、三角形、多角形，大小和深浅不一，深的可达8mm，小凹常被白色或灰白色纤维胶质膜覆盖。

2. 视野检查：典型缺损呈弓形、束状缺损或中心暗点。

3. 荧光眼底血管造影：早期小凹处为弱荧光，晚期呈强荧光。

【治疗】 不需治疗。如合并黄斑区浆液性脱离者，可行激光光凝视乳头小凹边缘，封闭小凹与视网膜下通道，阻断液体向黄斑区渗漏。

四、视神经乳头玻璃膜疣

可单侧发病，但多为双侧发病。

【病因】 不明，可能与神经胶质的透明变性、神经轴突的变性产物堆积有关。

【临床表现】

症状：视力多正常，一般无自觉症状，偶有一过性视物模糊。

体征：

1. 眼底检查：视乳头浅层可见灰白色、淡黄色或粉白色的透明或半透明闪亮的结晶团块，大小不等，小的不及视乳头血管直径，大的可达1/3视乳头直径。多个可排列成串，或堆积呈桑椹样外观，或融合成较大团块向玻璃体突出。多位于视盘鼻侧或鼻下方，也可覆盖整个视盘，并向视网膜扩展。视盘表面不平，色淡，生理凹陷消失。邻近视乳头的视网膜可见火焰状出血或棉绒斑。位于深层者因表面胶质组织覆盖不易被发现，仅表现为视盘局限性隆起，边界不清，乳头水肿外观，称埋藏性玻璃膜疣（buried drusen）。

2. 视野检查：生理盲点扩大，束状暗点或向心性视野缩小。

3. 荧光眼底血管造影：位于浅层的玻璃膜疣可表现自发荧光。埋藏性视乳头玻璃膜疣在动脉前期或动脉期隐约可见自发荧光，之后被掩盖，晚期玻璃膜疣染色表现为强荧光，勾划出疣的形态和部位，无荧光渗漏。

五、牵牛花综合征

是一种较为罕见的视乳头先天性发育异常，因眼底表现酷似一朵盛开的牵牛花而得名。多累及单眼，可同时伴有小眼球、脉络膜缺损、斜视等。

【病因】不明，可能与胚裂上端闭合不全，中胚层的异常有关。

【临床表现】

症状：自幼视力不佳。

体征：

1. 眼底检查：视乳头较正常者大 3 ~ 5 倍，呈粉红色，中央为漏斗形深凹陷，底部被白色不透明的绒毛样组织填充。视盘周围有一宽大的灰白或灰黑色隆起的脉络膜视网膜色素环，环内常有色素沉着，外有视网膜脉络膜萎缩区。视盘及其边缘可见 20 多支异常的血管，动、静脉不易分辨，血管不分支，呈放射状径直走向周边部。

2. 荧光眼底血管造影：视乳头中央呈弱荧光，周围呈弥散性强荧光，无荧光渗漏。

3. 其他体征：可伴有中枢神经系统及正中颅面骨发育异常，如腭裂、唇裂、颅底脑膨出及胼胝体发育不全等。

六、有髓鞘神经纤维

是视网膜神经纤维的一种发育异常。常为单眼。

【临床表现】

症状：患者无任何自觉症状。常于眼底检查时发现。

体征：

1. 眼底检查：视神经乳头周围的视网膜可见白色羽毛状不透明区域，多位于视乳头的上方或下方，重者甚至整个视盘均被包绕。有时这种改变距视乳头还有一段距离，中间间隔一段正常视网膜。

2. 常见生理盲点扩大和弓形暗点等。

第五节　视路及视中枢病变

视网膜的视觉神经纤维经视神经、视交叉和视束抵达丘脑枕的外侧膝状体背核，由背核再发出纤维，经内囊后肢的后部呈扇形形成视放射，向枕叶延伸，终止于枕叶内侧距状裂的上下唇和枕极，这一路径为视路。

视路中，来自视网膜不同部位的纤维有其严格的排列次序和分布，视路的不同部位，其相邻近的神经纤维排列也不相同，这决定了不同部位和范围的视路病变，有不同的神经定位体征和视野改变（见图 14-1）。

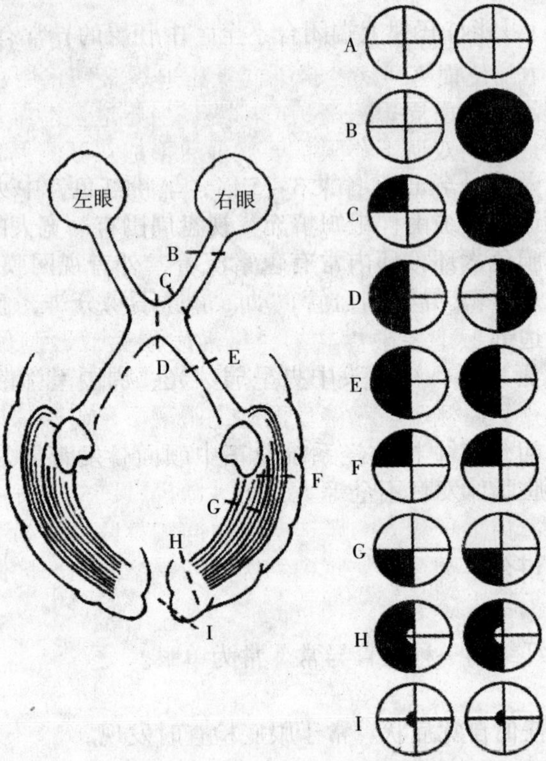

图 14-1　视路不同部位病变的视野改变

一、视交叉病变

【病因】

1. 肿瘤：最常见为垂体瘤，其次为颅咽管瘤、鞍结节脑膜瘤、动脉瘤、胶质瘤。

2. 炎症：视神经脊髓炎、梅毒性脑膜炎、结核性脑膜炎。

3. 外伤和第 3 脑室扩张。

【临床表现】

症状：视力常逐渐下降，有时视力突然减退或有一过性黑矇发作，可能为供应视神经或视交叉的血管受压所致。如瘤内突发出血产生“瘤卒中”时，可导致单眼或双眼的突然失明。

体征：

1. 眼底检查：多为原发性视神经萎缩。少数因颅内压增高者可有视乳头水肿和继发性视神经萎缩。

2. 视野障碍：是视路损害的重要定位体征，初期仅为红色视野障碍。

（1）视交叉正中部位损害　病变自下向上压迫视交叉正中部位时，首先出现双颞上象限视野缺损，由周边逐渐扩向中心。当压迫逐渐累及视交叉中上部分时，则视野缺损逐渐向双颞下象限扩展，最后形成双颞侧偏盲（图 14-1-D）。由于肿瘤生长常不对称，故偏盲也可不对称。肿瘤进一步压迫，最后可致双眼全盲。如病变自上向下压迫时，则视野缺损的发展过程与上诉过程相反，先出现双颞下象限性缺损，逐渐发展为双颞侧偏盲。

（2）视交叉后部损害　后缘上方病变时，视野缺损为双颞侧偏盲性中央暗点，向周边扩大形成双颞下象限性缺损，最后发展为双颞侧偏盲或双下方半盲。如压迫来自后缘下方时，视野为双颞上象限性缺损。如病变偏向视交叉后缘的一侧时，则表现为对侧眼颞侧偏盲及同侧眼颞下象限性缺损。

（3）视交叉前部损害　出现偏盲性中央暗点。如病变偏向前缘的一侧，则出现同侧眼的颞侧偏盲和对侧眼的颞上象限性缺损（图 14-1-C）。

（4）视交叉侧方损害　侧方的压迫，产生同侧鼻侧偏盲和对侧颞上象限性缺损；如肿瘤向上推挤视交叉，使颈内动脉压向视交叉的两侧侧方，致双眼视网膜颞半纤维受损，可发生双鼻侧偏盲。

二、视束病变

【病因】多由邻近组织病变累及所致，如脑肿瘤、动脉瘤、供应视束的血管闭塞、炎症和外伤。

【临床表现】

症状：视束病变的典型症状为同侧性偏盲。

体征：

1. 眼底检查：视神经萎缩，病损越靠近前部，萎缩出现越早，双视神经乳头病侧半苍白是视束受损的特征。

2. 视野检查：双眼同侧性偏盲（图 14-1-E），伴黄斑分裂。由于视束中交叉与不交叉的神经纤维在两侧排列不十分对称，因此双眼的视野缺损可不一致。

3. Wernicke 偏盲瞳孔强直：光线刺激有功能的一半时瞳孔有收缩反应，而照射无功能的一半时瞳孔无收缩反应。

4. 视束病变可伴有病变同侧的Ⅲ、Ⅳ、Ⅴ、Ⅵ颅神经不全麻痹和对侧肢体运动及感觉障碍。

三、外侧膝状体病变

【病因】多由血管性疾病引起，以动脉瘤、出血最多见；或因血栓形成、栓塞等引起。

【体征】

1. 眼底检查：常无改变。晚期也可引起下行性视神经萎缩。

2. 视野检查：无特征性，可能与视束损害或视放射前部的损害相同，表现为病变的对侧双眼同向偏盲或完全一致性同侧偏盲。如病变影响左侧外膝状体内侧时，表现为右侧同侧下象限的偏盲性缺损，如累及左侧外膝状体外侧，则表现为右侧同侧上象限偏盲；如两侧外膝状体的内侧同时遭受损害，则表现为下半侧视野缺损，同时伴有黄斑回避。

3. 无 Wernicke 偏盲瞳孔强直。

四、视放射病变

【病因】外伤、肿瘤和血管性病变。

【体征】

1. 眼底检查：正常，不会引起视神经萎缩。

2. 视野：视放射前部受累，双侧视野缺损可不一致；病变越靠近视放射的后部，其一致性愈明显。可见黄斑回避、颞侧半月视野缺损。

(1) 内囊病变：引起病灶对侧的双眼完全一致性的同向偏盲，对侧偏身感觉障碍以及伴有面、舌及肢体中枢性偏瘫，称为三偏征。

(2) 颞叶病变：累及视放射下部纤维，引起病灶对侧视野双眼上象限同侧偏盲（图 14-1-F)。

(3) 顶叶病变：累及视放射下部纤维，引起病灶对侧视野双眼下象限同侧偏盲（图 14-1-G)。

3. 无 Wernicke 偏盲瞳孔强直。

五、枕叶皮质病变

【病因】血管性病变、外伤、脑脓肿及肿瘤。

【体征】

1. 眼底检查：正常，不会引起视神经萎缩。

2. 视野：病灶对侧双眼一致性同向偏盲，并伴有黄斑回避（图 14-1-H)。

(1) 一侧全部纹状区受损，表现为对侧的双眼完全的同侧偏盲。

(2) 一侧纹状区的最前端受损，表现为对侧眼单眼外周部的颞侧新月形缺损。

(3) 一侧枕叶后极部受损，表现为对侧的双眼同向偏盲性中心暗点。

(4) 一侧楔叶或舌回受损，表现为对侧的双眼象限性视野缺损。

(5) 双侧楔叶受损，表现为双眼下方的水平性偏盲。

(6) 双侧舌回受损，表现为双眼上方的水平性偏盲。

皮质盲（cortical blindness）指双侧外侧膝状体以上（包括双侧视放射和枕叶皮质）病变导致的双眼全盲。特征为：①视觉完全丧失；②强光刺激不能引起瞬目反射；③会聚运动和光刺激仍可引起瞳孔收缩；④视乳头和眼底正常。

黄斑回避（macular sparing）指同侧偏盲的患者中其视野的可见区与偏盲区的垂直子午线上的中央注视区可保留 1°~3°或更大一些不受损害的视觉功能区。

黄斑分裂（macular splitting）指垂直分界线将黄斑中心注视区一分为二。

第六节　瞳孔反射异常与瞳孔路疾病

一、瞳孔的正常状态

正常瞳孔直径为 3~4mm，直径小于 2mm 称为瞳孔缩小，超过 5mm 称瞳孔散大，双瞳孔应等大同圆，直径差别大于 1mm 属异常。瞳孔大小可受各种因素影响：

1. 年龄　新生儿及老年人瞳孔均较小，幼儿、成人瞳孔较大，而青春期瞳孔最大。

2. 性别　女性较男性瞳孔大。

3. 种族　白种人瞳孔大；黑种人瞳孔小。

4. 屈光状态　近视眼瞳孔较大，而远视眼瞳孔较小。

5. 精神因素　惊恐、情绪激动和疼痛时瞳孔散大。

二、瞳孔的异常状态

1. 相对性传入性瞳孔反应障碍（relative afferent papillary defect，RAPD）　又称 Marcus Gunn 瞳孔。在暗室中嘱患者双眼平视，以弥散光线来回照射双眼，间隔 1~2s。如一眼瞳孔较大或收缩幅度小、速度慢，即为患眼。遮盖健眼，患眼瞳孔扩大，遮盖患眼，健眼瞳孔无变化；如持续光照患眼，瞳孔开始缩小继之散大，则说明该侧眼 RAPD 阳性。

2. 黑矇性瞳孔强直（amaurotic pupil rigidity）　指一侧视网膜或视神经病变导致该侧视力完全丧失，患眼瞳孔散大，直接对光反射消失，间接对光反射存在；而健眼直接对光反射存在，间接对光反射消失。双瞳孔的集合反应及闭睑反射等其他各种瞳孔反应均可存在。

3. Argyll-Robertson 瞳孔　双瞳孔缩小，不规则，直接和间接对光反射消失或非常迟钝，而瞳孔的集合反应存在，甚至增强。滴毒扁豆碱可使瞳孔再度缩小，病因以梅毒最多见，也可见于脑炎、脑出血和脑外伤等。

4. Horner 综合征　表现为瞳孔缩小，上睑下垂和眼球凹陷三大症状，以瞳孔缩小最为典型。瞳孔虽缩小，但直接、间接对光反射尚存在。

5. 强直性瞳孔和 Adie 综合征　强直性瞳孔表现为患侧瞳孔散大，瞳孔直接和间接对光反射均完全消失或近乎完全消失。但如在暗室内停留 15 ~ 30 分钟后，患侧瞳孔可缓慢散大和健侧相等，此时如再照射两侧瞳孔，健侧瞳孔立即缩小，而患侧瞳孔缩小缓慢，但数分钟后可比健侧更小。注视近物时瞳孔缩小和注视远物时瞳孔散大都极缓慢。调节和辐辏反应慢而持续较久。如集合时间大于 5 分钟时瞳孔可缓慢缩小，甚至最后可小于健侧。

Adie 综合征（又称 Holmes-Adie 综合征）指强直性瞳孔同时伴有膝腱反射消失。该综合征多见于 20 ~ 40 岁女性，多单眼受累，左眼多于右眼。

（庞利民）

思考题

1. 简述视路的定义。
2. 简述视神经炎的症状及体征。
3. 简述视神经乳头水肿与视神经乳头炎的鉴别。

第十五章　眼外肌疾病与弱视

第一节　概　述

一、眼外肌的解剖与功能

眼外肌是眼球附属器的一部分，眼球依靠眼外肌的收缩和松弛产生协调的运动，正常的双眼协调运动是保证双眼单视的基本条件之一。

两眼各有四条直肌和两条斜肌。六条眼外肌中，内、外直肌由于其走行方向与原位眼球的水平面相一致，所以其收缩时仅有使眼球内转或外转的作用，无其他方向的作用。上、下直肌及上、下斜肌因其走行方向与视轴分别呈23°及51°的夹角，当它们收缩时，除行使主要作用外，还有其次要作用。双眼向正前方平直注视时的眼位，称为原位眼或第一眼位，此时眼肌主要作用方向称为主要作用，其次要作用方向称为次要作用（表15-1）。

表15-1　各眼外肌的功能

眼外肌	主要作用	次要作用
内直肌	内转	
外直肌	外转	
上直肌	上转	内转、内旋
下直肌	下转	内转、外旋
上斜肌	内旋	下转、外转
下斜肌	外旋	上转、外转

协同肌和拮抗肌　眼球向任何方向运动时，需要有数条眼外肌的共同作用才能完成。单眼某一眼外肌行使主要作用时还有其他眼外肌来协助完成，起协助作用的眼外肌称为协同肌（synergist）。如眼球下转时，同一眼的下直肌和上斜肌是协同肌。眼外肌的运动尚需一定的制约，以免眼球转动超出所需要的运

动范围，起相互制约作用的眼外肌称为拮抗肌（antagonnist）。如一眼内转时，内直肌收缩的同时外直肌对其起一定的限制作用，内、外直肌即为拮抗肌。协同肌和拮抗肌都是指单眼运动时相互作用的眼外肌。

配偶肌　双眼做同向共同运动时，使双眼向同一方向运动的肌肉称配偶肌（yoke muscles）。例如：向右侧注视时，右眼外直肌收缩，左眼内直肌同时等量地收缩，这样才能保持双眼单视（图 15-1）。

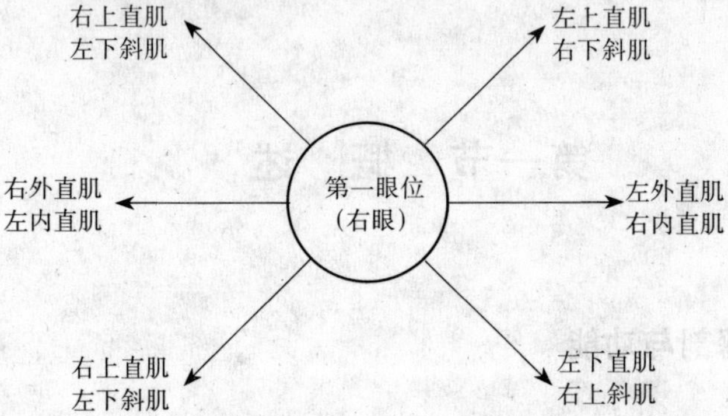

图 15-1　六个主要注视眼位及六对配偶肌在该注视方向的主要作用

二、双眼视觉

1. 双眼视觉的定义　外界物体的形像分别落在两眼视网膜的对应部（主要是黄斑区），所产生的刺激引起的神经冲动经视觉传入路径到达中枢，大脑皮质枕叶的视觉中枢把来自两眼的视觉信号经过分析整理，综合为一个完整的、具有立体知觉的像，这个过程称为双眼视觉，又称双眼单视（binocular single vision）。双眼视觉的发育敏感期是在生后 3 ~ 5 个月，高峰期在 3 岁左右，并可一直持续到 6 ~ 9 岁。

2. 双眼视觉的分级

（1）同时知觉：又称同时视，是指两眼有同时感知物像的能力，同时知觉是双眼视觉建立的最基本条件。用同视机的同时知觉画片（如狮子和笼子）进行检查。

（2）融合：大脑将来自两眼相同的物像综合在一起，进而感知为单一物像的功能。正常水平融合范围为 $-4° \sim +35°$。

（3）立体视：即三维空间知觉，是在上述两级功能的基础上建立的一种高级双眼视觉部分。

三、斜视的定义和分类

两眼的协调运动由大脑皮层中枢管制。如果中枢管制失调，眼外肌力量不平衡，当一眼注视目标时，另一眼偏离目标，即出现视轴分离状态，称为斜视（strabismus）。

斜视目前尚无理想的分类方法，国际上通用的是根据疾病的不同因素进行分类。

1. 根据融合状态分类：（1）隐斜：是一种能被融合机制控制的眼位偏斜；（2）间歇性斜视：是一种部分时间可被融合机制控制的眼位偏斜，是隐斜与显斜之间的过渡形式；（3）显斜：又称为恒定性斜视，是一种不能被融合机制控制的眼位偏斜。

2. 根据不同注视位置眼位偏斜的变化分类：（1）共同性斜视：眼位偏斜不随注视方向和注视眼的改变而变化；（2）非共同性斜视：眼位随着不同注视方向和不同注视眼别的改变而变化，包括麻痹性斜视和限制性斜视。

3. 根据注视眼分类：（1）交替性斜视：可以自主地更换注视眼别；（2）单眼性斜视：只选择用一眼固定注视。

4. 根据斜视发生的年龄分类：（1）先天性斜视：生后 6 个月内发现的斜视；（2）后天性斜视：生后 6 个月以后发现的斜视。

5. 根据偏斜的方向分类：（1）水平斜视（内斜视、外斜视）；（2）垂直斜视（上直肌、下直肌异常）；（3）旋转斜视（上斜肌、下斜肌异常）。

四、斜视的检查方法

（一）一般检查

1. 询问病史：仔细认真的询问病史是诊断斜视的一个重要步骤。如：（1）斜视发生/发现的年龄，有何诱因，发病的急缓；（2）斜视为间歇性还是恒定性，可否交替注视，视远视近斜视程度是否一致，强光下是否喜欢闭合一眼；（3）治疗史：是否有戴镜、弱视训练及眼外肌手术史；（4）有无代偿头位，既往照片可提供一定的线索；（5）家族史：部分斜视和弱视患者有家族性。

2. 视力检查：分别检测单眼的远、近视力，裸眼视力和矫正视力。眼球震颤的患者要同时检测双眼同时视力及代偿头位视力。对于年幼儿童，可采用图形视力表。婴幼儿视力的估计，可以看其是否追随光源或眼前移动目标，也可做厌恶遮盖试验，即用挡板分别遮盖患儿一眼，当遮盖其视力较好的眼睛时，患儿会表现出用手推开挡板或哭闹，若双眼视力接近时则无该表现。

3. 屈光检查：斜视与屈光不正关系密切，因此屈光检查是斜视检查的常规内容。儿童因调节储备力强，必须进行散瞳验光，12岁以下儿童用1%阿托品膏，每日3次涂眼，共3天，待睫状肌充分麻痹后验光；12岁以上儿童可用快速散瞳剂，如复方托吡卡胺。但要根据患者的具体情况正确选择方法。

（二）眼肌专科检查

1. 角膜映光法：是最简单、常用的斜视检查法，有两种形式。

（1）Hirchberg法：适用于两眼均有注视能力者，嘱患者注视33cm处的点光源，检查者对面而坐，观察角膜上反光点的位置。若双眼角膜反光点位于瞳孔中央则为正位；若一眼角膜反光点偏鼻侧则为外斜视，反之光点位于颞侧为内斜视。反光点位于瞳孔缘者斜视度数约为10°~15°；位于瞳孔缘与角膜缘之间斜视度数约为25°~30°；位于角膜缘时斜视度数约为45°（图15-2）。

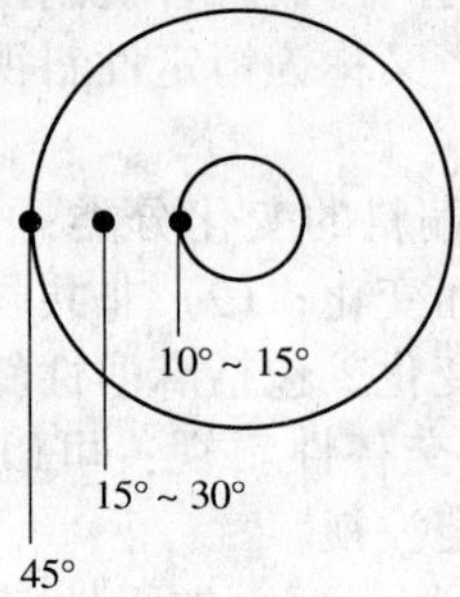

图15-2

（2）Krimsky法：适用于一眼视力差，缺乏注视能力者。在注视眼前放置三棱镜，令患者注视点光源，直至斜眼角膜反光点位于瞳孔中央（瞳孔不居中者角膜反光点应与注视眼对称）为止。

2. 交替遮盖法：是检查有无隐斜或间歇性斜视的方法，被检双眼均应有注视能力。令被检测者注视33cm或5m处的点光源，用一遮盖板交替遮盖双眼（遮盖板在两眼间移动应迅速），观察去遮盖眼是否转动及其转动方向。如眼球无移动，说明该眼为正位；如有眼球转动，说明有隐斜或间歇性斜视存在。

3. 遮盖-去遮盖法：是检查显斜及鉴别隐斜与显斜的方法。令被检查者注视眼前视标，先遮盖一眼，然后去除遮盖，观察两眼是否转动及其转动方向。以同样方法检查另一眼。可有以下几种情况出现：（1）未遮盖眼始终注视视标，被遮眼偏斜，去除遮盖后回到正位，被遮盖眼为隐斜；（2）显斜患者，遮盖斜位眼时，两眼均不动；遮盖正位眼时，斜位眼被迫注视视标，去除遮盖后，原正位眼又回复注视状态，此眼为注视眼，偏斜一眼为恒定性斜视；（3）显斜患者，无论令哪一眼注视时，遮盖另一眼，两眼均不出现转动，此为交替性斜视。

4. 三棱镜加遮盖法：这是一种斜视定量检查方法。令患者注视前方33cm或5m处的点光源，将三棱镜放置于眼前，其尖端指向斜视方向，用遮盖板交替遮盖双眼。由小到大逐渐增加三棱镜的度数，直至双眼均不动，此时三棱镜度数即为被检眼的斜视度数（1°≈1.75△）。

5. 同视机检查法：患者头部固定于检查架上，调整高低及瞳距。将同时知觉画片（如狮子和笼子）分别放入同视机画片筒内，注视眼镜筒放于“0”位置，患者自己用手柄转动斜视眼镜筒，至两个画片重合，如狮子进入笼子中央，此时同视机显示的度数即为患者的主观斜视角。如交替开闭每侧灯光，由检查者移动斜眼前镜筒，直至两眼均不转动，反光点位于角膜中央，此时同视机显示的度数为客观斜视角。疑有麻痹性斜视的患者，除检查正前方斜度外，还要将注视镜筒向左、向右、向左上、左下、向右上、右下方各转动15°角，分别检查各诊断眼位的斜视度数。对疑有A、V征的患者，还要检查向上、下各转25°角时的斜视度数。

6. 复像检查：患者头部保持正位，眼前1m处置一烛光，在一眼前放一红色镜片，若仅见一粉红烛光，则表示无复视；若见一红光和一白光则表示有复视。分别检查9个诊断眼位的复像，绘一简图，进行分析。

分析步骤：

（1）先确定复视是水平还是垂直。

（2）水平复视：确定复像是交叉或同侧。若为交叉复视，说明眼球外斜，为内直肌麻痹；若为同侧复视，说明眼球内斜，为外转肌麻痹。有垂直复视者，应确定物像（虚像）高低，如物像高，说明麻痹眼比健眼低，即麻痹眼的上转肌受累。

（3）确定哪个方向复视分离最大，该方向即麻痹肌起作用的方向，且远侧的物像（周边物像）属于麻痹眼。

第二节　隐斜视

【概述】隐斜是一种能被双眼融合机能控制的潜在的眼位偏斜，用去除融合的方法即可暴露出潜在的斜视，如用交替遮盖、遮盖-去遮盖、隐斜计等，均可检查出隐斜的存在。双眼绝对正位的人很少见，大多数正常人均有隐性斜视，因无症状故临床上不作诊断。隐斜可以分为内隐斜、外隐斜、上隐斜及旋转性隐斜。

【临床表现】

1. 畏光，强光下喜闭一眼；
2. 视物疲劳感，尤以阅读时明显，精力难以集中；
3. 有时可有复视。

【诊断】

1. 患者有视物疲劳，偶有复视等症状；

2. 交替遮盖时眼位有移动；遮盖－去遮盖时，被遮眼出现偏斜，去遮盖后迅速恢复原位，而对侧眼不移动；

3. 试戴适合度数的三棱镜，症状可以缓解。

【治疗】

1. 无症状的隐斜临床上不做诊断，无需处理；

2. 矫正屈光不正：如患者原有远视或近视，矫正屈光不正后可以消除部分内、外隐斜，缓解症状；

3. 应用棱镜：垂直隐斜、内隐斜可试用三棱镜矫正，以缓解症状的最低棱镜度数为好，一般双眼棱镜度总和应小于10△；

4. 外隐斜治疗以训练为主。

第三节　共同性斜视

共同性斜视指双眼视轴分离，但无神经肌肉的器质性病变。临床上共同性斜视主要分为共同性内斜视和共同性外斜视两大类。共同性斜视病因有不同学说，如解剖学说（肌肉及韧带发育异常）、调节学说、融合机能缺陷学说及神经反射学说等，可以是单一因素或多因素作用的结果。另外，有些类型斜视还与遗传有关。

共同性斜视的主要特点：

1. 各诊断眼位斜视角大致相等；

2. 第一斜视角等于第二斜视角；

3. 眼球向各方向运动不受限；

4. 无代偿头位；

5. 无复视。

一、共同性内斜视

（一）先天性内斜视

【临床表现】

1. 生后6个月内发病，原因尚不明确；

2. 无明显屈光异常，可有轻度或中度远视，戴全矫眼镜不能矫正斜视；

3. 单眼恒定性斜视可合并弱视，如双眼交替注视，则双眼视力大致相等；

4. 双眼交替注视者向两侧看时有交叉注视，即向右看时用左眼注视，向左看时用右眼注视，因此可以表现出假性外展麻痹，做歪头试验可以排除；

5. 内斜角度较大（＞40△），且斜视角稳定；

6. 常合并单眼或双眼下斜肌亢进、D.V.D、眼球震颤等。

【诊断】

1. 依据病史；

2. 经睫状肌麻痹剂散瞳验光检查，无明显屈光异常；

3. 大角度内斜：常 > 40△；

4. 眼球运动检查确定有下斜肌亢进、D.V.D、眼球震颤等；

5. 单眼弱视者应详查眼底，排除其他眼底先天异常。

【治疗】

1. 非手术治疗：所有先天性内斜视患儿均应先用睫状肌麻痹剂散瞳验光，中度远视者应配戴全矫眼镜。疑有单眼弱视者需先行弱视治疗，至双眼视力平衡；

2. 手术治疗：大多数先天性内斜视患儿需手术治疗，手术时机为 24 个月龄。合并下斜肌亢进和 D.V.D 者手术时应给予考虑。术后应欠矫约 10△，以促进周边融合和立体视的建立。

（二）调节性内斜视

【临床表现】

1. 常在 2～3 岁左右发病；

2. 多为中度或高度远视，应用睫状肌麻痹剂或戴全矫眼镜后，内斜可变为正位或内隐斜；

3. 斜视角变化较大，且与患者的精神状态及视近时所使用的调节有关；

4. 及时配戴矫正眼镜者很少发生弱视。

【诊断】

1. 发病年龄多为 2～3 岁；

2. 有中度或高度远视；

3. 散瞳或配戴全矫眼镜可以矫正内斜。

【治疗】

1. 行睫状肌麻痹剂散瞳验光，配戴全矫眼镜；

2. 有弱视者同时行弱视治疗；

3. 一般不超过一年半应重新散瞳验光一次，更换眼镜度数应满足视力和眼位正常；

4. 此类斜视不应手术矫正。

（三）部分调节性内斜视

【临床表现】

1. 有中度或高度远视；

2. 睫状肌麻痹后戴全矫眼镜，内斜度数减少，但不能完全消除；

3. 合并或不合并弱视；

4. 常伴有单眼或双眼下斜肌亢进、D.V.D 等。

【诊断】

1. 发病年龄多为2~3岁；

2. 有中度或高度远视；

3. 散瞳或配戴全矫眼镜后内斜度数减小，但不能完全消失。

【治疗】

1. 非手术治疗：睫状肌麻痹剂散瞳验光，配戴全矫眼镜。有弱视者同时行弱视训练。

2. 手术治疗：戴镜3~6个月后眼位不能完全矫正，且双眼视力平衡者，需行手术治疗。手术应根据戴镜后的内斜度数及视远与视近的斜度进行设计。

3. 术后调节：部分患儿仍需继续戴镜矫正，可在术后一个半月重新散瞳验光，眼镜更换应满足视力和眼位正常。

(四) 高AC/A型调节性内斜视

【临床表现】

1. 发病年龄多为2~3岁；

2. 视远时双眼正位，视近时内斜视，尤以看精细目标时明显，视近内斜度较视远大15△；

3. AC/A值高，可达10△/D以上；

4. 斜视与屈光状态无关，患者可以为正视、远视或近视，以轻、中度远视多见。一般无斜视性弱视。

【诊断】

1. 视近斜视度数大于视远斜视度数15△，看远时可以正位；

2. 高AC/A值，多大于10△/D。

【治疗】

1. 非手术治疗：配戴双光眼镜，即看远时全矫配镜，看近时下加+1.5~+3.0球镜。也可局部应用缩瞳剂（如匹罗卡品）以减少中枢性调节，从而减少辐辏，但不宜长期应用。

2. 手术治疗：部分病例可行手术矫正。手术多以双眼内直肌后退为主，必要时可以行内直肌后退+后固定缝线。

(五) 非调节性内斜视

【临床表现】

1. 发病年龄多在2岁以后；

2. 无明显的屈光异常；

3. 斜视角比先天性内斜小，但可随年龄增长而变大；

4. 单眼斜视者可合并弱视。

【诊断】

1. 发病年龄较晚；

2. 无明显调节因素，戴镜无效。

【治疗】

1. 非手术治疗：先行屈光检查，有弱视者应行弱视治疗；

2. 手术治疗：双眼视力平衡者应尽早行手术矫正眼位。

二、共同性外斜视

共同性外斜视在婴幼儿较内斜视少见，但随年龄增大其发病率逐渐增高。患者可由外隐斜逐步发展成为间歇性外斜、恒定性外斜，或一旦发病即为间歇性外斜或恒定性外斜。

【病因】

神经支配的异常：外展过强或集合功能不足，使两者间的平衡失调。

调节与集合不平衡：如近视未经矫正，看近时无需调节，致使调节性集合能力下降，久之可引起外斜。

屈光参差：屈光参差过大者，两眼成像不等，妨碍融合功能，引起外斜。

解剖因素：正常休息眼位为外斜状态，如融合机能不足时，易发生外斜。

遗传因素：外斜的发生有明显的遗传性，为染色体显性遗传，父母一方或双方有外斜，其子女有较高的外斜或外隐斜倾向。

【分类】根据外展和集合功能的不平衡，看远、看近斜视度之间的差异，可分为以下四种类型：

基本型：看远、看近斜视角基本相等。

分开过强型：看远斜视角大于看近斜视角（≥15△），AC/A 值高。

集合不足型：看近斜视角大于看远斜视角（≥15△），AC/A 值低。

假性分开过强型：初查斜视角看远大于看近，但单眼遮盖一小时或双眼戴 +3D 球镜后，看远看近斜视角基本相等。

（一）间歇性外斜视

【临床表现】多在一岁左右发病，约五岁时表现明显；视远目标或注意力不集中时外斜明显，遇强光喜闭一眼；眼位偏斜时可有单眼抑制，控制正位时有一定双眼视觉，可有弱视发生；无明显屈光不正，眼位偏斜与屈光不正无一定关系。

【诊断】通常在一岁左右发病，但在五岁左右时表现明显。眼位偏斜频率随年龄增大而增加。

斜视度变化大，能被融合机能控制。在疲劳、注意力不集中或视远时斜视度暴露充分。

【治疗】

1. 非手术治疗：（1）矫正屈光不正：尤其是近视性屈光不正；（2）集合训练：可以暂缓外斜强度，但不能真正矫正眼位。手术前不应进行集合训练，否则容易出现术后过矫。

2. 手术治疗：间歇性外斜以手术治疗为主。当观察到显斜出现的频率增多、外斜角增大、立体视有下降趋势时，应尽早手术。手术方式的选择取决于斜视的临床类型：分开过强型可选择双眼外直肌后退术，其他类型多选择外直肌后退术 + 内直肌缩短术。

(二) 恒定性外斜视

【临床表现】

1. 恒定性外斜视比间歇性外斜视发病率低，可以生后即出现或由间歇性外斜视进展导致。

2. 外斜程度变化很大，若一眼视力很低，则偏斜度会很大。

3. 如双眼交替偏斜，可以没有弱视。如有屈光参差或单眼恒定性外斜，可以出现弱视。

4. 5 岁以前出现外斜者通常会有单眼抑制，无复视。5 岁以后发病者往往有复视存在。

5. 多数外斜合并垂直眼位偏斜。

第四节　非共同性斜视

非共同性斜视是指由神经核、神经或肌肉本身的病变引起的单条或多条眼外肌完全或部分麻痹（限制）所致的眼位偏斜。临床上主要有两种形式，一种为神经、肌肉麻痹引起的麻痹性斜视，常见病因如先天异常、外伤、颅内血管及占位性病变等；另一种为限制因素引起的限制性斜视，常见病因如甲状腺相关性眼病、眶壁骨折、肌肉变性、手术后粘连等。麻痹性斜视根据发病年龄分为先天性麻痹性斜视和后天性麻痹性斜视。

非共同性斜视的主要特点：

1. 眼球运动受限，斜视角随注视方向的变化而变化；

2. 第二斜视角大于第一斜视角；

3. 多数有代偿头位；

4. 可以有复视及混淆视。

一、先天性麻痹性斜视

先天性麻痹性斜视在生后或生后早期发生，主要由先天发育异常、产伤、眼外肌缺如等导致。患者多有代偿头位及颜面部发育不对称，很少有复视出现。最常见的为先天性上斜肌麻痹。

（一）先天性上斜肌不全麻痹

【临床表现】

1. 受累眼呈上斜视，可以单侧或双侧发病，双侧多于单侧。

2. 双侧发病者，第一眼位垂直斜度较单侧发病者小，两眼受累程度可以轻重不一，受累轻的一眼病情往往被遮盖，临床上称为隐蔽性上斜肌麻痹。

3. 单眼运动正常，双眼运动时表现为受累眼内下转不足（上斜肌麻痹），常合并内上转过强（下斜肌功能亢进）。

4. 代偿头位是该病的主要体征，也往往是患者就诊的直接原因。代偿头位不典型者可借助儿时照片加以印证，表现为头歪向健侧，下颌内收，面向患侧转。常由此而诱发面部发育不对称。

5. 常合并水平眼位偏斜、D.V.D、V 征等。

【诊断】

1. 受累眼呈上斜视，双眼发病时两眼可交替上斜视；

2. 受累眼内下转时落后，内上转时表现过强；

3. 典型或不典型的代偿头位，歪头试验阳性（将头向高位眼倾斜时，受累眼上斜度数明显增大）。

【治疗】 先天性上斜肌麻痹以手术治疗为主。对较小儿童，如果客观检查结果可靠，应尽早手术。手术设计多采用减弱亢进的肌肉，如切断受累眼的下斜肌（拮抗肌）或（和）后退对侧眼的下直肌（配偶肌）。加强麻痹肌（如受累眼上斜肌折叠术）往往被认为术后效果不确定。对正前方垂直斜度小或术后残余小度数垂直斜度者可试戴三棱镜矫正。

（二）先天性动眼神经麻痹

【临床表现】

1. 受累眼大角度外斜，上睑下垂。可出现神经迷行现象，表现受累眼睑下垂消失，向下注视时上睑迟落；

2. 受累眼向内、上、下转时均明显受限，大多数不能超过中线；

3. 眼内肌受累时瞳孔扩大，对光反射减弱或消失。

【诊断】

1. 受累眼上睑下垂，大度数外斜视，向内、上、下转受限；

2. 出现眼内肌麻痹时常为完全性动眼神经麻痹。

【治疗】

1. 先天性动眼神经麻痹以手术治疗为主，可行超常量外直肌后退 + 内直肌缩短术，但术后效果不佳，且不能恢复眼球运动功能；

2. 由于上直肌受累，患眼 Bell 现象均较差或消失，故上睑下垂矫正术应慎重考虑。

二、后天性麻痹性斜视

后天性麻痹性斜视成人多见，单侧发病居多，常突然发病，有复视。病因主要为外伤、炎症、血管性疾病、肿瘤、代谢性疾病等，也可以无明确病因。

(一) 外展神经麻痹

【临床表现】

1. 单眼发病居多，偶见双眼发病者多为严重外伤造成；
2. 患者有明显的复视症状，遮盖一眼后立即消失；
3. 受累眼大角度内斜视，外转明显受限，严重者外转不能超过中线；
4. 有代偿头位，即面转向麻痹肌作用的方向，视线向相反方向注视。

【诊断】

1. 有明确外伤史或高热史，也可以没有任何明确原因；
2. 大多数内斜视，外转明显受限。

【治疗】

1. 对有明确病因的患者首先进行病因治疗，病因不明确的应进行神经科、内科、耳鼻喉科等相关科室检查，可以应用神经营养药物如维生素 B_1、B_{12}、三磷酸腺苷等；对神经炎和肌炎可应用皮质类固醇和抗生素。针灸治疗对一些病例有良好的疗效。

2. 内直肌内注谢射内毒素可以暂时缓解肌肉痉挛，减轻复视，但不能促进麻痹肌的恢复，且可能引起其他眼外肌一过性麻痹，应慎用。

3. 光学疗法：外展神经麻痹治疗后（手术或药物）仍有小于 10△的斜视，可试用三棱镜矫正，以消除正前方复视。

4. 病情稳定半年仍有斜视者应行手术治疗。外展神经部分麻痹者可行内直肌后退联合外直肌加强术。外展神经全麻痹者可行内直肌减弱联合上、下直肌与外直肌连接术（Jenson 术）或上、下直肌移位术。

(二) 上斜肌麻痹

【临床表现】

1. 复视，有眩晕及视物混乱；
2. 受累眼上斜或无明显眼位偏斜，向鼻下方运动时有不同程度受限；
3. 有代偿头位，头向受累眼的对侧肩部倾斜；
4. 有过指现象（投射失误）。

【诊断】

1. 首先行神经科、内科、耳鼻喉科检查以明确病因。既往照片是否有代偿头位对鉴别先天性或后天性上斜肌麻痹有一定意义；

2. 复像、Hess 屏、同视机检查是确定上斜肌麻痹的重要手段。

【治疗】

1. 以病因治疗为主，可辅助神经营养治疗。

2. 正前方垂直斜视度小于10△者，可配戴三棱镜。

3. 病因清楚、病变稳定6个月后正前方仍有明显垂直斜度者，应行手术治疗。术式可采用受累眼上斜肌折叠术、下斜肌切断或（和）健眼下直肌后退术。

（三）动眼神经麻痹

【临床表现】

1. 患眼上睑下垂，眼位呈大度数外斜视，瞳孔正常或散大。

2. 患眼向内、上、下转明显受限。

3. 人为开启患眼时有复视。

【诊断】

1. 首先查明病因，重点排除颅内疾患及重症肌无力。

2. 上睑下垂合并大角度外斜，患眼向内、上、下转受限。

3. 有明确外伤史者应与眶尖综合征及眶上裂综合征鉴别。

【治疗】

1. 对有明确病因的患者应先行病因治疗，可以辅助神经营养药物及理疗。

2. 病情稳定6个月后仍有斜视者可行手术治疗。由于动眼神经累及多条眼外肌，故手术效果差，可行患眼外直肌超常量后退联合内直肌加强术。

3. 上转受限明显时，Bell现象往往很差，因此行上睑下垂矫正术要十分慎重。

第五节　特殊类型斜视

一、A-V综合症

A-V综合症是一种伴有垂直非共同性的水平斜视，即当向上注视和向下注视时，水平斜视角发生明显的变化，眼位表现类似英文字母“A”或“V”，故名A-V综合症。临床上A-V综合症较多见，有人统计约占水平斜视的30%。主要分类有A型内斜视、A型外斜视、V型内斜视、V型外斜视。常见病因为水平肌肉异常及斜肌异常。

【临床表现】

1. V型外斜视，向上注视斜视角大于向下注视斜视角；A型外斜视，向下注视斜视角大于向上注视斜视角。

2. V 型内斜视，向下注视斜视角大于向上注视斜视角；A 型内斜视，向上注视斜视角大于向下注视斜视角。

3. 眼球运动多有上斜肌或下斜肌功能亢进，或无明显眼球运动异常。

4. 部分患者有代偿头位，表现为下颌上举或内收，双眼视线向斜视角度小的方向注视。

【诊断】

1. 双眼向上、向下各转 25°，用同视机或三棱镜检查远距离水平斜视度，以三棱镜度记录；

2. V 型斜视，上、下注视时斜视角相差大于 15△；

3. A 型斜视，上、下注视时斜视角度相差大于 10△；

4. 眼球运动可以正常或有斜肌亢进。V 型斜视多有下斜肌亢进，A 型斜视多有上斜肌亢进。

【治疗】

1. 上、下斜肌手术：当 V 型斜视伴有下斜肌亢进时，可先行下斜肌减弱术，然后行水平斜视矫正术。A 型斜视伴有上斜肌亢进时，如为异常视网膜对应可先行上斜肌减弱术，然后行水平斜视矫正术；如为正常视网膜对应且有立体视者，上斜肌手术应慎重考虑。

2. 水平肌止端移位术：A、V 型斜视无上、下斜肌亢进时，可以行水平肌上、下移位术。遵循的原则为：外直肌在后退或加强时，向开口方向（V 型斜视向上，A 型斜视向下）移二分之一或全肌肉宽度；内直肌在后退或加强时，向尖端方向（V 型斜视向下，A 型斜视向上）移二分之一或全肌肉宽度。

二、眼球后退综合征

亦称 Duane 眼球后退综合征，是由 Duane 在 1905 年首先发现的。主要表现为限制性眼球运动障碍合并睑裂大小的改变。单眼发病多于双眼，左眼多于右眼，女性略多于男性。该病的病因主要有两种学说：一种学说认为是患眼外直肌纤维化，在企图外转时不能收缩，内转时外直肌不能放松，导致内转时眼球后退；另一种学说认为是患眼内、外直肌之间存在异常的神经支配，当外转时外直肌无肌电活动，内转时内直肌收缩，外直肌也同时接收到神经冲动而收缩，导致眼球后退。

【临床表现】眼球后退综合征临床上分三型，各型有不同的临床表现：Ⅰ型：患眼外转受限而内转正常，第一眼位正位或内斜；Ⅱ型：患眼内转受限而外转正常，第一眼位正位或外斜；Ⅲ型：患眼内、外转均受限，第一眼位可正位、内斜或外斜。

大多数患者视力较好，可保持较好的双眼单视功能，很少发生弱视。

多数患者外转受限，外转或企图外转时睑裂开大，内转时眼球后退，睑裂变小，常合并眼球上转或下转。

常有明显的代偿头位，面朝向眼球运动受限方向。

【诊断】

1. 典型的眼球后退综合征表现为眼球外转受限，外转或企图外转时睑裂开大，内转时睑裂变小，眼球后退；

2. 有明显的代偿头位；

3. 牵拉试验阳性。

【治疗】第一眼位无斜视或斜视度数小于15△，无需手术；斜度小，有代偿头位的患者可试用三棱镜矫正。

第一眼位有明显的斜视和代偿头位者，可以行手术治疗，但手术只能改善或消除正前方斜视度和代偿头位，眼球运动受限得不到缓解。手术只可以做内、外直肌减弱，不可以做加强术，否则会加重眼球后退。可行内、外直肌超常量后退，内直肌后退可达6mm，外直肌后退可达12mm。

三、分离性垂直偏斜

分离性垂直偏斜又简称D.V.D，是指一眼注视目标时，另一眼自发或在遮盖条件下出现上转的一种特殊斜视，这种情况与一般斜视的神经支配法则（Hering法则）相矛盾。D.V.D常和其他类型斜视同时存在，其病因不明确，可单眼或双眼发病。

【临床表现】

1. 患者疲劳、精力不集中或人为地遮盖一眼破坏融合时，一只眼上漂同时合并外旋，去掉遮盖后上转眼慢慢回落同时合并内旋。

2. 上斜度数不稳，遮盖时间越长，上斜度数越大。

3. 双眼发病居多，且双眼上斜程度可能不对称。

4. 大多数患者伴隐性眼球震颤。

5. 常合并下斜肌亢进和其他类型斜视。

【诊断】

1. 分别遮盖两眼，观察眼球是否出现上漂现象。遮盖时应注意视远距离目标，遮盖时间要够长；

2. D.V.D如伴有下斜肌亢进，可将头位侧转进行遮盖，D.V.D仍呈现上漂现象；

3. 用同视机的小度数画片以交替亮灭法检查，熄灭时间相对延长，很容易观察到灯光熄灭侧眼的上漂现象，并可以确定垂直斜度。

【治疗】

1. 有人认为D.V.D随年龄增长有自愈倾向，故对儿童或平时上漂不明显而只在检查时发现的D.V.D患者可保守观察。如患者有屈光不正，在戴镜矫正时可压抑D.V.D较轻的一眼，使D.V.D较重的一眼变为注视眼，以控制其上漂，达到改善外观的作用。

2. D.V.D不合并下斜肌亢进者手术以减弱上直肌为主，一般后退量不小于7mm。严重者行上直肌后退的同时行后固定缝线术，才能达到一定效果。

3. D.V.D合并下斜肌亢进，可以行下斜肌切断+转位术，即将下斜肌切断后固定于下直肌附着点的颞侧。

4. D.V.D合并水平斜视时，可同时行水平斜视矫正术。原则为：先做不定量手术，后做定量手术；单眼一次手术不能超过两条以上直肌，否则有引起眼前段缺血的危险，故手术可以分次进行。

5. 双眼D.V.D程度差异明显者，可先行程度较重一眼的手术，观察一段时间后，再做另一眼的手术，手术量可以不同。

6. D.V.D术后症状只能缓解，不能完全消失，此点在术前应同患者及家属交待清楚。

四、甲状腺相关眼病（Grave’s眼病）

又称内分泌性眼外肌病，是因甲状腺功能异常导致的上睑退缩、眼睑迟落、眼球突出、复视、眼球运动受限，同时伴有全身浸润性皮肤病变和甲状腺肿的一种综合征。其病情及体征与甲状腺机能异常的轻重程度和发展不一定平行。大约10%的患者甲状腺功能正常或轻度异常，没有甲亢病史和表现者称为眼型Grave’s病。本病的病因目前尚不十分清楚，较公认的学说认为是一种自身免疫或器官免疫性疾病。

【临床表现】

1. 眼球突出：双眼较单眼发病多见。双眼突出者其程度可不同。

2. 眼睑征：包括上睑后退和上睑迟落。前者表现为正前方注视时睑裂开大，角膜上方暴露部分巩膜，患者具有惊恐眼部表情；后者表现为眼球下转时上睑运动迟滞，角膜上方暴露部分巩膜。

3. 眼球运动障碍：眼球运动受限的原因为眼外肌早期的组织水肿、炎细胞浸润以及晚期的肌肉纤维化。眼外肌受累发生率依次为下直肌、内直肌、上直肌和外直肌，病程晚期多为几条肌肉同时受累。CT显示：眼外肌呈梭形肿大。眼外肌纤维化时，眼球向受累眼外肌作用的相反方向运动受限，如下直肌病变时，由于下直肌纤维化挛缩，导致眼球上转受限，称为限制性眼外肌病变。

4. 结膜充血：结膜血管扩张、充血，在外直肌止端处尤为明显，为眶内软组织水肿、眶压增高所致，重度水肿的结膜组织可脱出于睑裂外。

5. 角膜病变：该病晚期睑裂闭合不全时可发生暴露性角膜炎、角膜溃疡。

6. 视神经受累：为该病晚期改变，是因为眶内组织水肿，眶内压增高，压迫视神经所致，表现为视力下降、视野缺损，眼底检查可见视盘水肿，视网膜水肿、渗出，晚期视盘色变苍白。

【诊断】

1. 多见于中、青年，单眼或双眼发病，女性多见；
2. 眼球轻度或中度突出；
3. 上睑后退或（和）下转时迟落；
4. 眼球运动障碍，眼位多呈下斜位；
5. 影像学检查是一个重要手段，CT 往往显示单条或多条眼外肌肌腹肥大，在冠状位片上尤为清晰；
6. 实验室检查包括吸碘率、血清 T_3 和 T_4 含量测定、TSH 水平、T_3 抑制实验及 TRH 兴奋实验等。对甲状腺功能亢进的 Grave's 眼病前三项检查即可确定诊断；而眼型Grave's 病需做后三项检查,有助于诊断。相当多的眼型 Grave's 病实验室检查可完全正常，而仅有眼部征象，亦可确定诊断。

【治疗】

1. 治疗原发病；对甲状腺功能异常者，应请内分泌科医生指导用药。
2. 全身或局部皮质类固醇激素冲击治疗。
3. 睑裂闭合不全时可行眶减压术，亦可暂时行睑裂闭合术。
4. 对甲状腺相关眼病所致眼位偏斜，可以手术矫正。手术时间应在病情稳定后 3 个月至半年，手术以解决正前方及下方眼位偏斜为目的，术式以受累肌肉后退或悬线为主。

五、眼外肌广泛纤维化综合征

本病是一种双眼或单眼全部眼外肌先天性肌肉筋膜分化异常，几乎所有眼外肌组织均被纤维组织所代替。该病可以为常染色体显性或隐性遗传病，也可见散发病例。

【临床表现】

1. 双眼上睑下垂。
2. 双眼运动完全受限，固定于内、下斜位。
3. 明显的代偿头位，即下颌上举、头后倾。
4. 常有弱视存在。
5. 向各方向行牵拉实验均阳性。
6. 常合并内斜、外斜、反向内眦赘皮、先天性眼球震颤等异常改变。

【诊断】

1. 大多数患者有家族史。
2. 双眼上睑下垂，眼球固定于内、下斜位，下颌上举，呈现特殊的外貌体征。

3. 被动牵拉实验阳性。

【治疗】

1. 治疗以手术为主，目的是为了改善头位，但因眼外肌已全部纤维化，术后眼球运动不能恢复，故手术效果很难令人满意。

2. 首先行下直肌后退或完全断腱术，应注意的是由于肌肉纤维化，使得钩取肌肉十分困难，切勿强行牵拉，以免损伤眼球壁。

3. 由于上直肌纤维化，患者无 Bell 现象，故行睑下垂矫正手术应十分慎重，且要低矫。术式可采取阔筋膜或异体巩膜悬吊术。

第六节　眼球震颤

眼球震颤为非自主的、有节律性的眼球运动。按震颤方向分为水平型、垂直型、旋转型和混合型，以水平型眼震较为多见。根据眼球震颤的形式可分为钟摆性和跳动性眼球震颤，后者有快相、慢相的差别，即一个方向为慢相或称生理相，另一个方向（相反方向）为快相，是慢相的回复运动。国际小儿眼科教材将眼球震颤分为：①先天性眼球震颤：包括知觉缺陷型眼震（先天性白内障、白化病等）、运动缺陷型眼震（先天性特发性眼球震颤、眼球震颤阻滞综合征）；②隐性眼球震颤：双眼同时注视时无眼球震颤，当遮盖一眼时，未遮盖眼显示眼球震颤；③获得性（神经源性）眼球震颤（脑干、中耳、内耳疾患）。

一、先天性特发性眼球震颤

【临床表现】

1. 跳动性眼球震颤（水平冲动性），视远时明显。

2. 有“中间带”存在，即在眼球震颤慢相方向上有一个眼震最轻或消失的位置。

3. 有明显的代偿头位，即面向快相方向偏转，视线指向中间带。

4. 代偿头位视力比正前方注视时视力明显提高，很少合并斜视。

【诊断】

1. 眼球震颤为水平冲动性，有明确的中间带。

2. 有明显的代偿头位。

3. 代偿头位视力好于正前方注视视力两行以上。

【治疗】

1. 尽早矫正屈光不正。

2. 头位扭转角小，双眼可试戴等度数尖端向中间方向的三棱镜，以消除代偿头位；也可双眼戴等量尖端向鼻侧的三棱镜，以引起双眼集合，达到抑制眼球震颤的目的。

3. 头位扭转角明显者可用手术治疗，手术的目的是将中间带移至正前方，以消除代偿头位。手术方式采用中间带移位术，即将慢相侧两眼外肌后退，快相侧眼外肌缩短，后退与缩短总量相等，合并水平斜视时，其原有斜视角要加以考虑。

二、眼球震颤阻滞综合征

【临床表现】

1. 眼球震颤合并先天性内斜视。

2. 内斜视角度不稳定，且与眼球震颤的幅度呈反比，即内斜越明显，眼震越轻。

3. 当注视眼处于内转位时，眼球震颤减弱或消失；当注视眼转向原在位或外斜位时，眼球震颤率和幅度明显增加。

4. 有代偿头位，面部转向注视眼一侧。

【诊断】

1. 先天性眼震伴内斜。

2. 内斜度数与眼球震颤程度呈负相关。

3. 代偿头位：面转向内斜眼一侧。

4. 内斜眼注视时视力好于外转眼注视时视力。

【治疗】手术治疗为主，矫正斜视和改善头位。常做内直肌后退术，可同时做后固定缝线术。

第七节　弱　视

弱视是由于视觉发育期各种原因造成视细胞的有效刺激不足，从而造成矫正视力低于同龄正常儿童。一般眼科检查未见器质性病变。弱视是临床常见的儿童眼病，在学龄前及学龄儿童的发病率约为2.8%。通常为单侧，也可为双侧，如发现早、治疗及时可以痊愈。6岁以前（视觉发育敏感期）开始治疗，则效果最好。

【病因分类】

1. 斜视性弱视：斜视患者由于两眼物像不能落到正常视网膜对应点上，引起复视和混淆视，患者感到不适，大脑便主动抑制斜视眼传入的视觉冲动，使黄斑功能长期被抑制，故形成弱视。单眼恒定性斜视易形成斜视性弱视，而交替性斜视则很少发生。内斜较外斜多见，单眼内斜发病率年龄越小，弱视程度越重。

2. 屈光参差性弱视：两眼之间存在屈光参差（球镜相差≥1.5D，柱镜相差≥1D），致使两眼视网膜成像大小不等，融像发生困难，屈光不正较重的一眼受到抑制，功能得不到正常发育而形成弱视。这类弱视是功能性的，如早期发现治疗，视力有恢复的可能。

3. 屈光不正性弱视：多为双侧性，发生在屈光不正未矫正者，由于视觉系统未能得到清晰的视觉物像刺激，发育障碍而形成弱视。屈光不正性弱视一般程度较轻，是弱视类型中治疗效果较好的一种。

4. 形觉剥夺性弱视：在视觉发育关键期，由于屈光间质浑浊（先天性白内障、角膜白斑等）、完全性上睑下垂或遮盖一眼过久，妨碍外界物体对视觉的刺激，使视功能发育受到抑制，形成弱视。该类弱视较严重，预后差。

5. 其他原因引起的弱视：包括微小眼球震颤，急、难产引发的新生儿视网膜、黄斑出血等。

【分级】

轻度弱视：矫正视力0.6～0.8；

中度弱视：矫正视力0.2～0.5；

重度弱视：矫正视力≤0.1。

【临床表现】

1. 视力不良：最佳矫正视力达不到该年龄儿童的正常视力。

2. 拥挤现象：弱视眼对单个视标的分辨能力比同样大小但排列成行的视标分辨能力要高。

3. 光觉改变：在弱视眼前放置中等密度滤光片不导致视力下降，而非弱视眼则会视力下降。在暗淡和微弱光线下，弱视眼的视力改变不大。

4. 旁中心注视：程度较重的弱视可以有固视不良，即黄斑中心凹失去注视能力，形成旁中心注视。

【治疗】

去除形觉剥夺因素：对于先天性白内障和完全性上睑下垂，一经发现应尽早手术。对瞳孔区未形成明显遮盖的部分性上睑下垂应定期观察视力发育情况，如对视力无影响可在学龄后或成人后行手术矫正。

矫正屈光不正：弱视儿童往往有不同程度的屈光不正，因此通过光学手段矫正弱视眼的屈光不正，使视网膜形成一个清晰的影像和正常的视觉刺激，是弱视治疗的前提。弱视儿童的屈光不正应在睫状肌麻痹状态下通过客观验光确定。12岁以下儿童最好使用0.5%～1%阿托品膏，它是较强的散瞳剂，能使睫状肌充分麻痹，一般每日三次，连用三天；12岁以上儿童应用1%托吡卡胺眼液，每10min一次点眼，连续用6次后验光。由于儿童期屈光变化很大，3

岁以内应每年散瞳验光一次，3 岁以上可一年半散瞳验光一次。

遮盖疗法

是一种传统的简便易行的治疗弱视的方法。通过遮盖健眼以降低其视力，迫使弱视眼黄斑区接受外界物像的刺激，逐步提高和恢复视功能。

完全遮盖法：将健眼完全遮盖，使光线不能进入眼内，同时弱视眼应进行精细作业训练。注意不要让光线从眼镜的周边进入被遮盖的眼内；学龄儿童家长应与老师做好沟通，监督患儿的遮盖治疗。

不完全遮盖：在弱视眼经治疗视力接近正常或双眼视力相近时，逐步减少全天遮盖的时间，如每天可打开 1h，观察两周，如弱视眼视力不下降可再每天减少遮盖 2h，以此进行，直至弱视眼视力恢复且稳定。也可用半透明塑料膜贴于健眼镜片上，使健眼视力低于弱视眼视力（2 行以上），此法多用于大龄儿童的轻、中度弱视。

遮盖疗法时间的长短应根据患儿的年龄、弱视性质和程度等综合判定，有专家主张 1 岁儿童采用 3:1 的规律；2 岁儿童采用 4:1 的规律；3 岁以上采用 5:1 的规律或适当延长。可采用健眼遮盖/去遮盖的方法，也可采用双眼交替遮盖的方法，后者现已很少应用，对婴幼儿，可将健眼每天仅遮盖 2h，强迫斜视眼注视以形成交替注视。遮盖应勤复查，及时调整治疗方案，以免形成遮盖性弱视。

压抑疗法

通过睫状肌麻痹和配戴一定屈光度眼镜使视网膜成像产生离焦，从而降低健眼视力，以达到治疗弱视的目的。

近距离压抑疗法：适用于弱视眼较健眼视力明显低下者。健眼每日滴 1% 阿托品眼水或膏，戴全矫眼镜，使其看远清楚看近不清楚。弱视眼在矫正镜上再加 +3D 球镜，利于看近。

远距离压抑法：适用于中、轻度弱视。健眼每日滴 1% 阿托品眼水或膏，戴过矫 +3D 球镜，使其只能看近。弱视眼戴最佳矫正眼镜，促进远视力提高。

全部压抑法：健眼每日滴 1% 阿托品眼水或膏，戴欠矫 +4D ~ +5D 球镜，使其远、近视力均不佳。弱视眼戴全矫眼镜。

交替压抑法：此法在弱视眼视力接近正常或双眼视力相近，防止弱视复发时应用。同时配两副眼镜，一副右眼过矫 +3D，一副左眼过矫 +3D，停用阿托品眼水，每日交替使用两副眼镜。

光栅刺激疗法（CAM 疗法）

大脑皮质视细胞对不同空间频率和一定方向的图形有很好的反应。利用反差强、空间频率不同的黑白条纹作为刺激源，组成刺激治疗仪。旋转的光栅上放置一块透明的有图案的板，患儿遮盖健眼，用弱视眼注视圆盘，同时进行描图。每次 7 ~ 10min，每日 1 ~ 2 次。

后像疗法

此法是治疗旁中心注视性弱视的方法。后像镜是一种光源较强的直接检眼镜，它发出的强光斑范围内装有大小不同的黑圆点。当用后像镜照眼底时，用黑点的影像保护黄斑中心凹，周围光斑照射视网膜包括偏中心注视点，受到强光照射后功能暂时处于抑制状态，而中心凹受黑圆点保护未受到强光刺激，相对提高了功能（产生负后像）。一般在半暗室中照射眼底20秒后关闭光源，嘱患者注视白色屏上红色“十”字中心，并用指示棍指点。每次反复治疗20~30分钟。

海丁格刷法

是一种用于矫正偏中心注视的方法。将白色加以偏光后，在蓝光的背景上可看到两个三角形尖端相对的毛刷影像，并围绕中心注视点转动，这是由于极化光线作用于黄斑部呈放射状排列的Honle纤维引起的，其中心注视点对应中心凹。旁中心注视者黄斑区有抑制暗点，很难看到这种内视现象。治疗时 嘱患者用弱视眼注视镜筒内旋转的光刷和飞机头部（一圆形视标），努力将两者重叠，建立中心注视。

红光闪烁刺激疗法

适用于中心注视及旁中心注视者。视网膜的视杆细胞对红色光（波长620~700μm）不敏感，视锥细胞对红光敏感，而黄斑中心凹处仅有视锥细胞，因此，用一具有红色光源的电子闪烁仪来刺激黄斑区，可以提高黄斑中心凹的视觉功能。治疗在半暗室下进行，每次治疗15分钟。可单侧训练或双侧同时训练。

药物疗法

传统疗法着眼于消除造成弱视的异常环境，使黄斑中心凹成像清晰，增进视功能，多用于不配合的患儿或年龄过大超过视觉发育敏感期的儿童，效果均较差。多年来人们一直在努力寻找有效药物试图延长视觉发育可塑期，目前已取得初步成效。如左旋多巴，是多巴胺的前体，通过血-脑屏障后在颅内脱羧形成多巴胺。多巴胺是中枢神经系统的重复神经递质，参与视觉系统多种生理活动。在90年代该药用于治疗弱视，发现可提高弱视眼的视力，增强对比敏感度，缩小注视暗点。

（杨隆艳）

思考题

1. 简述各眼外肌的神经支配及主要功能。
2. 简述眼球运动检查的主要方法是什么。
3. 调节性内斜视的原因及最佳治疗方法是什么？
4. 如何鉴别麻痹性斜视与共同性斜视？
5. 儿童屈光检查应注意哪些问题？
6. 弱视治疗的主要方式及方法是什么？

第十六章　眼外伤

眼外伤十分常见，可在工作中发生，也可因体育运动、交通事故、家庭意外以及人身暴力攻击导致。临床上眼外伤的表现形式相当复杂，根据致伤物的性质和方式不同，可将眼外伤分为机械性眼外伤与非机械性眼外伤。前者分为钝挫伤和锐利伤，后者分为化学性眼外伤、热烧伤和辐射性眼外伤等。

由于眼球构造复杂、精细、脆弱，因此眼球遭受外伤后，轻者视力下降，重者视力丧失，甚至可以影响健眼，严重的眼外伤还可影响外观美容，因此正确处理及预防眼外伤具有重要的临床和社会意义。

第一节　眼挫伤

由于钝力作用，如打击、压迫、震荡等导致的眼部损伤，称为眼挫伤。眼部受挫伤时，常累及眼球及其附属器，其临床表现多种多样，可造成眼睑皮下瘀血甚至眼球破裂或其周围组织的破碎。严重的挫伤常可导致视力显著下降，甚至失明。

一、眼球挫伤

（一）结膜挫伤

【症状】轻微疼痛，异物感。

【主要体征】结膜下出血、结膜水肿、结膜裂伤。

【诊断】

（1）病史：确定创伤性质以及是否有眼球破裂，是否有眼内、眶内异物(金属撞击或枪伤)。

（2）应用表面麻醉后彻底检查眼球，包括对结膜裂伤部位的巩膜进行仔细检查，散瞳检查眼底，尤其要注意损伤结膜相对应的部位。

【治疗】

（1）单纯结膜下出血：早期冷敷，4～5d 后热敷，可自行吸收。

（2）裂伤：伤口不足 5mm，无需缝合，可自然愈合。裂伤在 5mm 以上应缝合，缝合时要仔细正确地对合裂伤缘，在伤口之间不要嵌入 Tenon 囊组织，并要注意泪阜和半月皱襞的解剖关系。无论是否缝合，在 1 周内均应用抗生素滴眼液及眼膏。疑巩膜裂伤者，应及时进行伤口探查。

【随访】如果结膜裂伤不伴有眼球损伤，有较大结膜裂伤的患者可 1 周后复诊；小的结膜裂伤患者根据情况而定。

（二）角膜挫伤

【病因】角膜受挫伤后，由于上皮及内皮的损伤导致角膜渗透性失常，发生水肿、混浊。

【症状】患者有眼痛、畏光、流泪和视力下降。

【主要体征】

(1) 角膜增厚、水肿，可伴有后弹力层皱褶。

(2) 角膜板层间裂伤。

(3) 角膜全层裂伤时常伴有眼内容物脱出。

【其他体征】强烈的挫伤使眼角膜破裂时，可有虹膜、晶状体脱出以及眼底的严重变化，预后差。

【治疗】

(1) 角膜水肿、混浊：可局部滴用皮质激素滴眼液或高渗溶液，如 50% 葡萄糖溶液，以加速水肿的吸收。6 个月以上的角膜基质层顽固水肿，可考虑角膜移植术。

(2) 角膜裂伤：应在显微镜下用 10－0 尼龙线仔细缝合，有眼内容物脱出者同时处理，注意术毕前房的恢复，术后应用抗生素和散瞳药。6 个月后根据视力及角膜瘢痕的大小决定是否行角膜移植术。

（三）巩膜挫伤

【病因】眼球受钝力作用后，可发生巩膜破裂，多发生于巩膜最薄弱的角巩膜缘或眼球赤道部。

【症状】视力不同程度下降，严重者往往仅有光感或无光感。

【主要体征】

(1) 伤口可看到黑色的葡萄膜组织，玻璃体易嵌在伤口，有时晶状体可从巩膜伤口脱出而结膜依然保持其完整性，常有结膜下出血。

(2) 常伴有前房积血及玻璃体积血，视力可丧失。

(3) 眼压低，可伴有瞳孔变形或移位。

【治疗】

(1) 小的巩膜破裂伤，无眼内容物脱出且结膜完整者，不必手术缝合，只需包扎双眼 1～2 周，伤口会自行愈合。

(2) 结膜完整，结膜下出血呈暗红色，眼压低，疑有巩膜裂伤者应行伤口探查，发现巩膜裂伤应仔细缝合。

(3) 伤口较大或伴结膜破裂者应扩大结膜伤口，仔细检查巩膜伤口，若为

24 小时内新鲜脱出的葡萄膜组织，且伤口不污秽者，应还纳入眼内，脱出的玻璃体可剪除。锯齿缘后的巩膜裂口，仔细缝合后应作冷凝及外加压术，以防止视网膜脱离。若术中发现眼内容物流失过多，特别是视网膜损伤过重的无光感眼，眼球外形恢复确实无望者，为预防交感性眼炎的发生，可考虑摘除伤眼眼球。

（4）若合并眼内炎及玻璃体积血者应及时行玻璃体切除术以挽救视力。

（5）术后球结膜下注射妥布霉素 2 万 U 及地塞米松 2.5mg，涂 1%阿托品及抗生素眼膏，包扎双眼。

【随访】角膜水肿或层间裂伤应每 3 日复诊一次，至水肿消失或裂伤愈合。复诊时观察患者视力、角膜情况及眼压。注意预防感染和调整皮质激素用量。角膜清亮后及时检查眼底。角膜或巩膜的裂伤按眼穿通伤随访。

（四）虹膜挫伤

【病因】挫伤时致伤力经房水传递，可致瞳孔括约肌麻痹、断裂、撕破，瞳孔变形，部分或全部虹膜根部离断等。

【主要体征】

（1）外伤性散瞳：瞳孔呈偏心性中等散大，对光反射迟钝或消失，有时可见瞳孔括约肌微小裂口或撕裂。

（2）虹膜根部断离：离断处虹膜根部呈新月形裂隙，瞳孔不圆，呈“D”形，如离断处较大可形成双瞳，通过裂隙可看见睫状突及晶状体赤道部。可引起单眼复视。

（3）房角后退：若伴有睫状体撕裂，虹膜根部和睫状体从巩膜突离断后移，房角镜下睫状体带常增宽，后期常继发青光眼。

（4）外伤性虹膜睫状体炎：临床表现与一般的虹膜睫状体炎大致相同，但本病除有明显的外伤史外，无反复发作史。

（5）外伤性无虹膜：虹膜与睫状体连接处 360°圆周完全分离，多伴有前房积血，积血吸收后眼内呈黑色。可合并晶体脱位。

【治疗】

（1）外伤性散瞳：口服或肌内注射维生素 B_1、B_{12}类药物，部分患者可自行恢复，若瞳孔括约肌完全断裂则不能恢复。强光下可戴有色眼镜。

（2）虹膜根部离断：小者无需处理，有复视或离断范围大者应及早行虹膜根部复位术。

（3）房角后退：若无眼压升高无需处理。如眼压增高，可用 0.5%噻吗洛尔滴眼。药物治疗无效，可行滤过性手术。

（4）外伤性虹膜睫状体炎：睫状肌麻痹剂。

（5）外伤性无虹膜：严重畏光者，可佩戴有小孔的有色眼镜或安装人工虹膜。

(五) 前房积血

【病因】

(1) 虹膜血管的渗透性失常。

(2) 虹膜血管破裂: 1) 原发性出血，发生在受伤当时。2) 继发性出血，多发生在伤后2~5日，可反复发作，常为继发性青光眼的原因，亦可伴发角膜血染。

【症状】疼痛，视力模糊。

【主要体征】

(1) 少量积血:房水轻度浑浊,前房内可见浮游细胞,前房积血呈液平面。

(2) 大量积血：可充满整个前房，致眼压增高。积血初为鲜红色，以后逐渐变为暗红色，根据出血的多少而有不同程度的视力下降，积血量多时可致视力暂时性完全丧失。

(3) 晚期可发生角膜血染：如前房积血量多，伴发眼压增高及角膜内皮层损伤，积血的分解产物可经内皮层侵入并沉着于角膜基质层内，称为角膜血染。初为棕色，以后逐渐变为黄绿色以致灰褐色。一般先自周边部吸收，最后可遗留有角膜中央区的灰白色混浊。

【治疗】

(1) 急症处理：双眼包扎，半卧位。需应用止血药物，如酚磺乙胺（止血敏)、卡巴克络（安络血)、巴曲酶（立止血）等。不能服用阿司匹林及其他非甾体抗炎药。

(2) 一般情况下不散瞳亦不缩瞳，必要时用托吡卡胺（托品酰胺）散瞳以活动瞳孔。有虹膜睫状体炎时可用皮质激素滴眼液。

(3) 对反复出血者应加用云南白药，每次0.5g，3次/d；或将小剂量粉末状凝血酶（200~300U）置于下穹窿部以促进前房积血吸收。

(4) 前房内积血多有凝血块，超过7日不吸收者或眼压高经乙酰唑胺及甘露醇治疗无好转者，应行前房穿刺冲洗术；或用1:5000尿激酶生理盐水溶液冲洗前房，血块可溶解析出。

(5) 角膜血染：有角膜血染或有角膜血染倾向者，应及时作前房穿刺冲洗术。已发生角膜血染时应用0.5% EDTA滴眼，3次/天。如血染吸收后，留有中央混浊严重影响视力者，可行穿透性角膜移植术。

【随访】

(1) 伤后两周内白天应佩戴眼镜或者眼罩，晚上应佩戴眼罩，如有潜在损伤的危险，患者应佩戴保护性眼镜。

(2) 告知患者创伤后两周不能进行剧烈活动（包括下蹲和用力呼气)。

(3) 住院患者出院后2~3日复查一次，以后定期复查。院外治疗的患者，伤后几天密切随诊后，可根据患者情况（如积血量，有无潜在眼压升高危险及其他眼内和眼眶损伤的程度）几天至1周内复查一次。

(5) 所有患者伤后2~4周都应行房角检查及散瞳巩膜压迫法检查眼底。

(6) 因有发生房角后退性青光眼的因素，每年要复诊一次。若有并发症出现，更需要频繁复诊。

(六) 睫状体挫伤

【病因】

(1) 轻的挫伤常可由于睫状肌的痉挛或麻痹而发生视觉调节障碍。

(2) 重度挫伤：1) 可伴发大量玻璃体积血。2) 力的冲击作用于房角的各个方向，引起各种类型的房角结构损害，如睫状肌撕裂、睫状体离断等。

【症状】 视力减退，轻者仅表现为轻度视力减退。重者合并玻璃体大量积血时，视力严重损害，甚至无光感。睫状体离断时，由于晶状体悬韧带松弛，晶状体凸度增加，引起近视和调节功能减弱，因此远、近视力均减退。

【主要体征】

睫状体离断

(1) 眼压低，以低于0.533kPa (4mmHg) 者居多。

(2) 前房变浅。

(3) 晶状体混浊：长期低眼压可致晶状体代谢障碍；挫伤本身亦可导致放射状皱褶形成。

(4) 眼底改变：包括视盘充血、水肿，视网膜静脉曲张，黄斑区放射状皱褶形成。

(5) 房角镜检查：睫状体从巩膜突处脱离，露出瓷白色的巩膜内壁，游离的睫状体与巩膜之间有一裂隙，睫状体表面常有轻重不等的撕裂，宽度增加。

(6) 当眼压低、房角镜检查不能明确有无睫状体断离时，可用超声生物显微镜 (UBM) 精确定位。

【治疗】

(1) 轻度挫伤：可用皮质激素滴眼，口服吲哚美辛 (消炎痛)，一般都能恢复。

(2) 玻璃体积血：根据积血量的多少以及对视力的影响大小来决定是否行玻璃体切除术，应于大量积血机化前手术。

(3) 睫状体离断：一旦房角镜或UBM证实有睫状体离断并伴有低眼压，应行睫状体复位术，恢复正常眼压。

(七) 晶状体挫伤

【病因】

(1) 由于挫伤使晶状体囊渗透性增加或因晶状体囊破裂，使房水渗入晶状体内而发生各种不同形态的挫伤性白内障。

(2) 由于挫伤使晶状体悬韧带断裂而使晶状体呈部分或完全性脱位。

【症状】

(1) 挫伤性白内障：伤后出现不同程度的视力下降。

(2) 晶状体脱落：视力下降，屈光突然改变或单眼复视，继发青光眼、眼球胀痛。

【主要体征】

(1) 挫伤性白内障：1) 虹膜印环（Vossius 环）：当钝力作用于眼球时，虹膜被压向晶状体，使虹膜色素印在晶状体前囊表面，大小和形状与当时瞳孔状态相同。2) 无晶状体囊破裂的挫伤性白内障：晶状体仅受到震荡的影响，晶状体囊的渗透性改变，使房水易渗入晶状体内而失去其透明性，一般很少引起晶状体全部混浊。3) 晶状体囊破裂后的白内障：若裂口小，且伤后很快闭合，则混浊局限于该处，若裂口达一定的大小，房水继续侵入，则可形成全白内障，若皮质膨胀、突入前房可引起继发性青光眼或葡萄膜炎。

(2) 晶体状脱位：1) 晶状体部分脱位：可见前房深浅不一，有虹膜震颤，玻璃体疝，视力下降，屈光突然改变或单眼复视，亦可继发青光眼。2) 晶状体全脱位：可脱入结膜下、前房或玻璃体内，严重者也可脱出眼球外，一般都伴有眼部其他损伤等严重并发症。

【治疗】

(1) 挫伤性白内障：虹膜印环无需治疗。晶状体局限性混浊可暂观察，进行性混浊者可行白内障摘除及人工晶状体植入术。晶状体皮质突入前房与角膜内皮接触或继发性青光眼者，应急诊手术治疗。

(2) 晶状体脱位：如无严重视力下降及其他并发症，可暂观察；若严重影响视力或出现继发性青光眼应摘除晶状体。术前应查房角，若有房角损伤，在摘除晶状体的同时行抗青光眼手术。

(八) 玻璃体挫伤

【病因】根据致伤力的轻重，玻璃体的损伤可分为玻璃体变性、玻璃体脱离、玻璃体疝、玻璃体脱出和玻璃体积血等。

【症状】患者主诉有飞蚊症状，视力不同程度下降。

【主要体征】

(1) 玻璃体变性：裂隙灯下见玻璃体内黄白色点状漂浮物，日后可使玻璃体基质崩解，发生液化。

(2) 玻璃体脱离：在视盘前方看到灰白环，随眼球运动，若此环正在黄斑中心凹前，可发生一定程度的视力障碍。

(3) 玻璃体疝：根据玻璃体突出的部位，分为前房内玻璃体疝、角膜裂口内玻璃体疝及巩膜裂口内玻璃体疝。

(4) 玻璃体脱出：钝力作用使眼球壁破裂，玻璃体可从角膜或巩膜裂口脱出眼球外。

(5) 玻璃体积血：有不同程度的视力障碍及黑影浮动。新鲜积血时，裂隙灯下可见红色反光或红色积血。陈旧积血呈棕色点片状混浊。大量积血时，瞳孔无红光反射。大量反复积血者，视网膜前后发生增殖，最终导致视网膜脱离。

【治疗】

（1）玻璃体变性：无特效治疗，早期可用碘剂以促进混浊吸收。

（2）玻璃体脱离：无特效治疗。

（3）玻璃体疝：嵌在角膜或巩膜伤口时，应切除并仔细缝合创口。若玻璃体大量涌入前房使房角阻塞引起继发性青光眼时，应手术治疗。

（4）玻璃体脱出：及时将脱出到创口外的玻璃体剪除并缝合创口，同时给予抗感染药物。

（5）玻璃体积血：新鲜积血者，应以止血为主。出血停止后应采用促进血液吸收的药物，对出血量大或出血不吸收的患者，应在玻璃体机化前行玻璃体切除术。一般手术时机选择在伤后 2 周至 2 个月之间，应灵活掌握。

（九）脉络膜挫伤

【病因】由眼球挫伤及震荡所致。

【症状】双眼非对称性视力下降。

【主要体征】

（1）散瞳检查眼底：脉络膜破裂常伴有出血，早期难以发现裂伤，出血吸收后可暴露白色的巩膜，两侧缘有色素增生，视网膜血管跨越其上，常可发生于视盘周围，与视盘呈同心的弧形。根据脉络膜破裂和出血范围的大小、位置，可发生不同程度的视力障碍，位于黄斑区的出血，视力可急剧下降。

（2）FFA 可确定是否有脉络膜破裂及很好地描绘脉络膜新生血管膜的分布情况。

【鉴别诊断】

（1）高度近视：常为双侧性，视盘倾斜，靠近视盘处可见新月状巩膜，后极可见巩膜葡萄肿，可有脉络膜新生血管形成。

（2）血管样条纹：双眼都可见到以视盘为中心放射状分布的巩膜，红褐色或灰色的视网膜下条纹，有时可见脉络膜新生血管膜。

【治疗】

（1）小量出血：休息并给予止血或促进血液吸收的药物。血液进入玻璃体时按玻璃体积血治疗。出血形成脉络膜脱离，经药物治疗无效者，可经积血处行巩膜切开放出积血或积液，然后电凝或冷凝。

（2）当脉络膜新生血管膜缘离视网膜中心凹距离大于 200μm 时，应考虑行激光治疗，应在获得 FFA 结果后 72 小时内实施。

【随访】

眼部创伤后，由于眼底出血造成脉络膜看不清楚的患者，应该每 1 ~ 2 周复查一次，直到脉络膜能完全看清，如果确有脉络膜破裂，应让患者每天用 Amsler 方格表自查。如果发现 Amsler 方格表的线条有改变，应立即就诊。每 6 ~ 12 个月应进行一次眼底检查。经激光治疗脉络膜新生血管的患者应密切随诊，观察是否有旧的新生血管残留和新生血管出现。

（十）视网膜挫伤

【病因】由眼球挫伤及气浪震荡所致。

【症状】视力不同程度的下降。

【主要体征】

（1）视网膜震荡：多在伤后6小时后发生，常见黄斑部灰白色水肿，其范围和受伤程度与外力作用方向有关。根据损伤的程度，发生不同程度的视力障碍，出现中心性相对暗点，视物变形、变小、变远等症状。

（2）视网膜出血：视网膜受钝力作用，造成血管破裂引起出血，根据出血所在部位，分为视网膜前出血和视网膜内出血，出血量多时，可进入玻璃体内而成为玻璃体积血。

（3）黄斑裂孔：多发生在囊样变性的基础上，视力明显下降，有相对性或绝对性中心暗点。裂孔呈圆形或椭圆形，边界清，有深度感。三面镜或前置镜下可见裂孔处有光带中断现象。OCT检查可将其分类并帮助确定治疗方案。

（4）外伤性视网膜脱离：在外伤时或外伤后数周至数月发生，视力突然下降，充分散瞳后可在三面镜或眼底镜下发现视网膜裂孔。

【治疗】

（1）视网膜震荡：应用血管扩张剂，维生素 B_1 及口服皮质激素。

（2）视网膜出血：头高位休息，口服止血剂、维生素C。稍晚些时可给予碘剂以促进血液吸收。

（3）黄斑裂孔：外伤性黄斑裂孔，常因同时有外伤性脉络膜视网膜炎，一般不引起视网膜脱离，故不一定需要治疗。若孔缘有牵拉，可手术封闭裂孔。

（4）外伤性视网膜脱离：找到裂孔后应及时手术。若由玻璃体积血机化引起的牵拉性视网膜脱离，有时需行玻璃体切除联合视网膜脱离术。

【随访】一般1～2周后散瞳复查眼底，但应告知患者若有视网膜脱离症状出现应迅速就诊。

（十一）视神经挫伤

【病因】外力的钝性打击或挤压所致，尤其是来自眉弓颞上方的钝击或挤压伤，导致视神经管扭曲或变形，造成视神经受压。

【症状】视力急剧下降，甚至无光感。

【主要体征】

（1）瞳孔直接对光反射减弱或消失，间接对光反射存在。

（2）早期（两周内）眼底检查完全正常，晚期视盘苍白。

（3）CT可正常亦可示视神经管骨折。

（4）伤眼色觉减弱，视野缺损。

（5）VEP监测可示P波潜伏期延长，波幅降低。

【鉴别诊断】

（1）严重性视网膜损伤：检查可见明显的视网膜病变。

（2）创伤性玻璃体积血：散瞳检查眼底时视网膜看不清，相对性传入性瞳孔障碍较轻。

（3）颅内损伤造成不对称的视交叉损伤。

（4）功能性非生理性视觉丧失。

【治疗】

（1）早期可球后注射妥拉苏林12.5～25mg、地塞米松2mg，全身应用皮质激素、甘露醇，减轻视神经周围的水肿。

（2）早期给予维生素B_1、B_{12}、ATP及血管扩张剂等。

（3）若有视神经管骨折，应及时行视神经管开放减压术，清除骨碎片。

二、眼附属器外伤

（一）眼眶挫伤

【病因】当打击眼眶时可产生眼眶骨折，眶内出血，眶内组织受损。

【症状】

（1）视力下降，双眼复视。

（2）疼痛（尤其眼球企图在垂直方向运动时），局部触痛，鼻子受打击后出现眼睑肿胀和捻发音。

【主要体征】

（1）眶壁爆裂性骨折：根据患者受伤的外力可致不同部位的眶骨骨折，以眶下壁、内侧壁骨折多见，患者以复视主诉就诊，应及时做CT检查以明确诊断。

1）眶下壁骨折（眶底骨折）：常伴有上颌骨骨折和上颌窦损伤，眼眶组织及眼外肌陷入上颌窦，出现眼球下陷及垂直运动受限，可有垂直位斜视。

2）眶内侧壁骨折：易发生眼睑皮下气肿，严重者可出现水平运动障碍及眼球后退综合征（retraction syndrome），由于内直肌嵌顿，眼球外转受限，亦可同时伴有鼻部畸形和内眦移位。

3）眶顶骨折：可伤及提上睑肌，出现上睑下垂。波及眶上裂时可出现眶上裂综合征，最严重的是颅前窝破裂。

4）眶尖骨折：合并视神经管骨折，视神经受压或被切断，严重时影响视力或立即失明，出现眶上裂综合征或眶尖综合征。

（2）眶内出血：由于钝性物体打击眼前部，眼球突然向眶内挤压，引起眶内血管破裂而出血。亦可由于眶骨骨折伴随眶内出血。当眶内大量出血或积血时，眶内压增加而发生特有的压迫症状，如肌圆锥内出血，眼球向正前方突出；限制了眼球运动，可发生复视。又因静脉回流障碍，使球结膜发生高度瘀血性水肿，导致眼睑不能闭合。眶内动脉受压，可出现视网膜中央动脉阻塞的眼底征象，视力低下，甚至完全失明。

（3）常伴有颅脑及鼻旁窦的损伤。

（4）CT检查帮助确诊及定位。

【鉴别诊断】

（1）无爆裂性骨折的眼眶水肿和出血：也会有眼球运动受限、眶周肿胀及瘀斑，但一般在7~10天内消退。

（2）颅神经麻痹：眼球运动受限，但被动牵拉试验不受限。

【诊断】

（1）全面眼科检查：包括眼球运动情况和眼球是否有移位，比较受累侧脸颊和对侧脸颊感觉有无异常，检查眼睑是否有捻发音（皮下气肿），观察是否有眼球破裂、前房积血、创伤性虹膜炎以及有无脉络膜、视网膜损害，同时应测量眼压。

（2）若眼球运动受限超过一周，应行被动牵拉试验。

（3）诊断不明确或需要手术治疗，或怀疑眶上壁骨折（上部受伤）时，应行CT检查眼眶和大脑（轴位和冠状位）。

【治疗】

（1）单纯眶缘骨折：无明显移位者无需治疗。

（2）眶底骨折及眶内壁骨折：有复视或眼球内陷者，可行手术整复。

（3）视神经管骨折：要及早行视神经管开放减压术。

（4）眶顶骨折：伴额骨破损大者，应与脑外科合作，采用颅眶联合手术将骨片复位。

（5）眶内出血：眶内单纯出血，量多时可用止血剂、压迫绷带。因出血致眶压增高者，应切开外眦减压；或用粗针头将血液吸出，为防止眶内再度出血，在吸出眶内的血液后应立即施以压迫绷带。对眼球突出者，应保护角膜，防止发生干燥及溃疡。需涂大量的油膏，或用湿房眼罩，必要时可施行眼睑缝合术。

（6）合并颅脑及其他外伤：应请相关科室协助处理。

【随访】

（1）伤后1~2周，急性眼眶水肿消退后需对患者重新检查，观察有无持续性复视和眼球内陷，这些症状通常预示着有眶内容物的陷落或大的移位性骨折，需要手术治疗。同时还要检查有无眼部损伤的进展（如眶蜂窝织炎，房角退缩性青光眼和视网膜脱离等）。

（2）伤后3~4周，可用房角镜检查房角，散瞳后用巩膜压迫器检查眼底。眶蜂窝织炎和视网膜脱离的一些症状要提前告知患者。

（3）对有视力丧失危险的患者，应每月进行检查，直到病情稳定，急性期过后，每隔数周检查一次，观察有无感染或脓肿形成，后期可能形成纤维化，限制眼球运动。

（二）眼睑挫伤

【病因】为钝性致伤物所致。通常发生在被钝性物体打击时或爆炸物冲击波致伤。

【主要体征】

（1）常有眼睑皮下出血或血肿，亦可有眼睑裂伤或贯通性眼睑破裂。

（2）眼睑皮下气肿，触诊有捻发音，说明鼻窦骨折。

（3）眼睑血肿迟迟不退，可能有眶骨骨折；如伴有结膜下出血及迟发性眼睑皮下出血，常累及双眼，呈眼镜样血肿时，常是颅底骨折的重要体征。

（4）损伤性上睑下垂，多半由于致伤物碰撞于眶上缘与眼球之间，提上睑肌受外力作用时伸展过度，或发生撕裂，以及动眼神经的损伤等而发生。

【治疗】

（1）眼睑出血或血肿：早期冷敷，5日后热敷。

（2）伤口处理：

1）小伤口：若与眶缘平行，自然对合良好，无需缝合。如皮肤伤口较大，应缝合。

2）伤口与眶缘垂直：应先将眼轮匝肌断端缝合，再缝合皮肤伤口。

3）眼睑全层裂伤：应分层缝合，注意睑缘对齐，如提上睑肌断裂，应同时缝合。

4）伤口不整齐或皮肤撕裂破碎者：应将一切尚可存活的皮肤碎片保存，细心对齐缝合。

5）近内眦部眼睑裂伤：如合并泪小管、泪囊和内眦韧带的损伤，应及时修复。

6）由于伤后瘢痕收缩致畸形者：伤后6个月可考虑整形手术。

7）损伤性上睑下垂：半年后不能自然恢复者，可考虑行上睑下垂矫正术。

【随访】上述方法绝大多数可使用可吸收缝线（除了在睑缘缝合中可任意选择丝线缝合外）。若使用非吸收缝线，睑缘缝线应保留10~14日，其他表浅缝线应保留4~7日。

（三）泪器挫伤

【病因】上睑外侧的严重裂伤或该处的眶壁骨折可损伤泪腺或导管。眼睑内眦部的挫伤可伤及泪点及泪小管。内眦部骨折可伤及泪囊，上颌骨骨折可损伤鼻泪管。

【症状】无泪或流泪。

【主要体征】

（1）泪腺分泌减少或完全停止。

（2）溢泪。

（3）多可查见下泪管断裂。

(4) 泪道碘油造影可确定泪囊的大小及病损部位。

【治疗】

(1) 泪腺：若泪腺已严重破坏或脱出伤口，可将其摘除。

(2) 泪道：

1) 泪点和泪小管损伤：应在显微镜下及时手术修复、吻合泪小管，泪管导管留置3个月后拔除，并定期冲洗泪道。

2) 泪囊损伤：如泪囊壁破坏，应直接缝合，再缝合皮肤伤口。如泪囊已破碎，应摘除，晚期慢性泪囊炎或泪囊瘘管形成，可在切除瘘管同时行泪囊鼻腔吻合术。

第二节　眼球穿通伤

眼球穿通伤包括眼球穿孔伤和贯穿伤，前者为致伤物一次性穿过眼球壁达眼球内，后者则为致伤物两次穿过眼球壁，即眼球上有入口，也有出口。眼球穿孔伤包括角膜穿孔伤和巩膜穿孔伤两种。眼球穿孔伤容易合并眼内其他组织的损伤，甚至有发生感染、眼内异物存留及交感性眼炎的危险。

【病因】

(1) 刀、剪、针及铁丝等刺伤，多引起眼球单纯性穿孔伤。

(2) 车床、锤击等产生的碎屑所致的飞溅伤、火器伤、多并发眼内异物或为贯穿伤。

(3) 各种爆炸伤，多为复合伤。

【分类】

(1) 无眼内容脱出的单纯性眼球穿孔伤。

(2) 伴有眼内容脱出的眼球穿孔伤。

【症状】 一般的自觉症状为畏光、流泪、疼痛及视力减退，但少数病例症状可能不显著，如小的角膜穿孔伤或眼球细小的异物穿孔伤，若无其他并发症，患者可毫不自知，偶因其他眼病就诊时，发现眼球内存留有异物或有陈旧的穿孔伤痕。

【主要体征】

(1) 无眼内容物脱出的单纯性眼球穿孔伤：可发生在角膜上、角巩膜缘区以及巩膜上，虽然同时也可伤及眼内各种组织，但因伤口不大，无眼内组织脱出，所以仍保持着眼球的形态或保存一定的视力。

(2) 伴眼内容物脱出的眼球穿孔伤：

1) 角膜穿孔伤：常伴有虹膜和晶状体的损伤。在虹膜上可发现大小不同的孔洞，虹膜瞳孔缘破裂以及虹膜根部离断，房水外溢使前房变浅和眼压降低，虹膜脱出，致瞳孔变形等。晶状体可发生仅限于伤道的限局性混浊，混浊也可以发展为晶状体全混浊，甚至有破碎膨胀的晶状体皮质混浊团聚块脱入前房内。

2）角巩膜缘及虹膜睫状体区的穿孔伤：常伴有睫状体的损伤，其伤后所致的虹膜睫状体炎迁延难愈，眼压过低，导致视力丧失和眼球萎缩。

3）巩膜穿孔伤：损伤晶状体的机会很少，但脉络膜、视网膜和玻璃体的损伤则是不可避免的，在玻璃体内常伴有不同程度积血和混浊，有时会伴有视网膜脱离。

火器性穿孔伤和严重的非火器性穿孔伤很少限于角膜和巩膜，常同时伤及虹膜、睫状体、晶状体、玻璃体以及脉络膜和视网膜等眼球各组织，导致视力下降明显或即刻失明。

【治疗】角、巩膜伤口的处理，原则上应根据外伤的时间、创口的大小和形状，有无裂开、错位和眼内容物嵌置，有无炎症及晶状体皮质突入前房等因素综合考虑。具体应参考以下几点：

(1) 非手术治疗：

1）比较小的角膜伤口（一般长度不超过 5mm），若无眼内容物嵌置，创口对位良好，前房存在，前房内无晶状体皮质突入，可不必缝合。每日结膜下注射妥布霉素 2 万 U、地塞米松 1~2mg，口服吲哚美辛（消炎痛），只要无炎症即可停药。结膜下注射时注意要轻，勿向眼球加压，以免伤口裂开。

2）每日涂抗生素眼膏和 1%阿托品眼药膏，更换敷料即可。2~3 周后可改用抗生素滴眼液滴眼，伤后 24 小时内肌内注射破伤风抗毒素 1500U。

(2) 手术治疗：角膜伤口缝合应在受伤后 24 小时内进行，时间愈早，愈能最大限度地解除伤口内粘连的眼内组织和预防并发症的发生。术后治疗同非手术治疗。

第三节　眼异物伤

一、结膜异物

【病因】灰尘、煤屑、虫毛、谷壳、炸药末等异物进入结膜囊内。可以单个，也可多个，后者多见于爆炸伤，进入速度较慢者黏附在结膜表层，速度较快者可以进入结膜下。

【症状】随异物所在位置而异。位于睑板下沟者，瞬目动作可摩擦、损伤角膜，异物刺激感明显。若异物位于穹窿部、半月皱襞或结膜下，可无症状。

【主要体征】

(1) 结膜金属异物：如铁质异物，可产生结膜铁质沉着症。裂隙灯显微镜下，中央呈金色反光，四周有棕色颗粒。在结膜上的铜异物常并发化脓性脓疡或坏死。

(2) 结膜内植物性异物：可引起炎症反应，产生异物性肉芽肿。

(3) 化学性不活动的异物：如玻璃、塑料、煤屑及碎石等均不产生化学反应。

【治疗】

(1) 浅层异物：贴附在结膜表面的单个或多个异物，可用生理盐水冲掉，或者用湿棉签蘸去。

(2) 对无刺激的结膜下异物可观察或待异物有排出倾向时再取。

(3) 多发性结膜下异物无炎症及刺激症状者可不取。

(4) 有结膜铁锈沉着症可刮除之。若为多发异物引起的铁锈症，可用0.5%EDTA滴眼液滴眼。

【随访】根据病情决定是否需要复查。如有残留的结膜异物，在1周后复查。

二、角膜异物

【病因】常见异物有尘粒，动、植物细刺，金属细屑，敲击飞溅的细小异物，爆炸时的碎屑如火药、煤屑、石屑等，它们滞留于角膜表面或穿入角膜内，形成角膜异物。

【症状】患者常突然感觉眼部刺激症状，如异物、畏光、流泪、结膜充血、眼睑痉挛，甚至视力障碍等。

【主要体征】

(1) 临床检查可见角膜异物，有的异物用肉眼即明显可见，细小的异物必须通过裂隙灯显微镜仔细检查。

(2) 铁质异物存留数日后可出现锈环或浸润晕，若不除去，铁锈可波及角膜上皮、前界层（前弹力层）及附近的基质，不仅产生角膜刺激症状而且可以导致局部角膜混浊。

(3) 铜质异物在角膜的反应取决于铜的含量，含铜多者，局部可有化脓性改变，异物多可自动排出；含铜较少者，可产生直接性铜质沉着症，裂隙灯显微镜下可见上皮层、前界层及基质浅层有金红色小粒堆聚。若铜质异物位于角膜深层，部分进入前房，可以出现间接性铜质沉着症，晶状体呈向日葵样白内障。

(4) 植物性角膜异物，尤其部分进入前房者，有时可有前房积脓。

(5) 许多化学性不活动的异物，如玻璃、塑料、煤屑及碎石等在角膜均不产生化学反应，但可有明显的刺激症状。

【治疗】角膜异物应尽早取出。术中应严格无菌操作，以避免术后发生感染，操作要轻巧、准确，避免不必要的损伤。具体方法如下：

（1）角膜浅层异物：可用生理盐水冲洗除去，如无效可在表面麻醉后，以生理盐水棉签将异物轻轻拭去。

（2）镶嵌角膜的浅层异物：在表面麻醉后，用4号针头轻轻将其剔除，注意针尖应朝向上方，以免患者不合作而误伤角膜。

（3）深层角膜异物：若为磁性异物，可在手术显微镜或双目放大镜下，先将浅层角膜切开，直达异物，然后用磁铁吸出。如为非磁性异物或磁性异物不易吸出者，可以异物为中心，作一尖端指向角膜缘的“V”形切口，直达异物所在平面，露出异物后，用注射器针头或异物针挑出异物，或用微型无齿镊将异物夹出，可不缝合，术后加压包扎。若角膜瓣较大，可用8－0～10－0尼龙线缝合。必须小心操作，术前应缩瞳，以防异物在术中坠入前房，损伤晶状体及异物坠入后房。

（4）多发性角膜异物：可将暴露出角膜表面的异物先取出，然后等异物逐渐排向表层时分次取出。如异物多而刺激重，视力又低于0.1者，可考虑板层角膜移植术。

（5）角膜锈环：可于异物剔除后，立即用异物针将其刮去。

（6）异物取出后因角膜瘢痕而严重影响视力者：早期可用促进吸收的退翳药物。如伤后一年，经治疗视力仍低于0.1，可考虑行板层或穿透性角膜移植术。

（7）异物取出后要滴用抗生素滴眼液及涂眼药膏，必要时结膜下注射抗生素。如发生感染，应按角膜炎处理。

【随访】若有铁锈残留，24小时内复查。

三、眼内异物

眼球穿孔伤是眼科临床上的急重症，而伴有眼内异物存留大多具有更大的危害性。这些眼内异物对眼的威胁包括穿孔伤对眼球的损伤，异物本身的毒性、感染，引起视网膜脱离以及增生性玻璃体视网膜病变等一系列并发症，常最终导致不可挽救的视力丧失。

【病因】同眼球穿孔伤。

【分类】

（1）根据异物性质分为：

1）眼内磁性异物。

2）眼内非磁性异物。

（2）根据异物在眼内部位分为：

1）眼前段异物：包括角膜、前房、晶状体、后房以及睫状体的异物。

2）眼后段异物：包括玻璃体内异物、后极部异物以及锯齿缘后部的异物。

【症状】眼痛，视力下降。

【主要体征】

(1) 有眼球穿孔伤伤痕：根据穿孔伤的部位不同，临床上可查到各种不同的异物入口处。

1) 结膜伤口：可伴有出血或结膜下眼内容物脱出，结膜伤口可迅速愈合而遗留不明显的瘢痕。

2) 巩膜伤口：常可见结膜下出血、球结膜水肿，或结膜下色素组织。有时细小的异物经巩膜入口很快闭合，并不引起患者的注意，甚至患者否认曾有外伤史。

3) 角膜伤口：可表现为角膜全层穿通或仅有板层破裂。

(2) 眼压降低：新鲜的穿孔伤，房水或玻璃体流出，眼压明显下降。眼球贯穿伤时，眼压常极低，异物由后部眼球壁穿出至眼球外，已不属眼内异物的范围。角膜或巩膜小伤口常可自行闭合或愈合，此时眼压亦可恢复正常。

(3) 前房改变：角膜伤口可使前房变浅。有时巩膜伤口致玻璃体或葡萄膜脱出，则前房变深。角膜或巩膜小伤口闭合或自行愈合后，则前房可恢复原来的深度。

(4) 瞳孔变形：近瞳孔区伤口，瞳孔缘常嵌顿于伤口，而使瞳孔变形及相应的瞳孔缘向周边移位。小的异物穿孔伤常不影响瞳孔的正常形状和位置。

(5) 晶状体混浊：穿通性白内障一般发展较快，晶状体前囊可见穿破口，或有皮质涌至前房，或在破口处有虹膜后粘连。可形成全白内障或只发生局限性混浊，但如异物未穿过晶状体，则不发生晶状体混浊。

(6) 眼内容物脱出：新鲜外伤、异物较大时，可见结膜囊内有黏稠的玻璃体或有葡萄膜嵌于伤口。

【诊断】

(1) 多数患者可询及外伤史。

(2) 眼部检查可发现眼球穿孔伤口或瘢痕。

(3) 眼内异物定位：

1) X线定位法：限于金属异物。

2) 超声波定位法：适用于X线不易显影的异物，对区别异物在球内或球外常有决定性意义。

3) CT：适用于X线不显影的非金属异物，以及用超声波难以发现的眼前部异物。

4) 检眼镜定位法：对屈光间质尚透明者，可直接用检眼镜检查定位。

5) UBM：有利于眼前节小异物或多发异物（磁性及非磁性异物）的诊断。

【治疗】

(1) 处置伤口：同角巩膜穿孔伤。

(2) 预防感染。

（3）破伤风抗毒素的应用。

（4）异物的处置：若角膜伤口较大，在处置伤口时，酌情考虑从原伤口取出异物。如前房内异物，嵌入晶状体的金属异物，必要时用磁石从原伤口吸出。但不要造成眼内容物脱出或强取。

（5）择期手术：对于不需缝合的小伤口或从原伤口未能发现异物及对磁石无反应者，应在伤口愈合之后或经 X 线检查明确定位后择期手术摘除。为了减少异物对组织的损伤，手术摘除异物应尽早进行。

【随访】密切观察住院患者有无炎症和感染的迹象，很有必要进行长期（甚至数年）随诊，观察有无迟发的炎症反应。若眼内异物未能取出，在安全的条件下应尽快行视网膜电图（ERG）检查，确定有无视网膜毒性反应。在异物取出后，视网膜毒性反应通常会逆转。

四、眼内异物并发症

（一）眼铁质沉着症

【病因】铁质异物长期留在眼内所致。铁的化学性质极不稳定，进入眼组织后，受二氧化碳的作用变为重碳酸氧化亚铁，再经氧化变为氧化铁（铁锈）。铁锈进入组织内，与组织蛋白结合成一种不溶性含铁蛋白而形成组织内铁锈沉着。

【主要体征】其症状的轻重与铁质异物的大小和所含铁质成分及其在眼内的部位有关。位于睫状体及眼球后部没有被组织包裹的异物，破坏性最大，症状也最严重。

（1）直接铁锈症：为早期的铁质沉着现象。进入眼组织内的铁屑，迅速产生一层铁锈并直接扩散到周围组织内。如位于角膜的铁屑，可在其周围形成锈环。位于虹膜的铁屑，很快被组织包围，周围呈铁锈色。位于晶状体内的铁屑，常可在其周围看到黄色环形带。在多数情况下，晶状体发生进行性混浊。

（2）间接铁锈症：铁屑进入眼内，经过相当一段时期，在异物环外的某些眼组织内发生铁屑沉着现象。这是由于眼内液的传播产生，也叫远达性铁质沉着症。这种现象主要发生在晶状体前囊下的上皮内、睫状体上皮内、视网膜及虹膜组织以及角膜的深层组织和内皮层等。

1）虹膜颜色的改变是铁质沉着症的第一特征。虹膜失去光泽，呈铁锈色，为铁质沉着于虹膜的前界层内所致。

2）瞳孔反应迟钝，调节减退。临床表现为瞳孔常不易散大，为铁质沉着在瞳孔开大肌及括约肌内。

3）晶状体前囊或前囊下可呈现均匀的棕色小点，是铁锈症的可靠特征。

4）房角镜检查可见小梁有色素沉着，呈铁锈色，可引起继发性青光眼。

5）角膜基质层内可出现均匀一致的棕色颗粒。

6）玻璃体常液化，呈铁锈色。

7）视网膜色调变暗，有黄色颗粒沉着，血管变细，神经节细胞变性，色素上皮细胞增生，引起视网膜色素沉着，患者有视力减退、夜盲及视野缩小症状。

【治疗】

(1) 应设法及早取出异物。由于异物长期存留及铁锈形成，异物常常变小，造成取出困难，因此需要精确定位，必要时要用巨大磁石磁化后方能取出(前节异物)。能看到的异物一般直接夹取取出。

(2) 术后可较长期应用0.5% EDTA（依地酸）滴眼液，使铁离子排出眼外。

(二) 眼铜质沉着症

【病因】铜质异物长期存留眼内所致。铜质沉着症与铁质沉着症不同。铁盐主要与细胞蛋白质结合为含铁蛋白质沉着物，而铜盐则主要沉着于膜状组织。二者结局亦不同，引起铁质沉着症的铁屑如不处理，将不可避免地导致失明；而铜质沉着症仅引起视力减低，一般不致完全失明。

【主要体征】

(1) 铜内障：为铜沉着症最常见的临床特征。铜盐沉着在晶状体前囊下的上皮内，呈粉末状细密的小点，瞳孔区较密集而呈圆盘状。若将瞳孔散大，可见沉着物自圆盘区向外围呈花瓣状放射，形似葵花，因此又叫葵花状白内障。侧照检查可见金黄色或蓝绿色反光。铜盐沉着发生极慢，故铜内障的形成有经过数年至数十年者。铜盐沉着与组织形成的结合物不稳定，经过若干年后可能被吸收，则铜内障也可自行消失。

(2) 角膜的铜盐沉着：主要在角膜后界层上，呈蓝绿色反射，直接光线照明不易看出，需用后部反光法检查。

(3) 虹膜上有时可见黄绿色铜盐沉着。

(4) 玻璃体纤维上铜盐沉淀：可见呈金属反光的棕色点状颗粒。玻璃体常有液化、变性及混浊。

(5) 视网膜铜质沉着：主要发生在黄斑区及视网膜血管附近，见黄色、橙红色或金黄色色素斑点，形成类似视网膜色素变性和视神经萎缩。

【治疗】

(1) 应设法及早取出异物，术时要用方格定位器精确定位后再夹取，或在直视下夹取后极部的铜质异物，必要时行玻璃体切割联合异物取出。

(2) 术后可较长期用0.5%EDTA液滴眼，以使铜离子排出体外。

(三) 虹膜睫状体炎

长期反复发作的不明原因的单眼虹膜睫状体炎或全葡萄膜炎，应详细询问外伤史并进行其他检查以证实眼内异物的存在或排出。

（四）白内障

青壮年不明原因的单眼白内障，有时可为晶状体内异物或穿过晶状体的异物所致。

（五）其　他

玻璃体混浊，继发性青光眼，视网膜脱离。

五、眼眶异物

【病因】高速飞溅的异物贯穿眼睑或眼球进入眶内。大多数为金属异物，如铁屑、铜片、铅弹，其他如树枝、玻璃、塑料等。

【症状】视力下降，疼痛，复视。

【主要体征】

（1）常可见眼睑皮肤或眼球有穿孔伤痕。

（2）X 线异物定位或 CT 扫描证实异物在眶内。

（3）可有眼球运动受限，眼球突出，眼睑或结膜撕裂、充血、水肿、眼睑瘀斑，出现传入性瞳孔障碍症状者可能有视神经病变。

【治疗】异物在眶内多被机化物所包围，一般无不良后果，如不影响视功能，无疼痛等其他并发症，无需取出；对位于球后的眶内异物，视力正常者，手术一定要慎重。在 CT 或 MRI（金属异物禁忌）正确定位后，确定手术入路，可在内镜下摘取深部眶内异物。注射破伤风毒素，全身应用抗生素。下列情况为手术适应证：

（1）异物压迫视神经，引起视功能障碍者。

（2）异物过大致使眼球移位，眼球运动受限或视功能已严重损害的患者，或坚决要求手术的患者。

（3）有感染征象：如眼球突出，眼球运动受限，严重水肿，眶触痛，发热，CT 扫描发现水肿。

（4）瘘管形成：多见植物性异物。

【随访】出院后或病情稳定后应每周复查一次，若有病情恶化，应及时复诊。

第四节　化学性眼外伤

化学烧伤是指酸、碱或其他有强刺激性的化学物质溅入眼部引起的损伤，其损伤程度和预后取决于化学物质的性质、浓度、渗透力以及与眼部接触的时间。

化学性眼外伤对眼球可引起不同程度的损伤，甚至眼球毁坏，因此做好预防工作十分重要。要加强对工人的安全教育，自觉地遵守安全操作规程，在车间工作室内设置固定急救设备，并对职工讲授有关急救方面的专业知识，掌握自救互救方法。

【病因】

(1) 酸烧伤：分有机酸和无机酸烧伤。临床常见为无机酸，即硫酸、盐酸、硝酸、冰醋酸等。酸性溶液基本上属于水溶性，易为角膜上皮屏障所抑制。酸与组织接触后致组织蛋白变性、凝固，这样就有效地阻止了剩余酸继续向深层组织渗透，故对角膜的损伤程度往往较碱性物质轻。但高浓度的酸性溶液，其渗透性和破坏性虽不及同等浓度的碱性溶液强，但亦不能轻视，临床上亦有强酸烧伤后视力严重损害的病例。

(2) 碱烧伤：常见的致伤物质有氢氧化钾、氢氧化钠、石灰和氨水等。碱性物质接触眼组织，与细胞膜的脂质发生皂化反应，生成既有水溶性又有脂溶性的物质，从而破坏了角膜上皮屏障，迅速地穿透角膜面到达眼内组织（角膜上皮、内皮和结膜是嗜脂性的，只有脂溶性液体才易透过）。如氨水在 15 秒钟内可通过角膜进入前房，20%氢氧化铵及 5%氢氧化钠 30 秒钟可使房水 pH 值升高。故在碱烧伤时，眼部组织的破坏是持续性的，可因角膜穿孔或其他并发症而失明。

【症状】根据酸碱物质的种类和浓度，可引起眼部不同程度的刺激症状，如刺痛、畏光、流泪和眼睑痉挛，视力不同程度地下降。

【主要体征】

(1) 酸烧伤：

1）低浓度酸烧伤：球结膜充血，结膜及角膜上皮剥脱。

2）高浓度酸烧伤：可立即发生烧伤，浓度愈高，接触时间愈久，损伤愈严重。接触部位的表面被覆白色略带有黄色或污秽灰色的薄膜（坏死性薄膜）。轻度的表面烧伤几天之后薄膜可脱落，代之以新生上皮。较重的烧伤可有明显的球结膜水肿和深部组织坏死。

3）酸烧伤的一般特点：

①酸向眼内渗透慢，病变边缘较为清晰。

②酸烧伤一般为非进行性，故在烧伤后数小时内，即可判断其预后如何。

③角膜上皮很少呈片状脱落。

④纤维蛋白性虹膜炎较少见。

⑤对血管的侵犯，如结膜高度水肿、贫血等不如碱烧伤显著。

⑥晚期并发症较碱烧伤少。

(2) 碱烧伤：碱烧伤的创面，边界不清楚，创面可在 1~2 日内继续扩大，组织水肿及炎性刺激症状亦加重，故在伤后 1~2 日，难以判断预后。有的碱性物质，如生石灰（氧化钙）与组织接触后，可吸收组织中的水分，变成熟石灰（氢氧化钙），造成强碱烧伤；同时在反应过程中，由于释放热量，又造成组织热烧伤；对角膜的胶原、黏液质、蛋白质、间质细胞以及内皮细胞，均产生严重影响。碱烧伤的临床表现如下：

1）视力：下降或骤降。

2）睑痉挛：由于碱性物质对眼的刺激，患者可表现畏光、流泪、眼睑痉挛。

3）睑球粘连：高浓度碱性物质与结膜、角膜等组织接触后，可立即形成广而深的组织坏死，修复后形成深层瘢痕收缩，从而发生睑球粘连，上、下睑缘粘连，甚至眼睑闭锁。

4）结膜损伤：球结膜充血、水肿，甚至坏死。角膜周围血管网被破坏。

5）角膜损伤：角膜上皮剥脱、混浊，甚至可呈瓷白色，由于角膜周围血管网的破坏和阻塞，严重影响角膜的营养，可反复发生无菌性角膜溃疡，重者2~3周发生角膜穿孔。目前认为这种溃疡是由于角膜组织释放的胶原酶使角膜组织溶解而出现溃疡，甚至穿孔。

6）房水混浊：由于碱性物质的刺激及渗透使房水混浊，pH值升高。若用荧光素着染角膜，有时可见房水绿染，说明碱性物质已进入前房。

7）虹膜睫状体炎症：常在碱烧伤的晚期发生顽固的虹膜睫状体炎，及由此而发生的一系列并发症，如继发性青光眼、并发性白内障、眼球萎缩等。

【治疗】

（1）急救及早期治疗：

1）冲洗：一旦发生眼化学伤，应争分夺秒急救，现场的冲洗急救是最重要的。凡从事酸、碱等工作的人员都应具备自救与互救的知识。自救或互救后应去医院检查，医师应用生理盐水充分冲洗，冲洗时一定要注意上、下穹窿部分结膜有无固体化学物质残留，并除去坏死组织。

2）黏膜分离或黏膜移植术：大面积的化学烧伤，每天可用带有油膏的玻璃棒分离下、下睑穹窿部以防止形成睑球粘连。实际上由于睑、球结膜之间有创面，以后还是会形成程度不同的睑球粘连，因此有学者主张早期（42~72小时为宜）行黏膜移植术，切除腐肉样结膜及巩膜浅层，可防止角膜穿孔和睑球粘连。

3）结膜切开术：如烧伤后球结膜高度水肿或球结膜苍白，呈贫血状，应作数个垂直于角膜缘的放射状结膜切开，用生理盐水在结膜下冲洗，这样的切口有利于保护角膜周围血管网，改善角膜的血供。

4）前房穿刺术：碱性物质接触时间愈久，房水pH值升高的持续时间愈长。房水绿染是行急诊前房穿刺术的指征。手术愈早愈好，最好在伤后1~2小时内进行，以减少碱性物质对眼组织的损害。前房穿刺时要用滤纸测pH值，轻压伤口后唇多次，直至房水pH值下降至正常为止。前房穿刺不仅排除有害物质，新生房水亦有消炎和营养作用，有助于受伤组织的修复。次日可从原穿刺口放液，再置换房水，根据临床情况连续重复放液数次。在行前房穿刺术的同时，若结膜苍白，可同时行球结膜放射状切开术。

5) 结膜下注射妥布霉素2万U以预防感染，妥拉苏林12.5~25mg以扩张结膜血管，增进角膜营养，碱烧伤注射维生素C 0.5ml（50mg），酸烧伤注射0.5ml（100mg）。自身血1ml结膜下注射，每周2次，可以促进组织再生，改善角膜营养。

6) 早期使用大量维生素C静脉注射：烧伤早期，消化道外或局部大量应用维生素C，对烧伤后角膜基质层的重建或修复具有极为重要的作用。临床的用量为1500~2000mg。加入50%葡萄糖溶液40ml，静脉注射，1次/d。可持续使用2周或至角膜上皮复生为止。

7) 胶原酶抑制剂：烧伤后1周内不会产生胶原酶，碱烧伤的早期（24小时内）主要为碱性物质对眼组织的直接腐蚀作用。伤后3日至1周左右是溃疡加深扩大与组织再生交替的病理生理过程，此时是角膜组织释放胶原酶的高峰（一般在1周左右），在此时应用胶原酶抑制剂能起到防止溃疡形成和角膜穿孔的功效。常用的胶原酶抑制剂有两种：

①0.5%EDTA：为间接性胶原酶抑制剂，作用较短暂，需频繁滴眼。亦可用EDTA亲水性软性角膜接触镜，根据病情轻重每日或2~3日更换一次软镜，直到角膜溃疡坏死基本愈合为止。

②2.5%乙酰半胱氨酸滴眼液：是直接胶原酶抑制剂，与EDTA相比，比较理想，但乙酰半胱氨酸不稳定，必须现配现用。

8) 糖皮质激素的应用：糖皮质激素滴眼可使角膜表层细胞坏死和脱落，出现溶解，并能激活胶原酶。因此在上皮未形成的情况下应禁用。上皮形成后可密切观察并慎用，可减轻眼内、外炎症反应，抑制新生血管生长及防止睑球粘连。

9) 局部应用抗生素和散瞳药。

(2) 晚期治疗：

1) 睑球粘连分离及成形术：晚期治疗睑球粘连，必须等碱烧伤反应完全静止后（即伤后至少半年至1年）方可考虑手术。过早手术会使术后炎症加重，粘连复发，手术失败，而且粘连及瘢痕将加重，有害无益。可按睑球粘连面积的大小，选用自体结膜或唇黏膜移植。

2) 眼干燥症的治疗：严重碱烧伤后，结膜广泛坏死，破坏了结膜的杯状细胞，使之不能产生黏液；主泪腺导管亦被破坏，致使泪液显著减少或缺如，形成眼干燥症合并睑球粘连，这种眼干燥症常使任何复明手术均告失败。亲水软性角膜接触镜配合人工泪液滴眼能减轻眼干燥症状。

3) 角膜移植：由于角膜新生血管多、瘢痕面积大及眼内并发症等原因，使手术成功率较低。失败的主要原因是免疫排斥反应及重新使植片血管化。因此，最好在术前3~6个月先行β射线照射，总量为40~60Gy（4000~

6000rad）；或用激光击射，使新生血管趋向萎缩。照射后半年左右，先作改善基底的板层角膜移植术，使角膜厚度趋于正常。在此基础上 1 年以后再考虑作较小直径的穿透角膜移植术，不管是板层移植还是穿透性移植，均应采用上皮完好的新鲜角膜供体。

4）人工角膜移植：对于角膜移植多次失败的病例或不适于作角膜移植者，作人工角膜有时可获得很好效果。到目前为止，人工角膜的材料及手术技巧均还存在着未能克服的难点，手术成功率较低，术后并发症亦较多，且难以处理。

第五节　热烧伤

【病因】高温物质如铁水、火焰、沸火、沸油等溅入眼内，引起眼部的烧灼伤。在战时，因各种油料特别是汽油、火焰喷射器、凝固汽油弹等造成高温的气体、液体、固体可致眼、颜面及全身烧伤。热烧伤的轻重决定于热物体的大小、温度及接触的时间等因素。热物体的体积小，所带的热量亦少，与组织接触后迅速冷却，烧伤的面积小而浅；反之，体积大的热物体，所带的热量多，冷却慢，所造成的损伤亦大。热物体的温度越高，所带的热能越大，所造成的组织损伤越重。高温的液体或固体，其温度超过 1000℃可致严重烧伤，如铁水熔点为 1200℃，玻璃水熔点为 1300～1500℃，铜水熔点为 1000℃。而熔点较低的物质，如铅水熔点为 330℃，锡水熔点为 280℃，所致的热烧伤则相对较轻。

【主要体征】

（1）轻度烧伤仅出现球结膜充血、水肿，角膜上皮呈乳白色混浊。

（2）重度烧伤可致结膜、巩膜及角膜苍白、坏死，甚至角膜、巩膜穿孔。晚期可发生睑球粘连、睑外翻、倒睫、眼睑闭锁或闭合不全。

【治疗】

（1）清除结膜和角膜表面的热物质、异物及坏死组织，必要时可行自体结膜移植术或角膜板层移植术。

（2）轻度烧伤者，局部滴用抗生素滴眼液及涂眼膏，散瞳及包扎伤眼。

（3）溃疡的处理同碱烧伤溃疡的处理。即早期应用抗生素，1 周左右开始应用胶原酶抑制剂，防止角膜穿孔。

（4）预防和治疗睑球粘连。

（5）早期应用大量维生素 C 静脉滴注（同碱烧伤），以促进角膜损伤的修复。

【随访】

（1）对轻度烧伤患者，可用抗生素眼膏加睫状肌麻痹剂滴眼。可以每天重新包扎患眼直至角膜缺损愈合，注意角膜有无溃疡和感染。

(2) 对重度烧伤患者，不论是否住院都需要密切观察。局部使用的激素应在7日后停用，因其可促进角膜溶解。长期应用人工泪液或润滑软膏，1～4次/d。严重的眼干燥症需要睑缘缝合术、结膜移植或黏膜移植。单侧损伤几周或几个月内不能愈合时，可行结膜移植。

第六节　辐射性眼外伤

电磁波包括范围很广，可对眼产生辐射性损伤。电磁波波长愈短，能量愈大，其传播可分为电离辐射与非电离辐射。γ射线、X线及远紫外线（即波长在100nm以下的紫外线）等短波长电磁波在生物组织内产生电离效应，为电离辐射。而近紫外线（即波长在100nm以上的紫外线）、可见光、红外线、微波等波长均较长，能量亦逐渐降低，在生物组织内产生光生化效应或热效应，为非电离辐射。在日常工作及生活中，多见的是各种非电离辐射伤，特别是激光的微波。

一、电光性眼炎

【病因】电光性眼炎是眼科最常见的一种辐射伤，系暴露于短波紫外线的结果。多见于金属焊接工人或水银灯下电影工作者。可以是直接照射所致，但更多的是从旁边散射而来，每次剂量虽小，但由于紫外线照射有累积作用，当暴露时间在一天之内累积到15分钟以上时，经6～10个小时，即可出现症状，发病时间往往是黄昏或深夜。

【症状】接触紫外线照射6～10个小时后，双眼同时出现异物刺痛感并逐渐加重，产生剧痛、畏光、流泪、眼睑痉挛。

【主要体征】

(1) 眼部检查可有眼睑或面部潮红，结膜充血，尤以睑裂部显著。

(2) 角膜可有弥散性上皮点状混浊，荧光素着染，以睑裂部角膜更显著，重者可见角膜上皮大片剥脱，瞳孔呈痉挛性缩小。

【治疗】

(1) 轻症患者无需特殊处理，可局部滴用抗生素滴眼液及涂眼膏，双眼遮盖，休息1～2日即可恢复正常。

(2) 对症状较重、疼痛较甚的患者，除用抗生素局部滴眼外，剧痛时可用少量1%丁卡因（潘妥卡因）眼膏暂时缓解症状。因该药有抑制角膜上皮生长的作用，故只作为临时使用，不能作为长期治疗手段。

二、日光性视网膜病变

【病因】眼睛长时间注视强烈的光线，如直接注视太阳或眼科检查及手术中强烈的光源，大量可见光经晶状体达到黄斑聚焦，引起黄斑的烧灼伤。因多见于观察日蚀时，也称为日蚀性视网膜炎。

【症状】畏光、视力减退、眼前出现黑点。

【主要体征】黄斑水肿、出血，严重者可形成黄斑穿孔。

【治疗与预防】观察日蚀时应间歇观察或通过有色滤光片短暂观察，并加强防护知识宣教工作，禁止直视太阳、电弧光、较强的照明光源或冰与水面的镜面反光。比较理想的防护镜是铸造车间的标准防护镜（BSS674）或 CR-39 树脂片，均有一定的防护作用。

如发现视网膜灼伤，早期可服用泼尼松、维生素 B_1、腺苷钴胺（辅酶维生素 B_{12}）及血管扩张剂，以改善视网膜营养，当有黄斑穿孔时，酌情采用激光或手术治疗。

三、电离辐射性损伤

【病因】X 射线、γ 射线以及中子线等照射可引起眼部辐射性损伤，以中子线危害最大，它们造成的损伤均为离子化状态，在组织中产生离子化自由基，如 H_2O^+、H_2O^- 和 H^+、OH^- 而导致组织损伤。射线也可直接作用于细胞中的 DNA 分子链，导致链的断裂而影响细胞的生长。晶状体是全身对电离辐射最敏感的组织之一。此外，电离辐射还可致眼睑、结膜、虹膜、睫状体及视网膜等损伤。电离辐射性损伤可见于放射事故、放射治疗及核爆炸等。

【症状】放射线接触后患者有不同程度的眼部刺激症状及视力减退。

【主要体征】

（1）晶状体后极部后囊下细点状、颗粒状混浊，可发展为后囊下皮质呈蜂窝样混浊，伴有空泡，最后可发展为全白内障。

（2）眼部其他症状可表现为眼睑皮肤出现红斑、泪液减少、结膜干燥、不同程度的角膜炎、急性虹膜睫状体炎等。

（3）可有全身电离辐射的表现，如造血系统的损害。

【防治】

（1）放射治疗或从事放射职业的工作人员，应根据不同的辐射源性质和能量，分别选用不同厚度的铅屏蔽和防护眼镜。有机玻璃防护眼镜可防护 β 射线，铅眼镜可防护 X 射线及 γ 射线。

（2）白内障混浊明显时，可行白内障摘除及人工晶状体植入术。

（王淑霞）

思考题

1. 前房积血的治疗?
2. 眼球穿孔伤的治疗?
3. 酸、碱烧伤的处理方法?

第十七章　眼眶病

第一节　概　述

眼眶病学是介于眼科、神经外科、耳鼻喉科、口腔颌面外科、整形外科、医学影像学等的边缘学科。眼眶病病情复杂，与全身性疾病联系比较多，需要多学科的知识。眼眶及眶周解剖知识是诊治眼眶疾病的基础。眼眶由两个左右对称的骨腔和眼眶内容物组成。

一、眼眶解剖

1. 骨性眼眶　眼眶（orbit）随着年龄增长不断发育生长，青春期后基本发育完成。眼眶由额骨、蝶骨、颧骨、上颌骨、腭骨、泪骨、筛骨等七块骨骼组成，形状呈锥形，底向前，尖向后。骨性眼眶前面开口大致呈四边形；入口横径大约 40mm，垂直径约 35mm。眼眶壁分为眶内壁、眶上壁、眶外壁、眶下壁。眶内壁大致呈方形，前后长 45 ~ 50mm，内上部由额骨眶突构成，其他部分由上颌骨、泪骨、筛骨及蝶骨构成。眶上壁呈三角形，底部朝前，前后长 50 ~ 55mm，由额骨眶板和蝶骨小翼构成。眶外壁大致也呈三角形，由颧骨、额骨及后 2/3 的蝶骨大翼构成。眶下壁也呈三角形，前后径最短，由上颌骨眶面和腭骨眶突构成。眶壁尚有骨孔和裂隙，即视神经孔、眶上裂、眶下裂等，有重要的神经和血管通过。视神经管是由蝶骨小翼和蝶骨体的外侧组成的，位于眶尖的内侧，有视神经、眼动脉和交感神经通过。眶上裂是蝶骨大翼和小翼构成的骨裂，位于眶上壁和眶下壁的交界处，有第Ⅲ、Ⅳ、Ⅴ（眼支）、Ⅵ对颅神经、眼静脉、交感和副交感神经通过。眶下裂是蝶骨大翼的下缘与上颌骨、腭骨后缘间的骨裂，位于眶外壁和眶下壁的分界线，有第Ⅴ颅神经的上颌支、颧神经、副交感神经纤维、蝶腭神经节分支以及眼下静脉与翼丛的交通支通过。

2. 骨膜及眶隔　眶骨膜是附着在眼眶骨面的一层纤维膜，在眶缘、骨缝和眶骨裂等处粘连较紧密，骨面处较疏松。眶隔是一层结缔组织膜，周围起自眶缘骨膜，上眶隔下缘与提上睑肌腱膜融合，下眶隔上缘与下睑缩肌筋膜融合。在内、外侧上、下眶隔分别融合，参与形成内、外眦韧带。眼眶的膜状结构将眼眶分割成四个间隙：(1) 骨膜外间隙：眶骨与骨膜间的潜在间隙；(2) 肌锥间隙：肌锥内间隙前部为眼球筋膜和眶隔，周围是眼外肌及肌间膜；(3) 肌锥外间隙：位于肌锥内间隙和眶骨膜之间；(4) 巩膜表面间隙：位于眼球筋膜与巩膜之间。

3. 眼外肌　眼外肌有内直肌、上直肌、外直肌、下直肌四条直肌和上、下两条斜肌，控制眼球运动。四条直肌起源于眶尖的 Zinn 环，与视神经鞘的硬脑膜、眶骨膜和眶尖部的结缔组织相连。向前在角膜缘后 5～7mm 分别与眼球相连。上斜肌起自 Zinn 内上方的蝶骨体，沿着眶内壁的上方前行，达眶前端后经过滑车改变方向，向外、向后走行，穿过上直肌下方附着于眼球赤道部后方。下斜肌起自眶下壁的前内侧、骨性鼻泪管上口的后外方，在下直肌下方向后外方行进，附着在眼球赤道的后外部。

4. 眶内神经及血管　眶内神经包括视神经和运动神经、感觉神经、自主神经及睫状神经节等。运动神经主要有动眼神经、滑车神经和外展神经。感觉神经主要是三叉神经的第一支——眼神经。此神经在海绵窦侧壁分成泪腺神经、鼻睫神经和额神经，经眶上裂进入眼眶。额神经和泪腺神经在 Zinn 环的外侧入眶，在眶骨膜和提上睑肌复合体间前行，分布于前额和泪腺。鼻节神经在肌锥内、视神经的内侧前行，中途分出筛后神经、筛前神经和滑车下神经，分布于额窦、筛窦、蝶窦和鼻腔黏膜。另外，鼻节神经在眶内分出睫状神经节的感觉根和睫状长神经。自主神经：眶内交感神经经视神经管和眶上裂进入眼眶，使眶内平滑肌和血管收缩，并发出交感根进入睫状神经节，支配眼内血管和瞳孔开大肌收缩。副交感神经的一部分是由中脑 E-W 核的神经纤维经动眼神经大睫状神经节，然后进入眼内，司睫状肌和瞳孔括约肌。睫状神经节位于视神经和外直肌之间、Zinn 环前 10mm，大小约 1mm × 1mm 至 3mm × 4mm，节前神经有感觉根、运动根（副交感）和交感根，运动纤维在节内换神经元后，与另外两根重新组合，发出 6～8 根睫状短神经，每一根睫状后短神经均包括运动、感觉和交感纤维，在视神经周围穿过巩膜进入眼内，分布于角膜、虹膜、睫状体和血管平滑肌。

眼眶的血管　眼眶的动脉来自颈内动脉分出的眼动脉，上颌动脉分出的眶下动脉及脑膜中动脉的眶支。眼动脉起自颈内动脉，在视神经的下方伴随其进入眼眶，并依次分出视网膜中央动脉、泪腺动脉、后睫状动脉、肌支、筛前、筛后动脉、鼻额动脉、眶上动脉等。眼动脉和颈外动脉系统有吻合支。眼眶静脉主要为眼上和眼下静脉，眼上静脉由内眦静脉、眶上静脉汇合而成，在视神经和上直肌间向后行，经眶上裂回流到海绵窦。眼下静脉在下直肌旁向后行，部分分支通过眶下裂与翼状静脉丛相交通，主干回流眼上静脉或经眶下裂最终入海绵窦。

二、眼眶疾病的检查

（一）眼部检查

1. 眼科常规检查（略）。

2. 眼球突出：是指某种原因引起的眼眶内容物增加或眶腔缩小而导致的眼球前移，是眼眶病最常见的体征，眼球突出多数为单眼。我国正常人的眼球突出度为12～14mm，两眼相差2mm以上或双眼眼球突出度超过22mm时有诊断意义。眼球突出常见于视神经胶质瘤、视神经鞘瘤、海绵状血管瘤、眶内血管畸形、淋巴瘤、泪腺肿瘤、眶内皮样囊肿、眶内炎症反应、副鼻窦病变侵犯眼眶内以及先天性眶腔狭小或外伤导致的内陷性眼眶骨折等。另外，一眼眼球内陷，另一眼相对性眼球突出，常见于陈旧性眼眶骨折及眼眶内静脉曲张的患者。还有眼球本身变大等原因导致的假性眼球突出。

3. 眼球内陷：常见于外伤引起的眶腔扩大或眶内容物较少，如眼眶骨折、眶内静脉曲张导致眶内脂肪萎缩、眶内肿瘤摘除术后等。

4. 眼眶组织搏动：见于神经纤维瘤病、脑膜眶内膨出等，因眶骨缺损，脑组织搏动直接波及眼眶造成的，不伴有杂音。眶内动静脉瘘、颈内动脉-海绵窦瘘常伴有杂音。

5. 眼球运动检查：眼眶疾病常伴有眼球运动障碍，见于甲状腺相关眼病、眼眶外伤、眶内炎症等。

（二）影像学检查

1. X线检查　是诊断眼眶疾病的必要检查。有标准的正位、侧位检查以及主要显示眶上壁的Waters位和视神经孔摄影检查。因CT等的出现目前较少使用。

2. 超声检查　眼眶病检查常用的超声波频率为7.5～10MHz，可显示眶内软组织，如视神经、血管、眼外肌、眶脂肪等。（1）A型超声：为一维图像，波形的高低决定组织内部的结构，对眶内病变可作出比较准确的定性诊断。（2）B型超声：为二维图像，从病变的位置、形状、大小、边界、内回声（无回声、低回声、中等回声和强回声）及压缩性等综合分析病变的性质，对眶内肿瘤有较好的定性诊断意义。（3）D型超声：即彩色多普勒超声，是应用Doppler效应的超声诊断方法。利用声学界面来检测运动界面，用色彩来表示血流方向，一般红色表示血流向探头方向移动，蓝色则表示血流背离探头。可了解组织中的血管分布、血流速度和血流量，对眶内肿瘤的鉴别诊断有重要意义。

3. CT扫描　眼眶CT检查分为水平、冠状和矢状位扫描。水平扫描以听－眦线（OM线），即外眦角－外耳道中心连线为基线，各层面与此线平行，一般从OM线下10mm逐层向上扫描，常规每层厚3～5mm，细小的病变需更薄。视神经与OM线有一定的角度，一般采用眶下缘-外耳道上缘连线作为扫描基线。现代CT机通过薄层水平像可模拟重建出矢状位和冠状位像。平常CT扫描一般可达到检查目的，如果需要更清楚地显示病变，了解病变组织的血运情况，特别是颅眶沟通性病变、血管性病变，可以从静脉注射血管造影剂后进行增强扫描,。

4. 磁共振成像（MRI） 与CT相比，MR对软组织的分辨率更高，MR主要用于软组织的检查。由于骨骼不显影，更清晰地显示颅-眶交界处的病变，尤其是视神经管内及视交叉等部位。MR无X线的电离辐射，对人体无损伤，但人体内有心脏起搏器、假体、磁性异物等时禁忌使用。因为MR所使用的激发射频脉冲可干扰心脏起搏器，引起心跳骤停，或在磁场的作用下，假体或磁性异物移位，造成意外伤害。

三、眼眶疾病的分类

眼眶病比较复杂，种类繁多，一般分为炎症、肿瘤、眼眶外伤和先天性疾病。眼眶炎症包括细菌、真菌、寄生虫等致病菌引起的特异性炎症和非致病菌引起的非特异性炎症。肿瘤有原发于眼眶的肿瘤和转移性肿瘤。眼眶外伤包括眼眶骨折、眼眶异物伤等。眼眶先天性疾病包括先天性小眼球合并眶内囊肿、脑膜脑膨出等。

第二节　眼眶炎症

一、眶蜂窝织炎

眶蜂窝织炎是指眶内软组织的特异性急性炎症，临床上多见于儿童。发病急剧，严重者因波及海绵窦及颅内而失明，甚至危及生命。

【病因】多见于眼眶外伤导致的化脓菌的直接感染，副鼻窦等邻近组织感染灶的直接蔓延或全身感染灶的血行播散、败血症，免疫力低下者也可发病。

【临床表现】发病比较急，表现为眼睑高度肿胀、下垂，炎性眼球突出，眼球运动障碍导致复视，视力下降，疼痛剧烈。常有发热，白细胞增高，有时伴有恶心、呕吐。

【诊断】根据病史及临床表现可以明确诊断。CT、MRI及血常规检查有助于诊断和治疗。

【治疗】一经诊断明确应全身使用足量的抗生素静脉滴注，可同时使用适量激素以控制炎症。请耳鼻喉科、口腔科、内科等相关科室会诊，必要时行相应的处置。如果形成限局性脓肿，可在眶骨缘处切开排脓。

二、眼眶炎性假瘤

眼眶炎性假瘤是眼眶非特异性炎症，临床上比较常见。组织病理改变为炎性细胞浸润、纤维组织增生、变性等，病变外观上类似肿瘤，故命名为炎性假瘤。由于临床表现多样，常常误诊，需要与眼眶的一些肿瘤进行鉴别诊断。

【病因】病因不明，一般认为与自身免疫和细胞免疫反应有关。

【临床表现】眼眶炎性假瘤根据组织病理学分型为淋巴细胞浸润型、纤维组织增生型和混合型。根据病变侵及的部位又可分为肌炎型、泪腺型、视神经周围型、弥漫型、肿块型。眶内炎性假瘤因病变侵犯部位和组织类型不同，临床表现也不尽相同。一般成年男性多见，大多数单眼发病，起病比较急，缓慢进展，可反复发作。症状包括眼部胀痛，眼球突出，眼球运动受限、复视，眼睑和结膜肿胀、充血。病变表浅时在眶缘可扪及肿块，质地较硬，形状不一，可活动，触痛较明显。炎症侵及深部组织时，可出现眼球固定，上睑下垂，视神经萎缩，视力丧失。

【诊断】根据其典型的临床症状、体征及 CT 等影像学检查，诊断并不困难。但有时与其他的眶内肿瘤不易鉴别，如不典型的海绵状血管瘤、淋巴瘤等，必要时可进行活检以明确诊断。

【治疗】目前主要采用全身及局部糖皮质激素治疗。病变组织类型不同，对激素的反应也不同，急性期要足量冲击治疗，静脉滴注或口服，病情稳定后缓慢减量，小剂量维持。减量过快可引起病情反复。根据病情，可眶内注射糖皮质激素治疗。眼局部点滴糖皮质激素眼药水有助于控制表浅炎症和前房炎症反应。对于上述治疗无效的患者，有全身糖皮质激素禁忌证及病情反复的患者可采用免疫抑制剂或小剂量放射治疗。另外，局限性炎性假瘤，如泪腺窝等眶前段病变，可酌情手术切除。手术治疗有一定的并发症，仍有可能复发。

三、甲状腺相关性眼病

甲状腺相关性眼病（thyroid associated ophthalmopathy，TAO）是临床上最常见的眼眶病，绝大多数伴有甲状腺功能异常，即使是甲状腺功能正常或低下的情况下也有可能发生眼眶疾病。

【病因】甲状腺相关性眼病是一种自身免疫或器官免疫性疾病。目前普遍认为与眼眶组织促甲状腺素受体的异常表达密切相关。

【临床表现】由于病变累及范围广泛，所表现出的临床症状和体征也复杂、多样化。早期表现为眶内组织炎细胞浸润、水肿等明显的炎症反应，继而出现组织变性、纤维化，影响其功能。①眼睑：表现为眼睑肿胀，眼睑退缩和迟落。②眼部软组织炎症：致眶压增高，结膜充血、水肿，严重者结膜脱出，眼睑闭合不全，发生暴露性角膜炎甚至溃疡，引起畏光、流泪、异物感。③眼球突出：多为双眼，伴有甲状腺功能亢进时突眼发展快且严重，常伴有眶周疼痛，有的患者甲状腺功能稳定后突眼反倒加重，临床上称之为恶性突眼。④眼外肌功能：早期眼外肌水肿、炎细胞浸润，后期纤维化，眼球运动功能障碍致复视。这种复视无明显规律，是多眼位的复视。⑤视神经病变：视神经病变是TAO最严重的并发症之一，目前认为因眶内水肿，眶内软组织体积增加对视神经压迫所致，尤其是眶尖部眼外肌增粗更容易挤压视神经引起视功能障碍。一般情况下这种视神经病变进展比较缓慢，视功能逐渐下降，眼底可表现为视乳头水肿，晚期可出现视神经苍白。

【诊断】根据典型的眼部临床表现及CT等影像学检查特征，诊断并不困难。该疾病CT扫描表现为眼外肌梭形增粗，肌肉附着点处正常，这一点与炎性假瘤等疾病有鉴别诊断意义；眼球突出，眶隔前移，视神经和眼上静脉增粗。实验室检查包括吸碘率，血清 T_3、T_4、TSH水平 T_3 抑制实验和TRH兴奋实验等。值得提醒的是即使是实验室检查阴性，只要有典型的眼部表现也可以明确诊断。

【治疗】TAO的治疗比较复杂，包括全身和局部治疗。

1. 全身治疗　主要治疗甲状腺功能异常，应在内分泌科医生的指导下进行或转诊到内分泌科治疗。甲状腺功能控制后眼部症状可好转，但也有一部分患者眼部症状反倒加重。

2. 局部治疗　以对症治疗为主。保守治疗：早期多为炎症浸润，糖皮质激素有效。口服、静脉滴注、眶内注射均可以采用。也可以使用免疫抑制剂治疗，放射治疗也有一定的疗效。手术治疗：病情稳定、眼部症状和体征无明显变化时可行手术治疗，如提上睑肌延长术、眶减压术、眼外肌功能障碍矫正术等。

第三节　眼眶肿瘤

一、海绵状血管瘤

海绵状血管瘤是原发于眶内的良性肿瘤，在原发性眶内肿瘤中发病率最高，约占10%～15%。外观上瘤体多呈类圆形或肾形，偶尔也有分叶状和不规则形，紫红色。肿瘤内部为较大的血管窦腔，切面呈海绵状而得名。一般成年以后发病，无明显性别差异。

【病因】病因不清，属于一种错构瘤。很多患者有明确的眼部外伤史，可能与此病有关。

【临床表现】海绵状血管瘤的主要临床表现是渐进性眼球突出，但发病早期并无此体征，发展到肿瘤直径大于10mm时方可出现眼球突出。由于海绵状血管瘤有完整的包膜，滋养血管细，无体位性眼球突出或突出加重的表现。海绵状血管瘤可以一眼多发，也可以双眼同时发生。外观上除眼球突出外一般无其他症状和体征，容易忽略。晚期肿瘤增大，压迫视神经可引起视力下降、视神经萎缩、肿瘤挤压眼球可发生视网膜脉络膜皱褶及眼球运动障碍，严重者视力完全丧失。眶尖部的肿瘤早期即可影响视力，发生视乳头水肿、视神经萎缩，极容易误诊为眼底病。由于海绵状血管瘤组织结构的特殊性，A型超声波检查可见肿瘤的入、出波型较垂直且波峰高，内回声呈较规则的中、高波，波峰的平均高度在组织灵敏度的40%~50%，肿瘤内回声波峰顶点连线与基线夹角呈典型的45°。B型超声检查显示，海绵状血管瘤具有较独特的图像，肿瘤边界清晰，呈圆形或椭圆形，内回声较强，且分布均匀。CT及MRI显示，肿瘤呈圆形、椭圆形或梨形，边界清楚，内密度均匀。注射造影剂后肿瘤明显强化，呈典型的多灶性渐进性增强。

【诊断】渐进性眼球突出提示眼眶内肿瘤的存在，但肿瘤的性质不能确定。海绵状血管瘤的术前诊断主要依据其典型的影像学特征。

【治疗】因海绵状血管瘤增长缓慢，不发生恶变，在不影响视功能和外观的情况下，暂时可以密切临床观察，但实际上多数病例就诊较晚，常需要手术摘除。海绵状血管瘤具有完整的包膜，包膜与瘤体呈一体，质地坚韧，有弹性，一般与周围组织不发生粘连，因此手术成功率高，预后良好。

二、皮样囊肿

皮样囊肿是一种先天性囊肿，可能是胚胎时期表皮外胚层的残留物被夹在骨缝等处，组织不断脱落而形成囊肿，是一种迷芽瘤。囊肿壁为复层鳞状上皮，含有皮肤样附属物，囊腔内有角化物质、胆固醇、脂肪、皮脂腺分泌物及毛发等。

【病因】一种先天性的迷芽瘤。

【临床表现】前眶皮样囊肿的特征性表现为一缓慢进行性、无痛性皮下肿物，常位于眉下颧额缝处和内眦部，肿物表面光滑，因位于骨膜下被固定、活动度差，无触痛。囊肿内容物本身是一种炎症刺激，外伤或自发破溃时内容物溢出，可引起炎症反应，类似眶蜂窝织炎。

眼眶深部皮样囊肿因缓慢生长，渐进、无痛性眼球突出，大部分患者成年后才被发现。眶扪诊阴性，但影像学检查具有明显的特点。CT检查绝大多数可做出明确的定性诊断，显示为肿物的边界清楚，内容物密度不均匀，常因脂类物质存在使 CT 值呈负值,肿物与眶骨壁关系密切,可见骨压迹或骨质破坏。

【诊断】根据其典型的临床表现和 CT 等影像学特征可以做出诊断。

【治疗】眼眶皮样囊肿不一定发现了就要手术治疗，一少部分病例可稳定多年，甚至可变小。但大多数情况下，肿物进行性生长，需要手术治疗。手术必须完全切除囊肿，骨凹陷处及骨质破坏处用石碳酸腐蚀后盐水冲洗，以免术后复发。

三、横纹肌肉瘤

横纹肌肉瘤是儿童时期最常见的眶内原发性恶性肿瘤，发病年龄多数在 10 岁以内，青年和成年人也偶有发生。肿瘤恶性程度高，生长迅速，很快出现眼球突出，如果得不到及时治疗，很快导致死亡。近年来手术及放、化疗等联合治疗大大提高了疗效，但死亡率仍很高。

【病因】眼眶横纹肌肉瘤发生的原因还不明确，近年来的研究结果表明与癌基因和抑癌基因间的失平衡有关。

【临床表现】横纹肌肉瘤可发生于眶内任何部位，好发于眶上部，眼球突出的同时向下移位，肿瘤生长快，很快导致眼部充血、水肿，球结膜水肿、脱垂，眼睑闭合不全，角膜暴露溃疡，类似急性眼眶炎症反应。肿瘤生长迅速，眶压急剧增高，眼球固定，视力丧失，肿瘤可向颅内蔓延。MRI 增强扫描有助于了解肿瘤的颅内侵犯情况。

【诊断】该病影像学检查的参考价值不高。临床上根据病史及发病年龄诊断。发病突然、发展迅速，眶部扪及肿物，儿童患者，则高度怀疑横纹肌肉瘤。

【治疗】关键是早期诊断和综合治疗。临床高度提示该病时可先行化疗，然后手术切除，病理诊断明确后再行化疗及放疗。化疗一般采用环磷酰胺、长春新碱、阿霉素或更生霉素等。放疗总剂量为 60 ~ 100Gy。

四、视神经胶质瘤

视神经胶质瘤是发生于视神经胶质细胞的一种良性肿瘤，儿童多见，多数在 10 岁以内发病。而成人的视神经胶质瘤多数为恶性。神经胶质细胞分为星形胶质细胞、小胶质细胞和少突胶质细胞。发生视神经胶质瘤的细胞 90% 以上为星形胶质细胞。视神经胶质瘤可发生于视神经的任何部位，其中眶内段发生率最高。该肿瘤生长缓慢，早期发展较快，然后逐渐停止。

【病因】视神经胶质瘤究竟是一种新生肿物，还是遗传性视神经星形胶质细胞良性增生，尚无明确定论。

【临床表现】视神经胶质瘤的典型临床表现为早期视力下降、眼球突出、视乳头水肿或萎缩，肿瘤体积较大时可导致眼球移位、眼球运动障碍。肿瘤经视神经管蔓延到颅内，危及生命。

【诊断】根据发病年龄、典型的临床表现及影像学检查可明确诊断，如儿童时期慢性渐进性视力下降、眼球突出、视乳头水肿或萎缩，影像学上视神经呈梭形或梨状增粗，边界光滑。

【治疗】很多学者认为视神经胶质瘤是一种错构瘤，生长缓慢，偶有自行消退的病例。故不同阶段有不同阶段的治疗方法，对视力较好、眼球突出不明显的患者可行观察，必要时放射治疗；眼球突出明显、视力已丧失的眶内肿瘤，可行外侧开眶切除肿瘤；已蔓延至颅内的肿瘤行放疗或开颅手术切除肿瘤。

五、视神经鞘脑膜瘤

视神经鞘脑膜瘤是眼眶内脑膜瘤的一种，是发生于视神经鞘蛛网膜细胞的良性肿瘤，常见于成年人。但发病年龄越小，越有恶性倾向。大多数单眼发病，少数双眼发病，约占4%。

【临床表现】典型的临床表现是单眼渐进性眼球突出、视力下降、早期视乳头水肿和萎缩、视网膜睫状静脉等四联症。视神经鞘脑膜瘤早期可出现一过性黑朦，数秒钟内可自行缓解。多数患者视力下降明显，但肿瘤偏心性生长对视神经压迫较轻时往往具有较好的视力，只是出现视野缺损。

【诊断】依据典型的视神经鞘脑膜瘤的四联症及CT显示的视神经管状增粗、楔状增粗、车轨征及视神经钙化，可作出较准确的诊断。

【治疗】以往对视神经鞘脑膜瘤多采用外侧开眶或开颅肿瘤切除术，但术后势必导致视力完全丧失，而且肿瘤常常切除不彻底，术后容易复发，而复发的肿瘤多采用眶内容物摘除术。近年来报道，放射治疗可以抑制肿瘤生长，且部分患者可提高视力。因此，对诊断明确，尚有视力的病例可适当行放射治疗，放射总剂量约为40～60Gy。如果肿瘤体积较大可先行肿瘤切除，术后进行放射治疗。

第四节　眼眶外伤

一、眼眶软组织挫伤

眼眶内的软组织包括眼球、视神经、眼外肌、筋膜、脂肪、血管、神经、骨膜。眶内软组织挫伤（contusion of the orbital soft tissue）是指除眼球和视神经以外的眶内容物损伤。眶软组织位于骨性眶腔之内，与颅脑、鼻窦相邻。当前方或一侧遭受暴力时，此力经眼睑、眼球传至眶内软组织，除可造成眼球损伤外，还可以造成肌肉、神经、血管和骨膜的损伤。

（一）水肿、出血和血肿

眼眶及邻近部位外伤最常见的继发改变是眶内软组织水肿（oedema）和出血（hemorrhage）。水肿可以波及各种组织，出血可发生在软组织内或者骨膜下，血液积聚，外被纤维组织包围，形成血肿。

【病因】大部分由于打击、挤压、骨折引起。

【病理生理】在外力作用下，眶内软组织受到挤压或者断裂，使血管渗出或者破裂，引起水肿或出血。位于肌锥外的出血，可以沿着眶内脂肪，向前弥散至眼睑皮下和结膜下，出现眼睑瘀血和结膜下出血。位于肌锥内的出血，由于肌间筋膜的存在，出血位于眼球后，不易向前弥散，集聚形成血肿，可引起眼球轴性突出。当眼球突出到极限时，眶内压增高，压力作用于眼球和视神经供血系统，形成不可逆性视力丧失，特别是眶尖部，即使血肿较小，也可以引起黑朦。供血不足可发生于视网膜、脉络膜和视神经，神经纤维对缺血耐受性比神经细胞强，因此，降低眶压后，视力可有部分恢复。

骨膜或者骨的营养血管裂伤出血，血液积存于骨膜和骨壁之间，形成骨膜下血肿（见插页图17-1，图17-2）。多见于眶顶骨膜下，由于额部外伤后，血液积聚，因重力作用可形成眶顶骨膜下血肿。内壁与外壁骨膜下的出血因重力作用，血液可沿骨膜下潜在腔隙下移，不易积聚。而下壁是外伤易发生骨折的部位，出血可沿骨折缝引流至上颌窦。在临床常可见到无明确眶骨折，而上颌窦有积血的病例，即属于此种情况。

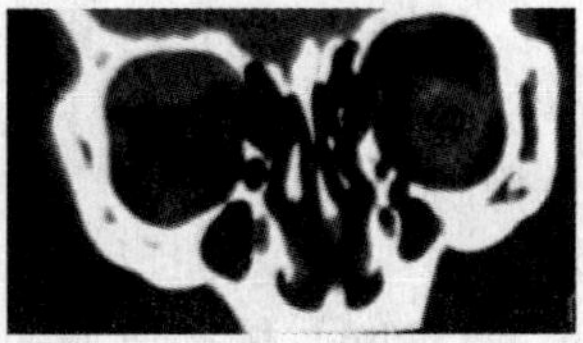

图 17-2

图17-1显示该患者右眼眶内骨膜下血肿，血块压迫眼球，导致右侧眼球向下移位；图17-2 CT示右侧眼球上方软组织密度影为血块。

【症状与体征】

1. 眼睑水肿、瘀血及结膜下出血　是眶内软组织内出血，向前弥散的结果。

2. 眼球突出　不管血肿位于骨膜下还是软组织中，眶内血肿的形成使眶内容积增加，均可导致眼球突出。软组织内水肿、出血或者血肿，眼球多为轴性突出，骨膜下血肿，眼球多向前下突出。

3. 疼痛　由于外力直接损伤，眶内软组织水肿压迫以及眶内血肿引起眶内压急剧升高，都可以引起眶区疼痛。

4. 眼球运动障碍　除眶内软组织损伤外，较大的血肿对眼球转动有阻碍作用。

5. 视力丧失　在外伤后一段时间出现，多因眶尖部血肿，导致视力部分或者全部丧失。眶尖部空隙较小，视神经位于肌腱环内，其后是骨性神经管，在前部血肿的压迫下，无移动空间，视神经纤维和供养血管受压，影响视觉信号的传导。这种改变是一个逐渐的过程，因此，视力在外伤后一段时间逐渐下降，直至黑朦。

6. 视野缺损及瞳孔直接对光反射消失。

7. 眼底改变　晚期视乳头色淡，视神经萎缩。

8. 眶压增高引起的反应　恶心呕吐、心率缓慢。由于眶内压的增加，经三叉神经和迷走神经的传导，出现眼胃和眼贲门反射。

【诊断与鉴别诊断】

1. 外伤史，典型的临床症状和体征。

2. 超声波探查　血肿形成后，眶内可出现无回声区，而后可有弱回声斑出现，提示已经有血块形成。待血块溶解后，内回声又消失，声衰减少，压之变形。血肿位于软组织内者，形状不规则；位于骨膜下，可见上直肌上方呈椭圆形或条带状无回声区。

3. CT 扫描　根据血液集聚情况，可显示各种各样图形。弥散出血时可见散在片状高密度影，并见出血向前弥散。球后各软组织出血可显示高密度块影，形状不规则，边界不清楚，均质或者不均质。眶顶骨膜下出血水平位扫描时常被眶骨形掩盖，而冠状或矢状位扫描，可明确显示血肿与眶壁的关系，为临床诊断提供依据。严重外伤不仅引起眶内出血，颅内也可有大范围出血。

4. MRI 检查　出血的早期，T_1WI 和 T_2WI 为低信号。亚急性出血时，红细胞裂解物中有高价铁存在，三价铁为顺磁物质，T_1 被缩短，而血肿内液体属于长 T_2，所以 T_1WI 和 T_2WI 均为高信号。此点可与多数眶内肿瘤鉴别。

5. 穿刺　在超声波引导下，穿刺抽吸出陈旧血液，既有诊断意义，又有治疗作用。眶内软组织内血肿抽吸比较困难。

【治疗与预后】

1. 止血及降低眶压　立即给予止血剂和脱水剂，防止继续出血，减低眶内压以减轻对视神经的压迫。止血剂可以口服、肌内注射、静脉输入，脱水剂常用 20% 甘露醇静脉输入。

2. 穿刺抽吸　骨膜下血肿可以根据超声波显示的部位，或者在超声引导下穿刺抽吸。穿刺针选择不要太小，以免血凝块堵塞针腔。抽吸时沿骨壁进针，但要避免造成新的出血。软组织内血肿的抽吸要在超声引导下选择较大的腔抽吸，但不易抽吸完全。

3. 外眦切开引流术　对于眶内软组织内较大的血肿，视力丧失者，应急症行外眦切开或开眶探查，清理血凝块并有效止血，放置引流条，必要时放负压瓶。

4. 眼眶血肿处理及时，视力尚可以恢复；否则，外伤后3周左右即可发生原发性视神经萎缩。

(二) 气 肿

外伤后气体经副鼻窦与眶壁的骨裂进入眼睑及眶组织内蓄积，形成眼眶气肿（orbital emphysema）。

【病因】

在眼眶外伤后，由于眶壁与鼻窦之间骨壁薄弱，容易出现眶壁的骨折，眶与鼻都沟通，当擤鼻或者打喷嚏时，鼻窦内压力增加，使窦内气体经骨折间隙压入眶内，再经眶内软组织向眼睑弥散，这是一种良性暂时现象，经过一段时间可以自行吸收。

【症状与体征】

外伤后眼球突出及眼睑水肿并不严重，在擤鼻或打喷嚏后，眼球突出明显加重，可见突然肿胀。触诊眼睑有捻发感。由于眶内气体过多，眶内压突然增高，引起视力丧失。曾有报告眼眶气肿使视网膜中央动脉阻塞。

【诊断】

1. 外伤史，典型的临床症状和体征。

2. 超声探查　在气体表面呈强反射，并可形成多次回声伪影。

3. CT扫描　显示眶内及眼睑皮下气体的存在，显示为低密度区，CT值接近-1000Hu，在眶脂肪内的气体仍清晰可见。

【治疗】 首先嘱患者避免使鼻腔压力增加。较少气体、无视力改变时可以自行吸收。气体较多并出现视力下降时，应及时抽吸出气体或行外眦切开术，以降低眶内压。

(三) 眼外肌损伤

常见于眼眶钝挫伤、颅脑振荡伤和眼眶穿通伤，发生率占软组织损伤的7%。

【原因】 眼眶外伤损伤眼外肌及其支配神经，常见于以下原因：

1. 钝挫伤造成眶内软组织水肿、出血，对眼外肌产生压迫；肌肉本身水肿、瘢痕化，与周围组织粘连；第Ⅲ、Ⅳ、Ⅵ颅神经损伤。

2. 眶骨折片直接损伤肌肉和神经，或肌肉嵌入骨折线内。

3. 穿通伤的致伤物伤及肌肉本身。

【症状和体征】

1. 眼球突出　常常是眶内软组织水肿、出血的综合表现。单纯眼外肌的水肿、瘀血，对眼球的突出度影响并不明显。

2. 复视及眼球运动障碍　常常在外伤后即出现复视和运动障碍，但也经常被结膜瘀血、水肿和眼睑肿胀等所掩盖，在水肿、瘀血消退后，才发现复视和运动障碍。

3. 眼球内陷　在眼眶外伤患者并不少见，发生在外伤早期者，见于眶壁骨折，有较多的眶内软组织嵌塞入副鼻窦内，同时伴有眼外肌的嵌入。晚期则由于眶内软组织瘢痕收缩所致。

4. 上睑下垂　与提上睑肌损伤或动眼神经损伤有关，可同时伴有其他眼外肌或者眼内肌功能障碍。

【诊断】

1. 有外伤史，可伴有眼睑和眼球的损伤，眼位偏斜，眼球运动受限。

2. 超声探查　可显示球后脂肪垫增宽，其内回声不均匀或有低回声区。眼外肌增厚或形状不规则，提示眶内软组织瘀血，眼外肌水肿或嵌在骨折线内。

3. CT 扫描　可明确显示眼外肌的移位、断裂及嵌入。水平位扫描可显示眼内、外直肌的全长，肌肉肥厚清晰可见。冠状位扫描可同时显示眼外肌的横断面，显示上、下直肌及斜肌清晰。

4. MRI 扫描　对眼外肌损伤与 CT 相似。

5. 同视机检查　对眼外肌功能的判定有一定作用，当患者表现出复视或者眼球运动障碍的时候，可以运用同视机的“十字画片”对患者进行检查，以确定是麻痹还是肌肉嵌塞。

【治疗与预后】眼外肌损伤可给予药物治疗和手术复位。早期药物治疗主要是抗感染、止血和脱水。以后则帮助神经肌肉功能恢复，给予维生素类、能量合剂及一些辅助治疗。还可给予一些抑制纤维母细胞增生的药物，以减少瘢痕生成和粘连的发生。

眼外肌和神经自身瘀血、水肿所致的眼球运动障碍及复视多是暂时的，经止血、脱水和糖皮质激素治疗后多能恢复。眼外肌断裂早期正确诊断比较困难，一旦确诊，应早期手术修复。在高度怀疑、不能确诊时，可等水肿消退、CT 证实后，再行手术治疗。

对眶壁骨折，眼外肌有嵌塞的情况，应早期手术复位，修复眶壁。当发生纤维化后，复位比较困难。

眼运动神经损伤较复杂，外伤后，有的可以恢复，有的部分恢复。因此，伤后早期以保守治疗为主，观察其恢复程度。半年后仍不恢复，再根据眼肌麻痹情况行眼外肌矫正手术，肌腱前徙或后退可解除功能位置的复视。完全麻痹手术效果比部分麻痹差，多条肌肉麻痹比单一肌肉麻痹差。

对于眼外肌早已有瘢痕形成和粘连发生时，手术矫正比较困难，因为在去除瘢痕的同时，又有新的创面形成，可以形成新的瘢痕。手术时注意减少组织创面，减少反复操作。使用暂时的固定缝线，在新瘢痕形成时，眼位处于较理想的位置。术时局部应用皮质类固醇，5-Fu 和丝裂霉素等可减少瘢痕形成。

二、视神经损伤

视神经分为颅内段、管内段、眶内段和眼内段，总长42～50mm。颅内段有颅骨和脑组织保护，除严重的颅底骨折一般不易损伤。眶内段神经有脂肪保护也不容易受伤。而管内段视神经限于骨管内，无活动余地，当头部尤其是眼眶颞上方受撞击、车祸、坠落伤时非常容易引起间接或直接损伤，导致视功能严重损害。

视神经损伤分为直接损伤和间接损伤。直接损伤为子弹、锐器或异物直接进入眼眶，伤及视神经或致视神经断裂，也可因眼球严重挤压致视神经撕脱、扭转或视神经管骨折片直接伤及视神经。间接损伤则为眼眶外伤尤其眼眶外上方着地或被打击时，因受到冲击波的作用导致管内段视神经鞘内出血、水肿、血循环障碍，继发引起视神经缺血、坏死。临床上间接视神经损伤比直接视神经损伤更常见。

【临床表现】不论视神经的损伤是直接的还是间接的，一般伤后患眼视力即严重下降或丧失（见插页图17-3，见插页图17-4）。部分病例合并脑外伤或昏迷，待苏醒后发现患眼视力丧失。

【诊断】

CT和MRI对诊断有帮助。

1. CT　高分辨率CT可发现视神经增粗（鞘内出血或水肿）、视神经管骨折（图17-5，图17-6）、后组筛窦或蝶窦内混浊（出血）或骨折、蝶骨小翼骨折或眶外壁后端骨折，这些都提示有可能伤及视神经管及视神经。当神经损伤时，首先可能造成视神经鞘内出血，由于出血的密度明显高于视神经而在水平位CT上显示出类似车轨征的表现。如果视神经断裂或移位，CT显示出视神经走行移位，断端增粗。

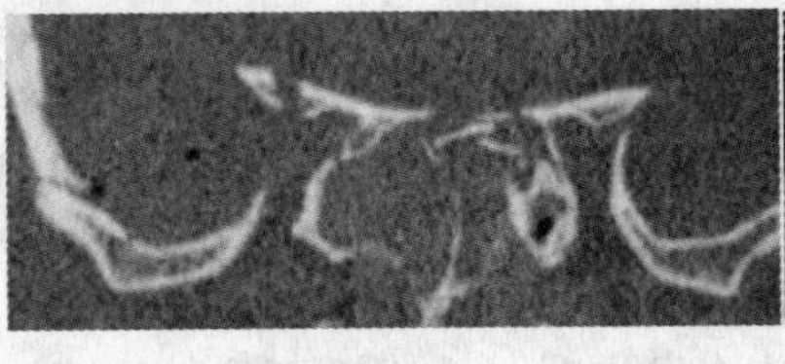

图 17-5

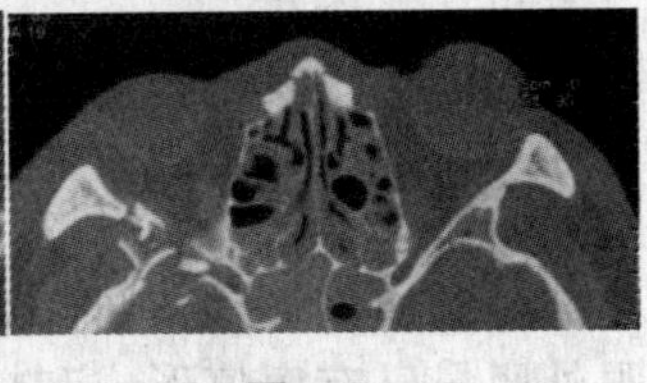

图 17-6

2. MRI　视神经鞘内出血、水肿或眶内出血在MRI上有可能显示，对诊断视神经损伤有重要参考价值。和其他血肿一样，视神经鞘内出血急性期在T_1WI和T_2WI上均显示出低信号。

【治疗原则】总的原则是治疗越早，可能效果相对越好。药物治疗应早期使用，如甲基泼尼松龙冲击疗法，适合那些伤后无光感的患者，也可以作为手术前、后的补充疗法。另外，联合应用神经营养、高渗脱水、止血等药物。经筛、蝶窦入路视神经管减压总体上不如经颅减压效果更好，因为经颅减压不但可以处理颅内外伤，还可同时减压视神经管、眶尖和眶上裂，但相对手术风险较大。经甲基泼尼松龙冲击疗法仍未恢复光感者，可能手术治疗效果也不佳。

三、眶内异物

眼眶周围有骨壁保护，眶内异物（intraorbital foreign bodies）多从正前方进入，多数穿过眼睑或结膜，经眼球与眶壁之间进入眼眶深层，少数经眼球双层穿孔进入眶内。最多见的是金属异物（图 17-7，图 17-8），其次是植物性异物，偶见石块、玻璃等。眶内异物较眼内异物发生率少，为眼内异物的 3.1% ~ 24.14%。

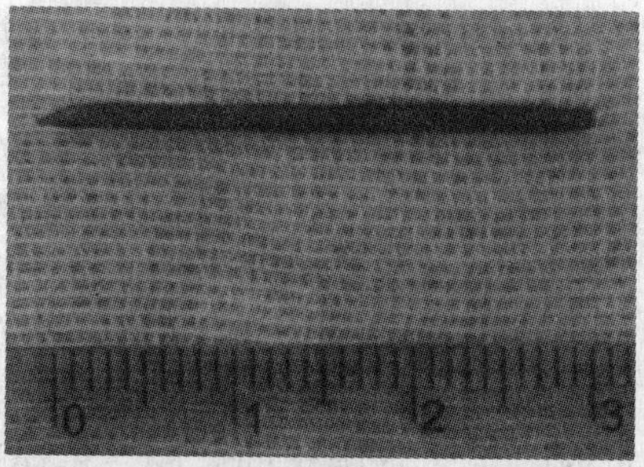

图 17-7

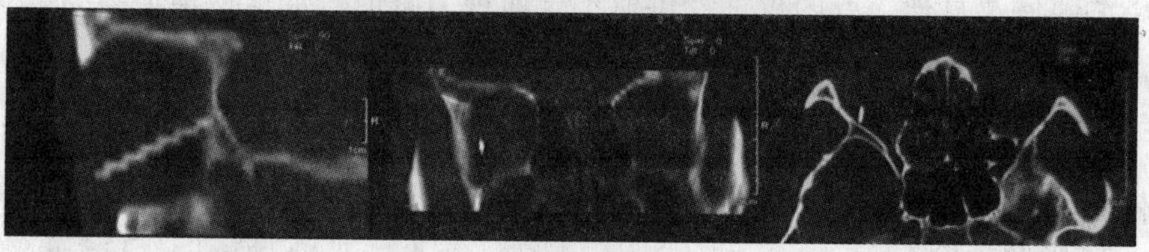

图 17-8

【原因】

1. 枪弹伤　战争时期多见爆炸伤，前者是多炸片异物，同时在人体有多处异物，较为严重。后者为单纯枪弹伤，从正前方进入，可伤及眼球。和平时期枪弹伤见于气枪子弹及因反作用力使枪栓后脱离进入眼眶。雷管爆炸伤也不少见。有报告枪弹伤占异物的 66.92%。

2. 爆炸伤　非枪弹所致，见于矿区作业，致伤物有石块、砂粒、玻璃和弹片等。

3. 工业伤　可见于敲击所致的铁粒、铜片、电锯产生的木条等进入眼眶内。

4. 意外伤　如突然跌倒或碰撞所致的眶内异物，多为非金属异物或植物性异物。

【症状和体征】

1. 机械性损伤　经眼睑入眶者，常见皮肤穿孔伤、出血和水肿；经结膜进入者，一般可见穹窿部结膜裂口，小的裂伤口被结膜下出血掩盖，不易被发现；经眼球入眶者，可见眼球穿孔伤，眼内出血，视力下降等症状；异物嵌于眼外肌时，立即出现眼球运动障碍和复视；异物伤及视神经时，视力锐减而眼底无明显改变；当合并眶骨折或颅眶联合伤时，伴有颅脑症状。

2. 细菌感染　枪弹伤和工业伤的致伤过程是异物飞行入眼眶，由于异物运行快，与空气摩擦产生热，起到自然消毒作用，进入眶内的异物很少引起感染。植物性异物表面粗糙，寄生菌多，容易引起眶内感染，形成蜂窝织炎、脓肿、瘘管及眼睑畸形。

3. 化学损伤　多见于金属异物。由于异物存留于眶内，异物与周围组织发生化学反应，如铜质异物引起非细菌性化脓性炎症，周围组织坏死，可形成瘘管，自行排出。铁质异物在周围组织内形成铁锈沉着症。铅为非活性金属，表面形成的碳酸盐不溶于水，与周围组织不发生化学反应。

4. 机体生理反应　由于异物的存在，机体对异体物质产生排斥反应，周围组织内毛细血管扩张，血管内吞噬细胞及白细胞向异物区移动，纤维母细胞增生，在炎症反应不明显或被控制后以纤维母细胞增生转化为纤维细胞的过程为主，这种纤维化围绕在异物周围，将异物包绕，形成异物性肉芽肿。当异物距离眼外肌或视神经较近时，由于纤维化的形成，粘连这些重要结构，出现眼球运动障碍及复视，或因视神经供血不全而视力减退，甚至视神经萎缩。

【诊断】

1. 明确外伤史。

2. 眶周瘘管的形成　反复的蜂窝织炎及瘘管形成，应该高度怀疑眶内植物性异物。对瘘管进行冲洗时，有时可有异物排出。

3. 影像学检查

①X 线检查：可以显示金属异物，对石块、玻璃、塑料及植物异物均不显影。

②超声探查：对球内异物有独到之处，因球内玻璃体为无回声区，在这样的背景下，异物阳性率很高。但异物与眼眶脂肪均为强回声体，且对声能衰减，只有近球壁的较大异物或异物周围出血、肉芽肿，有低回声区才能发现。

③CT 扫描：不但可以显示异物的形状和数目（但是不如 X 线）及周围软组织情况，还可以显示异物与周围结构的关系。金属性异物的形状各异，由于其高密度常在 CT 上显示出放射状伪影，这是金属异物在 CT 上较特殊的征象。如果伪影较大可能影响对异物形状和对周围结构关系的显示，骨窗可以解决伪影的问题。植物性异物如体积较大的木质，一般早期在 CT 上应为低密度；晚期异物吸收了组织液、脓液后密度增高，或呈软组织块影，此时异物和异物周

围的肉芽组织包裹的密度一致，在 CT 上无法鉴别；也可能异物的密度稍高于周围软组织密度。眼眶其他异物如玻璃、炸药在 CT 上均为高密度，易显示。少见情况下可显示眶内油质类物质。CT 显示异物的同时还可以显示眶内高密度出血。

④MRI　任何怀疑金属异物时 MRI 均是禁忌证。非金属异物时，MRI 是 CT 的补充，尤其是木质类异物在 MRI 上显示为信号影，异物周围的高信号表示组织水肿和（或）出血。

【治疗原则】眼眶异物的种类不同，治疗方法不一。金属异物在眼眶内由于受到眼眶软组织的包裹多不用取出，除非影响眼球运动或异物临近视神经可能影响视功能时手术取出。眼眶金属异物的取出远比想象的要困难的多，因为无法使用磁石，如果异物位于眶尖或视神经内侧，手术暴露非常困难。植物性异物则因引起软组织的炎性反应或局部瘘管，必须手术取出。由于异物长期被软组织包裹，周围常有结缔组织，切开后才能发现异物所在。玻璃类异物如无感染也可不取出。

任何异物取出的手术，需要术前精确的定位和手术技巧，否则可能导致手术失败。

四、眼眶骨折

随着交通、工业的发展，眼眶骨折在眼眶外伤中非常多见。钝伤或穿通伤均可导致眼眶骨折（orbital fracture）、软组织损伤，眶内出血和眼眶异物。严重的头部撞击伤、眼部拳击伤、坠落伤、车祸等均可导致眼眶骨折。根据致伤情况和部位以及骨折的类型，眼眶骨折大致分为眼眶爆裂性骨折、眼眶内陷性骨折和眼眶复合性骨折等。

（一）眼眶爆裂性骨折

眼眶爆裂性骨折（blowout fracture of the orbit）是最常见的眼眶骨折，但常合并颌面部其他外伤。

【临床症状】眼眶爆裂性骨折是一种在外力的间接作用下造成的骨折，其特点是外力作用造成内壁和眶底壁骨折，而眶缘正常。一般认为是致伤物直径大于 5cm 或大于骨性眶缘直径时易引起此类骨折，如拳击、肘伤、棒球、网球伤和摔伤等、骨折早期表现为眼睑明显瘀血、肿胀、眼球突出。待肿胀消退后出现眼眶爆裂性骨折的典型症状：眼球内陷（见插页图 17-9）和（或）复视。

【诊断】

1. X 线　对复合性骨折，如眶缘、颧弓等颌面外伤显影较好，而对眶内壁或眶底骨折欠佳。

2. CT 扫描　对有眼眶前部钝挫打击伤史、复视及眼球内陷者应作水平位和冠状位扫描。水平位 CT 观察眶内、外壁，冠状位 CT 观察眶上、下壁以及临近软组织情况（图 17-10，图 17-11）。

3. MRI 扫描　对软组织显示能力比 CT 更强，可更好地显示眼外肌变化，视神经走向，眶内出血和水肿等。但骨组织在 T_1WI 和 T_2WI 均无信号显示，因此 MRI 对骨改变的观察不如 CT。

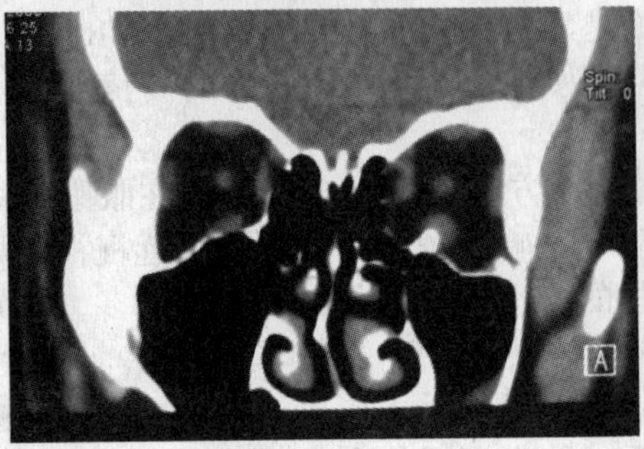

图 17-10

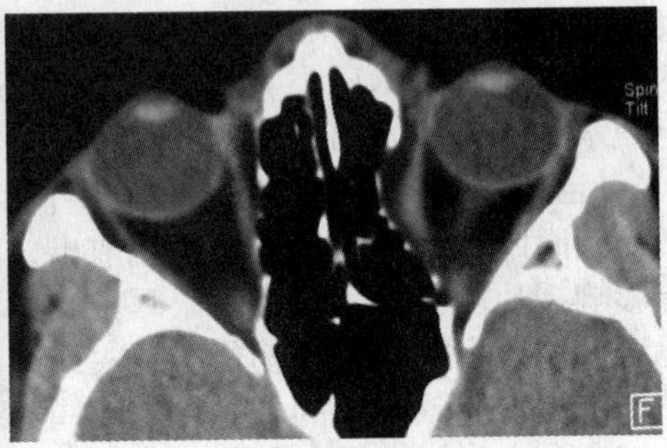

图 17-11

如图 17-10、图 17-11，该患者外伤后 8 个月，左眼眶内壁、下壁骨折，尤其内壁筛板大面积骨折后导致眶腔扩大，眶内脂肪、肌肉等组织陷入筛窦，左眼眼球明显内陷，应是手术修复指征。

考虑眶壁骨折修复术后眶脂肪萎缩的症状，患侧眼植入人工骨片后，眼球突出度应较健侧眼略高 2mm 左右。

【治疗】多数眼眶骨折早期均有一定程度的复视，但如无肌肉嵌塞多可自行恢复。早期可使用小剂量的糖皮质激素缓解组织水肿。手术适应证包括持续性复视（眼外肌嵌塞）和眼球明显内陷。影像学显示的眼外肌嵌塞宜早期手术，尤其是儿童的眶底骨折，超过两周可能引起肌肉变性，手术效果不佳，且恢复较慢。一般手术在外伤后两个月内即可，但时间较长的复视手术修复也有一定的疗效。3mm 以上的眼球内陷因外观较明显，多需要手术修复。但是临床观察发现，往往一些早期眼球内陷不明显，双眼只相差 1mm 的患者，三个月或者半年之后眶内瘢痕收缩、牵拉，脂肪萎缩，眼球会进一步内陷，而那个时候再行手术治疗，由于瘢痕的形成，往往影响手术效果，因此一些眶壁骨折较明显的患者，虽然早期眼球内陷不明显，但是我们还是提倡早期手术治疗。

（二）眼眶内陷性骨折

眼眶内陷性骨折（blow-in fracture）也称爆陷性骨折，以眶骨骨折（以眶外壁和眶顶或眶缘骨折多见）片向眶内移位和眶容积缩小为特征。眼眶内陷性骨折的临床表现为外伤后眼球突出（见插页图 17-12，图 17-13，图 17-14，插页图 17-15，插页图 17-16）、向下移位，眶缘触诊可触及骨缘不整齐，并向眶内突出。严重时出现眼球运动障碍。

【治疗原则】由于此类骨折压迫眼球或眶内容易引起明显的临床症状，所以需要手术治疗。手术目的是将骨折片复位、固定（下图为手术取出的一片骨折碎片）。

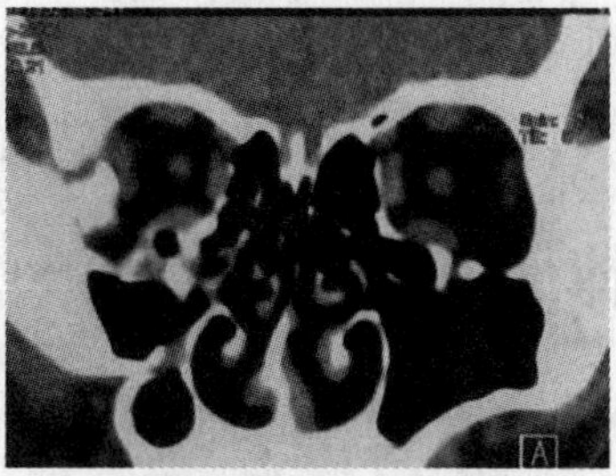

图 17-13

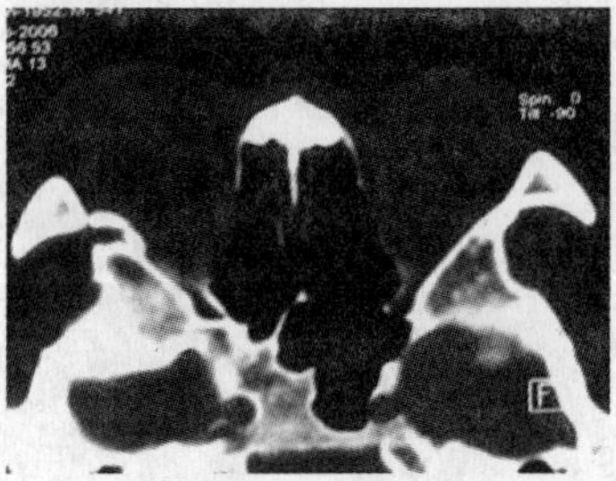

图 17-14

（三）眼眶复合性骨折

眼眶复合性骨折临床主要见于各种车祸、高空摔伤或面部重击伤。临床表现为面部多发性骨折，包括眼眶外壁等。严重骨折合并眼外肌断裂、视神经撕脱。此类骨折外伤严重（见插页图 17-17，图 17-18，图 17-19），常合并颅脑外伤、脑脊液漏、昏迷，颅底骨折均较常见，另外，合并泪小管的断裂也是临床诊断和治疗中需要注意的。

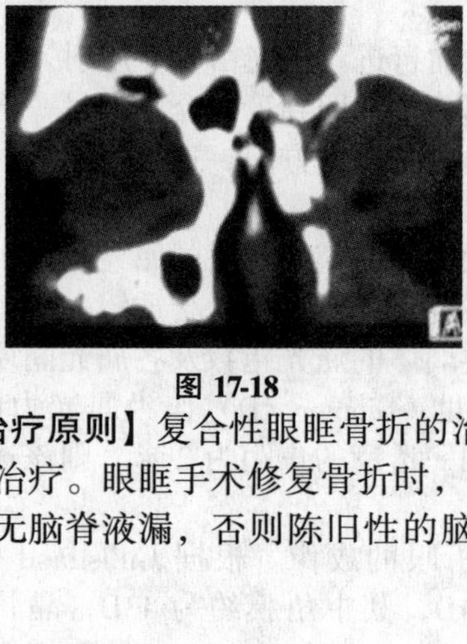

图 17-18

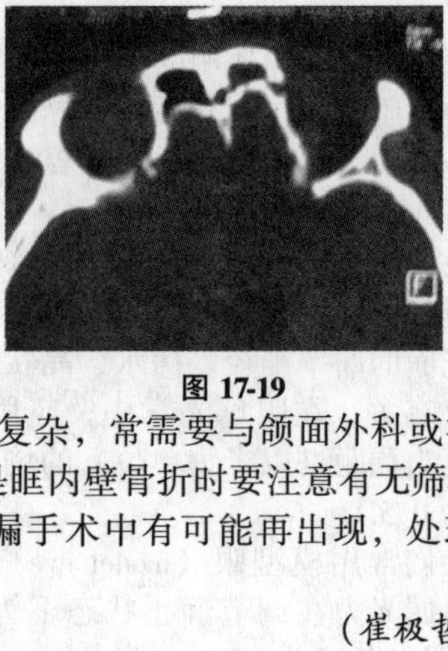

图 17-19

【治疗原则】复合性眼眶骨折的治疗较复杂，常需要与颌面外科或神经外科合作治疗。眼眶手术修复骨折时，尤其是眶内壁骨折时要注意有无筛板的破裂，有无脑脊液漏，否则陈旧性的脑脊液漏手术中有可能再出现，处理较困难。

（崔极哲）

思考题

1. 眶蜂窝织炎的临床表现及治疗？
2. 甲状腺相关眼病的临床表现及治疗？
3. 眶壁骨折的治疗？

第十八章　眼视光学

眼视光学是一门以保护人眼视觉健康为主要内容的医学学科。我国的眼视光学是将传统的视光学与眼科学有机整合，并具现代科技特征的一门医学专业。

第一节　眼球光学

光在同一均匀透明的介质中沿直线方向行进。若光由一介质射入另一密度不同的介质时，在两介质的交界处，一部分反射回到第一介质，另一部分透入第二介质中，并在两介质的分界处突然改变其行进方向，这种现象称为光的折射或屈光。

眼的屈光系统包括角膜、房水、晶状体和玻璃体。眼的屈光状态由屈光系统的屈光力大小和眼轴长度决定。屈光系统相当于一组复合透镜，它的状态与各屈光面的曲率半径，房水、晶状体和玻璃体的屈光指数及各屈光间质彼此间的位置有关。在眼球光学中，应用屈光度（Diopter，D）作为屈光力的单位，屈光度为焦距（以米为单位）的倒数。如一透镜的焦距为 2 米，则该透镜的屈光力为 0.5D。

人们常用模型眼（model eye）来分析眼的成像。根据 Gullstrand 模型眼，眼球总屈光力在调节静止状态下为 58.64D，其中角膜约为 43D，晶状体约为 19D，眼轴长度为 24mm。

为了便于理解，还可将模型眼进一步简化为单一光学面，这种简化的眼球称为“简化眼”（reduced eye）（图 18-1）。

经过简化眼结点（N）的光线不发生屈折。由外界物体两端发出的光线，经过结点直达视网膜而形成倒像，传到大脑视中枢后经生理性回转，被感知为直立的正像。

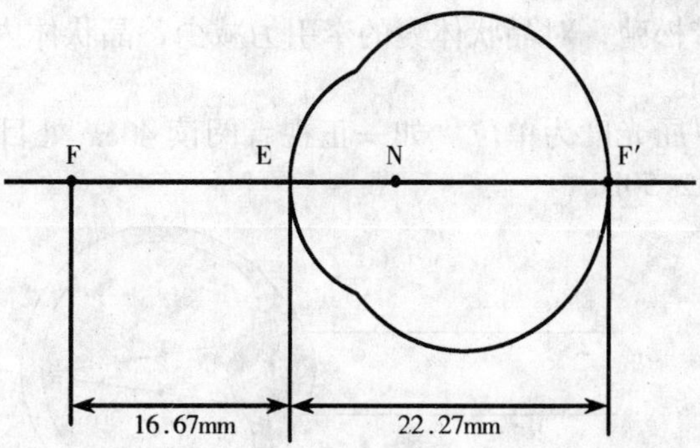

图 18-1　简化眼

第二节　正视眼与调节

正视眼是指在调节放松的情况下，平行光线经过眼的屈光系统屈折之后，焦点位于视网膜的黄斑中心凹上（图 18-2）。

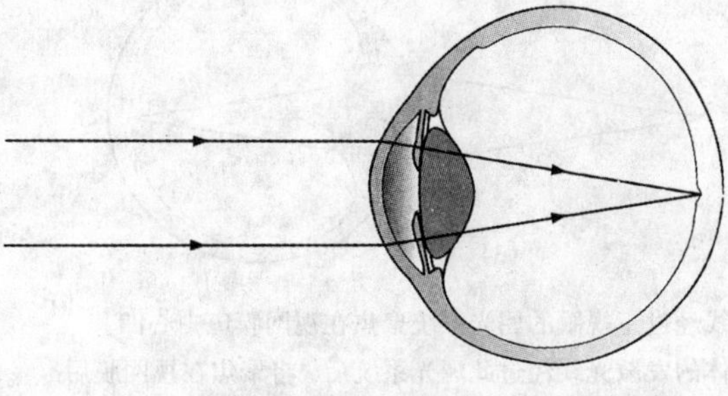

图 18-2　正视眼的屈光状态

调节（accommodation）是视光学中的一个重要概念。简单地讲，调节就是人眼改变屈光力的功能。调节增加就是使眼的屈光力增加。屈光力改变的部位，就屈光间质而言，是晶状体。尽管对于调节产生的理论还存在争议，但调节的现象已得到广泛认同。即对于正视眼，5 米以外物体发出的光线（近似认为是平行光线），经过眼的屈光系统屈折之后，成像在视网膜上。如果是近距离物体，发出光线是发散的，对于正视眼，该物体所成的清晰像应该位于视网膜后，在视网膜上形成的是模糊的物像。如果想在保持物体与眼距离不变的情况下，仍然要使该物体在视网膜上清晰成像，就需要增加眼的屈光能力（图 18-3）。经典的 Helmholtz 理论认为在没有调节的情况下，睫状肌松弛，晶状体悬韧带紧张，晶状体囊被拉紧，晶状体形状相对扁平；当发生调节时，睫状肌收缩，使悬韧带松弛，对晶状体囊的牵引力减少，晶状体内部的弹性使前囊变凸，屈光力增加。

调节力也以屈光度为单位。如一正视者阅读 40cm 处目标，此时所需调节力为 1/0.4 米 = 2.50D。

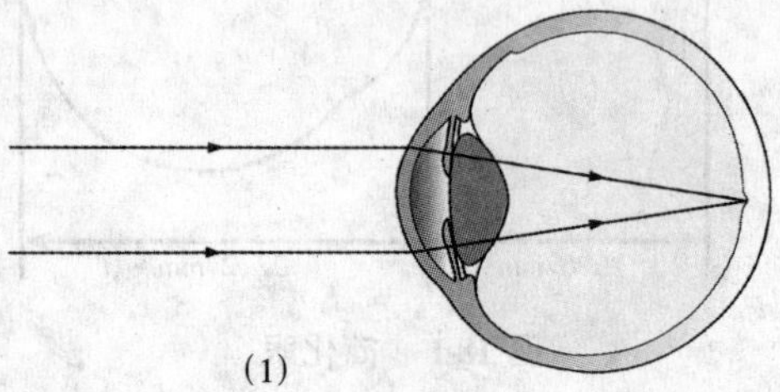

(1)

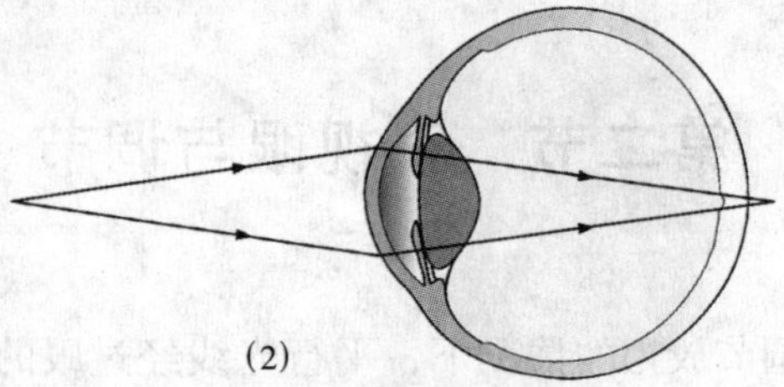

(2)

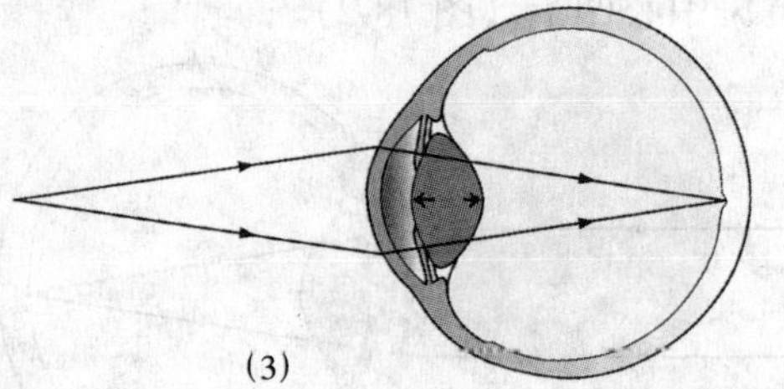

(3)

(1) 平行光线经过正视眼的屈光系统聚焦在视网膜斑中心凹。

(2) 近处物体的发散光线经过此屈光系统后，将聚焦在视网膜后。

(3) 对于此近距离物体,若想让其在视网膜上清晰聚焦,需要增加晶状体的屈光力。

图 18-3　调节过程示意图

在产生调节的同时，会引起双眼内转，该现象称为集合（convergence）。调节越大，集合也越大，调节和集合是一个联动过程，两者保持协同关系。调节时还将引起瞳孔缩小。视近时，双眼眼轴内集、调节增加和瞳孔缩小，这种反射性视功能的三联运动称为近反射。

第三节　屈光不正

屈光不正（refractive error）是指在调节放松的情况下，平行光线经过眼的屈光系统屈折之后，不能聚焦在视网膜上。屈光不正可分为近视、远视和散光三大类。

一、近视

在调节放松的情况下，平行光线经过眼的屈光系统屈折之后，焦点位于视网膜之前即为近视（myopia）（见图 18-4）。

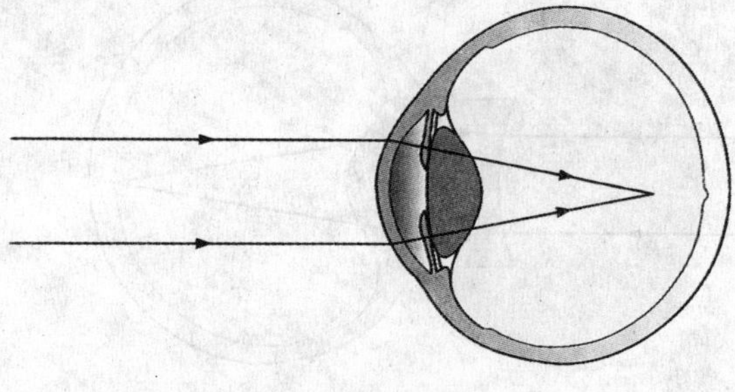

图 18-4 近视眼屈光状态示意图

（一）分类

近视的分类方法较多，根据屈光成分可分为：①屈光性近视：主要由于角膜或晶状体曲率过大，屈光力超出正常范围，而眼轴长度在正常范围；②轴性近视：眼轴长度超出正常范围，角膜和晶状体曲率在正常范围。根据近视度数可分为：①轻度近视：－3.00D 以下；②中度近视：－3.00～－6.00D；③高度近视：－6.00D 以上。

（二）病因

近视眼的病因目前尚不完全了解，可能与多种因素有关。

1. 遗传因素：近视有一定遗传倾向。一般认为，中、低度近视属多基因遗传，高度近视属常染色体隐性遗传。

2. 发育因素：婴幼儿时期眼球较小，常为生理性远视。随着年龄增长，眼轴逐渐加长而趋向正视，如发育过度则形成近视。

3. 环境因素：近视的发生与发展可能与长时间、近距离工作及阅读有关。

（三）临床表现

1. 视力：近视力好而远视力下降，近视度数越高，远视力越差。

2. 视疲劳：未经矫正的近视由于调节与集合不协调可能导致疲劳，出现眼干、眼痛、异物感、头痛等现象。

3. 眼位偏斜：由于看近时不用或少用调节，集合功能相应减弱，易引起外隐斜或外斜视。

4. 眼球及眼底改变：高度近视时眼球前后径变长，眼球向前突出，可发生后巩膜葡萄肿。眼轴的延长可使视网膜和脉络膜萎缩、变薄，引起豹纹状眼底、近视弧形斑、黄斑区色素紊乱、出血或形成新生血管膜、Fuchs 斑等。视网膜周边部格子样变性、囊样变性、视网膜裂孔，可导致视网膜脱离。

（四）治疗

近视的矫治须经验光确定近视度数，应用合适的凹透镜使光线发散最终准确聚焦（见图 18-6）。矫正方式可选择框架眼镜、角膜接触镜，也可在医师指导下，有条件地选择屈光手术（详见第六节）。

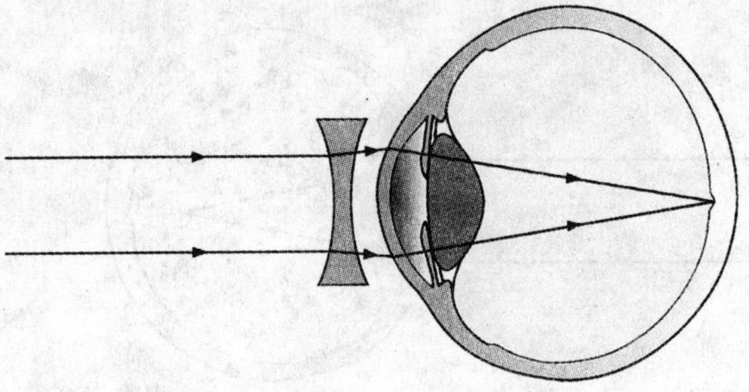

图 18-6　凹透镜矫正近视示意图

（五）预防

对近视发生和发展的控制目前还处于探索阶段，尚无效果确切的方法。青少年应该尽量避免长时间、持续、近距离的用眼。注意均衡营养，适度加强锻炼，增强体质，使眼和全身均能正常发育。

二、远　视

在调节放松的情况下，平行光线经过眼的屈光系统屈折之后，焦点位于视网膜之后即为远视（Hyperopia）（图 18-7）。

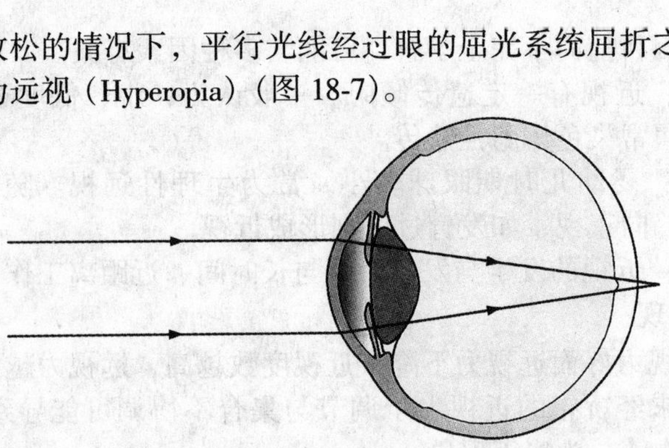

图 18-7　远视眼屈光状态示意图

（一）分类

根据屈光成分可分为：①屈光性远视：主要由于角膜或晶状体曲率过小，

屈光力低于正常范围，而眼轴长度在正常范围；②轴性远视：眼轴长度低于正常范围，角膜和晶状体曲率在正常范围。根据远视度数可分为：①轻度远视：+3.00D以下；②中度远视：+3.00~+6.00D；③高度远视：+6.00D以上。

（二）临床表现

1. 视力：远视的程度、调节力的大小与视力的好坏密切相关。轻度远视可以被调节代偿，因此青少年轻度远视眼的远、近视力可保持正常。如果远视程度大或因年龄增加导致调节力减弱，则远、近视力均有不同程度的减退，而且近视力比远视力更差。高度远视远、近视力均差，模糊的物像将影响视网膜的正常发育，易引起弱视。

2. 视疲劳：远视眼视近时，需要的调节力较大，长时间、近距离工作易产生眼酸、眼胀痛、头痛等症状。

3. 眼位偏斜：远视患者使用过多的调节将伴随过多的集合，易产生内隐斜或内斜视。

4. 眼球及眼底改变：远视眼常伴有小眼球、浅前房。远视眼的眼底常可见视乳头小、色红、边缘不清、稍隆起，类似视乳头炎或水肿，但矫正视力好，视野无改变，称为假性视乳头炎。

（三）治疗

轻度远视如无症状则不需矫正。如有视疲劳和内斜视，即使远视度数低也应戴镜矫正。中度远视或中年以上远视者应戴镜矫正视力，消除视疲劳。远视眼用凸镜片矫正（图18-8）。对于儿童及青少年，应使用睫状肌麻痹剂验光。

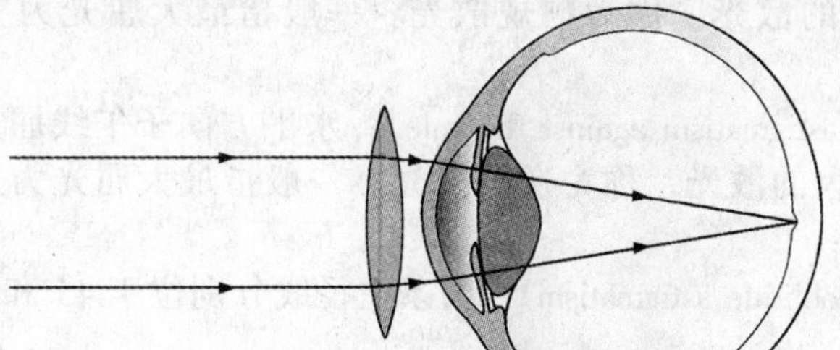

图18-8 凹透镜矫正远视示意图

三、散 光

由于眼球屈光系统各径线的屈光力不同，平行光线进入眼内不能形成焦点的一种屈光状态称为散光（astigmatism）。

（一）分类

散光分为规则性和不规则性散光两大类。

1. 规则散光：屈光力最大的子午线与屈光力最小的子午线互相垂直，平行光线经过此系统屈折后，无法形成焦点，而形成两条焦线和一个最小弥散圆。这种状态形成一个光锥，称作 Sturm 光锥（斯式光锥，图 18-9）。

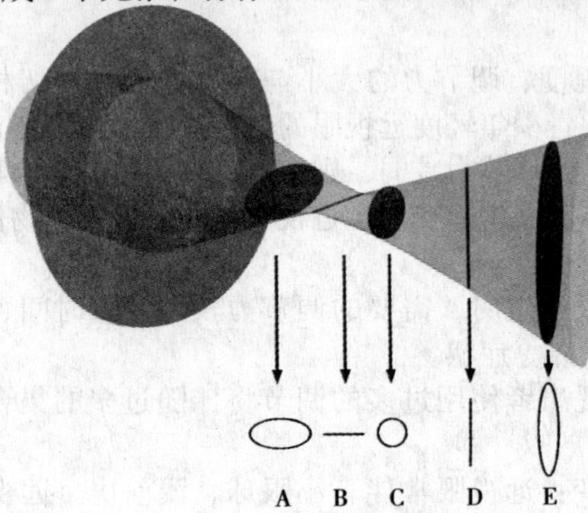

A、B、C、D、E 为垂直于主光轴的截面

A——横椭圆形　B——第一主焦线　C——最小弥散圆　D——第二主焦线　E——纵椭圆形

图 18-9　Sturm 光锥示意图

(1) 按屈光力最大与最小子午线的位置分类：

① 顺规散光（astigmatism with the rule）：垂直方向子午线屈光力较水平方向子午线屈光力大的散光，称为顺规散光。一般指最大屈光力主子午线在（90° ± 30°）位置。

② 逆规散光（astigmatism against the rule）：水平方向子午线屈光力较垂直方向子午线屈光力大的散光，称为逆规散光。一般指最大屈光力主子午线在（180° ± 30°）位置。

③ 斜轴散光（oblique astigmatism）：两条主径线分别位于 45°和 135°方向或附近。

(2) 按照在调节放松的情况下，散光眼两条主子午线所形成的主焦线与视网膜之间的相对位置，可以将散光分为以下五类：

① 单纯近视散光：一条主焦线位于视网膜之前，另一条主焦线位于视网膜上［图 18-10（1）］。

② 复性近视散光：两条主焦线均位于视网膜之前［图 18-10（2）］。

③ 单纯远视散光：一条主焦线位于视网膜上，另一条主焦线位于视网膜之后［图 18-10（3）］。

④ 复性远视散光：两条主焦线均位于视网膜之后［图 18-10（4）］。

⑤ 混合散光：一条主焦线位于视网膜之前，另一条主焦线位于视网膜之后［图 18-10（5）］。

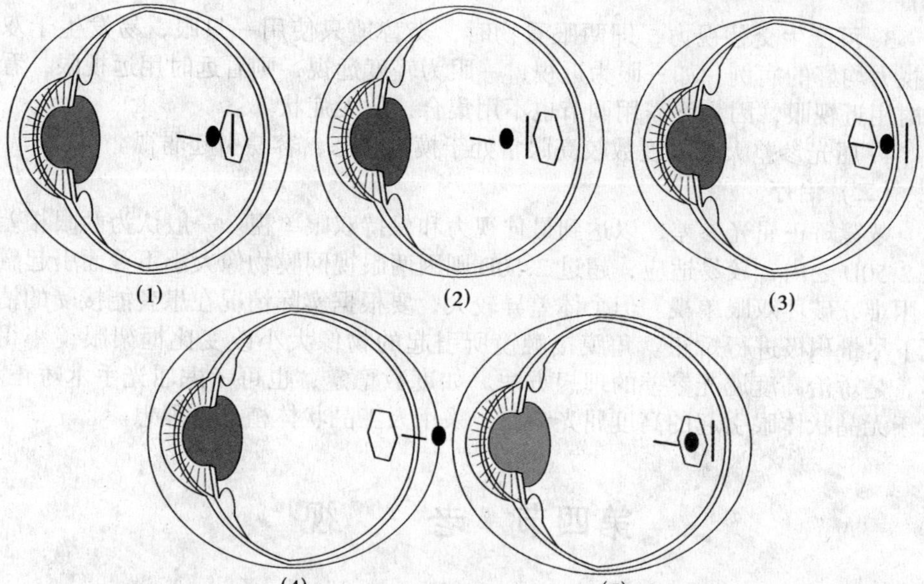

图 18-10　根据散光眼两条主焦线与视网膜之间的相对位置分类示意图

(1) 单纯近视散光　(2) 复性近视散光　(3) 单纯远视散光　(4) 复性远视散光　(5)混合散光

2. 不规则散光：眼球屈光系统各径线的屈光力不相同，在同一径线上各部分的屈光力也不同，没有规律可循。

(三) 临床表现

1. 视力：生理范围内的散光通常对视力无影响，高度散光视力明显减退。

2. 视疲劳：眼胀痛、头痛、流泪等。

(四) 治疗

轻度散光如无临床症状，不必矫正。如果有临床症状即应矫正。对于规则性散光，可以采用柱镜矫正。如果散光度数较高，不能适应全部矫正，可先给予较低度数，再逐渐增加度数。不规则散光不能用柱镜矫正，可试用硬性角膜接触镜（详见第六节）。

四、屈光参差

双眼的屈光状态不相等称为屈光参差（anisometropia）。

(一) 临床表现

1. 轻度屈光参差可无症状。

2. 屈光参差如超过 2.50D,可因双眼物像大小不等产生融合困难而破坏双眼单视,为使物像清晰将引起双眼调节之间的矛盾,故有视疲劳和双眼视力降低。

3. 可产生交替视力，即两眼看物时，交替地只使用一只眼，易发生于双眼视力均好的病例。如一眼为近视，一眼为轻度远视，则看远时用远视眼，看近时用近视眼，因为不需用调节也不用集合，故无症状。

4. 屈光参差大者，度数较高眼常处于模糊状态，容易引起弱视。

(二) 治疗

戴镜矫正屈光参差，以达到最佳视力和保持双眼单视。一般认为两眼相差在2.50D之内，较易适应，超过2.50D则因两眼视网膜物像大小不等而引起融合困难，破坏双眼单视。但个体差异较大，要根据实际情况在患者能接受的情况下尽量积极进行矫正。角膜接触镜所引起的物像大小改变比框架眼镜小得多，是矫治高度屈光参差的理想方法。如度数稳定，也可考虑屈光手术矫正。对于无晶状体眼引起的高度屈光参差，采用人工晶状体植入更理想。

第四节　老　　视

随着年龄增长，眼的调节功能逐渐下降，出现阅读等近距离工作困难，这种由于年龄增长所致的生理性调节减弱称为老视（presbyopia)。眼调节功能下降的原因缘于晶状体逐渐硬化，弹性减弱，睫状肌的功能逐渐减低。

(一) 临床表现

1. 近距离工作或阅读困难：初期，近点逐渐移远，常将注视目标放远些才能看清，在光线暗的环境下，近视力更差。喜在光线强的地方阅读，既增加书本的亮度，又使瞳孔缩小，加大景深，提高视力。晚间阅读时喜欢将灯光移近甚至将灯光放在阅读物与眼之间使瞳孔缩小才觉得舒适。

2. 视疲劳：随着调节力的减退，阅读需求逐渐接近调节力极限，即在阅读时，几乎要动用全部的调节力，不能持久工作；同时因过度调节引起过度的集合，容易发生眼胀、头痛等视疲劳症状。

(二) 治疗

首先应进行远视力检查和验光，矫正屈光不正，同时了解被检者的工作性质和阅读习惯，选择合适的阅读距离进行老视验配。可选择单光眼镜、双光眼镜和渐变眼镜等，关于老视的验光及矫正参见第五、六节。

第五节　屈光检查

屈光检查主要内容是验光。从光学角度分析，验光的目的就是采用合适的透镜组合，将非正视眼转变为正视状态，让远处物体通过眼前的矫正镜片后恰好在视网膜上成像。

一、客观验光法

客观验光（objective refraction）是不需要被检者的主观视力应答，检查者直接根据被检眼的眼底反光和影动特征或屈光要素的检测，判断其屈光状态的方法。

（一）检影验光

利用检影镜将眼球内部照亮，光线从视网膜反射回来，经过眼球的屈光成分后发生改变，通过观察瞳孔区的影光，可以判断眼球的屈光状态。被测者注视远处视标，检查者用检影镜将光线投射到被检者的瞳孔区内，转动检影镜，观察由视网膜反射到瞳孔区的影光移动情况。如影光为顺动，则将凸球镜置于眼前；如影光为逆动，则加凹球镜，逐渐增加度数至瞳孔区影光不动，即达到中和点（netral point），由此获得该眼的屈光不正度数。如在检影中两条主子午线上的中和点不同，则表明存在散光，可分别找出两条主子午线上的中和点，其屈光度数之差即为散光的度数。

在检影中和后，判断屈光不正度数要将工作距离计算在内。如检影距离为1米，则屈光不正度数为中和点度数减去+1.00D；如检影距离为67cm，则屈光不正度数为中和点度数减去+1.50D。

（二）电脑验光仪

电脑验光仪（autorefractor）是电子化的客观验光设备，测量时通过事先设定的标准，客观地评估屈光参数。电脑验光简单、快速、学习周期短，适用于快速获取客观屈光度并作为主觉验光的起点或用于日常的眼保健筛查。随着高科技在电脑验光仪中的应用，电脑验光仪的准确性有了较大的提高。

（三）睫状肌麻痹验光

正常的验光结果要求在调节静止状态下获得，有时需要使用睫状肌麻痹药物来达到这种效果。常用的睫状肌麻痹剂为0.5%的托吡卡胺眼液（作用较弱，恢复较快），1%阿托品眼膏（作用较强，恢复慢）。对于首次进行屈光检查的儿童、有内斜的远视儿童、有视觉疲劳症状的远视成人等应该使用睫状肌麻痹剂。由于麻痹睫状肌的药物同时伴有散大瞳孔的作用，也常被称为“散瞳验光”。

二、主觉验光法

主觉验光（subjective refraction）一般是在客观验光的基础上进行精细调整，以更符合被测者的视觉需求，使患者能够清晰、舒适、持久地视物。主觉验光常采用综合验光仪（图18-11）技术和/或试镜架技术。常规的主觉验光步骤是首先单眼验光，即先遮盖左眼查右眼，再遮盖右眼查左眼；而后双眼同时进行调节力平衡。具体技术包括：

(一) 单眼验光

1. 通过雾视技术（fogging technique），初次达到采用最大正镜获得最佳矫正视力（maximum plus to maximum visual acuity，MPMVA）状态。
2. 首次球镜终点判定，常采用双色试验（duochrome test）。
3. 交叉柱镜技术判断散光轴向及屈光力，最常使用的是 ± 0.25DC 柱镜。
4. 再次通过雾视技术，达到再次 MPMVA 状态。
5. 再次球镜终点判定。

(二) 双眼平衡

1. 双眼分离，可采用棱镜分离技术或偏振光分离技术。
2. 雾视状态下调整双眼的屈光矫正。
3. 双眼球镜终点判定。

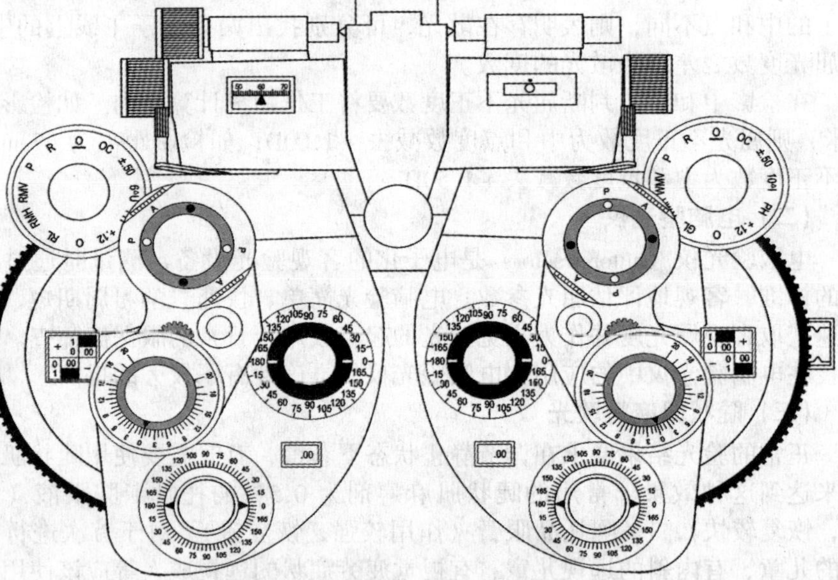

图 18-11　综合验光仪示意图

(三) 试镜架试戴、评价

三、老视验配

老视的症状是近距离阅读障碍，需要在常规验光的基础上确定老视被测者的近附加度数。

1. 首先初步确定阅读近附加度数。具体可采用：(1) 根据年龄和屈光不正关系选择试验性阅读附加；(2) 融像性交叉柱镜（FCC）测量结果；(3) 根据 1/2 调节幅度原则确定初步加光参数。

2. 精确测量附加度数。在试验性附加的基础上，作正负相对调节（NRA 和 PRA）检测，将两者相加后除以 2，将结果加入原试验性附加，确定最终度数。

3. 试镜架试戴、阅读适应及评价。根据被测者的阅读习惯进行相应调整，最后开具处方。

第六节　屈光矫正

矫正屈光不正的方法目前主要分三种：框架眼镜、角膜接触镜和屈光手术。

一、框架眼镜

框架眼镜（ophthalmic spectacles）是矫正屈光不正的最传统，也是目前应用最普遍、最常用的方法。正球镜用于矫正单纯远视；负球镜用于矫正单纯近视；柱镜或球柱镜用于矫正散光。镜片材料主要有玻璃和树脂。玻璃镜片耐磨性好、折射率较高，但较重、易碎。树脂镜片不易破碎、较轻、抗紫外线，但易磨损，通过镀膜工艺的发展逐步克服了树脂镜片易磨损等问题，目前树脂镜片的应用越来越广泛。

在老视矫正领域，镜片设计从单光镜发展到双光镜。即将两种不同屈光度磨合在同一镜片上，使其成为具有两个不同屈光力区域的镜片。镜片上做视远矫正的部分称为视远区，做视近矫正的部分称为阅读区或视近区（图 18-12）。两者的屈光度差值就是近附加度数。视远区往往安置在镜片上半部，视近区安置在镜片下半部；而且视远区的视场要比视近区的视场大。由于在两个区域分界线处产生棱镜效应，会出现“像跳”现象。

渐进镜是矫正老视的新型镜片，其设计原理是在镜片上的过渡区域内具有渐变的屈光度，渐进镜片分视远区、过渡区、视近区三部分（图 18-13）。渐进镜对所有距离的物体都有连续性的视觉，避免了双光镜的“像跳”现象，也使镜片外观较双光镜更自然美观。但渐进镜片周边存在像差区域，需要适应过程；中、近距离的视野比较小；渐进镜设计复杂，加工困难，价格比较昂贵。

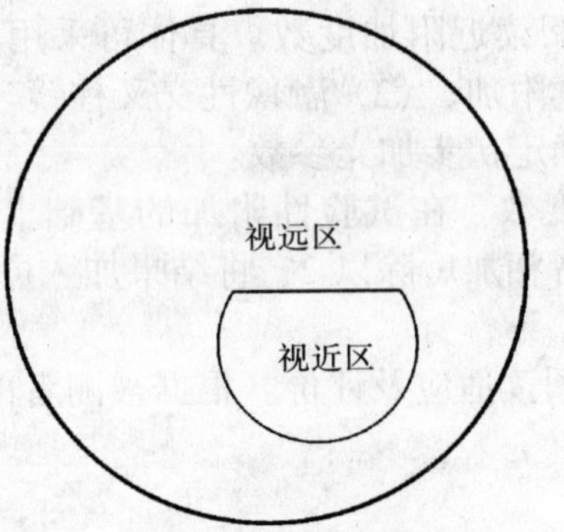

图 18-12 双光镜示意图

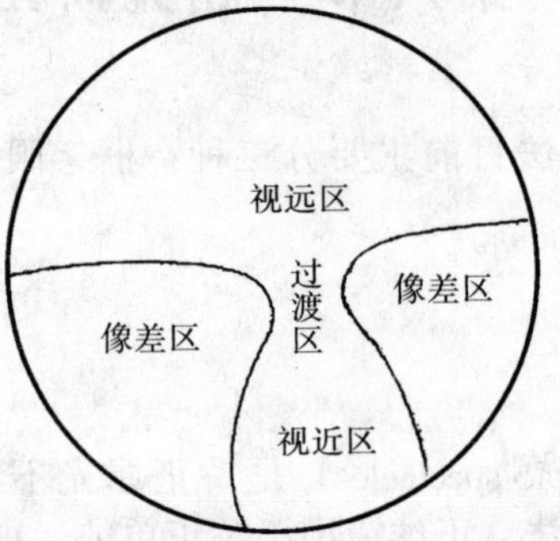

图 18-13 渐进镜的设计原理示意图

二、角膜接触镜

角膜接触镜（contact lens）的设计特征是贴在角膜上，其光学功能与眼的光学作用结合起来，使光线恰好聚焦在视网膜上，从而带来了清晰的视觉。角膜接触镜比框架眼镜具有更大的视野，排除了一些框架眼镜产生的光学缺陷，特别是保持了自然的外观，这是人们选择接触镜的最重要的原因之一。在治疗无晶状体眼、圆锥角膜、屈光参差和不等像方面角膜接触镜亦有其独特的优势。但由于角膜处于需氧代谢状态，接触镜的配戴可能影响角膜的代谢活动，若镜片材料、设计或配戴方式不当，对角膜来说有可能产生潜在的危险。

从材料学角度可以将角膜接触镜分为软镜（soft lens）和硬镜（hard lens）。软镜是目前临床上最普及的角膜接触镜。其特点就是材料的柔软性使得镜片有良好的可塑性，具备相当的透氧性以保证配戴期间的角膜生理需求。软镜分为传统型、频繁更换型和抛弃型。软镜的特点是验配较简单，配戴舒适。硬性角膜接触镜主要指硬性透气性角膜接触镜（rigid gas-permeable contact lens，RGP），其镜片材料的透氧性高，镜片的光学性能优异，对角膜散光有良好的矫正作用，对角膜疾病如圆锥角膜等的屈光矫正也是软镜难以达到的。但硬镜的验配较复杂，配戴者需要一定的适应期。

角膜塑型术（orthokeratology，OK）使用特殊设计的高透氧硬镜，通过机械压迫、镜片移动的按摩作用及泪液的液压作用，将角膜中央压平，达到暂时减低近视度数的效果。因验配较复杂，使用不当易引起严重并发症，应严格控制使用，须由专业医疗人员进行规范验配。

三、屈光手术

屈光手术是以手术方式改变眼的屈光状态。由于大多数屈光不正者可通过眼镜和角膜接触镜等非手术的方法得到良好的屈光矫正，因此他们对屈光手术的期望值很高。作为屈光手术医生，必须严格掌握手术适应证，术前让患者充分了解手术的可能效果及危险性，尽量避免并发症。

基本的手术包括角膜屈光手术、眼内屈光手术和巩膜屈光手术。

（一）角膜屈光手术

角膜屈光力超过眼球总屈光力的2/3，角膜屈光力的改变能有效的改变全眼球的屈光状态。

1. 放射状角膜切开术（radial keratotomy，RK）

放射状角膜切开术是通过在角膜前表面的周边区作放射状切开，使角膜中央区变扁平，屈光力减弱，从而达到矫正近视的目的。放射状角膜切开术是矫正低、中度近视的方法之一，但并不是理想的屈光手术。在预测性、可矫正度数等方面存在较大局限性，操作技巧对手术效果影响大，且手术并发症较多。

2. 准分子激光屈光性角膜切削术（photorefractive keratectomy，PRK）

准分子激光的工作物质为氟化氩（ArF），其波长为193nm。当角膜组织受到准分子激光照射时，其表面组织的分子键被打断，气化分解。准分子激光具有超细微的精确度，切削表面非常光滑，对邻近组织影响小。如果角膜中央被削薄，可以获得配戴凹透镜的效果，矫正近视；如果角膜旁中央被削薄，可以获得配戴凸透镜的效果，矫正远视。

此手术受术者操作技巧的影响较小，可以多次手术。但该手术需要刮除角膜上皮，术后疼痛明显；可能发生角膜上皮下雾状混浊（haze）而影响视力；术后长时间使用皮质类固醇滴眼液，可能引起眼压升高等相关并发症；对高度近视预测性差，回退较大，远视治疗的预测性亦较差。

3. 准分子激光原位角膜磨镶术（laser in situ keratomileusis，LASIK）

LASIK的特点是利用微型角膜刀制作一个带蒂的角膜瓣，掀开角膜瓣后作基质层的激光切削（图18-14）。LASIK手术保留了角膜上皮层及前弹力层，更符合角膜的生理，可以避免或减少PRK术后的一些并发症（如haze、屈光回退等），术后疼痛轻，恢复快，因此目前已成为屈光矫治手术中开展最多、应用最为广泛的一种手术。

LASIK 的缺点是手术难度较大，有角膜瓣引起的并发症，如角膜瓣破损、皱褶、游离，角膜瓣下上皮植入等，屈光矫正范围受中央角膜厚度的限制。

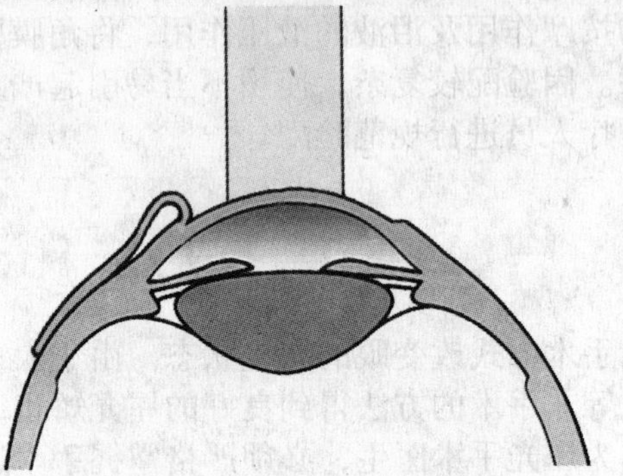

图 18-14　LASIK 手术示意图

4. 角膜基质环植入术（intrastromal corneal ring segment，ICRS）

角膜基质环植入术的原理是在旁中央区的角膜层间植入一对半环或一个圆环，使角膜中央区变扁平，屈光力减弱，从而矫正近视。该手术优点在于不累及角膜中央区，术后反应轻，恢复快，手术效果可调整、可逆、并发症少等。缺点是适用范围小、术后视力波动，可能发生散光、夜间眩光、环周混浊等并发症。

5. 激光角膜成型术（Laser thermal keratoplasty，LTK）

将激光投射到角膜表面对基质加热，使局部角膜胶原纤维收缩，引起相应角膜表面曲率发生改变。通常用于矫正 +3D 以内的远视和散光，也适用于矫正屈光手术或角膜移植术后不规则散光。激光角膜成型术的缺点为屈光稳定性较差。

（二）眼内屈光手术

眼内屈光手术是在晶状体和前房施行手术以改变眼的屈光状态的手术。

1. 晶状体摘除及人工晶状体（intraocular lens，IOL）植入

从屈光手术的角度来看待晶状体摘除及人工晶状体植入，要选择对眼创伤最小的术式，充分考虑术眼的屈光状态，精确测量术前屈光不正，以确定植入 IOL 度数。有目的的设计切口位置、形状、大小、切口与角膜缘距离以及调整切口缝线等以达到术后最佳的视觉效果。由于手术摘除了晶状体，使眼失去调节功能，引起近距离用眼不便，因此，IOL 植入的度数，应适合患者术后用眼的距离要求。

2. 有晶状体眼人工晶状体植入

有晶状体眼人工晶状体植入术是在不摘除原有透明晶状体的前提下，将一枚人工晶状体植入前房或后房，矫正屈光不正。这种手术方式具有保留眼调节力的优点。但如果 IOL 前表面与角膜内皮接触，可能导致角膜失代偿；IOL 后

表面接触晶状体，可能引起白内障；前房角支撑的 IOL 如果襻损伤前房角结构可能引起继发性青光眼；IOL 光学部分亦可引起瞳孔阻滞。

（三）巩膜屈光手术

严格讲在巩膜上实施手术并没有改变眼的屈光状态，不属于屈光手术，但由于这类手术与屈光有关，因此归入了广义的屈光手术范畴。

1. 后巩膜加固术：将生物材料或非生物材料植入高度近视眼患者的巩膜后段，通过巩膜加固的方法来加强巩膜的抵抗力，阻止近视的发展。

2. 巩膜扩张术（scleral expansion band，SEB）：应用巩膜扩张带重建晶状体赤道部与睫状肌之间的生理空间，使前部睫状肌纤维扩张而增加调节力。术后经过视近训练，使睫状肌恢复力量来提高调节力。该手术用于矫正老视。

以上两种手术的疗效和理论均有待进一步观察和证实。

（吴　荒）

思考题

1. 眼的屈光系统？
2. 调节的概念？
3. 屈光不正分类？

第十九章 眼与全身疾病

第一节 眼与内科病

一、高血压与动脉硬化

(一) 高血压性视网膜病变

原发性高血压按病程的缓急可分为缓进型高血压与急进型高血压，也就是良性高血压与恶性高血压两种，二者的眼底改变也不尽相同。眼底改变与年龄、病程长短有关。年龄越大、病程越长，眼底改变的发生率越高。

1. 慢性高血压性视网膜病变　长期、缓慢、持续的高血压使视网膜的动脉血管逐渐发生变化。在高血压发病初期，视网膜动脉表现为功能性的血管痉挛，眼底表现为动脉血管的管径粗细不均；随着病程的进展，视网膜动脉逐渐发生器质性的改变，管壁开始硬化，管壁透明度逐渐减低，动脉血管管壁反光带加宽，呈铜丝状或银丝状外观，动脉管径日渐狭窄，动静脉比例由正常的2:3变为1:2或1:3。动、静脉交叉处的静脉受硬化的动脉管壁压迫而下陷，表现为交叉处动脉越过静脉处静脉两端的血流被遮挡，静脉移位，甚至静脉两端呈笔尖样改变。视网膜动脉的分支逐渐变成锐角。视网膜毛细血管前小动脉及毛细血管的管壁开始渗漏血浆，致使视网膜水肿，并出现火焰状的浅层出血及一些硬性渗出；毛细血管可扩张并产生微动脉瘤，同时可因毛细血管的梗塞而出现小的白色棉绒斑，严重者可发生视盘水肿。由于视网膜动、静脉交叉处静脉管壁受压，使静脉血流速度改变，形成涡流，加之该处静脉管壁的内皮细胞受损，因而该处容易发生视网膜分支静脉阻塞。

临床上根据病变的进展和严重程度将高血压性视网膜病变分为四级：①Ⅰ级：主要为血管收缩、变窄。视网膜动脉普遍轻度变窄，特别是小分支，动脉反光带增宽，有静脉隐蔽现象，在动、静脉交叉处透过动脉看不到其下的静脉血柱；②Ⅱ级：主要为动脉硬化。视网膜动脉普遍和局限性缩窄，反光增强，呈铜丝或银丝状，动、静脉交叉处静脉表现为偏移（Salus 征）、远端膨胀（静脉斜坡）或被压呈梭形（Gunn 征），并可呈直角偏离；③Ⅲ级：主要为渗漏，可见棉绒斑、硬性渗出、出血及广泛微血管改变；④Ⅳ级：Ⅲ级改变加视盘水肿。

2. 急进性高血压性视网膜病变　短期内突然发生急剧的血压升高，引起视网膜及脉络膜血管代偿失调，视网膜血管显著缩窄，视网膜普遍水肿，眼底可见多处片状出血及大片棉绒斑及视盘水肿。眼底血管造影可见多处毛细血管闭塞及毛细血管扩张和微动脉瘤；视盘处毛细血管扩张，视网膜及视盘有强烈的荧光素渗漏。急性高血压不仅损害视网膜血管，而且常发生高血压性脉络膜病变，导致脉络膜毛细血管大量液体渗漏；同时影响到其浅面的视网膜色素上皮的屏障功能，因而产生浆液性视网膜脱离。眼底荧光血管造影早期可见视网膜多数细小的荧光素渗漏点，后期大量液体积聚于视网膜深面而表现为多湖状的荧光积存。

急进性高血压性视网膜病变常见于妊娠期高血压疾病、恶性高血压以及嗜铬细胞瘤，其中以妊娠期高血压疾病最为典型。

高血压还可因心力衰竭而表现眼睑水肿，或因脑血管硬化引起的脑出血或梗塞而发生瞳孔、视野、眼球运动等相应的神经眼科体征。部分患者可因动脉硬化和高血压发生结膜下出血。

（二）动脉硬化性视网膜病变

动脉硬化一般包括动脉粥样硬化、动脉中层硬化、老年退化性动脉硬化、小动脉硬化等。

动脉粥样硬化主要累及大型及中型的肌弹力型动脉，以主动脉、冠状动脉以及脑动脉为多见。组织学上，人眼视网膜动脉除在视盘的主干及紧邻视盘旁的大分支血管外，其余分支的管径均在 100μm 以下，且无肌层，属于小动脉。因此，动脉粥样硬化很少累及眼底的视网膜动脉，偶尔可发生在视网膜中央动脉进入视神经后至筛板之间的一段，是引起视网膜中央动脉阻塞的原因之一。

动脉中层硬化很少发生在视网膜小动脉上。

眼底见到的视网膜动脉硬化为老年退化性动脉硬化及小动脉硬化。前者多发生在 50～60 岁以上的老年人，表现为全身弥漫性动脉中层玻璃样变性和纤维样变性。后者常与原发性高血压同时存在，可能是对血压缓慢而持续升高的一种反应性改变。这两型的眼底表现可能不完全一样，但在临床上单凭眼底检查难以区别。

眼底表现　视网膜动脉血管弯曲度增加，动脉管径粗细不均，管壁的光反射带显著增宽，颜色浅淡，呈铜丝状或银丝状外观；在动、静脉交叉处，由于动脉管壁失去了正常的透明性，遮蔽了后面的静脉，交叉处静脉受硬化动脉的压迫而被推移、两端下陷变尖或与动脉成垂直交叉。如果静脉跨越动脉之前，则静脉隆起呈驼峰状。由于硬化动脉管壁有较高的渗透性，在已有高血压的情况时，易在视网膜上，尤其在后极部发生渗出和出血。

二、糖尿病与眼病

糖尿病一词是描述一种多病因的代谢疾病，特点是慢性高血糖，伴随因胰岛素分泌及/或作用缺陷引起的糖、脂肪和蛋白质代谢紊乱。随着病程的进展，可导致眼、肾、神经、血管和心脏等组织、器官的慢性并发症，以致最终发生失明、下肢坏疽、尿毒症、脑中风或心肌梗死，甚至危及生命。在糖尿病的诸多并发症中，占第一位的是心血管疾病，约为45%~53%，其次就是眼部病变，占20%~34%。常见的眼部并发症有糖尿病性视网膜病变、白内障、眼球运动神经麻痹等。

(一) 糖尿病性视网膜病变

糖尿病性视网膜病变最早期的病理改变是视网膜毛细血管内皮细胞的基底膜增厚及壁内周细胞的丧失，随之内皮细胞也开始受损，因而毛细血管内皮细胞失去其屏障功能，发生渗漏，从而引起视网膜水肿及视网膜小点状出血。此后毛细血管进一步损害，发生毛细血管闭塞，闭塞区附近的毛细血管产生大量的微动脉瘤，毛细血管床不规则的节段性扩张，称为视网膜内微血管异常。视网膜静脉呈腊肠样扩张，称为静脉串珠。同时视网膜的长期水肿，留下硬性脂质以及黄斑囊样水肿。上述这些病理改变可以持续多年。临床将之归入单纯型(或背景型)糖尿病性视网膜病变，也称为非增殖型糖尿病性视网膜病变。

长期、进行性的视网膜微血管的损害，引起大片视网膜毛细血管闭塞，视网膜出现很多棉绒斑，进而引起大面积的视网膜缺血。由于视网膜的广泛缺血，产生大量血管生长因子，进而产生视网膜新生血管。视网膜新生血管多位于视盘上及赤道部视网膜的内界膜与玻璃体膜之间，并伸向玻璃体，常伴有大量纤维组织增生，因而形成增殖膜。新生血管内皮细胞结构不良，极易渗漏血浆和出血。因此使视网膜普遍水肿及大片出血，出血量较大时可进入玻璃体，形成玻璃体出血。伴随新生血管来的纤维膜以及因玻璃体出血机化形成的机化膜形成增殖性玻璃体视网膜病变。增殖条带可引起牵引性视网膜脱离，或因虹膜及房角处的新生血管而引起的新生血管性青光眼，终致患者失明。临床上将伴有新生血管形成的糖尿病性视网膜病变称为增殖型糖尿病性视网膜病变。糖尿病性视网膜病变分型、分期标准详见表19-1。

(二) 糖尿病性白内障

可分为真性糖尿病性白内障和糖尿病患者年龄相关性白内障。后者与无糖尿病的年龄相关性白内障相似，但发生较早，进展较快，容易成熟。后者多发

表 19-1 糖尿病性视网膜病变分期

分型	分期	眼底检查所见
单纯性	Ⅰ	有微动脉瘤或小出血点
	Ⅱ	出现黄白色硬性渗出及出血斑
	Ⅲ	出现白色和软性渗出及出血斑
增生性	Ⅳ	眼底有新生血管或有玻璃体积血
	Ⅴ	眼底有新生血管和纤维增生
	Ⅵ	眼底有新生血管和纤维增生，并发牵拉性视网膜脱离

生于严重的青少年糖尿病患者，开始表现为前、后囊上皮下出现典型的白点状或雪片状浑浊，迅速扩展为完全性白内障。

（三）屈光不正

由于血糖升高，血内无机盐含量减少，引起房水渗透压降低，使房水渗入晶状体，晶状体变凸，增加其屈光度，患者可突然发生近视，或原有的老视症状减轻；当血糖降低后晶状体又恢复原状，因此患者又可恢复为正视眼，或阅读时又需要再戴老花镜。这种短期内屈光度的迅速变化是糖尿病引起晶状体屈光度改变的特征。

（四）虹膜睫状体炎

多见于青少年糖尿病患者，此型虹膜睫状体炎对局部应用糖皮质激素及散瞳剂反应良好。

（五）眼球运动神经麻痹

糖尿病患者可出现眼球运动神经麻痹，从而引起复视或眼外肌运动障碍。较特殊的是糖尿病患者的动眼神经麻痹时瞳孔常不受累。眼球运动麻痹一般可在 1~2 个月或更长一段时间内恢复。

（六）虹膜红变

由于严重的糖尿病性视网膜病变，使广泛的视网膜毛细血管闭塞，造成视网膜组织缺氧，产生血管生长因子，除可诱发视网膜产生大量新生血管，引起增殖性视网膜病变外，虹膜上也可产生新生血管，称为虹膜红变。裂隙灯显微镜检查可见虹膜表面有一些细小的新生血管，尤以瞳孔缘更易见到，同时前房角处也可有新生血管。

（七）新生血管性青光眼

糖尿病性视网膜病变等常引起新生血管性青光眼。但确切的机理还不十分清楚，普遍接受的理论有下列几种：①视网膜缺氧使视盘、视网膜、虹膜及房角出现新生血管。②血管生成因子所致，新生血管性青光眼及糖尿病性视网膜病变的眼组织培养发现其房水及玻璃体具有血管增殖活性，而正常眼没有这种活性。

新生血管青光眼的临床过程分为以下3个阶段：(1) 青光眼前期：眼压正常，先从瞳孔缘或前房角出现细小的新生血管。(2) 开角型青光眼期：虹膜表面新生血管增加，出现炎症反应，前房闪辉阳性，眼压升高，房角开放。(3) 闭角型青光眼阶段：纤维血管膜的收缩形成周边前粘连，房角关闭，虹膜表面变平，瞳孔缘色素外翻。

新生血管性青光眼的治疗：①全视网膜光凝术：能非常有效地预防新生血管性青光眼。②全视网膜冷冻术：适用于屈光间质混浊，能使新生血管消失，眼压下降。③房角光凝固术：用于房角新生血管形成，可阻止房角继续恶化，与全视网膜光凝固结合效果更好。④药物治疗：用于开角型青光眼期，抑制房水生成的药物可以控制眼压，局部激素治疗可减轻炎症。⑤手术治疗：用于闭角型青光眼期。一些用于新生血管性青光眼的改良滤过性手术比常规滤过性手术效果好，例如小梁切除与周边虹膜、睫状突的眼内烧灼，激光角膜缘造瘘、巩膜瓣下引流管及活瓣植入术等。

三、亚急性细菌性心内膜炎

亚急性细菌性心内膜炎往往是在原有心脏瓣膜病的基础上继发了绿色链球菌等细菌性感染。其眼部的表现主要分为细菌性的脓毒性小栓子引起的脓毒性炎症，如转移性眼内炎、脓毒性视网膜炎（septic retinitis），以及心瓣膜赘生物脱落形成的栓子而致的血管机械性栓塞两种。转移性眼内炎多表现为急性化脓性葡萄膜炎、前房或玻璃体积脓、低眼压、眼球萎缩等。脓毒性视网膜炎则表现为视网膜出血和渗出。出血可为浅层火焰状、深层点状以及视网膜前出血，并出现中心有白点的出血（Roth斑）和视网膜血管炎等改变。栓子脱落引起的血管机械性阻塞依阻塞部位及血管大小而有不同表现。眼睑、结膜等小血管阻塞可发生细小的出血；视网膜、视神经血管的阻塞，则因主干和分支阻塞部位的不同表现为视力丧失或相应的视野缺损，或视盘水肿和视神经萎缩。

四、肾脏疾病

临床上肾小球肾炎分为急性和慢性肾小球肾炎两型。

急性肾小球肾炎多见于儿童及青年，以全身水肿、血尿和蛋白尿为特征，并伴有不同程度的高血压症状。眼部除可表现为眼睑水肿外，眼底也可因血压改变而出现视网膜血管痉挛、视网膜出血及渗出等改变。但病变为可逆的，可因疾病的痊愈而恢复正常。

慢性肾小球肾炎的眼底改变多为器质性，表现为视网膜动脉呈铜丝状或银丝状、动静脉交叉压迹、视网膜弥漫性水肿、硬性渗出、视网膜出血及棉绒斑，如伴有视盘水肿，常为预后不良的征兆。

慢性肾功能不全可出现角膜带状变性和白内障；肾脏透析者视网膜水肿明显；肾脏移植患者因糖皮质激素和其他免疫抑制剂的使用，可发生白内障和巨细胞病毒感染综合征等。

五、维生素缺乏

维生素是人体新陈代谢所必需的物质。由于很多食物都含有丰富的维生素，因而日常的饮食已足够维持人体需要。如果摄入不足或消耗过多，则可引起维生素缺乏。

（一）维生素 A 缺乏

人体每日需要维生素 A 的量约为 5000～7000IU，正常血液中的维生素 A 含量约为 50～70IU/L，低于 20IU/L 将引起维生素 A 缺乏的症状，如夜盲、干眼症以及角膜软化症。

维生素 A 的常用量为 15000～25000IU。若成人一次剂量超过 100×10^4IU，儿童超过 30×10^4IU，婴幼儿超过 10×10^4IU，数日后即可出现中毒症状，表现为头痛、呕吐、视盘水肿等颅内高压的症状，以及眼睑皮肤、结膜、巩膜等处因胡萝卜素的沉着而变黄等症状。但停药后即可恢复。

（二）维生素 B_1 缺乏

维生素 B_1 即硫胺素。人体每日需要的维生素 B_1 约为 1mg，正常血浆中的维生素 B_1 含量约为 21μg/L。维生素 B_1 缺乏者约 70% 有眼部症状，如结膜角膜上皮损害引起干眼症、球后视神经炎、视神经萎缩或眼球运动神经麻痹等。

（三）维生素 B_2 缺乏

维生素 B_2 即核黄素。人体每日需要量为 1.2～1.7mg。缺乏时可引起舌、唇、口角等皮肤黏膜病变。眼部表现为睑缘炎、结膜炎、酒糟鼻性角膜炎、角膜缘周围新生血管形成以及白内障等。

（四）维生素 PP 缺乏

维生素 PP 即烟酸。人体每日需要量为 13～19mg。缺乏时可引起皮肤、胃肠道、神经系统损害。眼部表现为视神经炎或视网膜炎。

（五）维生素 C 缺乏

维生素 C 即抗坏血酸。人体每日需要量为 50～100mg，正常血浆中含量约为 6.32μg/L。缺乏维生素 C 可引起眼睑、结膜、前房、玻璃体、视网膜和眼眶等处出血。此外白内障的发生也可能与维生素 C 的含量不足有关。

(六) 维生素D缺乏

缺乏维生素D的儿童往往有骨发育异常，因此可引起眼眶狭窄、眼球突出、眼睑痉挛以及屈光不正等。也可由于钙的缺乏，发生低钙性白内障。维生素D的摄入过量，可因钙的沉着引起结膜、角膜带状混浊，此外也可发生斜视、眼眶骨化、眼球震颤、视盘水肿、虹膜炎及白内障。

六、贫　血

贫血指外周血血红蛋白含量低于正常值（我国成人男性 < 120g/L、女性 < 110g/L)。贫血时出现乏力、头晕、面色苍白等全身表现。眼部表现依据贫血的性质与程度不同而异。急性大量失血可引起结膜苍白，眼底表现为视网膜动脉、静脉血管变细，眼底颜色变淡，并可见棉绒斑、视盘水肿。若合并前部缺血性视神经病变，视力可以明显下降或致完全失明。

慢性少量的长期失血则表现为结膜苍白、眼睑浮肿，眼底可见视网膜色泽变淡，血管稍细，或有少量视网膜出血。恶性贫血者可有视网膜脉络膜出血，一般认为红细胞少于250万/μl以下，则可产生视网膜脉络膜出血。

七、白血病

白血病为造血系统的恶性肿瘤，主要表现为异常的白细胞及其幼稚细胞的大量异常增生，导致外周血中白细胞发生质和量的变化。临床表现为发热、感染、出血、贫血、肝脾肿大等全身症状。眼部病变多发生在血循环丰富的组织，如视网膜、脉络膜、视神经等处。眼底表现有视网膜神经纤维层或视网膜前出血，有些出血斑中心可见白色点，这是白血病眼底出血比较典型的改变，称为Roth斑。如出血位于黄斑部可引起视力减退，白血病也常表现出眼底静脉血管扩张、迂曲，血管颜色变暗，微动脉瘤形成和毛细血管闭塞，以及视网膜深层点状出血等改变。白血病的白细胞浸润可引起眼眶占位性病变，从而发生眼球突出，称为绿色瘤，多见于小儿，多为双侧对称，且常伴有颞部的突出，致使面部呈“蛙面”状。如果浸润发生在视神经处，可引起失明。

八、结节病

结节病是一种多系统损害的慢性肉芽肿性疾病，多见于黑人，但在白人及黄种人中也可见到。本病虽可见于各种年龄人群，然而更多发生于20~40岁的年轻人。其主要好发部位为肺部，但肝及中枢神经系统有时也有损害，皮肤损害较为常见，表现为皮肤及皮下结节，25%~50%的结节病患者可发生眼部并发症，眼部表现多种多样，最常见的是葡萄膜炎，常表现为慢性肉芽肿性虹膜睫状体炎，有羊脂状 KP、虹膜 Koeppe 及 Busacca 结节、虹膜后粘连以及前部玻璃体中可有雪球状混浊团等，也可表现为急性或慢性非肉芽肿性虹膜睫状体炎。虽然结节病对眼球后段的损害较前段为少，但有时也可见到视网膜及脉络膜上有小的黄白色结节，沿静脉血管旁表现有“烛泪”状或视网膜静脉周围炎样的血管旁白鞘，有时也可发生黄斑囊样水肿、视网膜新生血管、视盘水肿以及视神经肉芽肿等。此外，眼睑皮肤及眼眶可发生结节，睑结膜及球结膜可有小结节，并可伴泪腺肿大以及因泪腺浸润所致的干性角膜炎。

九、甲状腺功能亢进

甲状腺功能亢进可引起眼睑收缩、眼球突出，甚至眼肌运动障碍，主要表现为突眼，分为浸润性和非浸润性。非浸润性突眼又称良性突眼、假性突眼、神经性突眼和干性突眼，眼球突出大多数在 18mm 以下，一般属对称性，有时一侧突眼先于另一侧，以眼睑和眼外部改变为主，球后组织无明显改变，主要因交感神经活动亢进，兴奋眼外肌群和上眼睑肌张力增高所致。浸润性突眼又称恶性突眼、眼肌麻痹性突眼、真性突眼和湿性突眼，眼球突出多在 19～20mm 以上，由眼外肌和球后组织体积增加、淋巴细胞浸润所致，常为进行性双侧或单侧突出，临床上较少见，占甲亢的 6%～10%。浸润性突眼男性较女性多见，非浸润性突眼女性要多于男性数倍。

浸润性突眼是弥漫性甲状腺肿伴甲状腺功能亢进的特殊表现之一，目前认为和自身免疫因素有关，其发病是细胞免疫和体液免疫共同作用的结果。突眼的程度与甲亢无明显关系。起病可急可缓，典型的患者多为进行性双侧或单侧突眼，可伴眼球胀痛、流泪、视力减退，当病变累及动眼肌的下直肌时，患者不能向上注视，累及内直肌时伴有侧视受限，当眼肌麻痹时可见复视，甚至眼球可固定。检查时有眶部水肿、结膜充血。因角膜常暴露于外部可引起角膜干燥、炎症、溃疡和继发感染，严重者可有视神经萎缩，失明。

临床上经治疗随着甲亢症状好转，有的患者眼球突出可见好转，有的患者治疗后甲亢症状好转，眼球突出反可加剧。总的情况是本病从起病到病情稳定、缓解的自然病程一般为 6 个月～3 年，眼球突出在起病后 4～12 个月内最严重，其发展常有自行停止的倾向，半数患者可在 1～3 年后消退 3～7mm，软组织受累症状可减轻或消失，但突眼很少能恢复正常，一般仍遗留下某种程度的眼睑收缩、肥厚、眼球突出、眼外肌纤维化。

由于非浸润性突眼的病变是以眼睑及眼外部改变为主要特征，故患者多无眼部不适。其发病的关键是交感神经支配的上、下睑板肌及眼球筋膜紧张和眼球、眼睑运动不协调。主要表现为：①睑裂隙增宽，少瞬和凝视；②眼球向内侧聚合（辐辏）不能或欠佳；③眼向下看时，上睑由于上睑板肌的紧张牵制，不能随眼球下落，因而露出一定范围的角膜上部的巩膜；④眼向上看时，前额皮肤不能皱起。

十、红细胞增多症

红细胞增多症可分为原发性及继发性两种，前者病因不明，后者多见于先天性心脏病、肺气肿以及高山病。当红细胞数量增多（男性红细胞数大于 $6.5\times10^{12}/L$、女性则小于 $6.0\times10^{12}/L$）时，由于血红蛋白和血容量增加，以致血黏度和周围循环阻力增大，血流迟缓，小静脉和毛细血管扩张。眼底表现为视网膜呈青紫色，静脉明显扩张、迂曲，呈腊肠状，距视盘愈近愈显著。动、静脉管径之比超过1∶3。动、静脉血流均较正常者深浓，呈紫红色。血管的光反射带增宽。在缺氧情况下有毛细血管扩张、微动脉瘤和新生血管形成，视盘充血或水肿。有时还可见视网膜出血，偶有静脉阻塞和玻璃体出血。上述改变随血内红细胞、血红蛋白和血容量的增加而加重。此外，眼睑皮肤及结膜血管也充盈，呈紫红色。

十一、败血症

败血症是指病原菌侵入血液循环而发生的全身性感染。病原菌可在血中大量繁殖而引起全身中毒症状，并可随血液循环到各器官组织，造成迁徙性病灶。眼球及其附属器官均可因之而发生炎症或脓肿，如眼睑、眼眶或泪囊的蜂窝织炎或脓肿，化脓性虹膜睫状体炎或转移性眼内炎等。

第二节　眼与外科病

一、与外伤有关的视网膜病变

（一）远达性视网膜病变

车祸、地震、房屋或矿井倒塌等所致的对头、胸、腹部的急性挤压伤，可引起一眼或双眼的视网膜病变。患者视力下降，但视力下降程度依黄斑病变的程度而定。眼睑和结膜充血、水肿，眼球突出。眼底检查在视网膜和视盘周围常见棉绒斑、出血和水肿，可伴有视盘水肿或玻璃体出血。眼底荧光血管造影显示小动脉阻塞及渗漏。发病机制可能为：系统性组织严重损伤激活补体，颗粒细胞凝聚，白细胞栓子形成；局部的视网膜血管损伤，引起补体介导的白细胞凝聚和阻塞。挤压性损伤或长骨骨折，可引起类似的视网膜表现。通常视网膜内出血散布于黄斑周围，脂肪栓子造成的棉绒斑一般较小，常位于周边区。在没有外伤的情况下，其他一些疾病凡能激活补体的也可引起类似的眼底改变，称为类远达性视网膜病变。例如，急性胰腺炎引起的视网膜病变，胶原血管病如系统性红斑狼疮，分娩。

（二）Terson 综合征

由急性颅内出血引起的玻璃体、内界膜下或玻璃体后出血。机制不清，推测机制为引起眼内静脉压急剧升高，造成视盘周围和视网膜血管破裂。根据颅内出血的病史，排除眼自身出血性疾病后，如患者有突然的视力下降，检查时有玻璃体或视网膜出血，则可作出诊断。约 2/3 的蛛网膜下腔出血患者伴有眼内出血，约 6% 伴玻璃体出血。多见于 30 ~ 50 岁，也可发生于任何年龄人群。少有视网膜脱离。

（三）Valsalva 视网膜病变

腹腔内压力突然升高（如咳嗽、呕吐、举重、大小便用力）可使眼内静脉压上升，导致视网膜浅表的毛细血管破裂出血。出血位于内界膜下，通常较小，偶有 1 ~ 2PD，可无明显临床症状，或仅视力稍有下降，预后好，出血在数天至数月内自行消退。

二、颅脑外伤

颅脑损伤常由于外伤部位、暴力程度、受伤方式的不同而出现眼部不同部位或不同程度的损伤。颅骨骨折常可同时伴有视神经管骨折，骨折片压迫视神经而致失明。但由于患者多处于昏迷或严重衰竭情况下，易忽略其眼部体征，以致丧失早期手术减压的机会而发生视神经萎缩。因此颅脑损伤时应特别注意双侧瞳孔的直接和间接对光反射的检查。如发现一侧瞳孔直接对光反射消失，而间接对光反射存在，则表明该侧视神经受损，应及时作 X 线摄片。如发现视神经管骨折，应争取及早手术治疗。颅底骨折多伴有双侧眼睑、结膜及眼眶皮下瘀血。颅前窝骨折者，除引起眼睑皮下瘀血外，还可因眼眶内血肿而致眼球突出或眼眶皮下气肿。

硬膜外血肿多因脑膜中动脉的破裂所致，血肿使大脑半球向对侧移位，而使颞叶的钩回疝入小脑幕切迹，是头颅外伤的严重紧急情况，如不及时手术多致患者死亡。钩回疝的一个重要体征就是先有同侧瞳孔短时间的缩小，继而瞳孔散大而固定，呈动眼神经麻痹的症状。如能及早发现这一体征，多可挽救患者生命，因此应时刻警惕颅脑伤后的瞳孔变化。

硬膜下血肿多因外伤引起颅内小静脉破裂所致，发病多较缓慢，引起颅内压的慢性增高，出现头痛、呕吐、视盘水肿等颅内高压症状。常误诊为颅内肿瘤，应特别注意。颅脑损伤可引起颅内压增高，双眼视盘水肿或外展神经麻痹。严重颅脑损伤还能引起不同部位的视路损伤，产生相应的视野偏盲，或伴有眼球运动神经麻痹。

三、面部疖肿及体内深部脓肿

面部血循环丰富，且面部静脉无静脉瓣，因此当面部疖肿等化脓性感染尤以在眉尖及两侧口角之间所谓的危险三角区时，不恰当的处理或自行挤压常使脓毒性栓子进入面静脉、内眦静脉，经眼静脉进入海绵窦，产生海绵窦静脉炎或海绵窦血栓形成。体内深部感染或脓肿可因败血症引起转移性眼内炎或球后脓肿。

第三节　眼与妇产科病

在妊娠5个月以后，孕妇出现浮肿、血压增高、蛋白尿，严重时有头痛、头晕、甚至抽搐、昏迷，称为妊娠期高血压疾病。这是妊娠特有的以高血压发病为主的综合病征。根据血压的高度及浮肿、蛋白尿的程度，一般将妊娠期高血压疾病分为轻、中、重三度：轻度妊娠期高血压疾病仅出现血压高或浮肿；中度妊娠期高血压疾病指血压在21.3/13.3kPa（160/100mmHg）以上，并同时出现浮肿或蛋白尿；重度妊娠期高血压疾病可分为：①先兆子痫：在中度妊娠期高血压疾病基础上出现头痛、眼花、视力模糊等；②子痫：出现抽搐，甚至昏迷。妊娠期高血压疾病眼部表现为眼睑皮肤及结膜水肿。球结膜血管改变也较常见：首先为结膜小动脉痉挛，以后可发生毛细血管弯曲以及结膜贫血等改变。这些血管的改变往往较视网膜血管改变早。严重的妊娠期高血压疾病患者，球结膜的小血管多呈蛇形状态，这种结膜的血管改变在分娩后一周可仍然存在，一般产后6周左右才逐渐恢复正常。

妊娠期高血压疾病的眼底改变与急性高血压性视网膜病变基本相同，初期为视网膜动脉血管痉挛；随之视网膜动脉显著狭窄，视网膜普遍水肿，视网膜可出现棉绒斑及出血，患者常因高血压性脉络膜病变而引起浆液性视网膜脱离。然而这种浆液性视网膜脱离及眼底出血、棉绒斑及视网膜动脉血管的改变在产后血压恢复正常以后，多能自行恢复。

妊娠期高血压疾病视网膜病变出现的迟早、程度的轻重，与胎儿及孕妇的健康密切相关。出现早而病变广泛者，胎儿死亡率较高，也影响孕妇产后的视力。反之则胎儿死亡率低，孕妇的视功能可无改变。在发生严重的视网膜病变时，应考虑终止妊娠以保护孕妇视力。

第四节　眼与儿科病

一、产　伤

新生儿经过产道时或因难产而行产钳分娩者，因头部受挤压或产钳安置不当，常可发生一些眼部损伤，如眼睑出血、挫伤或上睑下垂；结膜出血、水肿；角膜上皮擦伤、角膜实质层水肿或后弹力层皱褶；前房出血、虹膜根部离断；视网膜出血或玻璃体出血；晶状体脱位或外伤性白内障；眼肌麻痹、眼眶骨折，甚至眼球脱位。部分患儿因头部受挤压而发生颅内出血或静脉窦撕裂，引起颅内血肿，从而发生颅内高压、蛛网膜下腔出血，导致视盘水肿、视网膜前出血、玻璃体出血或眼球运动神经麻痹及瞳孔障碍。不少婴幼儿原因不明的弱视、斜视、视神经萎缩、眼球震颤、眼球凹陷等均有可能与产伤有关。

二、早产儿视网膜病变

早产儿视网膜病变以往曾称为 Terry 综合征或晶状体后纤维增生症，后者仅反映了该病的晚期表现。孕 34 周以下、出生体重小于 1500g、有生后吸氧史，发生率约为 60%，孕期更短或更低出生体重者，发生率可达 66%～82%。

早产儿视网膜病变应与家族性渗出性玻璃体视网膜病变鉴别。后者属常染色体显性遗传，患儿为足月分娩，无吸氧史，有家族史，临床表现和处理基本同早产儿视网膜病变。

【病因】 胚胎 4 个月以前，视网膜没有血管，4 个月以后视网膜血管才由视神经处发生，逐渐向视网膜周边部生长。大约在胚胎 8 个月时视网膜鼻侧血管已达锯齿缘，但颞侧血管要等到胎儿足月出生时才能完全发育。在血管未完全发育成熟期间，大量的氧气将促使发育不成熟的血管发生收缩与阻塞，因而阻止了其正常的视网膜血管的发育，未完全血管化的视网膜发生纤维血管膜增生、收缩而引起早产儿视网膜病变。

【病程与分期】

各期变化见表 19-2。

表 19-2　早产儿视网膜病变国际分类法

Ⅰ区：以视盘为中心，60°范围内的后部视网膜
Ⅱ区：从Ⅰ区向前到鼻侧锯齿缘的距离的圆形范围
Ⅲ区：余下的颞侧周边视网膜
范围　按累及的钟点数目计
严重程度
第1期：在血管化与非血管化视网膜之间存在分界线
第2期：分界线抬高、加宽、体积变大，形成嵴
第3期：嵴伴有视网膜外纤维血管组织增生，按增生量分为轻、中、重度
第4期：不完全视网膜脱离，A. 不累及中心凹；B. 累及中心凹
第5期：漏斗状视网膜全脱离，前部及后部可分别开放或关闭

此外，视网膜后极部血管扩张、扭曲，称为“附加”病变，预示急性进展。

【治疗】早产儿视网膜病变一旦发生，进展很快，可有效治疗的时间窗口很窄，因此应对37周以下早产儿出生后及时检查，对高危者应每周检查。30%的第1期患儿可自愈。在第2～3期进行激光或冷冻治疗无血管区。第4～5期，行玻璃体手术切除增殖的纤维血管组织，同时做光凝，以挽救视力。

三、麻　疹

麻疹是由麻疹病毒引起的急性传染病，以皮肤出现红色斑丘疹和颊黏膜有麻疹黏膜斑为特征。初期患儿常有畏光、流泪、结膜充血等急性卡他性结膜炎表现，后期可因继发感染而产生脓性分泌物，重者可发展成为角膜溃疡。有时因高热、营养摄入不足或消耗过大，可发生维生素A缺乏，而导致角膜软化。少数患儿因继发感染及全身抵抗力下降可引起败血症，发生转移性眼内炎，最终引起眼球萎缩。

四、流行性腮腺炎

流行性腮腺炎是由腮腺炎病毒引起的急性传染病。妊娠期妇女若患腮腺炎，其出生的婴儿往往会有小眼球、小角膜、角膜混浊及先天性白内障等眼部先天异常。

儿童患腮腺炎，可有眼睑充血、水肿，上睑下垂或睑裂变窄，或可伴有急性泪腺炎。少数病例发生结膜炎、浅层点状角膜炎或深层角膜炎。有的于腮腺炎痊愈10d左右发生虹膜睫状体炎。也有视网膜静脉充盈、迂曲，甚至发生血管阻塞者。少数患儿并发视乳头炎或球后视神经炎。

五、白　喉

白喉是由白喉杆菌引起的急性传染病，其临床特征是咽、喉、鼻等处假膜形成，并有全身中毒症状。患者常可发生卡他型、假膜型或坏死型的膜性结膜炎，以致眼睑红肿、触痛，结膜充血；脓性分泌物紧密黏附于结膜表面，很难除去。除去膜后，其下的结膜多有出血，但一般愈后结膜不产生瘢痕。少数严重者结膜可留下瘢痕，以致出现眼睑内翻、倒睫。有时因膜性结膜表面粗糙，引起角膜炎症及溃疡。白喉患者常因毒素损伤神经系统而发生眼肌麻痹和调节功能障碍，一般均在发病后 2～8 周时发生，但预后良好。

六、百日咳

百日咳是由百日咳杆菌引起的急性呼吸道传染病，其临床特征为阵发性痉挛性咳嗽。由于剧烈咳嗽，常可引起眼睑浮肿、眼睑皮下出血及结膜下出血，严重者可出现前房出血、视网膜出血，甚至玻璃体出血。除玻璃体出血较难吸收外，其余各部出血均可于咳嗽减轻时自行吸收，预后良好。

七、急性细菌性痢疾

急性细菌性痢疾可因失水而引起眼睑、皮肤干燥及眼球内陷，也可因营养不良导致维生素 A 缺乏、角膜软化。中毒性痢疾有时可出现视网膜动脉痉挛和视网膜水肿。累及大脑枕叶皮层时可引起皮质盲。少数患者可伴有结膜炎、虹膜睫状体炎或视神经炎。

第五节　眼与神经科病

一、肝豆状核变性

肝豆状核变性又称 Wilson 病，为常染色体隐性遗传，多发生在 10～25 岁。本病主要是铜的代谢障碍，血清中铜的含量减低，而脑、内脏以及眼部则有铜的沉着。临床上表现为肝硬化及脑基底节的豆状核的病变，因而发生锥体外系的共济运动障碍，如震颤、肌强直或可伴有智力减退等。眼部可有特征性的角膜棕绿色色素环(Kayser-Fleischer 环)。裂隙灯下检查可见角膜缘处有 2~3mm 宽的色素颗粒组成的环，位于角膜后弹力层及角膜深层，靠近角膜缘处色浓，近角膜中心侧色淡，呈黄绿色或棕黄色。少数人有夜盲，晶状体前囊或囊下有葵花状混浊。

二、重症肌无力

重症肌无力是一种自身免疫性疾病，主要损害横纹肌，由于神经、肌肉传递功能障碍所致，常为乙酰胆碱不足，有的伴有胸腺增生或胸腺肿瘤(胸腺素可抑制乙酰胆碱的合成)。本病的主要症状为横纹肌稍经活动即迅速疲劳、无力以至瘫痪。通常肌无力症状常有波动，表现为朝轻夕重，疲劳时加重。本病多发生于 20~40 岁，女性患者较多，但幼儿及儿童也常见到。有的可在同一家族中发现。

临床症状可突然发生，也可缓慢起病。眼外肌受累为首发症状者最为常见。患者可有上睑下垂、复视、眼外肌运动障碍等症状。一般眼内肌不受累，因此瞳孔及睫状肌均正常。有眼部症状者占本病的 90%。随着病情的进展，可以逐渐发生四肢及躯干肌或延髓支配的肌肉受累(分别约占 50% 及 20%~40%)。也有病变仅发生在眼肌，而全身其余肌肉均不受累者，称为眼型重症肌无力。

诊断重症肌无力主要依据：(1) 多有朝轻夕重，疲劳时加重；(2) 疲劳试验：使病肌反复地收缩，如令患者反复运动其眼睑、眼球或肢体，或令肌肉持续收缩，如向上凝视等，若出现暂时性瘫痪或无力，而休息后即恢复者为阳性；(3) 药物试验：新斯的明试验最为常用，对可疑病例肌内注射新斯的明 0.5~1.0mg，症状在 15~30min 内明显缓解者即可诊断。

三、多发性硬化

多发性硬化为中枢神经系统的脱髓鞘性疾病，其病因不明，可能与病毒感染、过敏、代谢障碍、中毒或自身免疫反应有关。病理特征为中枢神经系统内散在的多发性脱髓鞘病灶，分布于视神经、脊髓白质和脑室周围，围绕静脉分布。本病多发生在 20~40 岁，神经系统症状形式多样，因病灶部位不同而表现不同。眼部最常见的损害为单眼或双眼球后视神经炎，视力可于 1~2d 内迅速减退甚至失明，但一般均可在数周内恢复，很少有完全失明者，然而容易复发。据统计有 50% 的患者发生球后视神经炎，约有 1/3 患者的首发症状即为球后视神经炎，视野中多有巨大的中心暗点，如病变距眼球较远则眼底多正常。视神经损害较重者可导致视神经萎缩。此外也可表现为眼肌麻痹、眼球震颤、上睑下垂、Horner综合征等。

四、视神经脊髓炎

视神经脊髓炎又称Devic病，是一种累及视神经和脊髓的急性或亚急性脱髓鞘疾病，常有复发与缓解，其病因不明。近年来有人将之归入多发性硬化的亚型，然而多数学者仍将本病与多发性硬化分开为两种疾病。临床表现多为双侧急性视神经炎或球后视神经炎，以及在发生视神经炎的同时或前后发生的脊髓炎。患者视力多急剧下降至光感或完全失明。眼底表现为视盘充血、水肿（视神经炎型）或正常眼底（球后视神经炎型）。此外尚有瞳孔对光反射迟钝或消失、视野巨大的中心暗点或向心性缩小等改变，偶可伴眼外肌麻痹。

五、脑肿瘤

脑肿瘤引起的眼部症状有两大类：一类是因为肿瘤的不断长大占据了颅腔内位置，引起颅内压增高，从而发生视盘水肿以及晚期的继发性视神经萎缩。视盘水肿的早朝，患者可发生阵发性黑朦，而晚期则多因继发性视神经萎缩而致盲。

脑肿瘤的第二类症状则根据肿瘤生长部位而表现为不同的眼征。额叶肿瘤可引起患侧原发性视神经萎缩，对侧视盘水肿，即所谓的Foster-Kennedy综合征。垂体肿瘤则引起双眼原发性视神经萎缩及双眼颞侧偏盲。颞叶肿瘤表现为肿瘤对侧的上象限同侧偏盲。顶叶肿瘤则表现为病灶对侧的下象限同侧偏盲。枕叶肿瘤多出现为肿瘤对侧的同侧偏盲，且常伴有黄斑回避。蝶骨嵴脑膜瘤则表现为第Ⅲ、Ⅳ、Ⅵ及第Ⅴ颅神经眼支的损害。脑干肿瘤则因中脑、桥脑、延髓等部位的不同而分别表现为第Ⅲ、Ⅳ或Ⅵ、Ⅶ颅神经的损害，以及向侧方同向运动麻痹。小脑肿瘤则多有视盘水肿及眼球震颤等体征。小脑桥脑角肿瘤亦表现为视盘水肿、角膜反射消失以及面神经损害引起的兔眼症。

六、脑血管病

（一）出血性脑血管病

包括脑出血和蛛网膜下腔出血。

1. 脑出血　以内囊－基底节区出血最为常见，急性期患者意识不清，瞳孔缩小或不等大，双眼向病灶侧凝视，但清醒时此征不明显。如病情允许检查视野，可查见双眼同侧偏盲。若病灶侧瞳孔散大，血压波动，呼吸不规则或暂停，提示有脑疝形成，脑干受累。桥脑出血可呈现中枢性高热、双眼瞳孔针尖样缩小和四肢瘫痪等三种特征性体征。小脑出血可出现眼球震颤、共济失调等小脑体征。

2. 蛛网膜下腔出血　主要是由于颅内脑底部的先天性动脉瘤、动脉粥样硬化瘤和脑表浅部动静脉畸形破裂，血液直接流入蛛网膜下腔所致。也可由于脑实质出血穿破脑室或皮质进入蛛网膜下腔导致。患者可表现为颅神经麻痹，视网膜小动脉狭窄或节段性收缩，视网膜静脉充盈、扩张，视网膜出血或视网膜前出血。严重者可出现视盘水肿。蛛网膜下腔出血可进入玻璃体腔，形成玻璃体出血，称为 Terson 综合征。

(二) 缺血性脑血管病

包括短暂性脑缺血发作和脑梗塞（脑血栓形成和脑栓塞）。根据血管阻塞部位不同而表现出不同的眼部症状。颈内动脉阻塞可引起患侧缺血性视神经病变、视网膜中央动脉阻塞甚至中央静脉阻塞、视网膜中央动脉血压降低，供血不足，表现为患侧眼一过性黑矇或持续性视力丧失，视神经萎缩，甚至无脉症、眼底病变等。大脑中动脉的阻塞则可引起双眼病灶对侧的同侧偏盲。基底动脉阻塞可引起瞳孔缩小及第Ⅲ、Ⅳ、Ⅵ对颅神经麻痹。大脑后动脉阻塞则表现为皮质盲或双眼病灶对侧的同侧偏盲伴黄斑回避。

(三) 脑血管瘤

脑血管瘤也因位置不同而眼部体征各异。颈动脉海绵窦段动脉瘤因视神经或视交叉受压而引起视力减退或双眼颞侧偏盲，此外还可有第Ⅲ、Ⅳ、Ⅵ对颅神经麻痹及角膜反射迟钝，眼静脉回流受阻。大脑前动脉及前交通动脉瘤则因视神经或视交叉受压而引起视力障碍或双眼颞侧偏盲，但无第Ⅲ、Ⅳ、Ⅵ对颅神经损害。大脑后动脉或后交通动脉瘤则可引起第Ⅲ对颅神经麻痹。脑动脉瘤除因机械压迫引起上述改变外，还可因瘤壁破裂而引起蛛网膜下腔出血，产生相应的体征。

七、脑炎及脑膜炎

(一) 脑膜炎

眼球运动神经受损引起眼肌麻痹，结膜炎，角膜浅层溃疡和实质层浸润。昏迷者发生暴露性角膜炎。呼吸衰竭时有瞳孔异常，早期瞳孔缩小或时大时小，继而瞳孔散大，对光反射迟钝或消失。可见视神经炎、视神经视网膜炎或视神经萎缩、转移性眼内炎或全眼球炎等。

(二) 脑炎

有眼痛、畏光等症状。脑干和枕叶、颞叶病变较重时，可表现为上睑下垂、眼球震颤、眼外肌麻痹、眼睑闭合不全；结膜炎、角膜知觉迟钝或消失；瞳孔扩大、缩小或不等大，对光反射迟钝或消失。眼底视盘充血、水肿，视网膜静脉扩张，动脉明显变细，视网膜水肿，可出现出血及渗出斑。少数有视乳头炎、视神经萎缩及皮质盲。

第六节　眼与耳鼻喉科病

一、扁桃腺炎

扁桃体腺体内常可贮留不少致病菌而形成一慢性病灶，细菌或其产生的毒素不断进入血内，引起菌血症或毒血症，从而导致葡萄膜组织过敏，发生虹膜睫状体炎或全葡萄膜炎。有时急性扁桃腺炎也可伴发急性结膜炎，重者还可侵犯角膜，引起角膜溃疡。

二、鼻窦炎

眼眶的四壁中有三个与鼻窦紧邻，鼻窦的炎症常可侵犯眼眶，引起眼眶蜂窝织炎、眼眶脓肿。鼻窦炎也可引起眼眶的反应性水肿，使眼睑充血、水肿，眼球轻度前突等。临床上应仔细与眼蜂窝织炎鉴别。前者反应较轻，且无明显触痛；后者炎症较重，疼痛、触痛明显。

三、鼻窦肿瘤

鼻窦源性肿瘤或囊肿常侵入眼眶，肿瘤不断向眼眶发展，致使眼球前突，临床上常误诊为眶内原发性肿瘤。然而鼻窦源性肿瘤引起的突眼，其眼球位置可因鼻窦不同而表现不一。上颌窦病变使眼球向前、向上突出，眼球下转受限；额窦病变则使眼球向前、向下突出，上转受限；筛窦肿瘤使眼球向前、向外突出，眼球内转受限；蝶窦和筛窦后组病变多使眼球向正前方突出而无明显偏位，但可因视神经的受损而出现视盘水肿及视神经萎缩。鼻窦肿瘤可引起眼外肌麻痹，导致相应的斜视及眼球运动障碍。

四、鼻咽癌

鼻咽癌是我国常见的恶性肿瘤之一，其原发肿瘤虽位于鼻咽部，但往往早期即转移，因此其原发部位的症状常常不很显著，而因转移的症状求治。大约25%～42%的鼻咽癌患者具有眼部症状，不少患者首先因眼部症状而就诊于眼科。眼部的损害可由：①肿瘤经颅底破裂孔等处侵入颅中凹，引起第Ⅲ～Ⅶ颅神经及视神经受损；②经鼻腔入筛窦而后进入眼眶；③经翼腭窝、眶下裂入眼眶。引起突眼，眼外肌麻痹以及斜视等症状，也可因三叉神经的受损而有眼球及眼眶疼痛，角膜感觉消失及麻痹性角膜炎或溃疡，也有表现为 Horner 综合征者。总之，凡遇有眼眶内肿瘤或眼肌麻痹者应考虑有鼻咽癌的可能。

五、中耳炎

化脓性中耳炎严重病例可有急性化脓性乳突炎，炎症累及颧骨岩部可引起颧骨岩部的尖端处脓肿或局部脑膜炎，从而导致患侧第Ⅴ、Ⅵ颅神经或兼有面神经损害，称为 Gradenigo 综合征。严重者还可能发生大脑颞叶脓肿，除有发热、中毒症状外，还兼有头痛、呕吐、视盘水肿等颅内压增高体征，视野检查可发现病灶对侧的双眼上象限同侧偏盲。如炎症引起乙状窦或横窦血栓性静脉炎时，则将导致视盘水肿。中耳炎也可因内耳受到波及而产生眼球震颤及眩晕。

第七节　眼与口腔科病

一、下颌瞬目综合征

下颌瞬目综合征又名 Marcus Cunn 现象，是一种较为少见的先天性上睑下垂与下颌的共同运动。患者多为单眼上睑下垂，当张口或下颌向侧方运动时，下垂之上睑立即提起，睑裂开大甚至超过健眼，闭口时上睑又恢复下垂位置。咀嚼时，眼睑随下颌的咀嚼运动不停地瞬目。这种现象被认为可能是由于先天性三叉神经与动眼神经中枢或末梢有异常的联系之故。

二、齿槽脓肿与拔牙感染

齿槽脓肿多由龋齿引起，细菌毒素或组织蛋白分解物经常进入血循环，引起眼部的过敏反应而成为一些眼病的病灶，引起角膜炎症、葡萄膜炎症等。因此，眼科临床上对上述疾病找不到明确病因者，常需检查口腔，根治病灶。齿槽脓肿脓液可通过上颌骨或上颌窦直接引起眼眶感染，发生眼球突出、眼眶蜂窝织炎，或骨膜炎及骨髓炎。

拔牙后感染，细菌进入血内引起菌血症，可发生化脓性虹膜睫状体炎、化脓性眼内炎或眶蜂窝织炎。

第八节　眼与皮肤有关的疾病

一、红斑狼疮

红斑狼疮多见于20～40岁的女性，可分为局限性和播散性两型。局限性者主要累及皮肤，一般没有全身表现；而播散性者则全身各个系统均可受损，病情比较严重。少数局限性者可因日光刺激或其他因素而转为播散性。

局限性红斑狼疮或称盘状红斑狼疮，好发于面部，典型的病例，整个面部红斑可跨过鼻梁而呈蝴蝶状外观。鼻、唇和口腔黏膜也往往受累，病变呈淡红色和灰白色、不规则形小片，可有萎缩、糜烂或出血。

播散性红斑狼疮又称全身性红斑狼疮，根据起病的缓急、症状的轻重和病程的长短而分为急性和亚急性两类。除面部和四肢皮肤呈现红斑、丘疹、水疱、鳞屑和结痂外，还可有心包炎、心肌以及心内膜的病变、胸膜炎、肾小球性肾炎、关节炎、贫血、白细胞减少、中枢神经系统损害及Raynaud现象等。几乎所有眼部组织均可受累，但巩膜炎、结膜炎及干性角膜结膜炎最为常见。外眼损害主要为眼睑红斑及浮肿。葡萄膜炎不很常见。眼底最主要的改变是后极部视网膜在急性期可出现很多棉绒斑，但在缓解期可以消失。部分患者可有视网膜血管炎、视网膜动脉或静脉阻塞、视网膜深层及浅层的出血、视盘水肿、继发性视神经萎缩以及因神经系统损害而引起的复视及眼球震颤等。

二、Sjören综合征

是一种以侵犯唾液腺和泪腺为主的自身免疫性疾病，特征是全身多发性干燥症，包括眼部、皮肤、黏膜、泪腺、唾液腺及其他排泄管腺存在分泌障碍。多见于中老年女性。眼部由于结膜、角膜干燥常有异物感、刺痛、眼干涩及畏光等症状。眼睑皮肤干燥或轻度水肿，结膜干燥、充血，角膜上皮点状脱落，荧光素染色呈阳性，泪膜破裂时间变短。

三、白塞氏病

本病是以葡萄膜炎、口腔黏膜和外阴部溃疡、皮肤损害为特征的一种自身免疫性疾病。眼部表现为反复发作的全葡萄膜炎，呈非肉芽肿性，部分患者伴有前房积脓，眼底表现为视网膜炎、视网膜血管炎。随着病情的发展，可出现并发性白内障、继发性青光眼等。除眼部表现外，尚可累及血管、神经系统、皮肤及关节等，因此，它是一种多系统受累的疾病。

四、Stevens-Johnson 综合征

为一种严重的皮肤黏膜病，多发生于对药物或食物严重过敏者，儿童和青年更易罹患。眼部表现为严重的结膜、角膜炎；眼睑红肿、糜烂；结膜有大量的脓性分泌物或假膜形成。愈后结膜面呈大片瘢痕而致睑球粘连、眼睑内翻、倒睫以及泪腺管阻塞引起的干眼症。严重病例可发生角膜溃疡、穿孔或眼内化脓性感染，使视力丧失或眼球萎缩。

五、麻　风

麻风是由麻风杆菌引起的一种慢性传染病，主要侵犯皮肤和周围神经。据统计，全世界的麻风病患者约达 1600 万人左右，约 50%以上的麻风患者有眼部损害，其中约超过 10%的患者因麻风病而失明。因此，估计全世界约有 100 万以上的麻风致盲者。麻风的眼部损害可表现为：眉毛、睫毛可以部分或全部脱落；眼睑出现结节，粗糙、变厚，导致上睑下垂、眼睑萎缩、眼睑外翻或兔眼；结膜可有卡他性结膜炎，结膜分泌物中可发现大量麻风杆菌；角膜易发生上皮脱落、溃疡或浅层点状角膜炎，有时也可有深层角膜炎，角膜也可因三叉神经受损而发生神经麻痹性角膜炎；麻风患者也可发生虹膜睫状体炎，虹膜表面可出现粟粒性小结节或孤立性麻风结节；麻风尚可导致眼球运动神经麻痹，出现眼肌运动障碍。角膜的深层炎症、溃疡或角膜暴露及三叉神经损害可导致角膜混浊，是麻风致盲的主要原因之一。

第九节　眼与性病

一、淋　病

淋病是由淋病双球菌引起的性传播疾病。眼部表现为淋菌性结膜炎，本病是新生儿最严重的急性化脓性结膜炎，常致眼睑、结膜高度充血、水肿，结膜大量脓性分泌物，易侵犯角膜产生角膜溃疡、角膜穿孔而致失明。

二、梅　毒

梅毒在眼部的表现可分为先天性与后天性梅毒两大类。

（一）先天性梅毒

梅毒螺旋体可通过胎盘传给胎儿，引起先天性梅毒，其眼部表现主要是角膜基质炎及脉络膜视网膜炎。后者在眼底周边表现有许多细小棕色或黑色尘状色素小点，杂有黄灰色脱色素斑点，形成典型的“椒盐”状眼底；也有表现为大的孤立病灶或与视网膜色素变性改变相似者。部分患者可出现视神经萎缩。

（二）后天性梅毒

由于梅毒螺旋体的直接接触感染引起。一般可分为三期。早期梅毒可表现为接触部位的皮肤或黏膜发生下疳。眼睑、结膜偶有下疳发生。约5%的二期梅毒患者可出现急性虹膜睫状体炎，常与皮疹同时出现，多在初期感染后4～6个月发生。其表现与一般虹膜睫状体炎并无明显差异，但有时也可在虹膜表面出现结节，或形成典型的梅毒性蔷薇疹。少数患者也可出现脉络膜视网膜炎或单侧角膜基质炎，甚至视网膜血管阻塞或脉络膜梅毒瘤。三期梅毒多在感染后20～30年发生，临床表现为神经梅毒，如脊髓痨、脑膜血管梅毒及麻痹性痴呆。大约90%的脊髓痨患者有瞳孔缩小、光反射消失而近反射正常的典型的Argyll Robertson瞳孔。20%的脊髓痨患者可伴有原发性视神经萎缩。脑膜血管梅毒多损害颅底部脑膜，因而可引起眼球运动神经的麻痹以及视神经炎和继发性视神经萎缩。麻痹性痴呆者偶可伴有Argyll Robertson瞳孔及视神经萎缩和眼肌麻痹。

三、获得性免疫缺陷综合征

获得性免疫缺陷综合征又称艾滋病。可通过性接触、血液及母婴传播，常发生于性混乱和同性恋、静脉注射毒品、输血及使用血液制品者。在本病的不同时期均可累及眼部，引起视力损害或丧失。

1. 微血管病变　球结膜微血管管腔不规则、节段性血柱、毛细血管瘤、小动脉狭窄等；眼底视网膜棉绒斑，后极部片状、火焰状出血及Roth斑，毛细血管瘤及血管白鞘等；黄斑区视网膜水肿和渗出。

2. 眼部感染　①巨细胞病毒性视网膜炎；②弓形虫性视网膜脉络膜炎；③眼带状疱疹，可为首发症状，表现为皮疹重、病程长，常合并角膜炎、葡萄膜炎；④水痘－带状疱疹病毒性视网膜炎或急性视网膜坏死；⑤角膜炎，可为单纯疱疹性、真菌性或细菌性；⑥眼内炎，多为真菌性。

3. 眼部肿瘤　①卡氏肉瘤：肉瘤位于眼睑、结膜、睑板腺、泪腺、虹膜或眼眶等部位。以下睑、下穹窿部为最早发生部位。肉瘤呈暗红、青紫或鲜红色，扁平斑状、片状、结节状或弥漫性，孤立或多发性。②眼眶淋巴瘤：表现为上睑下垂、眼球运动障碍、瞳孔对光反射迟钝或消失。

4. 神经性眼部异常　有脑血管性并发症时，第Ⅲ、Ⅳ、Ⅵ颅神经障碍，引起上睑下垂、眼肌麻痹、视盘水肿、视乳头炎、球后视神经炎、视神经萎缩；偶见巩膜炎、虹膜睫状体炎、葡萄膜炎或继发性青光眼。

第十节　眼与传染病

一、钩端螺旋体病

钩端螺旋体病是由钩端螺旋体引起的急性传染病，由受染动物（鼠或猪）通过皮肤进入人体，属于人畜共患病。临床上以高热、倦怠、全身酸痛起病，随着病情的发展，可出现肝脏、肾脏、肺及中枢神经系统的损害。钩端螺旋体病患者急性期体温升高时可发生结膜充血、结膜下出血以及巩膜黄染，这些体征一般均随疾病的痊愈而逐渐消退。

少数病例可伴发角膜炎、角膜混浊、巩膜炎、球后视神经炎或眼外肌麻痹。

钩端螺旋体病患者在恢复期后数周至数月常可因葡萄膜炎而致视力障碍，轻重程度不一，重者多呈急性虹膜睫状体炎或急性全葡萄膜炎，而轻者可表现为仅有少许角膜后沉着及玻璃体粉尘状混浊的慢性葡萄膜炎。一般说来，钩端螺旋体病引起的葡萄膜炎的预后较好，对糖皮质激素反应良好。也有一些患者可伴发视网膜脉络膜炎，在视网膜血管旁可出现黄白色棉绒斑或视网膜出血。

二、流行性出血热

流行性出血热是一组以发热、出血及肾损害为主要临床表现的急性传染病，其病理改变主要是全身小血管和毛细血管的广泛损害，病原体是汉坦病毒。眼部表现依疾病的病程而异。发热期多表现为结膜充血、毛细血管扩张，或伴有结膜轻度水肿。低血压和少尿期结膜水肿较为显著，且可伴有眼睑水肿，同时还有结膜下出血和视网膜出血，以及视网膜水肿和血管痉挛。有的还有眼眶疼痛，甚至眶内出血者。视网膜出血是流行性出血热的严重表现，可能是全身体内器官出血的指征之一，也是病情严重、预后不良的征兆。多尿期及恢复期时，随着病情缓解，眼部症状也逐渐消失。

三、疟 疾

疟疾是由疟原虫引起的传染病，临床上以间歇性寒战、高热、出汗、贫血及脾肿大为特征。眼部表现是多种多样的，有时可见眼睑水肿、睑缘炎、流泪、结膜充血或结膜下出血、巩膜炎以及角膜缘处浅层血管呈螺旋状迂曲等改变。疟疾中较常见的是角膜并发病，如角膜缘疱疹、树枝状角膜炎、盘状角膜炎、深层角膜炎以及麻痹性角膜炎和角膜溃疡等。少数疟疾患者可发生虹膜睫状体炎。恶性疟疾易发生视网膜出血，严重者偶有视网膜前出血，甚至玻璃体出血。出血吸收缓慢，可形成增殖性玻璃体视网膜病变，引起牵引性视网膜脱离。视网膜也可出现水肿，重者可有视网膜脱离。发热期可因视网膜血管的痉挛而发生周期性视力障碍。部分患者痊愈后发生脉络膜炎，甚至转移性眼内炎。发热期患者也可出现视盘炎、球后视神经炎以及眼外肌麻痹等表现。少数患者可有眼眶疼痛，甚至发生眶蜂窝织炎或眼眶脓肿。此外，治疗疟疾的药物——奎宁常可引起中毒性视神经视网膜病变。

四、结核病

结核病是由结核杆菌引起的一种可累及全身多脏器的慢性传染病。在眼部的表现形式多样，除晶状体外，眼部各组织均可发生结核。眼部结核多继发于全身结核，尤以肺结核为主。据统计，大约1%以下的肺结核患者有眼部结核。但眼部结核多发生于身体其他部位的原发结核已经痊愈或钙化时，很少发生于活动性结核病灶者。

眼睑　眼睑结核初为大小不定的硬结，以后发生干酪样坏死，形成溃疡及瘘管，经久不愈。痊愈后形成瘢痕，致使眼睑外翻。

结膜　结膜上的溃疡型结核较为少见。结膜结核更多表现为泡性结膜炎，多见于青少年。其发生原因与对结核菌蛋白过敏有关。病变如发生在角膜缘处，则称为泡性结膜角膜炎。

角膜　最易在角膜发生的结核改变为角膜基质炎，为角膜对结核菌菌体蛋白的一种过敏反应，多发生在年轻女性，病程较长，易反复发作。

巩膜　巩膜也可因对结核菌蛋白的过敏而产生表层巩膜炎、前巩膜炎或后巩膜炎。前部睫状区巩膜的炎症如向角膜扩展，可形成三角形或舌状的角膜浸润区，称角巩膜炎或硬化性角膜炎，偶尔结核菌可直接损害巩膜，引起巩膜局限性干酪样坏死、溃疡，导致巩膜全层穿破。

葡萄膜　内因性葡萄膜炎中，结核占相当重要的地位。结核性葡萄膜炎也有多种表现，结核性虹膜睫状体炎，虹膜表面可见Koeppe结节、角膜后出现羊脂状 KP；也有表现为虹膜团球状结核者。渗出性虹膜睫状体炎则为葡萄膜组织对结核菌的过敏性炎症。全身粟粒性结核可在脉络膜出现小的黄白色结节，一般多同时伴有结核性脑膜炎。有时脉络膜可有一团球状结核瘤，多位于后极部，严重影响视力。

视网膜、视神经的结核较少见。有人认为视网膜静脉周围炎与结核有关，为年轻男性患者较常见的眼病之一。

眼眶　结核性眶骨膜炎亦较为常见，多发生在儿童或青年人，易形成瘘管或有死骨形成，病程迁延，经久不愈。

第十一节　眼与药物反应

一、洋地黄

少数患者服用洋地黄后可引起视物模糊及视物变色症。患者多有视物模糊、视力减退；物体被视为黄色、绿色、棕色、红色或雪白色；患者也可有畏光或闪光感觉；少数患者尚可有暗点或弱视。这可能是由于视网膜光感受器的直接中毒或因洋地黄引起的球后视神经炎或中枢性抑制所致。

二、乙胺碘呋酮

短期内大量用药时，部分患者出现灯周光环，药物减量后即消失。用药 2 周以上者易出现角膜内色素沉着，表现为角膜下半部上皮内有棕黄色微粒沉着，停药后很快消失。

三、乙胺丁醇

长期应用乙胺丁醇的患者中，有 2% 的患者可发生视神经炎。这种眼部并发症多发生于每日用量超过 25mg/（kg 体重）者。视神经炎多损害视盘黄斑束，因而产生视力减退、视野中心暗点及色觉障碍。少数患者可有视神经束膜炎，引起周边视野缩窄。也有因视交叉受损引起双眼颞侧偏盲者，这种视神经损害常为可逆性，停药后视力、视野可逐渐恢复。当视神经炎恢复后再继续用乙胺丁醇治疗，很少有视神经炎复发者。

四、氯　喹

长期或大剂量使用氯喹可导致角膜和视网膜的损害，一般认为总剂量超过100g或长期服用超过一年，眼部都可发生损害。角膜的损害表现为角膜上皮或上皮下有氯喹沉着，在裂隙灯下可见细小的灰白色小点呈环形沉着于角膜。患者可出现视力下降、虹视等症状，这种角膜改变为可逆的，停药后可自行消退，有时甚至不需停药也可自行消失。然而氯喹对视网膜的损害则为一种不可逆的病变，表现为黄斑区的色素沉着，围以环状色素脱失区，外周再围以色素沉着，因而表现为“靶心”状改变，眼底荧光血管造影时这种“靶心”状改变更为醒目。患者中心视力下降，伴有中心暗点。晚期整个视网膜萎缩，血管变细，视盘可呈蜡黄色。视野可呈向心性缩小。氯喹对视网膜的毒性为一种积蓄作用，中毒后即使停药，病变仍继续发展，有时甚至在停药数年后才发生视网膜损害。

五、奎　宁

大剂量的奎宁可损害视网膜神经节细胞，并引起视网膜小动脉收缩以及视野向心性缩小，有时可呈管状视野。此外，还可有耳聋及中枢神经系统损害。奎宁中毒通常停药后可以好转，然而如继续服用，可引起不可逆的改变，如视野缩小、暗适应损害以及视力丧失等。

少数患者可以有虹膜色素上皮萎缩以及瞳孔对光反射差，可能是由于虹膜缺血所致。

六、氯丙嗪

长期服用氯丙嗪、总剂量超过350g以上者可发生晶状体和角膜的改变，超过500g以上者，几乎全部病例均有上述改变。晶状体改变表现为瞳孔区的晶状体前囊、前囊下浅棕色或灰白色小点沉着，并可逐渐向晶状体深入而形成白内障。角膜下半部分的内皮或实质层也可出现类似的混浊点，但上睑遮盖部分无损害，这些损害是不可逆的，但一般对视力无影响。从损害的部位来看，这种改变多因长期服用氯丙嗪后遭受日光或紫外线的照射有一定关系。

七、避孕药物

一些敏感患者口服避孕药物可能引起血管阻塞性疾病。吸烟、原有高血压、偏头痛以及血管性疾病的妇女尤易发生。视盘水肿、视盘炎或球后视神经炎以及视网膜出血在服用避孕药物的妇女较未服用避孕药物的妇女更为常见。此外，也可表现出因脑梗塞而引起的眼部改变。一些配戴角膜接触镜的患者在服用避孕药物期间可因角膜水肿而发生不能耐受配戴接触镜的反应，产生畏光、刺激等症状。

八、利福平

全身应用利福平治疗结核病时，约有5%～14%的患者有橘红色、粉红色或红色泪液，可引起疼痛性渗出性结膜炎或睑缘结膜炎。

九、糖皮质激素

糖皮质激素广泛用于临床各科，长期大量应用或滥用糖皮质激素，常可导致眼部损害。

1. 全身或局部长期应用糖皮质激素可引起激素性青光眼，严重者可有杯盘比扩大、视野缺损等典型改变。其发病机制可能为影响了黏多糖的代谢，黏多糖堆积于小梁，引起房水流出困难，眼压升高，一般停药后眼压可下降。

2. 长期使用糖皮质激素可引起晶状体后囊下的皮质混浊。多见于因类风湿性关节炎等疾病而服用糖皮质激素者，而哮喘、溃疡性结肠炎等患者则很少有此类白内障发生。

3. 长期局部使用糖皮质激素还可以使角膜发生细菌性感染、单纯疱疹病毒性角膜炎以及真菌性角膜炎，甚至可导致角膜穿孔。

4. 全身或局部长期应用糖皮质激素因影响成纤维细胞的再生，可使伤口愈合减慢，然而小剂量短期使用，如白内障摘除或角膜移植术后局部滴用或结膜下注射，一般均无明显影响。

5. 长期或大剂量应用糖皮质激素可使原已静止的眼弓形体病、眼结核等病灶扩大，病情加重，炎症复发。

6. 局部用药偶可引起轻度上睑下垂、瞳孔散大及调节力的减弱。有的还可以引起近视。

7. 有长期大量用药引起视盘水肿和黄斑水肿的报道，多见于儿童。也有引起双眼突出及虹膜睫状体炎者。

8. 长期或大剂量的糖皮质激素可导致黄斑区色素上皮屏障功能受到破坏，发生中心性浆液性视网膜脉络膜病变，或使原有病变加剧，甚至发生泡状视网膜脱离。因此，对中心性浆液性视网膜脉络膜病变一般均主张禁用糖皮质激素。

（徐国兴）

思考题

1. 高血压性视网膜病变眼底表现。
2. 妊娠期高血压疾病的眼底改变。
3. 早产儿视网膜病变国际分类法。

第二十章　眼病防治（眼保健与防盲治盲）

视觉功能在人类感觉和认识世界的活动中有着极其重要的作用。在当今信息时代，约80%~90%的外界信息是经由视觉通道而获得的。因此，人们更加渴望拥有健康的双眼、敏锐的视觉。眼病是影响人类健康的常见病、多发病。然而，很多眼病是可以防治的。只要增强预防意识，了解眼保健知识，就可以避免不少眼病的发生。即使发生了眼病，只要早发现、早诊断、早治疗，也可以挽救视功能。据统计，80%的致盲眼病是可以避免或根治的。但是，如果诊治较晚，或治疗不当，大多数眼病会导致视觉器官的损伤，进而导致盲和视力损伤，影响患者的日常生活和工作。盲和视力损伤不但对患者造成巨大痛苦，也加重家庭和社会的负担，对社会和经济方面产生不良后果。因此，眼保健问题与防盲治盲不仅需要眼科工作者的关注，还需要眼病患者及其家属乃至全社会的共同参与。

第一节　眼保健

在人的一生中，眼睛在出生前要经过母体体内的胚胎发育，而出生后随着各器官的继续生长、发育，其功能逐渐完善，进入老年期，便出现一些老化现象。在此过程中，如果受到某些内因、外因的作用，将影响眼睛的生长、发育及功能的发挥，甚至引起各种各样的眼病，严重者可造成失明。因此，加强眼保健意识，普及眼保健知识，获取有效的保健措施，才能使眼睛充分发挥其特殊的功能，使人们生活得更加幸福和快乐。

鉴于眼的特殊位置、特殊结构和特殊功能，眼保健内容涉及胎儿、新生儿、婴幼儿、青少年、中老年各个时期的眼保健知识。

一、胎儿与新生儿的眼保健

胎儿出生前，特别是在胚胎发育的早期，各种原因（如孕妇受病毒感染、盆腔受放射线照射、服用某些药物、营养不良、患某些系统疾病等）都可以导致胚眼发育不良或停滞，进而发生各种包括眼部在内的先天异常或畸形。因此，母亲在妊娠期间的健康管理是非常重要的。

胎儿出生时，眼睑（皮肤）常覆盖一层灰白色胎脂，胎脂有保护皮肤，避免其损伤和防止散热的作用，可逐渐被吸收，故不宜擦除。

新生儿眼分泌物一般不多，当结膜有炎症时会增多，有时将上、下眼睑粘在一起。清洗时不要强行分开，应先用蘸有生理盐水的棉棒轻轻拭除，不要擦伤皮肤和角膜。若有异物进入眼球表面，应由眼科医生取出，不要自行盲目擦除。另外，要避免强光刺激，提倡母乳喂养，提高抗感染能力。

二、婴幼儿眼保健

婴幼儿时期，眼睛发育虽逐渐成熟，但与其他感觉（如听觉、嗅觉、触觉、痛觉）及运动功能不甚协调，自我保护能力差，故应注意防护和保健。

婴儿玩具应为软质材料，颜色鲜艳，对比明显。硬质或有棱角的玩具易损伤婴儿的眼睛。有的父母喜欢把玩具吊在天花板或床上，这种固定玩具的方法不宜长时间采用，因为固定的目标，尤其是近距离或斜方向的目标，易影响婴儿眼肌发育，引起斜视。而且仰视目标又不卫生，空气中或玩具上的尘埃易落入眼内。根据婴儿视觉发育过程，开始采用大目标，以后逐渐更换成小目标，或不同颜色的目标，以锻炼和促进视觉功能和眼肌的发育及其协调性。避免光线直接照射眼睛，一般将婴儿置于背光位置。此外，婴儿在户外活动时亦应如此。婴儿的睫毛开始逐渐生长，刚长出时可产生刺激症状，婴儿常有怕光、挤眼或有少量分泌物。一般眼睫毛长长后症状可消失。

某些先天遗传性眼病，如先天性上睑下垂、先天性青光眼、先天性白内障、视网膜母细胞瘤等，在婴儿期即可出现症状和体征。由于婴幼儿很难自行发现或表达眼部问题，因此要靠父母的仔细观察才有可能早期发现某些眼病。故作为父母，在此期间应注意观察眼部变化，并经常左右眼对比或与其他正常婴幼儿对比，若发现某些行为或外观异常应及时到医院就诊。婴儿出生后到上小学之前这段期间最好做一次眼部检查，以便早期发现眼病。

行为异常包括过度揉擦眼睛、转头看东西、眨眼次数过多、常被小东西绊到、阅读有困难，看东西时眼睛靠得很近、不能看清远处的物体、眯着眼或皱眉头看东西。而外观异常有眼位不正、睑裂小、眼睛红、流泪及眼睑感染或针眼经常复发等。

三、学龄前儿童和青少年儿童眼保健

青少年时期是视力发育的关键时期，这一时期视力发育的好坏往往决定其一生的视力状况。屈光不正是青少年常见的眼病，主要包括近视、远视和散光。其中近视眼的发病率越来越高。目前我国青少年近视眼患病率高居世界前列，据统计我国小学生近视眼患病率约为10%～30%，中学生约为50%～70%，大学生约为60%～80%。高度近视所引起的并发症也是致盲原因。近视眼的病因及确切发病机制尚不清楚，主要与遗传、环境和营养等因素有关。近视眼有一定的遗传倾向，属常染色体隐性遗传，其特点是患病年龄较早，近视度数较高（多在-6.00D以上）。环境因素是指近距离用眼时间过长。在目前阶段，青少年学生需要注意用眼卫生，从以下方面进行近视眼的预防：

（一）坚持正确的读写姿势，阅读距离应大于33cm。

（二）中、小学生不要在极强光线或极弱光线下读书，连续阅读或写作时间不要超过1h，中间休息10～15min，课间休息时应极目远眺，经常做眼保健操，这些都可以缓解视疲劳。

（三）阅读或写字时，光线应从左侧或左前方射来，写字时不要让手的阴影遮挡照明光线。

（四）课堂桌椅除了要求舒适以外，应按学生身高来确定桌椅高度，定期调换座位。

（五）注意课本及作业本的印刷质量，字体大小及纸张要符合国家规定。

（六）不要躺着看书，不在走路和开动的车里看书，更不能在近距离下长时间看电视节目或长时间玩电子游戏，以免引起视疲劳。

（七）青少年应加强身体锻炼，注意平衡营养，多摄入含锌、钙或铬的食物。

（八）定期检查视力，至少应在上小学前进行一次视力检查和眼部检查。在校学生应定期检查视力，建立学生视力档案，发现视力降低者，应立即查找原因，及时进行验光检查和矫治。

（九）目前，配戴眼镜是治疗中、小学生近视和抑制其发展的主要手段。戴眼镜可使近视度数加深的说法毫无科学根据。配戴眼镜后也应注意用眼卫生，否则有可能使近视度数继续加深。

学生视力保健工作须靠学校、家庭、卫生机构及社会共同合作完成。教育机构负责视力的督导，卫生机构负责保健咨询及诊治，社会可借助媒体，宣传视力保健的重要性，家庭则要监督学生的作息及阅读、看电视的正确方法等。

四、青年眼保健

青壮年时期是人生的黄金时期。由于职业及工作的需要，常有机会接触或参与某些较危险的活动。稍有不慎，即可能造成身体的外伤，而眼部外伤也经常发生。预防是防止眼部意外伤害的第一步，也是最重要的一步。以下就青年人不同情况下常见的眼部损伤以及预防方法加以说明。

（一）工作中

在工作中，可能会有化学物质喷溅到眼睛，各种植物划伤、刺伤眼睛。预防措施有：①戴护目镜，防止化学物质或异物碎片进入眼内；②在工作之前必须了解保护眼睛的方法；③在工作当中则要随时提高警惕，以防意外伤害。

(二) 生活中

厨房工作免不了要使用油锅、清洗剂等用品。使用油锅时，注意防止油溅出；使用各种清洗剂清洗物品时，避免进入眼内。使用后须立即彻底洗手。在家进行染发、洗发之类的美发活动时，注意不要使美发液进入到眼睛中，如不慎进入，要立即用大量的清水清洗眼部。

(三) 运动时

青壮年喜爱的运动通常都比较剧烈。球速极快的球类运动，如足球、网球、排球、羽毛球等，球本身可能直接击伤眼睛。某些与对方有身体接触的运动，如击剑、跆拳道、拳击等，也可能造成眼部伤害，进行这些运动时，要注意安全保护措施。

(四) 驾驶时

开车一定要系好安全带，以防万一。

随着科学的不断发展和经济文化生活水平的提高，无论是工作环境，还是人们的生活方式都发生了很大变化。如果人们，特别是青年人不加注意，这些变化久而久之都可引起眼部的不适或某些眼病。主要包括以下几个方面：长期大量吸烟及过多饮酒都可引起视神经病变，称为中毒性弱视；长期面对电视或电脑荧光屏可以引起眼部疲劳等。另外，当前在青年中，像梅毒、爱滋病等某些性病有增加的趋势。这些疾病不仅可以引起患者本身严重的眼部病变，同时还可以通过不良行为造成人群的传播，并传给下一代。因此，洁身自好，规范自己的行为，采取有效的防范措施是预防此类疾病的最好方法。

五、中老年眼保健

随着年龄的增长，特别是进入中年、40 岁以后，眼的解剖结构及视功能将发生一些退行性变化，其中有生理性的变化，也有病理性的变化，患各种眼病的机会增多，甚至有的眼病是老年人独特易患的。其中有些眼病直接或间接的威胁着中老年人的视力，可以造成不可挽救的失明。从另一个角度讲，许多老年眼病是可以预防的，或者经过适当处置或治疗可以挽回部分视力甚至完全复明。可是现实生活中，许多可以预防的眼病却发生了；可以部分挽救视力或完全重见光明的眼病，却由于治疗不及时或根本未得到治疗，使患者仍然处于黑暗之中。

(一) 老化性、生理性的变化

因眼睑皮肤松弛，出现三角眼、眼袋，眼角出现鱼尾纹等；角膜缘处出现睑裂斑与老年环；晶状体发生一系列的改变，出现老视；玻璃体常发生液化或其他变性，出现“飞蚊症”等现象；而眼底视网膜血管发生的变化是全身心血管系统变化在眼部的表现。

(二) 中老年人易患的眼病

引起眼痛、眼胀、眼红的有倒睫，眼睑内、外翻，青光眼；引起流泪的有泪道狭窄或阻塞、慢性泪囊炎；引起视物模糊、视力下降的有白内障，青光眼，糖尿病性视网膜病变，视网膜中央动脉、静脉阻塞等。

某些眼病在短期内并不会产生症状，例如：早期青光眼、糖尿病性视网膜病变、黄斑变性等。但有些眼病只有早期发现、早期治疗，才能防止视力的减退，所以定期接受眼部检查是极其重要的。建议35岁以上的中年人，每年检查一次；四十五岁以上的中老年人，每半年一次接受眼部检查，特别是对于有青光眼家族史及糖尿病患者更应重视眼部定期检查。

中老年人眼部保健还应从饮食、生活习惯、身体锻炼、精神等多方面进行。因此，我们有必要大力宣传、普及老年人眼病的防治和眼保健常识，使老年人无病早防、有病早治，幸福地安度晚年。

第二节 防盲治盲

盲和视力损伤不仅给患者造成巨大痛苦和损失，也加重了家庭和社会负担，因此防盲治盲具有重要意义。从广义来说，眼科医生所从事的工作都是为了防盲复明。但防盲治盲工作还有其特定含义，它主要包括对盲和视力损伤进行流行病学调查，对引起盲和视力损伤的主要眼病进行病因和防治方法的研究，对盲和视力损伤的防治进行规划、组织和实施等方面。

一、盲和低视力标准

盲和视力损伤分为五级。一个人较好眼的最好矫正视力 <0.05 时为盲人，较好眼的最好矫正视力低于0.3，但等于或超过0.05时为低视力者。此外，不论中心视力是否损伤，如果以中央注视点为中心，视野半径小于或等于10°，但大于5°时为3级盲，视野半径小于或等于5°时为4级盲。盲和低视力的分类见表20-1。

表20-1 盲和低视力的分类

类别	级别	较好眼最好矫正视力
低视力	1级	$\geq 0.1 \sim <0.3$
	2级	≥ 0.05（指数/3m） $\sim <0.1$
盲	3级	≥ 0.02（指数/1m） $\sim <0.05$
	4级	光感 $\sim <0.02$
	5级	无光感

二、世界盲和低视力的概况

(一) 盲和低视力的发生情况及原因

1. 全世界盲和低视力的人数　目前估计全世界视力损伤的人群为1.8亿人，其中4500万是盲人。全世界盲人患病率为0.7%。全世界十分之九的盲人生活在发展中国家。目前大约60%的盲人生活在非洲撒哈拉地区、中国和印度。如果按照这种趋势持续下去，到2020年盲人数将增加一倍。

2. 全世界致盲的原因　白内障占46%，沙眼占12.5%，河盲占0.6%，各种原因引起的儿童盲占3.3%。其他如青光眼、糖尿病性视网膜病变和眼外伤等占37.5%。在这些眼病中，如果及时应用足够的知识和恰当的措施，有的就能得到有效的预防或控制，例如沙眼和河盲；有的能够成功地治疗而恢复视力，例如白内障。根据世界卫生组织估计，全球80%的盲人是可以避免发生的。

3. 全世界盲的发病特点

(1) 低视力患病率约为盲患病率的2.9倍。如果不做好低视力患者的防治，盲人数将会急剧增加。

(2) 不同年龄人群中盲患病率明显不同，老年人群中明显增高，而发展中国家老年人群盲患病率增高更为明显。

(3) 由于世界人口的增长和老龄化，盲人数将继续增加。

(4) 不同经济地区盲患病率明显不同。在发达国家约为0.3%左右，而在发展中国家为0.6%以上。

(5) 不同经济地区盲的主要原因明显不同，经济发达地区为老年性黄斑变性、糖尿病性视网膜病变等，而发展中国家以老年性白内障和感染性眼病为主。

(二) 引起盲和视力损伤的主要危险因素

1. 老龄化　不同年龄的人群中盲和视力损伤的患病率明显不同，老年人群中明显增高。就全球而言，0~14岁人群中，盲的患病率仅为0.08%；在15~44岁人群中，盲的患病率为0.1%；45~59岁人群中，盲的患病率增加到1.9%；而在60岁及以上的人群中，盲的患病率为4.4%。

2. 性别　女性盲和视力损伤的患病率高于男性。就全球范围来说，盲人中64%为女性，36%为男性。这种状况可能与全球许多地方的妇女不能得到公平的眼保健服务有关。

3. 社会经济发展状况　盲和视力损伤的患病率与社会、经济发展状况密切相关。一般来讲，在社会、经济发展状况差的地区，由于卫生条件差、营养缺乏，以及某些寄生虫病的流行，使沙眼、维生素A缺乏和河盲等眼病大量发生，导致盲和视力损伤的患病率明显增高。同时由于社会经济发展的限制，眼保健设施缺乏，眼保健服务质量不高，许多贫穷的人得不到公平的医疗服务，导致一些眼病不能得到及时治疗。即使在一个国家内部，由于社会经济发展状况不同，不同地区盲和视力损伤的发生情况也有相当大的差别，因此用平均数来表示一个国家盲和视力损伤的患病率，有可能难以反映这个国家的实际状况。

（三）“视觉 2020，享有看见权利”行动的主要内容和目标

全球盲和视力损伤的人数随着人口数增加和老龄化加剧将会继续增加。估计 2020 年的全球人口数将从现在的 60 亿增加到 80 亿。2020 年 45 岁以上人群将从现在的 10 亿增加到 20 亿。这种人口变化的趋势势必导致全球盲人数急剧增加，尤其在发展中国家。估计到 2020 年，全球盲人数将比现在增加一倍。为了促进全球的防盲工作，世界卫生组织（WHO）和一些国际非政府组织联合于 1999 年 2 月发起“视觉 2020，享有看见权利”行动，目标是在 2020 年全球根治可避免盲。这次行动将通过：①预防和控制眼病；②培训眼保健人员；③加强现有的眼保健设施和机构；④采用适当和能负担得起的技术；⑤动员和开发人力和财力资源用于防盲工作等措施，来解决可避免盲。已确定白内障、沙眼、河盲、儿童盲、屈光不正和低视力等五个方面作为“视觉 2020”行动的重点。

三、我国盲和低视力的概况

（一）我国盲和低视力的主要原因

根据 1980 年以后我国各地陆续进行的盲和视力损伤流行病学调查，估计我国盲患病率为 0.5%～0.6%，盲人数为 670 万人，双眼低视力患病率为 0.99%，患者数为 1200 万人。盲和低视力的患病率随年龄增加而明显增加，女性比男性高，农村比城市高。由于我国人口众多，老龄化速度很快，如果不采取切实有效的措施做好防盲治盲工作，我国的盲人数将会急剧增加。

目前我国致盲的主要原因依次为白内障（46.1%）、角膜病（15.4%）、沙眼（10.9%）、青光眼（8.8%）、视网膜脉络膜病（5.5%）、先天/遗传性眼病（5.1%）、视神经病（2.9%）、屈光不正/弱视（2.9%）和眼外伤（2.6%）。各地在调查中发现，80%以上盲和视力损伤是可以预防和治疗的。

（二）我国防盲治盲的主要措施

我国防盲治盲工作正以多样化的形式开展：

1. 建立县、乡、村三级初级眼病防治网络是一种最常见的形式，它将防盲治盲工作纳入了我国初级卫生保健，可以发挥各级眼病防治人员的作用。

2. 组织眼科手术医疗队、手术车到农村和边远地区巡回开展白内障复明手术。

3. 开展评选“防盲先进县”是我国现阶段做好防盲治盲工作行之有效的方

法。

这些防盲先进县有一些共同的特点：

1. 成立了县级防盲治盲领导小组，规划、组织和协调了全县的防盲治盲工作。

2. 依托原有的县、乡、村三级医疗卫生网，建立了三级眼病防治网，组成了眼病转诊系统。

3. 积极培训基层眼病防治人员。

4. 大力宣传眼病防治知识。

5. 筛选白内障盲人，积极组织手术治疗，使盲患病率有所下降。

目前我国的防盲治盲工作也存在一些问题，主要是组织领导有待于进一步加强，防盲治盲的实际需要和效率不高之间存在着矛盾，大规模白内障手术治疗的质量有待进一步提高，农村，尤其是经济欠发达的农村，要加大眼保健知识的宣传教育。

四、常见致盲眼病的防治

(一) 白内障

是致盲的主要原因，估计目前全世界有2千万人因此失明。我国目前盲人中约有半数是白内障引起的，估计积存的急需手术治疗的白内障盲人有200多万人。我国每年新增白内障盲人约为40万人。随着人口增加和老龄化，这一数字还会增加。因此，白内障是防盲治盲最优先考虑的眼病。

白内障盲一般为可治盲。双眼白内障盲的患病率与该地区的白内障手术率密切相关。每年每百万人群中施行的白内障手术称为白内障手术率（CSR)，是一个表示不同地区眼保健水平的测量指标。目前各国CSR差别很大，美国约为5000，非洲为200，我国约为350。

虽然对发生白内障的危险因素已有很多研究，但其确切病因仍不清楚。迄今也还没有有效的预防白内障的方法，手术几乎是治疗白内障的惟一手段。现有的手术可使大部分白内障患者恢复正常视力。一旦患者觉得行动不便，就可动员其接受手术治疗，没有必要等到白内障成熟后再进行治疗。目前白内障的手术主要有三种方法，即白内障囊内摘除术及无晶状体眼的矫正、白内障囊外摘除联合后房型人工晶状体植入术、白内障超声乳化摘除及人工晶状体植入术。应根据患者的经济承受能力、医师的技术水平等选择适当的手术方法。

社区的初级眼保健人员可以早期发现适合手术的白内障患者，并动员他们接受手术治疗，转诊给眼科医师施行白内障手术，这是控制白内障盲的关键措施。多项研究表明，动员白内障患者接受手术治疗的最好方式是人与人之间的交流，而这种交流最适合在社区进行。在农村，特别在妇女、世袭部落和体力劳动者中可能有大量积存的白内障患者需要手术治疗。在制定白内障控制计划时应优先考虑这些人群。

(二) 角膜病

各种角膜病引起的角膜混浊也是我国致盲的主要眼病之一，其中感染所致的角膜炎症多见。因此，积极预防和治疗细菌性、病毒性、真菌性等角膜炎是减少角膜病致盲的重要手段。另外，角膜软化症（婴幼儿喂养不当、营养不良、缺乏维生素 A 等导致)、角膜变性、外伤、接触镜及屈光性角膜手术并发症也是较常见的致盲性角膜病。

治疗角膜病的方法虽然比较多，病情大多也能控制，但病变后会留下角膜瘢痕、混浊，目前只有通过穿透性角膜移植术才能恢复其视力。施行该手术的前提是要有透明的角膜供体，因此，眼库的建设十分重要。目前我国角膜来源绝大多数是来自急性死亡者眼球，而从自愿途径得到的成人眼球很有限，因此严重影响了角膜盲的治疗。开拓供体角膜材料，健全器官移植法规，加强科普教育，提倡死后捐献眼球是当前我国开展角膜移植手术最迫切需要解决的问题。

(三) 沙　眼

是世界上最常见的可预防的致盲眼病，曾是我国致盲的最主要原因。经过半个世纪的努力，我国沙眼的患病率和严重程度明显下降。但在农村和边远地区，沙眼仍是严重的致盲眼病。

对于沙眼防治，“视觉 2020”行动已制订“SAFE”战略，其主要内容为：对睑内翻和倒睫施行手术矫正；沙眼急性感染时应用抗生素治疗；经常充分地洗脸和改善环境卫生等。如“SAFE”战略成功实施有可能在 2020 年消灭作为致盲疾病的沙眼。对于沙眼盲高发的主要地区，首先必须为睑内翻和倒睫的矫正提供手术服务，以显著降低沙眼的致盲率。

(四) 青光眼

虽然“视觉 2020”行动还没有将青光眼列入防治重点，但青光眼是我国主要致盲眼病之一，而且青光眼引起的视功能损伤是不可恢复的，后果极为严重，因此预防青光眼盲十分重要。一般来说，青光眼的发生是不能预防的，但只要早期发现、合理治疗，绝大多数患者可终生保持有用的视功能。因此，积极开展对青光眼的筛查和公共卫生宣传对防治青光眼盲是十分必要的。对于 40 岁以上的个体和易发生青光眼的高危人群（如青光眼患者的亲属、糖尿病患者）都应定期筛查。在人群中筛查青光眼患者是早期发现青光眼切实可行的重要手段，而进一步普及青光眼的知识则有可能使患者及早就诊，接受规范的治疗。

确诊为青光眼的患者应当接受合理的治疗。青光眼的治疗包括药物、激光和手术治疗。青光眼的治疗过程很长，应定期随诊。患者的依从性对于获得满意的疗效非常重要。对青光眼的防治应当做到：①训练各级医务人员，以便早期发现青光眼；②为青光眼患者提供合适的治疗方案；③探索适当的筛查试验和诊断试验，促进青光眼的筛查和早期诊断；④提高眼科医师的手术技术，改善基础设施，并应用于边远、贫困地区青光眼的防治。

（五）儿童盲

也是“视觉2020”行动提出的防治重点。主要由维生素A缺乏、麻疹、新生儿结膜炎、先天性或遗传性眼病和未成熟儿视网膜病变引起。不同国家儿童盲的原因有所不同。由于考虑到儿童失明后持续的时间长，而且失明对发育有影响，因此儿童盲被认为是优先考虑的领域。

在我国，儿童盲主要是先天/遗传性眼病所致。其中大部分儿童盲是可以预防的，预防儿童盲的指导方针为：①出生时立即进行眼部检查，并做好学龄前儿童眼病的筛查工作；②早期处理先天性白内障、青光眼等眼病；③加强遗传咨询，政府和宗教应干预近亲结婚；④预防接种麻疹和风疹疫苗；⑤早期诊断和治疗细菌性角膜溃疡；⑥积极地防治沙眼；⑦提高饮食质量，促进富含维生素A的食物消费；⑧教育儿童避免进行危险游戏，防止眼外伤；⑨实施学龄儿童筛查计划，为屈光不正和低视力的学生提供视觉帮助；⑩在学校卫生课程中介绍眼的卫生知识，宣传视觉筛查的重要性，提高学龄期儿童的爱眼意识。

（六）屈光不正和低视力

我国是近视眼的高发地区，总人群患病率约为30%，而6～7岁学龄前儿童为3.9%～9.1%，小学生约为35%，中学生约为50%，大学生约为70%。远视眼的患病率约为10%。白内障手术后出现屈光问题者约占70%。

高度近视眼的并发症可导致盲和视力损伤。近视眼往往可以矫正，而高度近视造成的并发症的治疗费用是昂贵的。

“日常生活视力”是指人在日常屈光状态下的功能性视力。它和最好矫正视力是不同的。最好矫正视力是在充分利用屈光矫正工具，例如眼镜、角膜接触镜等后所拥有的视力。但实际上，许多需要矫正视力的人并没有得到矫正或充分矫正，他们日常活动中的视力实际上是没有或没有充分矫正的视力。对于不同年龄段的人来说，未矫正的屈光不正都是致盲和视力损伤的主要原因之一。

虽然在目前对屈光不正还难以预防，但解决屈光不正的方法很简单，只需配戴合适的矫正眼镜。根治屈光不正所致的盲和低视力需要开发验光配镜的人力资源，生产实用便宜的眼镜，并提供方便的验光服务。

预防屈光不正的策略包括对有视力损伤的危险人群（主要是老年人）进行日常生活视力的检查。当视力低于0.5时应当给予屈光矫正服务。另外，由于配镜设施、经济和对近视眼的认识等因素，相当一部分应当配戴眼镜的儿童不能及时配戴眼镜。对此，应当进一步加强对屈光不正的防治研究，培训足够的验光人员，普及验光配镜设施，使屈光不正的患者得到及时、恰当的屈光矫正。“视觉2020”行动将努力通过初级卫生保健设施、学校中的视力检查以及生产成本低廉的眼镜，努力向大多数人提供能负担起的屈光服务和矫正眼镜，以及提供低视力服务。

(七) 眼外伤

眼外伤是致单眼盲的主要原因，也是双眼视力损伤的原因之一。在我国以机械性眼外伤和眼内异物最多见。眼外伤可以发生在不同年龄的人群中。儿童眼外伤较常见的原因是危险的运动和带尖的玩具，而成年人眼外伤大多由职业活动造成。在农村地区，农业性眼外伤相当常见。在我国因放鞭炮引起的眼外伤几乎每年都有发生。在眼外伤的患者中，大约2/3是男性，以儿童和成年人居多，最常被树枝、石头和金属异物损伤。眼外伤患者滥用糖皮质激素是导致角膜溃疡的常见原因。

对于眼外伤的防治，既要求及时处理，更要求重在预防。进行危险工作时应当戴保护眼镜，避免酸、碱液体溅入眼内，儿童不玩有危险的玩具等，对于眼外伤的预防十分重要。对于初级卫生保健人员来说，眼外伤的初步处理一般包括用棉棒而不是锐器小心剔除眼表面的异物。如果酸、碱等化学物质溅入眼内，应当用大量的生理盐水进行冲洗。如果没有穿通伤，在眼科专科检查之前应当用眼膏及眼垫进行包扎。发生眼球穿通伤都应当及时转诊。组织实施预防眼外伤的教育项目对预防眼外伤的灾难性后果是十分重要和有效的措施。加强道路安全教育，避免交通事故也是预防眼外伤的有效措施。

第三节　盲和低视力的康复

一、意　义

一些眼病患者虽经治疗，仍处于盲和低视力状态。对于这些患者并不意味着已经毫无希望，应当采取康复措施，目的是尽可能地使其过上接近正常人的生活。眼科医生的责任不仅在于诊断、治疗和预防那些致盲眼病，而且还应当关注处于盲和低视力状态患者的康复。

应当尽快地使盲人适应生活。盲人适应生活的能力可因盲发生年龄、患者的性格、受教育程度、经济状况及其他因素而有很大的差别。老年盲人可能会较平静地接受盲的事实，而对青壮年人来说，盲的状态常会对他们的职业和社会生活造成巨大冲击。出生时就失明的人或视力逐渐而不是突然地丧失的人会相对平静地接受盲的事实。

二、主要措施

不同类型的盲人会有不同的需要，因此盲人的康复应根据具体情况采取个体化措施。老年盲人可能最需要适应家庭生活方面的训练，而年轻的盲人则需要适应社会生活、教育、工作等比较全面的训练，包括盲文方面的训练。

对于仍有部分视力的盲人和低视力患者来说，应当采用光学助视器和非光学助视器来改进他们的视觉活动能力，使他们利用残余视力进行工作和学习，以便获得较高的生活质量。

（一）光学助视器

目前使用的助视器有远用和近用两种。

1. 远用助视器　常用的为放大 2.5 倍的 Galileo 式望远镜，以看清远方景物。这种助视器不适合行走时配戴。

2. 近用的助视器　①手持放大镜：是一种凸透镜，可使视网膜成像增大；②眼镜式助视器：主要用于阅读，其优点是视野大，携带方便，使用时不需手来扶持，价格较低；③立式放大镜：将凸透镜固定于支架上，透镜与阅读物之间的距离固定，可以减少透镜周边部的畸变；④双合透镜放大镜：由一组消球面差正透镜组成，固定于眼镜架上，有多种放大倍数，可根据需要选用。其优点是近距离工作时不需用手扶持助视器，但焦距短，照明要求高；⑤近用望远镜：在望远镜上加阅读帽而制成，其优点是阅读距离较一般眼镜式助视器远，便于写字或操作，缺点是视野小。

（二）非光学助视器

非光学助视器包括大号字的印刷品、改善照明、阅读用的支架等，也有助于患者改善视觉活动能力。许多低视力患者常诉说对比度差和眩光。若戴用浅灰色的滤光镜可减少光的强度，戴用琥珀色或黄色的滤光镜片有助于改善对比敏感度。

（三）电子助视器

即闭路电视，包括摄像机、电视接受器、光源、监视器等，对阅读物有放大作用。其优点是放大倍数高、视野大，可以调节对比度和亮度，体位不受限制，无需外部照明，更适用于视力损伤严重、视野严重缩小和旁中心注视者，但价格较贵，携带不便。

（四）非视觉性装置

现代科学技术的进步给盲人带来了方便。声纳眼镜、障碍感应发生器、激光手杖、字声机、触觉助视器等虽然不能使盲人获得正常人那样的影像，但明显提高了他们的生活质量。人工视觉的研究有可能使盲人重建视觉。

（五）助视器的选择

配戴远距离助视器要具备两个条件：①必须在验光的基础上；②周边视野

正常或基本正常。

配戴中等距离（50~100cm）的助视器，可用三焦点眼镜，较低放大倍数和半眼镜加压纸放大镜，手持放大镜及望远镜上加阅读帽。

配戴近距离助视器要具备三个条件：①患者有远用的眼镜；②阅读字体大小要合适；③有很好的照明。

对于中心视野缺损范围不大者，望远镜、放大镜的使用可使视力得到满意改善，同时增加光照，利用线性放大，增加对比也是一种有用的帮助形式。

对于中心视野缺损范围较大者，应训练用旁中心固视，发挥旁中心视网膜的功能。伴有周边视野范围缩窄，不仅有视物范围变小，还有夜盲的患者用望远镜及眼镜式放大镜是不合适的，因为这类助视器可缩小视野，使患者无法寻找目标。中心视力较好者，有人推荐用低度凹透镜片（手持缩小镜）来扩大视物范围，主要以非光学性助视器来增视，包括增加对比、增加光照，放大物体本身及移近物体等。视网膜色素变性患者平时在强光下应戴可阻断400nm以下紫外光的眼镜，在夜间用帮助其行动的宽角夜视灯等。偏盲患者可使用三棱镜或平面反射镜，反射盲侧物体入眼，增加视物的范围。

老年人一般多接受近用助视器；青年人希望用远用助视器扩大他们的活动范围；小儿用助视器时，还应考虑尽量不破坏眼的正常调节与运动。为了使低视力者能用助视器，除了较简单的近用助视器给予一般的示范外，通常都要经过训练才能使用。

（阎启昌）

思考题

1. 人一生中各个时期眼保健重点是什么？
2. 盲和低视力的标准是什么？
3. 常见的致盲眼病有哪些？如何防治？
4. 助视器的种类有哪些？

第二十一章　眼科常用药物

第一节　眼部组织结构与药物吸收特征

由于眼部存在血－眼屏障等特殊组织结构和生理的特殊性，大多数眼病的治疗是局部给药。某一药物效应的大小不仅取决于剂量的大小、组织接触时间的长短，而且取决于药物作用的个体差异性。它既有治疗作用，又能产生不良反应和毒性反应。医生用药的时候应注意充分发挥药物的治疗作用，同时应注意尽量减少或避免不良反应。由于给药的剂量、药物吸收率、组织间的生物转化等均影响药物在眼局部的作用，所以眼表给药时，药物最好具备水溶性和脂溶性，临床上，常以房水中药物浓度作为局部用药吸收的标志。滴眼剂给药后，药液首先与泪液结合，才能通透角膜向眼内转运。因此，泪液的分泌与排出，泪液的容量和分布，对结膜囊内药物的吸收起着重要的作用。

正常人结膜囊内的液体容量有限，滴眼后多余的药液溢出眼外，因此每次滴药时滴一滴即可。与泪液混合的药液，也只有一小部分通过角膜转入眼内，大部分随泪液经泪道引流，正常的泪液分泌对药物从眼表面流失的影响很小，而具有刺激性的药物或附加剂可以诱导流泪而增加药物从角膜前的流失。药物经结膜、角膜、巩膜吸收，药物从泪液中流失的一个重要途径是经眼结膜进入体循环。眼结膜很薄，有无数毛细血管分布在眼睑表面和覆盖在巩膜的前部。许多药物在结膜的渗透系数比角膜的大，另外，结膜的表面积比角膜表面积大，由于结膜表面积大且毛细血管分布丰富，决定了结膜比角膜从泪液中吸收的药物多。在通常情况下，溶入结膜囊内的药物主要通过角膜进入眼内，而经结膜吸收入眼者甚微。角膜上皮是药物眼部吸收的主要屏障，影响药物对角膜的通透性的因素有：滴眼液的配方中溶液的浓度与黏滞度、药物的结构与性质、角膜的结构与性质等。此外，影响药物对眼作用的因素有患者的年龄、性别、用药时间等生理因素及给药途径和药物间的相互作用等。

第二节 眼部用药剂型及给药方法

常用滴眼药主要有滴眼液、眼膏和胶样滴眼剂三种。

一、滴眼液

滴眼液一般为药物的水溶液、脂溶液或混悬液，在制剂的制作过程中应注意眼液的无菌。滴眼液使用简单，通常滴入下方结膜囊内，因结膜囊内容量有限，每次只需滴一滴，特殊容量的瓶口设计避免了药液过多滴出。两种药物之间最短间隔时间为5min，为减少全身吸收的不良反应，滴药后可按压鼻泪道数分钟。为使人眼更好的耐受，滴眼液的pH范围及渗透压应尽量和泪液相近，为防止污染，滴眼液中会加入抑菌剂。某些药水的水溶液极不稳定，需临用前将药片投入溶液，如谷胱甘肽、利福平、白内停等。滴眼液小巧、易携带，白天工作时也不耽误使用。滴眼液为角膜病最常用的治疗方法，且角膜通透性好，能获得有效的角膜组织内药物浓度，但目前的滴眼剂均难达到有效的房水药物浓度。众多的抗生素全身应用在前房水中的浓度远比局部浓度低。另外，房水中的药物浓度与给药次数有明显关系。因此，临床医生可视病情决定用药次数，以获得良好的药物效果。

二、眼用药膏

眼膏是供眼用的灭菌软膏剂，适用于配制对水不稳定的药物，如某些抗生素等。眼膏不但可减轻眼表损害时眼部的刺激症状，也可增加眼药在眼内的作用时间，尤其适合夜间用药。但白天使用时会引起视物模糊。

三、胶样滴眼剂

为了提高药物的吸收、延长局部作用时间，可在滴眼液中加入适量的赋形剂，如卡波姆、透明质酸钠、聚乙烯乙醇、甲基纤维素等，以增加药物与眼组织的接触时间，起到延效和增加生物利用度的效果。

四、球结膜下注射

对于严重的眼前节病变（角膜炎、虹膜炎），常把药液注射到结膜囊，通过角膜缘淋巴管网的单纯扩散作用进入角膜及房水中，避免穿透角膜上皮的类脂屏障，用药后角膜及房水内均可获得较高的药物浓度。尤其适用于一些角膜通透性弱的药物。

五、药物缓控释系统

药物缓控释系统是将药物与控释载体结合，使药物以受控的形式恒速从载体中缓慢释放出来。药物缓控释系统可使药物浓度长期保持在较为稳定的治疗水平，减少了药物的用量、用药次数和不良反应，在眼科尤为适用。眼科有许多疾病，如角膜移植术后免疫排斥反应、增殖性玻璃体视网膜病变、葡萄膜炎和眼内炎等都需要眼内药物浓度达到一定水平才能起到治疗效果。因此，人们期望找到一种既能在眼内达到有效药物浓度、延长作用时间、增加生物利用度，同时又能减少药物不良反应的眼用制剂，新发展起来的药物缓控释系统装置无疑是一种较理想的眼用制剂。

1. 药物缓控释系统的优点　增加药物滞留时间，提高药物生物利用度；释药速度恒定；局部和全身的不良反应少；可在术中同时植入，载体能在药物释放完毕后被机体吸收，不需要手术取出，患者容易接受，尤其适用于年龄较小或滴眼药不合作的患者，用药量少，能减少患者的经济负担。

2. 药物缓控释系统的主要技术　眼科用药物控释装置可以放在结膜囊中、植入结膜下或眼内（前房、玻璃体腔）以达到缓慢、持续释放的目的。药物控释载体分为非降解和可生物降解两种类型。控释机制主要有扩散控释机制、溶出控释机制、渗透泵控释机制等。

临床常用的还有球旁注射和球后注射，使药物能更多地达到眼中、后段及视神经，适用于眼后段（中部和后部葡萄膜炎）、视网膜动脉栓塞的球后注射，视神经疾病的球后给药，内眼手术的球周或球后麻醉；眼内注射，适用于眼内炎、湿性黄斑变性等，但因风险较大应严格掌握适应证。近年来用于角膜移植术后抗排斥作用的油剂性滴眼液；亲水角膜接触镜样的胶原盾，吸收药物后置于角膜表面，药物能逐渐释出；结膜或角膜内植入缓释药物等。此外，通过口服和注射的全身给药也是眼血流量丰富的组织，如虹膜、视网膜、眶内软组织等病变的治疗所必不可少的。

第三节　眼部常用药物

一、抗生素

眼局部应用的抗生素主要是抗细菌、病毒、真菌等致病微生物。包括：喹诺酮类、氨基糖甙类、β-内酰胺类（青霉素和头孢菌素)、四环素类、氯霉素类、大环内酯类、林可霉素类、其他抗细菌的抗生素（万古霉素、杆菌肽、多粘菌素、利福平等)、抗肿瘤抗生素（丝裂霉素等）和具有免疫抑制作用的抗生素（环孢霉素)。在抗生素的应用方面要选择敏感、有效、足量的治疗方法，注意联合用药，避免不良反应、过敏反应的发生，避免耐药菌的产生等。近20年中，细菌性结膜炎、角膜炎的主要致病菌为表皮葡萄球菌、金黄色葡萄球菌和铜绿假单胞菌。在治疗角膜炎和结膜炎时，局部用药完全能达到药理作用所需的浓度。如果病情严重可以考虑强化治疗，增加用药浓度或增加用药的频率。在病情非常严重的情况下，结膜下注射和全身给药只是一个辅助的治疗、补充的治疗。在致病菌不明的严重眼部感染时可考虑应用喹诺酮类或氨基糖甙类联合头孢菌素类药物。对于轻度的眼部感染，单独应用抗生素即能有效控制感染，无须加用糖皮质激素。对严重的眼前段和眼内感染，在高效抗生素药物应用的同时适当配合糖皮质激素治疗，有利于限制炎症反应所致的眼组织损伤，加速治愈过程。

（一）喹诺酮类

喹诺酮类是人工合成的一类抗菌药物，它们与许多抗菌药物间无交叉耐药性。喹诺酮类主要对革兰阴性菌有抗菌作用，对革兰阳性菌的作用较弱，但某些药物对金黄色葡萄球菌有较好的抗菌效果。第三代喹诺酮类药物抗菌谱广，对革兰阴性及阳性菌均有抗菌作用。喹诺酮类药物主要包括诺氟沙星、氧氟沙星（Ofloxacin)、左氧氟沙星、环丙沙星、洛美沙星、培氟沙星、加替沙星、莫西沙星等。氧氟沙星、左氧氟沙星的溶解性比较好，除了有效性外，氧氟沙星比较安全，分枝杆菌感染的患者临床上治疗起来非常缓慢，应用氧氟沙星治疗几个月也不发生角膜毒性。不良反应少见，主要是消化道反应；影响软骨发育，孕妇、未成年儿童慎用。目前在眼科应用广泛，常规用于眼科手术前后。注意不要与利福平、氯霉素等一起使用。

眼科常用喹诺酮类滴眼剂或眼膏：0.3%诺氟沙星滴眼液、0.3%环丙沙星滴眼液、0.3%氧氟沙星滴眼液或眼膏、0.5%左氧氟沙星滴眼液，适用于各种细菌性和衣原体引起的外眼部和结角膜感染。

（二）氨基糖甙类

主要包括链霉素、新霉素、妥布霉素、丁胺卡那霉素（阿米卡星)、庆大霉素等。氨基糖苷类药物抗菌谱广，抗菌活性强，主要对需氧革兰阴性菌的抗菌作用明显，对革兰阳性菌也有抑制作用；口服难吸收，常需注射给药，主要不良反应是导致耳聋及肾功能受损；眼局部过量应用可有视网膜毒性，因此玻璃体腔内应慎用氨基糖苷类药物；氨基糖苷类药物在临床应用的较多，庆大霉素已经应用二十几年，妥布霉素用了也有10年，该类抗生素的眼用溶液一般较稳定，目前在眼科应用广泛。

常用的滴眼液或眼膏：

1. 0.3%妥布霉素滴眼剂或眼膏：适用于革兰阴性杆菌特别是绿脓杆菌、葡萄球菌引起的眼部感染性疾病，临床研究显示其对儿童和新生儿外眼感染疗效显著。

2. 0.3%庆大霉素滴眼液：适用于大肠杆菌、绿脓杆菌、变形杆菌，金黄色葡萄球菌等引起的眼部感染。

3. 0.5%新霉素滴眼液：适用于细菌性结膜炎、角膜炎和某些绿脓杆菌感染。

结膜下注射：庆大霉素 10～20mg/次、妥布霉素 10～20mg/次，治疗眼前段感染及预防内眼术后的感染；玻璃体腔内注射：庆大霉素 100～200μg/次，妥布霉素 100～200μg/次，治疗眼内炎。

（三）青霉素类

主要包括青霉素 G、青霉素 V、抗葡萄球菌青霉素（新青霉素）、氨苄西林（氨苄青霉素）、阿莫西林（羟氨苄青霉素）等。青霉素类药物对革兰阳性（或阴性）球菌的作用较强，常需肌内注射或静脉滴注用药，必要时可结膜下 $10～50\times10^4$U 或玻璃体腔内 3000U 注射。眼科滴用时需现配制，眼科临床常用于各种严重感染性眼部疾病的治疗，手术前、中、后眼部感染的预防等。

应用青霉素类药物时常出现过敏反应，其中最为严重的是过敏性休克。因此，应用青霉素类抗生素时要询问有无过敏史，并作青霉素皮试。

（四）头孢菌素类

头孢菌素类（先锋霉素类）药物按其抗菌性能的不同分为第一、二、三、四代。

第一代头孢菌素主要包括头孢氨苄（先锋霉素Ⅳ）、头孢拉定（先锋霉素Ⅵ），该类抗生素主要对革兰阳性球菌、溶血性链球菌、肺炎球菌、金黄色葡萄球菌等有很强的抗菌活性。第二代头孢菌素对革兰阳性菌的抗菌效能与第一代相近或稍低，而对革兰阴性菌的抗菌活性较强，该类抗生素有头孢呋辛钠（头孢呋肟）等。对铜绿假单胞菌有较强的抗菌活性是第三代头孢菌素的显著特点，该类抗生素有头孢噻肟钠（头孢氨噻肟）、头孢曲松钠（头孢噻嗪）、头孢他啶等。第四代头孢菌素不仅具有第三代头孢菌素的抗菌性能，还对葡萄球菌有抗菌作用，该类抗生素包括头孢匹胺钠、头孢吡肟等。头孢菌素类的眼科应用基本同青霉素类，但需根据细菌的药敏试验或头孢菌素类的抗菌谱选用不同的头孢菌素类抗生素。头孢他啶和氨基糖甙类药物有协同作用；头孢唑啉对葡萄球菌导致的角膜溃疡效果很好，头孢噻嗪对淋球菌的角膜炎效果好。

（五）β-内酰胺酶抑制剂

这类药物克服了青霉素和头孢菌素的耐药性，包括甲氧西林、异噁唑类青霉素、克拉维酸钾、舒巴坦等，他们不仅对葡萄球菌的β-内酰胺酶有作用，而且对多种革兰阴性菌的β-内酰胺酶有作用。

(六) 四环素类

四环素类是一类碱性的广谱抗生素。眼科常用的有四环素、土霉素、金霉素，半合成制取的有多西环素（强力霉素）等。四环素类的抗菌作用较广，对多数革兰阳性和阴性菌、支原体、衣原体、立克次体等有抗菌作用。由于过去四环素类的广泛应用，近年来细菌对四环素类的耐药状况较为严重。四环素类抗生素的不良反应主要为影响牙齿和骨骼发育（牙齿黄染）。

常用的眼部剂型：0.5%金霉素眼膏和0.5%四环素眼膏，适用于重度睑板腺炎及其引起的重度干眼、沙眼、细菌性结膜炎、细菌性角膜炎等。

(七) 氯霉素类

氯霉素曾是眼科常用药，抗菌谱与四环素类相似。全身应用的毒性主要是抑制骨髓，表现为不可逆性再生障碍性贫血，不适用于早产儿及新生儿。常用的眼部剂型：0.25%氯霉素滴眼液，适用于沙眼、细菌性结膜炎、细菌性角膜炎等。

(八) 大环内酯类

该类抗生素对革兰阳性菌有较强的抗菌作用，对肺炎支原体、衣原体、立克次体等也有抗菌作用。大环内酯类抗生素主要有红霉素、罗红霉素、克拉霉素、阿奇霉素、交沙霉素、乙酰螺旋霉素等。

常用的眼部剂型：0.5%红霉素眼膏，适用于沙眼、细菌性结膜炎、细菌性角膜炎等。

(九) 磺胺类药物

磺胺类药物为较早、较常应用的一类抗菌药物，具有抗菌谱较广、吸收快、体内分布广、性质稳定等优点。主要有硫胺嘧啶、磺胺米隆（甲磺灭脓）、磺胺醋酰钠等。磺胺类药物对溶血性链球菌、脑膜炎球菌、肺炎球菌、痢疾杆菌较敏感。磺胺类药物局部应用可治疗外眼感染性疾患，磺胺类药物易产生耐药性，应与其他抗生素联合用药。不良反应主要有肾脏损害、过敏反应及中枢神经系统反应等。

常用的滴眼液：5%磺胺醋酰钠滴眼液，适用于沙眼、细菌性结膜炎、细菌性角膜炎等。

(十) 抗结核病类药物

利福平对结核杆菌高度敏感、对许多革兰阳性、阴性细菌，沙眼衣原体和某些病毒均有较强的抑制作用。0.1%利福平滴眼液眼科主要用于治疗沙眼及敏感菌引起的眼部感染。

(十一) 多肽类抗生素

多肽类抗生素属杀菌类药物，有耳、肾损害。眼科常用的有：万古霉素15~25mg/次，结膜下注射；1mg/次，玻璃体腔内注射；0.1%多粘菌素B滴眼液。

（十二）林可霉素类

林可霉素类对革兰阳性菌和厌氧菌具有良好的抗菌作用。眼部常用3%林可霉素滴眼液；结膜下注射，75～150mg/次。

二、抗真菌药物

眼部真菌感染的主要病原菌均是条件致病菌，目前在我国镰刀菌的检出率居首位，其次是曲霉菌。真菌性角膜溃疡以丝状真菌感染为主（如曲霉菌属、镰刀菌），内源性真菌性眼内炎以酵母型真菌感染为主。真菌性角膜炎占感染性角膜炎病例的50%，其药物治疗尚未尽人意。目前眼部抗真菌药物有：多烯类中的两性霉素 B（Amphotericirt B）、那他霉素（Natamycin，或匹马霉素）等，那他霉素是第一个被美国 FDA 批准生产的眼局部用抗真菌药；氮唑类中的克霉唑、咪康唑、酮康唑、伊曲康唑（斯匹仁诺）和氟康唑等，均为广谱抗真菌药物；此外还有洗必泰、磺胺嘧啶银等其他化合物。

目前尚缺乏广谱、有效的抗真菌商品药物，可应用的抗真菌药物有：

1. 5%那他霉素滴眼液：抗真菌谱广，5%的混悬液性质稳定，并能很好地粘附于角膜，使用时无痛苦，无继发角膜损伤，其缺点是价格昂贵。

2. 0.5%氟康唑滴眼液：适用于真菌性角膜溃疡、真菌性眼内感染等，是一种新合成的三唑类药物，在角膜中浓度很高，重症感染时可每15min滴眼一次，连续滴用未见明显不良反应，目前已有国产氟康唑滴眼液。实验证实，口服及静脉滴注氟康唑对眼部念珠菌、隐球菌、曲霉菌感染有效。此外，还有1%咪康唑、1%酮康唑滴眼液；结膜下注射咪康唑10mg/次；玻璃体腔内注射咪康唑20～50μg/次、氟康唑100μg/次、伊曲康唑10μg/次。

3.0.1%～0.2%两性霉素 B 滴眼液或0.5%～2%眼膏：两性霉素 B 在临床上应用已久，但全身应用不良反应大，眼用制剂在角膜内穿透性差，对深部角膜感染合并前房积脓者效果不佳。滴眼液每1～2h使用一次，2%眼膏夜间应用也有良好效果。一般与氟康唑眼水联合应用，不仅可减少用药量，还能取得更好的临床效果。两性霉素 B 结膜下注射100μg/次，前房内注射2.5μg/次，玻璃体腔内注射5～10μg/次，适用于真菌性眼内炎、角膜溃疡、眶蜂窝织炎及外眼真菌感染，其缺点是可能出现角膜毒性，使用时需新鲜配制。如为表浅真菌性角膜炎，应首选那他霉素和两性霉素 B；如培养出丝状真菌和镰刀真菌，应首选那他霉素；如病灶深，应加用口服酮康唑、氟康唑、伊曲康唑。曲霉菌属性角膜炎可选用氮唑类药。

4. 伊曲康唑：可抑制真菌细胞膜的主要成分——麦角固醇的合成，而发挥抗真菌的作用，对酵母菌、曲霉菌均有效。真菌性角膜炎的应用剂量为200mg，每日一次，总疗程不超过3周。最常见的不良反应有肝功能损害及胃肠道反应。

5. 环孢素 A 和 FK506：研究证实环孢素 A 和 FK506 能明显抑制多种真菌的生长，与氮唑类药如氟康唑合用时，具有协同抗念珠菌的作用。

6. 洗必泰溶液：0.2%的洗必泰溶液具有良好的抗真菌作用，其对镰刀菌感染效果较好，对曲霉菌感染效果较差，眼局部耐受性良好，未见组织不良反应，而且价格低廉、易得，尤其对于病原菌尚不明确或可疑混合感染的患者，可将洗必泰溶液作为一线药物选择。

7. 碘剂：碘化钾是最早使用的抗真菌药之一，直到现在仍是治疗孢子丝菌病的首选药，临床上对真菌性角膜炎有用碘酊烧灼的办法。

三、抗病毒药物

病毒引起的眼病主要有病毒性结角膜炎、视网膜炎、葡萄膜炎和视网膜坏死等，其中以眼表病毒感染为主，单纯疱疹病毒性角膜炎的治疗至今仍是眼科界最棘手的问题之一。

（一）眼科抗病毒药分为以下几种

1. 非选择性抗疱疹病毒药物：碘苷（疱疹净）、阿糖胞苷、安西他滨（环胞苷）等。该类药物在抑制病毒的同时，对正常细胞的 DNA 合成亦有明显的抑制作用。

2. 选择性抗疱疹病毒药物：阿昔洛韦（Aciclovir，无环鸟苷）是目前常用的抗单纯疱疹病毒药物；更昔洛韦（丙氧鸟苷）是新的核苷类抗病毒药，抗单纯疱疹病毒作用比无环鸟苷强；伐昔洛韦等。该类药物可抑制病毒的生长，对正常细胞的 DNA 合成无明显的抑制作用。

3. 其他抗病毒药物：利巴韦林（病毒唑）；酞丁安、羟苄唑、吗啉胍等；干扰素及其诱导剂聚肌胞，目前有国产干扰素滴眼液，聚肌胞可结膜下注射。

（二）眼科常用抗病毒药物滴眼液或眼膏

1. 0.1%阿昔洛韦滴眼液及 3%阿昔洛韦眼膏：适用于治疗单纯疱疹病毒性角膜炎，目前临床广泛应用，但长期应用对角膜上皮有损伤。对于严重或反复发作者可口服无环鸟苷 200mg，每日 5 次，或应用无环鸟苷静脉滴注，成人每日 1~2 次，共 1000mg，一周为一疗程，疗效显著。

2. 3%更昔洛韦凝胶：适用于各型单纯疱疹病毒性角膜炎，药中的卡波姆延长了更昔洛韦在结膜囊内的存留时间，增强疗效的同时也减轻了频繁滴用而导致的药物不良反应。赋形剂卡波姆增加了患者的舒适感，在凝胶的应用当中，可能更有利于儿童单纯疱疹病毒性角膜炎的治疗，因为儿童用眼药水不能很好地配合。

3. 0.1%碘苷滴眼液：适用于治疗浅层上皮型单纯疱疹病毒性角膜炎，急性期效果尤佳，也可用于治疗盘状角膜炎等。

4. 0.1% ~0.5%利巴韦林滴眼液：适用于腺病毒性角膜炎、急性流行性出血性结膜炎、角膜炎等。

5. 4%吗啉胍滴眼液：适用于流行性点状及线状结膜炎、急性流行性出血性角结膜炎等。

6. 糖皮质激素：原发，上皮型，浅、深基质型单纯疱疹病毒性角膜炎已发生溃疡时，应以抗病毒治疗为主，禁用糖皮质激素；反复发作的上皮完整的深基质型和内皮型，在有效使用抗病毒药物的同时，使用少量糖皮质激素是有效的。众多的研究表明单纯疱疹病毒性角膜炎深基质型和内皮型的发病机制除病毒的直接侵害外，抗原抗体导致的免疫反应也是造成角膜损害的重要因素，糖皮质激素可抑制迟发型超敏反应和抗原抗体反应，减轻角膜基质层水肿与浸润，缩短炎症过程，另外还可抑制组胺等炎症介质的释放，稳定溶酶体膜，减少瘢痕形成和新生血管的长入。

四、糖皮质激素类药

糖皮质激素（Glucocorticoids）包括机体产生的可的松和氢化可的松，人工合成的强的松（Prednisone，泼尼松）、强的松龙（Prednisolone，泼尼松龙）、甲基强的松龙、倍他米松、地塞米松（Dexamethasone，氟美松）等。

（一）糖皮质激素的药理作用和临床用途

糖皮质激素主要有抗炎和免疫抑制作用，有多方面的药理作用和临床用途，但也能引起一定的、甚至严重的不良反应。临床上主要用于治疗眼部各种炎症和免疫性疾病，如过敏性眼睑炎和结膜炎、泡性角膜炎、巩膜及葡萄膜炎、视网膜及视神经疾病等；同时广泛应用于眼科手术后；如白内障术后减轻炎症反应、青光眼术后早期增加滤过、角膜屈光术后减轻炎症，角膜移植术后减轻排斥反应，视网膜玻璃体术后阻止视网膜前膜的形成等。用法及用量主要取决于病变：外眼炎症和眼前段术后采用渗透性低的氢化可的松和可的松点眼，既能维持局部的药物浓度，又不致大量透入眼内造成激素性青光眼；虹膜睫状体炎、角膜屈光术后 DLK、Haze 等应采用渗透性较强的强的松龙和地塞米松等，疗效较佳。严重病例需配合结膜（或筋膜）下注射和全身给药；眼后节、视神经和眼眶等炎症，点眼难以奏效，需全身用药，有些病例可选用球后注射。在高浓度、高频次滴眼控制炎症后，应逐渐减少点眼次数和降低药物浓度，用维持量（最低浓度、最少次数）点眼治疗较长时间，以防复发。全身用药以口服为主，常用强的松或强的松龙。开始每日 30mg，对严重病例可加至每日 80～120mg。炎症控制后应逐渐减量，直至获得一个适宜的维持量，再继续用药较长时间，以免炎症复发。

不良反应：长期大剂量全身应用糖皮质激素可造成类肾上腺皮质功能亢进综合征，如肥胖、多毛；诱发或加重感染；心血管系统并发症；停药反应；消化道出血或穿孔；骨质疏松、伤口愈合延缓。长期局部应用可造成激素性青光眼和白内障，病毒、真菌感染等。用于某些病毒或细菌感染时，必须与足量高效抗生素或抗病毒药物联合使用。

(二) 眼科常用糖皮质激素药物滴眼液或眼膏

1. 妥布霉素/地塞米松（Tobramycin Dexamethasone）滴眼液或眼膏：适用于眼科手术前、后预防感染，治疗感染与炎症反应等。主要成分为 0.3%妥布霉素和 0.1%地塞米松，是近年眼科领域的经典用药，但长期大量应用会升高眼压。

2. 0.1%氟米龙（FML）滴眼液：用于屈光术后减轻炎症反应，抑制角膜 Haze 的形成。

3. 1%泼尼松龙（Prednisolone）滴眼液：适用于角膜屈光术后严重 Haze、DLK、葡萄膜炎等的治疗。

4. 0.02%氟米龙滴眼液：适用于对本品敏感的轻度睑球结膜炎、角膜及其他眼前段组织炎症及过敏等，因浓度低不易引起药物性青光眼。

5. 0.1%氟美松龙滴眼液：适用于对本品敏感的睑球结膜、角膜及其他眼前段组织炎症等。

6. 氢化泼尼松龙/新霉素/多粘菌素 B 滴眼液（Poly pred）：适用于非化脓性眼部细菌感染性炎症、变态反应性结膜炎、眼科术后预防感染等。

7. 0.25% ~ 0.5%氢化可的松滴眼液，0.025% ~ 0.1%地塞米松滴眼液，0.25% ~ 0.5%可的松滴眼膏：结膜下注射，氢化可的松 10 ~ 15mg/次，地塞米松 1 ~ 2.5mg/次，泼尼松龙 10mg/次；球后或球旁注射，地塞米松 2.5mg/次，甲基强的松龙 10 ~ 15mg/次；玻璃体腔内注射，地塞米松 200 ~ 400μg/次。

五、非甾体类激素抗炎药

非甾体类激素抗炎药（Nonsteroidal Anti-inflammatoly Drug，NSAID）是一类具有消炎、解热、镇痛和抗风湿等作用，化学结构与糖皮质激素不同，且无糖皮质激素消炎药严重不良反应的药物。主要有水杨酸类的阿司匹林，乙酸类的双氯芬酸（双氯灭痛）、吲哚美辛（消炎痛），丙酸类的布洛芬、吡唑酮类的安乃近、保泰松等。非甾体类激素抗炎药的作用机制是抑制合成前列腺素（Prostaglandln，PG），稳定溶酶体膜、抑制白细胞向炎症区域游走、抑制抗体形成、干扰抗原抗体结合，从而发挥消炎、解热、镇痛作用。全身应用的不良反应主要是消化道反应；眼部应用的不良反应主要是局部烧灼或刺痛，角膜上皮损伤。

眼科常用非甾体类激素抗炎药滴眼剂：

1. 双氯芬酸钠 - 庆大霉素滴眼剂：为非甾体类激素抗炎药和抗生素的复合物。具有消炎、止痛、抗感染作用。剂型为每支滴眼剂 5ml，含 0.1%双氯芬酸钠和 0.3%庆大霉素。

2. 酮咯酸氨丁三醇滴眼剂：为非甾体类激素消炎药，适用于解除过敏性结膜炎所致的眼部瘙痒、不适，屈光矫正术后止痛，抑制角膜 Haze 形成。

3. 0.1% ~ 0.5%双氯芬酸钠滴眼剂：适用于非感染性眼科手术前、后的抗炎治疗。

4. 0.1%普拉洛芬滴眼剂：为非甾体类激素消炎药，适用于治疗过敏性结膜炎、急性结膜炎及持续性结膜炎，也用于屈光矫正术后止痛等。

5. 0.03%氟比洛芬滴眼剂：适用于白内障手术前、后；亦用于激光小梁成形术后的炎症反应和其他眼前段的炎症反应；预防及治疗人工晶状体植入术后的黄斑囊样水肿。

6. 0.4%吲哚美辛滴眼剂：与皮质类固醇合用有相加作用，用于巩膜炎、葡萄膜炎及眼内手术后。

六、抗青光眼药物

青光眼（Glaucoma）是眼内压升高、损害视神经功能而致视野缺损的眼病。眼内压升高与房水的产生过多或排出不畅有关，因此，抗青光眼的药物主要是用来减少房水生成、增加房水排出，以降低眼内压和增加视神经保护、改善视神经供血。眼科局部常用抗青光眼药物如下：

（一）肾上腺素药

眼科常用的肾上腺素能药物分为拟肾上腺素药和抗肾上腺素药。

拟肾上腺素药主要为作用于α及β受体的药物，抗肾上腺素药主要为α受体和β受体的阻断药。

1. 0.2%酒石酸溴莫尼定滴眼液　对心肺功能无明显影响，对视神经有保护作用，双重降眼压作用机制，降压效果明显，用于开角型青光眼和高眼压症者。

2. 去氧肾上腺素　主要作用于α受体，对β受体影响甚小。降眼压作用系减少房水生成所致，对房水流出畅度无影响。在眼科则主要用其散瞳作用。

3. 0.25% ~ 0.5%噻吗洛尔滴眼液　是一种非选择性的β-肾上腺素受体阻滞剂，对高眼压和正常人均有降眼压作用，不但可降低用药眼的眼压，也可使对侧未用药眼眼压明显下降。降眼压机制是抑制房水生成，是我国目前治疗青光眼的一线用药。

临床上广泛用于原发性开角型青光眼、某些继发性青光眼和术后高眼压等的治疗。应用本品时应特别注意心血管的不良反应，支气管哮喘、心动过缓和房室传导阻滞者禁用。

4. 1% ~ 2%卡替洛尔滴眼液　该药为非选择性β-受体阻断药，通过抑制房水生成，减少房水量而降低眼压，不影响瞳孔直径。其降低眼压作用优于匹罗卡品，与噻吗洛尔相似，但维持时间较长，不良反应较噻吗洛尔少。

5. 0.25%贝他洛尔滴眼液　该药为选择性β-受体阻滞药，通过抑制房水生成而起到降眼压作用。还具有钙离子拮抗作用，可增加眼血流，避免了噻吗洛尔经常出现的短期眼压“反跳”和长期应用的眼压失控现象。注意：糖尿病及甲状腺功能亢进患者慎用；肺功能不全、重症肌无力者、孕妇、儿童禁用。

6. 0.25%～0.5%左布诺洛尔滴眼液　该药是非选择性β-受体阻断药，通过抑制房水的产生而降低眼压。不良反应及注意：哺乳期妇女慎用，糖尿病患者慎用。

7. 0.1%地匹福林滴眼液　该药是肾上腺素衍生物，比肾上腺素更具亲脂性，易渗入前房，促进房水引流增加，从而起到降眼压的作用。适用于慢性开角型青光眼、色素性青光眼、新生血管性青光眼。禁用于闭角型青光眼、高血压及甲状腺功能亢进患者。

（二）拟胆碱药物

拟胆碱药物能使胆碱能神经兴奋，主要引起瞳孔缩小、前房角开放，加快房水的排出，使眼压下降。拟胆碱药有以下几类：

1. 毛果芸香碱　毛果芸香碱能兴奋M胆碱能神经，使瞳孔缩小、眼压下降。在眼科主要用于治疗闭角型青光眼。色素膜炎继发性青光眼、新生血管性青光眼和有哮喘史及哮喘患者禁用本品。剂型为1%～4%的滴眼液，还有只需每晚睡前用药一次的4%毛果芸香碱眼用凝胶，可有效控制眼压达24小时、减少日间的缩瞳和近视。

2. 噻吗洛尔－毛果芸香碱滴眼剂或眼膏　为噻吗洛尔和毛果芸香碱的混合药物，噻吗洛尔能抑制房水生成，毛果芸香碱能促进房水流出。两者的双重作用可明显地降低眼压。

（三）碳酸酐酶抑制剂

碳酸酐酶抑制剂主要是抑制睫状体碳酸酐酶的活性，使房水生成减少。碳酸酐酶抑制剂可分为全身用碳酸酐酶抑制剂和局部用碳酸酐酶抑制剂。前者的代表药物有乙酰唑胺（醋氮酰胺），后者有布林佐胺。

1. 乙酰唑胺　乙酰唑胺通过特异性抑制睫状体碳酸酐酶活性，减少房水生成，引起眼压下降。临床上用于治疗各种类型的青光眼，也可用于视网膜动脉栓塞、黄斑水肿的治疗。常见的不良反应是手指、脚趾及周围区域的麻木、刺痛感，乙酰唑胺可引起尿路结石、低血钾和代谢性酸中毒等，应与碳酸氢钠（小苏打）一起服用。

2. 1%布林佐胺滴眼液　降眼压作用强、不良反应小、局部舒适度高，患者耐受性好，适用于高眼压开角型青光眼及不能耐受β-受体阻滞药的开角型青光眼患者，是一种非常有价值的抗青光眼新药。该药属磺胺类药物，局部使用如发生严重反应或过敏反应时应停药。有重度肝、肾功能障碍时禁用。不能与其他口服碳酸酐酶抑制剂同用。与其他滴眼剂合用时，其间隔时间不得少于10min。

（四）前列腺素类药物

该类药物主要包括拉坦前列素、乌诺前列酮、贝美前列素、曲伏前列素。降眼压机制是增加葡萄膜巩膜房水流出通路，达到降低眼内压的作用，可产生至少 24 小时显著的持续降眼压效果，一日滴眼一次即可。适用于开角型青光眼和高眼压症。不良反应主要是虹膜色素增加、睫毛变长等。商品药物主要有 0.005%拉坦前列素滴眼液、0.004%曲伏前列素滴眼液、0.03%贝美前列素滴眼液。

（五）高渗脱水剂

高渗脱水剂也称渗透性利尿药，它们在体内能迅速提高血浆渗透压和肾小管渗透压，使组织脱水，该类药物的降眼压机制是减少玻璃体的容积。

1. 甘露醇　为静脉全身给药的高渗脱水剂，20%溶液每次 1～2g/kg 具有脱水作用和利尿作用，不良反应较小。眼科临床主要用于治疗急性闭角型青光眼、继发性青光眼、睫状环阻滞性青光眼和某些眼科手术前的降眼压治疗。静脉滴注甘露醇时滴注速度宜快，用药后 30min 眼压开始下降，1～2 小时作用最强，3～4 小时眼压逐渐恢复至治疗前水平。

注意事项：甘露醇使用不宜时间过长，剂量不宜过大；应用期间应注意水、电解质平衡；心功能不全者禁用。

2、甘油　甘油为口服给药的高渗脱水剂，适应证与甘露醇相同，一般用生理盐水或果汁调配成 50%的溶液口服，1～1.5g/kg/每次。6 小时后可重复给药。

注意事项：糖尿病、心功能不全和眼部炎症患者禁用。

（六）青光眼视神经保护药

在有效控制眼压的基础上，阻断细胞凋亡途经或给予外源性神经营养因子等是青光眼视神经保护的研究方向。目前青光眼视神经保护药主要有钙通道阻滞剂、神经营养因子、一氧化氮合酶抑制剂、自由基清除剂和抗氧化剂。

（七）抗青光眼滤过术的辅助药物

抗青光眼滤过手术失败的原因主要是由于成纤维细胞增生，形成瘢痕，阻塞了滤过道及结膜下组织纤维化所引起。目前眼科临床用于抗青光眼滤过术后抗瘢痕形成的药物以抑制成纤维细胞增生的抗代谢药为主，包括：5-氟尿嘧啶（5-FU）、丝裂霉素 C（Mitomycin c）和柔红霉素等，并显示较好的效果。另外，皮质类固醇激素、非甾体激素消炎药、组织纤溶酶原激活剂等也具有抗瘢痕形成的作用。眼科用于青光眼滤过术的辅助治疗，治疗及预防增殖性玻璃体视网膜病变，白内障术后控制晶状体上皮细胞增殖等。

不良反应：角膜上皮缺损、无菌性结膜溃疡、上皮下瘢痕、结膜伤口渗漏、脉络膜出血、视网膜脱离、迟发性眼内炎、滤泡破裂等。

七、抗过敏药

临床上常见的眼表过敏症主要有接触性结膜炎、急性过敏性结膜炎、春季卡他巨乳头性结膜炎、巩膜炎、蚕蚀性角膜溃疡、特异性角结膜炎、葡萄膜炎等。常用的有苯海拉明、异丙嗪（非那根）、氯苯吡胺（扑尔敏）、西替利嗪、阿司咪唑等口服药，主要用于速发型变态反应；局部应用的药物主要有抗组胺药物、肥大细胞稳定剂、糖皮质激素、非甾体抗炎药、免疫抑制剂等。常用的抗过敏滴眼药如下：

1. 4%色甘酸钠滴眼液　用于治疗春季卡他性角结膜炎和其他过敏性眼病，小儿可应用。

2. 0.5%酮洛酸氨丁三醇滴眼液　该药既能稳定肥大细胞脱颗粒，又能抑制嗜酸性粒细胞趋化作用，故具有双重抗过敏作用。一般用药7天显效，用药14~21天症状可控制。适用于过敏性结膜炎、春季卡他性结膜炎。

4. 0.3%马来酸非尼拉敏/0.025%盐酸萘甲唑啉滴眼液　可抗组胺，减少充血，迅速控制眼红、眼痒。

5. 0.05%富马酸依美斯汀滴眼液　是一种相对选择的组胺受体拮抗剂，缓解过敏性结膜炎的体征和症状，可用于儿童。

6. 0.1%盐酸奥洛他定　是一种新型的抗过敏药。

7. 此外，还有双氯酚酸钠滴眼液、普南朴灵滴眼液、典必殊及艾氟龙滴眼液、环孢霉素A、欧斯啉滴眼液、阿乐迈滴眼液。

八、防治白内障药物

白内障是目前世界上最主要的致盲眼病之一，原因和种类较多，老年性白内障的发病率最高，是威胁老年人视力健康的常见病和多发病。目前白内障确切的发病原因仍不甚清楚，但自由基引起的氧化损伤是各种白内障发生的共同途径，也是紫外线等因素对晶状体产生损伤的主要作用机制。针对白内障的发生机制所研制治疗白内障的药物如下：

（一）局部滴眼治疗

1. 0.1%谷胱甘肽滴眼液　该药为还原型谷胱甘肽，在生物体内氧化还原过程中起重要作用，具有解毒、激活多种酶及维持眼角膜及晶状体透明性的作用。当晶状体受损，发生变性、混浊时，酶的活性显著下降，还原型谷胱甘肽结构中的巯基对晶状体中的巯基酶有良好的复活和保护作用，并保护水溶性蛋白不被氧化，故能防治白内障的发生和发展。

2. 0.005%吡诺克辛钠滴眼液　晶状体中色氨酸代谢异常可产生酮类物

质，此种物质会使晶状体内水溶性蛋白转变为不溶性蛋白。吡诺克辛钠能竞争性地抑制酮类物质的作用，使晶状体保持透明，并吸收不溶性蛋白转变为水溶性蛋白，阻止白内障的进展。

3. 0.005%白内停滴眼液　水溶液不稳定，应新鲜配制。

（二）口服维生素药物治疗

维生素 C、维生素 B 和维生素 E 均具有抗氧化作用，口服可延缓白内障的发生。

（三）口服中成药治疗

采用补肝益肾健脾益精及抗老明目的中成药治疗，主要有石斛夜光丸、增光片、障眼明等。

九、扩瞳孔药

常用的扩瞳药及睫状肌麻痹剂为抗胆碱药物。抗胆碱药物能阻止胆碱受体，其作用是抑制腺体分泌、使瞳孔散大、心率加速、支气管平滑肌松弛和胃肠道平滑肌松弛等，临床上常用于散瞳和解痉止痛。

眼科作为扩瞳药和睫状肌麻痹的主要药物有阿托品（Atropine）、后马托品、托卡酰胺（托品酰胺）和去氧肾上腺素（新福林）等。

1. 0.5%～2%阿托品的作用特点是对睫状肌的麻痹作用较为充分，持续时间最长。眼科常用于治疗虹膜睫状体炎、角膜溃疡、儿童散瞳验光，矫正内隐斜、解除调节痉挛、治疗恶性青光眼等。

阿托品滴眼后应压迫泪囊部 2～3min，以防止药液经鼻泪管流入鼻咽部。对颠茄过敏者、开角型青光眼、闭角型青光眼、40 岁以上浅前房者和前列腺肥大等患者应禁用本品。

2. 2%后马托品滴眼液系人工合成的抗胆碱药，作用与阿托品相似，特点是散瞳和麻痹睫状肌的时间短，一般半日至 1 日即可恢复，且无抑制分泌的不良反应。眼科常用于治疗虹膜睫状体炎、青少年散瞳验光、扩瞳作眼底检查等。后马托品滴眼后亦应压迫泪囊部 2～3min。青光眼患者禁用。

3. 1%托品酰胺滴眼液为抗胆碱药，能阻滞由乙酰胆碱引起的虹膜括约肌及睫状肌的兴奋作用。托品酰胺滴眼后 25～30min 内产生最大散瞳作用，约 6 小时恢复。眼科常用于扩瞳作眼底检查、屈光检查，治疗假性近视等。

4. 0.5%托吡卡胺/0.5%盐酸去氧肾上腺素滴眼液常用于屈光检查等。

5. 1%～4%去氧肾上腺素滴眼液。

此外还有由 0.1%肾上腺素、1%阿托品、4%可卡因等量组成的混合散瞳剂，0.1～0.2ml 球结膜下注射，用于重度虹膜炎患者的瞳孔散大。

十、影响免疫功能的药物

影响免疫功能的药物很多，主要有免疫抑制药和免疫增强药，分别起消除病理性免疫反应和增强机体有益免疫功能的作用。

(一) 免疫抑制药

免疫抑制药是一类非特异性抑制机体免疫功能的药物，主要用于防治器官移植排斥反应和治疗自身免疫性疾病。免疫抑制药很多，除糖皮质激素外还有：烷化剂的环磷酰胺对淋巴细胞有抑制作用，主要治疗交感性眼炎、白塞氏病、葡萄膜炎、眶内假瘤；烷化剂中的0.05%噻替哌滴眼剂适用于翼状胬肉术后，可抑制血管新生，抑制血管纤维及细胞分裂；烷化剂类药的不良反应主要有脱发、恶心、呕吐等。抗代谢药中代表性的5-氟尿嘧啶抑制瘢痕形成，用于青光眼滤过手术；环孢霉素 A（CSA）是一种选择性免疫抑制药，具有特殊的免疫抑制作用。CSA 的应用大大提高了角膜移植术后植片的透明率，1% CSA 蓖麻油溶液眼科主要用于防治角膜移植排斥反应，治疗严重葡萄膜炎、干眼症等，CSA 局部滴眼不易穿透角膜，难以达到有效的眼内药物治疗浓度。全身治疗不仅不良反应大，而且价格昂贵，因此，寻求新的 CSA 用药途径是减少角膜移植术后排斥反应的重要问题，目前 CSA 药物缓释系统前房植入抑制高危角膜移植术后排斥反应这一技术具有良好的发展前景。他克莫司（FK-506）的免疫抑制作用与环孢霉素相似，但比环孢霉素的作用强 10 ~ 100 倍，通常采用静脉滴注或口服给药，主要不良反应是肾毒性，但比 CSA 不良反应少而轻，其缓释药物的研究目前正在进行中。丝裂霉素因其抑制瘢痕形成和较小的毒性，近年来广泛用于角膜屈光术后 Haze 的预防。此外还有雷帕霉素，其对新生血管有很强的抑制作用，对免疫性葡萄膜炎也有更好的疗效。

(二) 免疫增强药

免疫增强药是一类通过非特异性活化单核巨噬细胞并促进淋巴细胞增殖，从而提高机体免疫应答水平，增强机体抗病能力的药物。主要有转移因子、干扰素、卡介苗、左旋咪唑等。转移因子在眼科用于各型单疱病毒性角膜炎、蚕蚀性角膜溃疡和葡萄膜炎。干扰素对 DNA 和 RNA 病毒都有作用，对细胞内寄生的衣原体与原虫也有作用，眼科临床主要用于治疗单纯疱疹病毒性角膜炎、带状疱疹性眼病、流行性结角膜炎和衣原体性眼病。干扰素长期应用应注意体温、血沉、肝转氨酶和血象等变化。

十一、人工泪液

泪液的质或（和）量的异常所引起的眼不适称为干眼。人工泪液是治疗干眼的主要局部用药。其主要成分模拟泪液中的成分，加上润滑剂及其他成分。眼科局部常用人工泪液如下：

1. 甲基纤维素类：常用的有1.0%羧甲基纤维素钠，其黏稠度较高，可较好地润滑眼表，尤其适合重症干眼；0.5%羧甲基纤维素钠治疗轻、中度干眼；这两种药均不含防腐剂，对角膜的药物毒性轻。

2. 右旋糖酐70：有单独使用的，不含防腐剂，对重症干眼效果良好，角膜毒性轻；也有与其他润滑药配伍使用的，如泪然等。

3. 透明质酸：因其带大量负电荷，可吸收大量水分，因此可润滑眼表，同时可促进角膜组织再生，携带、保存及使用方便。

4. 聚丙烯酸结合维生素A、维生素E：可促进角膜愈合，治疗干眼症。

5. 卡波姆：为一种高分子化合物，其凝胶在减轻干眼症患者症状和体征方面效果较好，可减少用药频率，增强用药的依从性，也可作为眼科检查理想的润滑剂。

十二、其他眼科药物

1. 眼科表面麻醉药　将局部麻醉药液直接滴于黏膜表面，使黏膜下的感觉神经末梢麻醉，在眼科又称表面麻醉。其代表药物为0.5% ~1%丁卡因(地卡因)。丁卡因具有良好的表面组织穿透能力，麻醉作用迅速，滴眼后1~3min起效，持续20~40min。眼科在测量眼压、房角镜和三面镜检查、剔除角结膜异物等前使用。临床常用的还有0.4%盐酸奥布卡因、0.5%盐酸丙氧苯卡因等，作用效果好且不良反应小，其中盐酸奥布卡因的表面麻醉强度约为丁卡因的20倍。不良反应是过多使用可引起角膜上皮损伤。

2. 促吸收剂　该类药物主要有碘化钾、氨肽碘、安妥碘和狄奥宁等。碘化钾有软化肉芽组织，解凝、消散和抗霉菌等作用，眼科用于治疗玻璃体混浊、视网膜脉络膜炎和视神经炎等。碘化钾一般为10%的溶液口服，每次5~10ml，每日3次；沃丽汀是一种改良的碘化钾口服药，效果良好且不良反应小。狄奥宁和氨肽碘为滴眼液。安妥碘为有机碘，作用缓和而持久，能促进炎性渗出物及其他病理性产物的吸收，有助于炎症消除，适应证与碘化钾相同，一般采用肌内注射，20%安妥碘2ml，每日1次，10天为1疗程。

3. 消毒防腐剂　常用的有2%汞溴红（红汞）消毒溶液，用于眼科手术消毒及黏膜、伤口消毒，注意忌与碘酊合用，因可形成碘化汞，有腐蚀和毒性作用；1:5000~1:10000升汞溶液洗眼治疗急性结膜炎或眼部的消毒；1%~2%白降汞治疗睑缘炎；75%乙醇（酒精）用于皮肤、器械消毒；2%碘酊用于皮肤消毒，5%碘酊用于烧灼角膜溃疡，对细菌、病毒、真菌均有效果，烧灼时防止损伤健康角膜组织；1%碘伏用于皮肤消毒；甲醛溶液（福尔马林）加水后加热蒸发可消毒空气。

4. 血管扩张剂　血管扩张药常用于眼科血管性病变，如妥拉苏林能使末梢血管扩张，解除血管痉挛，10～25mg/次结膜下注射用于角膜化学烧伤，12.5～25mg/次球后注射用于治疗视网膜动脉阻塞等；山莨菪碱（654-2）球后注射0.5～1mg/次，每日1次，治疗视神经炎、视网膜动脉阻塞等；樟柳碱0.2～0.75mg球后注射，治疗视网膜血管痉挛、缺血性视神经病变等；丹参10ml加入5%葡萄糖液250ml中，每日1次，治疗视网膜静脉阻塞；亚硝酸异戊酯0.2ml/次吸入，治疗视网膜中央动脉阻塞；1%～3%碳酸氢钠洗眼，治疗眼部酸烧伤。

5. 维生素类　食物中维生素含量太少，机体的吸收或利用发生障碍，以及因机体对维生素的需求量增加等原因，均可引起维生素缺乏症。如维生素A缺乏引起夜盲症和角膜干燥症，维生素B缺乏导致视神经疾病等。维生素可分为脂溶性及水溶性维生素两类，其中脂溶性维生素不溶于水，易溶于有机溶剂。常用的脂溶性维生素有：维生素A、维生素D、维生素E和维生素K。常用的水溶性维生素有：维生素B_1、维生素B_{12}、维生素C和叶酸等。维生素B_1 100mg肌内注射，每日1次，维生素B_{12} 500μg肌内注射，每日1次，可用于治疗视神经视网膜疾病、眼肌麻痹、睑缘炎等；维生素C 200mg口服，每日3次，结膜下注射50～100mg，每日1次，可用于治疗角膜溃疡、碱烧伤或热烧伤、白内障、出血性眼病等；维生素E具有抗氧化作用，能改善局部血液循环，促进病变组织的恢复，维生素E100mg口服，每日1次，可用于治疗糖尿病视网膜病变、黄斑变性、脉络膜视网膜病变等；维生素A口服用于治疗夜盲症、角膜干燥症、角膜软化、视网膜色素变性等。

6. 络合剂　也称螯合剂或重金属盐对抗剂，主要有0.37%的依地酸二钠滴眼液，对角膜钙质沉着和角膜血染有溶解作用，也能抑制石灰烧伤和角膜溃疡时角膜组织的胶原酶，减缓组织的破坏和溃疡扩延。眼科用于治疗角膜溃疡、带状角膜变性、角膜钙质沉着、角膜石灰烧伤、眼铁锈症和角膜血染等。2%乙酰半胱氨酸滴眼液有抑制胶原酶的作用，主要用于治疗角膜溃疡。

7. 促进角膜上皮细胞生长药　角膜位于眼球的最前端，直接与外界接触，受到伤害的机会较多。具有角膜屏障作用的上皮如损伤后不能及时修复，极易引起角膜感染，因此应用促进角膜上皮细胞生长类药物能促进角膜上皮细胞分裂、增殖，加速创口愈合。此类药物有：重组人表皮生长因子滴眼液，该药可缩短受损角膜的愈合时间，适用于角膜移植、角膜屈光术后和翼状胬肉手术后等；碱性成纤维细胞生长因子滴眼液，眼科主要用于角膜化学伤、营养性角膜溃疡和角膜缺损等。

8. 抗寄生虫药　常见的眼寄生虫感染性疾病有棘阿米巴性角膜炎、眼囊尾蚴病、眼弓形虫病、蠕虫性视网膜炎等。有些寄生虫感染需经手术、激光等方法治疗，有些需选择不同的抗寄生虫药治疗。如：应用洗必泰联合聚六甲基双胍治疗棘阿米巴性角膜炎；口服阿苯哒唑（肠虫清）治疗眼囊尾蚴病；口服驱虫药哌嗪（驱蛔灵）、左旋咪唑等治疗蠕虫性视网膜炎和眼弓形虫病。乙酰螺旋霉素常与磺胺类药物或其他抗生素合用治疗眼部寄生虫病，尤其是眼弓形虫病，可获得良好的治疗效果。左旋咪唑是一种广谱驱虫药，驱蛔作用较好，对成虫和微丝蚴也有一定的抗虫作用。

（张立军）

思考题

1. 常用眼药主要有几种剂型？
2. 写出 5 种常用喹诺酮类滴眼剂或眼膏？
3. 氯霉素滴眼液为何不适用于早产儿和新生儿？
4. 长期大量局部应用糖皮质激素造成的眼部不良反应有哪些？
5. 抗青光眼药物有哪几类？每类举出一种药物。

第二十二章　眼科常用处置

一、眼部止血

【适应证】眼部急性出血病变均应及时止血。出血部位不同，止血方法也不尽相同，应根据具体情况选择适当的方法。

【方法】

1. 加压包扎　先用纱布或棉垫遮盖患眼，再用绷带或四头带包扎出血部位，以达到机械压迫止血的目的。此法主要用于眼前部及外眼出血，如挫伤所致的眼睑皮下血肿、球后出血、眶内出血、严重的结膜下出血与前房积血。方法：眼睑、球后、眶内出血者，即在出血部位敷以较厚的棉垫或纱布，再用绷带加压包扎。结膜下出血与前房积血时，则用棉垫或纱布四头带包扎，以限制眼球的活动，起到止血作用。

2. 收缩血管　应用收缩血管的药物或冷敷的方法促使组织内细小血管收缩，减少局部的血流量而达到止血的目的。主要用于结膜下出血（用1‰肾上腺素滴眼使结膜表浅的血管收缩，对急性前房积血亦有一定的止血作用）、眼睑皮下出血。

3. 药物止血剂　常用的药物为酚磺乙胺、维生素K、凝血质、氨甲环酸、氨甲苯酸等。

对于较严重的急性出血，上述方法可以联合应用，在短时间内可有明显的止血效果。若为外伤性开放性出血，应及时行伤口修复缝合，再行加压包扎。

【注意事项】

1. 高血压患者和老年患者应慎用肾上腺素止血。
2. 眼部有急性炎症时不宜用冷敷和加压包扎止血。

二、眼部包扎

【适应证】

1. 角膜异物取出术后、角膜上皮剥脱等。
2. 眼部开放性伤口，如眼睑皮肤裂伤、眼球穿孔伤或破裂伤。
3. 眶内血肿、眼球突出或脱出引起的眼睑闭合不全和角膜暴露。
4. 外伤性前房积血。
5. 急性眼肌损伤，出现明显的复视。

【方法】

1. 保护性包扎　为使患眼免受外界刺激，防止感染，促使上皮修复，可用消毒纱布或棉垫遮盖并用胶布固定，用于角膜异物取出后、角膜上皮剥脱等。

2. 四头带眼垫包扎　用消毒棉垫覆盖伤眼，用四头带轻压固定，以保护眼部伤口，用于一般开放性伤口和眼肌损伤出现复视时。包扎之前应尽可能清除结膜囊内异物，使睫毛置于眼裂之外。为防止眼垫脱失，可先用胶布固定眼垫，再用四头带轻压固定。

3. 绷带包扎　为了防止感染、保护伤口、促进伤口愈合或压迫止血，可用绷带包扎患眼。如急性眼睑和眶内出血、外伤性前房积血及眼部手术后，可先用棉垫或纱布遮盖患眼，再用5cm宽的绷带由患侧耳上开始，经过前额，向后绕至枕骨粗隆下绕1～2圈后，再由患侧耳下向前上方经患眼至对侧耳上，绕过枕骨下方绕行数圈，最后用胶布固定绷带尾端。若要双眼包扎则用8字形绕圈，松紧应适度。

4. 加压绷带包扎　比一般绷带包扎应更紧些，主要起压迫作用，并防止眼球运动，主要用于挫伤所致的眼睑皮下血肿、气肿、球后出血和眶内出血等。包扎方法同绷带包扎法，但眼垫应更宽厚一些，其加压程度应以患者能够忍受为宜。

【注意事项】眼部包扎不宜过紧，以免影响局部血液循环。加压包扎时间不宜过长，并注意观察患者有无头痛等不适。如有不适应立即打开包扎，检查眼部情况，再妥善包扎。

三、眼部冷敷法

【适应证】眼睑或其他组织外伤、出血或急性炎症眼痛剧烈者。

【方法】

1. 湿冷法　将无菌纱布置入人造冰或冷水中致冷，拧干，覆盖已盖有消毒纱布的眼部，时间一般为 20min 左右，每日 2 ~ 3 次，随时更换纱布，保持纱布湿冷。

2. 干冷法　用化学冰袋或塑料袋盛冰水和小冰块，外套治疗巾置于眼部，时间同上。

【注意事项】

1. 伴有角膜溃疡、虹膜睫状体炎者不易冷敷。

2. 冷敷前在眼睑及其周围皮肤涂少许凡士林或消炎眼膏。

四、眼部热敷法

【适应证】眼睑、泪囊及眼球前部急性炎症和非新鲜前房积血。

【方法】

1. 气热法　用杯子或小热水瓶盛开水，杯口或瓶口蒙上消毒纱布，在杯口或瓶口与患眼之间，用双手围成筒状，使热气集中于眼部，双眼睁开。水凉可更换，水不宜灌满，每次熏气 15 ~ 20min，每日 2 ~ 3 次。

2. 湿热法　用纱布包以脱脂棉制成 8cm 见方的棉垫，或用小方毛巾折叠为方块，经煮沸后夹出，稍加拧干至温度在 40℃ ~ 50℃左右敷于患眼上，在其上再覆盖一较厚之干棉垫有助于保温。每次热敷 15 ~ 20min，大约每 3 ~ 5min 更换一次热敷垫。

3. 干热法　用热水袋或玻璃瓶装以热水，外垫 2 ~ 3 层干纱布或小方毛巾，置于眼睑上，接触皮肤的温度 40℃ ~ 50℃左右，每次 20min。

【注意事项】

1. 热敷前，在眼睑及附近皮肤涂少许凡士林或消炎眼膏以保护皮肤。

2. 温度不宜过高，以免烫伤。

3. 干、湿热敷时应闭眼，若为角膜及虹膜疾病患者可睁眼行气热敷法。

4. 有出血性倾向、急性闭角型青光眼、病灶已化脓、急性结膜炎及眼睑皮肤湿疹者不宜热敷。

五、封闭疗法

【适应证】眶上神经痛，眼轮匝肌颤搐，眼睑痉挛，泡性结膜炎，巩膜炎，表层巩膜炎，各种角膜炎，虹膜睫状体炎，视神经炎，青光眼及内眼手术后炎症反应等。

【方法】

1. 眼睑封闭　常规消毒皮肤，以 0.25% ~ 0.5% 普鲁卡因溶液 3 ~ 5ml 注射于眼睑的皮下，每日或隔日 1 次。

2. 颞部皮下封闭　常规消毒皮肤，取0.5%～1%普鲁卡因溶液3～5ml，用4号针头于距外眦部2cm处注入皮下，每日1次。

3. 眶上神经封闭　常规消毒，在眶上缘内1/3眶上神经孔周围处，与皮肤垂直进针，确定无回血后，注射0.5%～1%普鲁卡因溶液1～2ml，每日或隔日1次。

4. 结膜下封闭　操作同结膜下注射法。每次用0.25%或0.5%普鲁卡因溶液0.5～1.0ml，隔日注射1次。

5. 球后封闭　消毒及操作同结膜下注射法。每次用0.25%或0.5%普鲁卡因溶液2～3ml，每隔3～5天注射1次。

各种封闭一般5～10次为一疗程，必要时可重复一疗程。

六、结膜下注射法

【方法】

1. 滴表面麻醉剂，如0.5%丁卡因液，每3min一次，共2～3次。

2. 核对所有药液与眼别后，以左手拇指与食指分开上、下睑（必要时可用开睑器或开睑钩），患眼向鼻上方注视，暴露颞下穹窿部；如在颞上方球结膜下注射，则患眼向鼻下方注视。右手持注射器，针头（一般用4号皮内注射针头，长1.5cm）与角膜缘平行，靠近穹窿部注射于球结膜下，避免伤及角膜或结膜血管。一般每次注入药量约为0.5～1ml。

3. 对眼震患者可用固定镊固定眼球后注射。

4. 注射完毕，滴抗生素眼液或涂眼膏，可用眼垫包盖一天。

【注意事项】

1. 操作动作要轻，不可加压，有角膜溃疡、眼球穿通伤和内眼术后患者尤需注意。

2. 若为拉开虹膜后粘连而注射散瞳药物，宜将药物注于虹膜粘连方位的近角膜缘球结膜处。

3. 多次连续注射应更换注射部位。

七、球后注射法

【方法】

1. 经皮肤注射法

（1）核对注射液及受注射眼，用碘酊、乙醇消毒下睑外侧皮肤。严格遵守无菌操作。

（2）嘱患者向内上方注视，保持眼球不动。以4cm长的5号针头在眶下缘中、外1/3交界处经皮肤垂直刺入，当针头越过眶缘后，向内上方倾斜，朝眶尖前进，针尖共进入约3.0~3.5cm，抽吸空针，如无回血即缓慢注入药液。每次注入药量约为2~3ml。

(3) 注射完毕后压迫1min，防止球后出血。涂抗生素眼膏，可用眼垫包盖一天。

2. 经结膜注射法

(1) 核对注射液及受注射眼。滴表面麻醉剂，按结膜下注射法准备结膜。

(2) 用左手指牵开下睑，嘱患者眼向内上方注视，保持不动。以4cm长的5号针头于下穹窿部外、中1/3交界处刺入结膜，当针头进入约1.5cm后，微微向鼻上侧倾斜，继续刺入，共刺入约2.5~3.0cm。

【注意事项】

1. 注射后可出现暂时性复视，一般于半小时后消失。

2. 若发生球后出血，可出现眼睑肿胀、皮下出血、眼球突出、眶压增高，应用绷带加压包扎。

八、球旁注射法

1. 准备及进针同球后注射法。针尖刺进眼球筋膜后，沿巩膜弧度向后推进1~1.5cm。

2. 注意避开赤道后部上、下直肌两旁之涡静脉。

九、一般用药常规

1. 每次治疗或检查眼部前后均需洗手，以免交叉感染。

2. 滴药前需仔细查对药签、姓名与眼别。特殊药物应贴不同颜色的瓶签，并应放于瓶架的固定位置。

3. 如应用能致痛的眼药或散瞳药，需事先告诉患者以消除其顾虑。

4. 对角膜溃疡患者，在用药或检查时切忌压迫眼球，以免穿破。

5. 滴药或冲洗一般先右眼后左眼，以免错用眼药；但如右眼疑为传染性眼病则先左眼，以免两眼间传染。

6. 用药前以干棉签吸去眼泪，以免冲淡药液。一眼需滴数种药液时，两药之间至少相隔3min，以免减低疗效。

7. 滴阿托品、毒扁豆碱等毒性药液后，应以手指压迫泪囊2~3min，以免中毒（小儿更应注意）。

8. 银制剂（硝酸银、蛋白银等）不可久用，以防银沉着症，通常应每隔两周停药数天。

9. 滴用荧光素等带色药液时应注意勿使外流，以防污染面部及衣服。

10. 药物应注意经常灭菌，防止细菌污染。

十、滴眼药法及涂眼膏法

【用品】

治疗盘：滴眼药瓶，眼用油膏（按医嘱指定），无菌玻璃棒，无菌干棉签罐及污棉签盘各一，治疗碗内盛0.1%新洁尔灭及小毛巾一块。

【方法】

1. 滴眼药法

(1) 用干棉签轻拭患眼分泌物，吸干眼泪，嘱患者向上看，左手将下眼睑向下方牵引，暴露下结膜囊，右手滴药液1~2滴于下穹窿内，提起上眼睑使药液均匀充满整个结膜囊，然后轻轻覆盖眼球。

(2) 嘱患者闭眼3min，并以棉签压迫泪囊部。

2. 眼膏用法

(1) 将无菌玻璃棒擦干，以其一端蘸取油膏少许备用。

(2) 以拇指及食指分开上、下眼睑，暴露下结膜囊，嘱患者向上看，另手持玻璃棒与睑裂平行（右眼用左手，左眼用右手），自颞侧放于下穹窿部，将上、下睑闭合，旋转玻璃棒并自鼻侧轻轻抽出，使油膏涂于下结膜囊内。

(3) 轻揉眼睑3min，勿立即睁开，用棉签拭去外溢油膏。

【注意事项】

1. 用药前需仔细查对瓶签、姓名及左、右眼，检查药物有无变色、沉淀，注意玻璃棒有无破损，无误后方可用药。

2. 为每个患者用眼药前均需用0.1%新洁尔灭擦拭手指或浸手。

3. 滴药或冲洗，一般先右眼后左眼，以免用错药；如左眼病较轻，应先左眼，以免交叉感染。滴药时滴管应距眼睑2~3cm，滴管不可垂直，应成45°之斜向。勿使滴管或瓶口端触及睫毛或睑缘，以防污染。

4. 数种药物同时用时，必须稍有间隔，每种药应间隔5min以上，一般先滴消炎药，后滴散瞳剂；先滴刺激性小的药物，后滴刺激性大的药物。如滴眼液与涂眼膏同时进行，应先滴药水，后涂眼膏。

5. 混悬滴眼液用前应先摇匀。

6. 滴用麻醉药后切忌揉眼。

7. 角膜溃疡的患者滴药时应注意轻开眼睑，不可压迫眼球。

8. 注意玻璃棒的光滑度、完整性及无菌性，用后洗净、消毒备用。

十一、结膜囊冲洗法

【方法】

1. 一般用微温生理盐水或3%硼酸水（32℃~37℃）作冲洗剂。

2. 患者仰头，坐于诊疗椅或仰卧床上，头向病眼侧倾斜。以橡皮布置于患者肩前或枕后，以免污染衣服或床单。

3. 患者自持受水器，将受水器紧贴其颊部，先轻轻冲洗眼睑皮肤，再用拇指与食指或棉签轻轻分开上、下眼睑，嘱患者向上、下、左、右各方向转动眼球，由内眦向外眦冲洗结膜囊各部分。每次冲洗时间为1~2min。

4. 冲洗完毕应以无菌棉签擦拭患眼及颊部，然后取下受水器。

5. 对不能配合之幼儿，操作者膝上盖橡皮布，与助手对坐，患儿躺在二人膝上，操作者以两膝固定其头部，并将其双腿向助手两侧肋部分开，助手以前臂及双手夹住患儿身体及双手，使其不能乱动。操作者用一手拇指与食指向上、下眶缘方向微加压，分开上、下睑，眼睑即自反转，暴露睑结膜及穹窿部，另一手用预先准备好的冲洗液冲洗结膜囊，接着滴眼药水或涂眼膏。

【注意事项】

1. 眼球穿孔伤及深层角膜溃疡禁忌冲洗。

2. 冲洗前，眼部如有软膏，应先擦净。

3. 冲洗时，洗眼壶应距眼3~5cm，太近易触及患眼而受污染。

4. 冲洗时翻开上、下眼睑，务使穹窿部结膜暴露，不可直接冲洗角膜。

5. 不合作者也可酌情先滴表面麻醉剂后再给予冲洗。

6. 冲洗时应注意冲洗液勿过冷、过热，勿压迫眼球过重，避免冲洗液流至颈部。

十二、鼻泪道冲洗及探通

【方法】

1. 按结膜囊冲洗法准备患者。

2. 先以手指压挤泪囊部，排出泪囊内的黏液、脓液，压时注意泪小点处有无分泌物排出。

3. 以棉签蘸表面麻醉溶液，放置于内眦部上、下睑之间，嘱患者两眼闭合约5min。

4. 取出棉签后，以泪点扩张器扩张下泪小点。先将扩张器之尖端垂直捻入约1.5~2mm，再指向鼻侧转为水平，进入泪小管，换冲洗器弯针头顺此方向伸至泪囊部注入生理盐水，如有分泌物逆流或流出，应记录其性质。治疗时以同法注入所用药液。

5. 如需作泪道探通时，应挑选粗细合适的泪道探针，由下泪小点垂直插入深约 1.5 ~ 2mm，转 90°呈水平指向内眦角继续插入，触及骨壁时再转 90°向下并稍向后、外方缓缓通入，直至探针的小牌到眉毛处即可。泪道需扩张者，探针留放 15min 后拔出，以抗菌素液（或遵医嘱）注入泪道并滴眼。记录探通情况及所用探针号数。探通过程中如发现假道形成应立即停止，并酌情给予局部热敷及应用抗菌素。

【注意事项】

1. 急性炎症和泪囊有大量分泌物时不应探通。

2. 泪道探通及扩张可每日或隔日 1 次。

十三、剪睫毛法

【方法】

1. 按医嘱于手术前一日剪去手术眼上下睑之睫毛。

2. 涂薄层凡士林或其他软膏于剪刃上，以便粘住剪下的睫毛，不致落入结膜囊内。

3. 剪上睑睫毛时，嘱患者向下看，操作者用手指压住上睑皮肤稍往上推，使上睑缘轻度外翻，再剪除睫毛；剪下睑睫毛时，嘱患者向上看，操作者用手指压住下睑皮肤并稍往下推，使下睑缘轻度外翻，再剪除睫毛。应尽量剪短，但勿损伤睑缘皮肤。

4. 用一棉签擦净剪刀刃上的睫毛，如需继续操作，则再涂一层软膏。

5. 操作完毕后必须检查，如有睫毛留于睑缘或结膜囊内，应立即取出。

十四、电解倒睫法

【方法】

1. 睑缘皮肤以 75% 乙醇消毒，以 2% 普鲁卡因溶液注入毛囊附近皮下。

2. 电解器的正极加垫盐水棉球，置于患者面部，以负极针沿睫毛方向刺入毛囊深约 3mm，通电 10 ~ 15s，电流约 2 ~ 3mA，直至睫毛周围组织发白、冒泡时拔出电解针，以拔毛镊子轻轻拔出睫毛。拔出时勿用力，若不易拔出，须再电解。

3. 术后涂消炎眼膏。

4. 此疗法仅适用于睑缘位置正常而倒睫不多者。

十五、角膜溃疡烧灼清创法

【适应证】疱疹病毒性角膜炎、真菌性角膜溃疡以及顽固不愈的角膜溃疡。

【方法】

1. 滴表面麻醉剂 2~3 次。

2. 检查需烧灼眼的病变范围，以手或用开睑器轻轻开睑。嘱患者勿挤眼，操作时手勿加压于眼球。

3. 冲洗和除去分泌物及坏死组织，匍行性角膜溃疡先剪去其进行边缘。

4. 滴荧光素，使溃疡面着色，显示病变大小及范围，再用生理盐水冲洗患眼。

5. 以干棉签擦干溃疡面，必要时以固定镊子或棉签固定眼球，再用预先做好的细棉签蘸少量 20%~30%三氯醋酸（或 5%碘酊、3%~6.6%石炭酸或遵医嘱）涂于溃疡处。

6. 立即以生理盐水冲洗烧灼处，如用碘酊烧灼时，可滴用丁卡因溶液。

7. 操作完毕后滴抗生素液、散瞳剂及其他药物。

8. 加眼垫或加压绷带包扎。

【注意事项】

1. 烧灼前必须用干棉签吸干结膜囊及角膜表面的泪液，以免药液扩散伤及正常角膜。

2. 较大范围的荧光素着色区不宜采用烧灼法，以免引起严重的眼部刺激反应。

3. 在涂抹药液于角膜病变部位时，嘱患者眼睛固视、勿转动，以免伤及正常角膜。

4. 已进入恢复期的角膜溃疡不可再用药物烧灼。

十六、眼部检验标本采取法

【方法】

1. 结膜囊分泌物涂片法　用无菌白金圈取结膜表面分泌物，涂于洁净玻片送检。

2. 上皮刮片法　先滴 0.5%丁卡因溶液表面麻醉后，用无菌棉签轻轻拭去或用生理盐水冲洗净结膜表面的分泌物。取结膜标本时，先翻出睑结膜，使刮刀与结膜面垂直，轻轻刮取上皮作涂片（注意勿在同一区域重复刮）。取角膜标本时，需充分麻醉角膜面，用开睑器开大睑裂、固定镊子固定眼球，再行刮术。应刮取角膜溃疡的进行缘，不应刮取溃疡的基底，更不应损伤正常角膜组织。刮毕患眼滴抗菌素液。

3. 培养标本采取法

(1) 用无菌白金圈在下穹窿和泪阜部轻轻由结膜刮取物质，立即在培养基上接种。

(2) 用浸有血清汤或肉汤的无菌棉签在下穹窿部和泪阜处轻轻擦拭，注意避免接触睫毛和睑缘皮肤，然后立即在血液琼胶培养基上进行接种。

十七、角膜异物取出

【方法】

1. 滴表面麻醉剂 2~3 次。必要时用生理盐水冲洗结膜囊。

2. 以手指或开睑器分开眼睑，嘱患者注视一固定方向。

3. 异物取出

(1) 角膜表面异物可用无菌盐水棉签轻轻拭去，然后滴抗生素滴眼液。

(2) 角膜浅层异物，棉签揩拭不能除去者，可用结膜下注射针或异物针剔出，如有铁锈环可尽量一并除净，但不可过分，然后滴抗生素滴眼液或涂眼膏。

(3) 角膜深层异物，对木刺类植物异物可用镊子夹出或用针头剔出，钢铁异物可用磁铁吸出。必要时切开浅层角膜，对极小的异物，如角膜无反应，可观察，不可强取。多发粉末异物可分期多次取出突出角膜表面者，深层异物的取出应在手术显微镜下进行。

（赵梅生　朱　超　任　华）

思考题

1. 结膜下注射方法?
2. 结膜囊冲洗方法?
3. 角膜异物取出方法?

第二十三章　眼科常规手术

第一节　概　　述

一、眼科手术的注意事项

眼科手术与其他外科相比有自己的特征，下面主要介绍一下眼科特异的注意事项。

1. 对独眼患者行另一眼手术时需特别谨慎。
2. 手术进行中如发生严重的并发症需立即终止手术。
3. 采用新的术式、器械时，术前必须确认安全性。
4. 能够双手交替进行操作。

二、术前程序

（一）正确的诊断

基于精密检查的正确诊断是决定手术适应证，术式，术前和术后处置的基础。

（二）慰问患者

于手术前1天，向患者详细说明手术时间，局部麻醉时可能产生的疼痛，术后的特殊体位等。手术当天，必须查看患者以使患者放心。术后尽早到病室向患者说明手术效果，术后第1天清晨查看患者。

（三）签署手术同意书

术前必须向患者充分说明手术目的、方式及手术风险等问题，并取得患者的充分理解，签署手术同意书。手术同意书的项目包括：诊断、手术方式、手术适应证、手术方案、手术的安全性以及预后等。

（四）术前检查

1. 全身检查　掌握患者的健康状况是手术成功的关键之一。术前必要的理化检查包括：血压、心电图、胸部 X 线片、肝功能、肾功能、电解质、血糖、血常规、尿常规、梅毒以及 B 型肝炎抗体检查等。

以上检查及问诊中如发现下列疾病,需请相关科室进行治疗后方可手术。

(1) 高血压病：口服降压药，收缩压控制在 160mmHg 以下。

(2) 糖尿病：注射胰岛素或口服降糖药，空腹血糖控制在 140～160mg/dL。

(3) 高度贫血：控制血红蛋白值至正常。

(4) 出血性因素：控制出血时间、凝血时间至正常。

(5) 化脓病灶（龋齿、鼻窦炎、膀胱炎等）：应用抗生素。

(6) 呼吸系统疾病：给予镇咳药。

(7) 心脏疾患：治疗至心电图及脉搏正常。严重的心脏疾患为手术禁忌证。

(8) HB 抗原阳性：住院及手术时需隔离。

2. 眼部检查及处置　术前需确认患者无结膜炎、泪囊炎，裂隙灯下检查眼睑皮肤颜色、弹性、光泽正常，睫毛排列和方向正常，球结膜、睑结膜无异常充血，泪小点位置、大小、颜色正常，按压泪囊部无脓性或黏液返流。生理盐水冲洗泪囊无液体返流，患者晨起时眼周无分泌物附着。

三、术前准备

1. 抗生素点眼　术前 3 天开始术眼抗生素滴眼液点眼。

2. 剪睫毛　术前剪除睫毛，需在剪刀上涂布抗生素眼膏，以避免睫毛落入结膜囊内。也可在手术时使用眼科手术专用的孔巾，使用贴膜将睫毛粘贴于眼睑皮肤上。

3. 冲洗泪道　内眼手术术前 1 天使用生理盐水或抗生素冲洗泪道。

4. 皮肤消毒　①首先肥皂水清洗颜面部、眼睑及前额。②0.5%碘伏消毒眼周皮肤，由内眦部和睑缘开始绕睑裂向四周扩展，范围内至鼻中线、上至发际、颞侧至耳前、下方至上唇。③使用灭菌生理盐水冲洗结膜囊。

5. 铺巾　①两幅包头巾错位重叠，用拇指、食指及中指、无名指分别夹住上、下两巾的两角，助手扶起患者的头部，持巾者将包头巾置于患者颈后，即放开底巾作为枕部垫巾，表面的一副巾则向上裹住术眼耳际及非手术眼，再把左右两巾的巾角在前额处交搭，然后用巾钳夹住。注意上巾钳时避免夹伤患者。②铺上有大孔的直布巾，自胸前盖至头后。③最后铺上有小孔横布巾，只露出术眼。

四、麻　醉

与其他外科手术不同，眼科麻醉的目的除了止痛外还包括固定及调节眼压。根据患者的年龄、全身状态、精神状态及疾病种类、程度和范围，采用局部麻醉或全身麻醉。

（一）局部麻醉

1. 表面麻醉　适用于眼压测定、房角检查等眼科检查，去除角膜、结膜异物或缝线，也可与浸润麻醉及其他局部麻醉合用。常用的药物为0.5%丁卡因，但需注意其对角膜上皮有一定的损害作用。

2. 浸润麻醉　向皮下或较深部组织中注射药液，麻醉感觉神经末梢及纤维，包括结膜下麻醉、Tenon囊下麻醉、眼外肌麻醉、皮下麻醉等。

3. 传导阻滞麻醉　将麻醉药注射至神经干周围或神经干内，麻醉该神经支配的区域。

(1) 球后阻滞：患者向鼻上看，用球后针头于眶下缘中、外1/3交界处进针，垂直进针1cm后转向鼻上，穿过眶隔进入肌圆锥时，会有落空感。针尖刺入深度不超过3.5cm，这样针尖恰好在肌圆锥内，睫状神经节和眼球后壁之间。回抽无回血，即可注入麻醉剂2ml左右。注射完毕，闭合眼睑，轻轻压迫按摩眼球。主要是阻滞Ⅲ、Ⅳ、Ⅵ对颅神经、睫状神经节和睫状神经的作用。

(2) 球周麻醉；用球后针头于眶下线中、外1/3交界处进针，垂直进针1cm后，注入麻醉剂1ml，然后针头稍向鼻上，进针不超过3.5cm，注入麻醉剂1～1.5ml。在眶上切迹下，沿眶壁向眶上裂方向进针约2.5～3cm，注入麻醉剂1～1.5ml。间歇压迫眼球8min。如眼球不能转动，继续加压到眼压下降即可手术。

（二）全身麻醉

手术时间较长或手术范围较大的眼科手术，或由于各种原因不能进行局部麻醉的患者可采用全身麻醉，儿童多采用全身麻醉。

第二节　眼睑手术

一、眼睑的基础知识

（一）眼睑的外观

眼睑是保护眼球，协助瞳孔调节进入眼内光线的重要组织，对面容也起着非常重要的作用，因此手术时要注意保持其形态和功能。眼睑的主要外观结构包括：

1. 上睑沟：是提上睑肌的部分纤维穿过眼轮匝肌附着于此处皮肤及皮下组织，开睑时提上睑肌收缩，牵拉此处皮肤形成皱襞，俗称双重睑。

2. 下睑沟：睑部轮匝肌分为睑板前和眶隔前两部分，是两者之间的分界形成的皮纹。

3. 鼻翼沟：是脸颊与眼睑的界限，自内眦部沿鼻向颞下方延伸，一些人此皮纹并不明显。

（二）眼睑的动脉

眼睑由颈内动脉的眼动脉支和颈外动脉的面动脉支供血，血液供应非常丰富，手术时出血量多。距睑缘 2 ~ 3mm 处走行的睑板动脉弓非常粗大，一旦损伤出血多，手术时需特别注意。以下介绍一下主要的动脉：

1. 鼻背动脉、额动脉、眶上动脉、泪腺动脉——颈内动脉眶部动脉系统。

2. 眶下动脉、面动脉、颞浅动脉——颈外动脉面部动脉系统。

3. 睑板动脉弓——上睑有睑板前动脉弓供应睑板前部组织，睑板后动脉弓供应睑结膜。

（三）眼睑的组织层次

眼睑组织分为 5 层，由前向后依次为：皮肤、皮下组织、肌层、纤维层和睑结膜。

1. 皮肤层　眼睑皮肤是人体最薄的皮肤，富有弹性，没有皮下脂肪，以睑缘处最薄，近眉毛处最厚。

2. 皮下组织层　由疏松结缔组织构成，易发生水肿。

3. 肌层　包括眼轮匝肌、提上睑肌及 Müller 肌。

眼轮匝肌为横纹肌，肌纤维与睑裂平行，呈环形走行。眼轮匝肌分为眶部和睑部，睑部又分为睑板前和眶隔前两部分。睑部纤维起自眼睑内眦韧带，转向外侧呈半圆形，终止于外眦韧带，眶部位于睑部眼轮匝肌的外围。眼轮匝肌受面神经支配，收缩时使睑裂缩小。

提上睑肌是眼睑的主要收缩肌，由视神经孔周围的总腱环上方附近起始，在上直肌上方沿眶上壁向前呈扇状展开，形成腱膜。上睑提肌前行约 10mm 处分为上、下 2 部分，下部附着于睑板上缘，为平滑肌，受交感神经支配。上部附着于睑板前面，为横纹肌，受动眼神经支配。在睑板上方 20mm 处有横行的结缔组织束，称为Whitnall's 韧带或上睑横韧带。

4. 纤维层　包括睑板和眶隔。

睑板由致密的结缔组织构成。睑板内有垂直排列的皮脂腺，称睑板腺（Meibom 腺），上睑约有 30 个，下睑约有 20 个。每个腺体中央有一导管，各中央导管彼此平行，垂直排列并开口于睑缘，分泌油脂。临床睑板腺囊肿手术时，手术切口应垂直睑缘，以避免损伤大量睑板腺。

眶隔为睑板向四周延伸的一薄层弹性结缔组织膜。外侧眶隔较内侧厚，上睑眶隔较下睑厚。上睑的部分眶隔与提上睑肌腱膜融合，下睑眶隔与睑筋膜相融合。眶隔是隔开眼眶与眼睑的一个重要屏障，手术过程中如损伤眶隔会造成眶内脂肪脱出。

5. 睑结膜层　紧贴于睑板后表面，血管非常丰富。

二、倒睫电解术

(一) 适应证

不伴有明显眼睑内翻的少数睫毛倒生或乱生。

(二) 手术方法

首先用75%酒精消毒局部睑缘及周围皮肤。倒睫部位皮下2%利多卡因浸润麻醉。将电解器的正极金属片包以湿盐水纱布，紧贴于患者面颊部皮肤。将电解针沿需电解的睫毛插入其毛囊内，深度约为2mm。接通电解器的电源，通电时间约为20～30秒，见毛囊根部出现细小白色气泡即可。拔出电解针后，用镊子轻轻拔出睫毛。若睫毛仍不易拔出，说明电解的程度不够或位置有误，应再次电解，不可强行拔除。术后可局部涂抗生素眼膏。

三、睑板腺囊肿切除术

睑板腺囊肿是睑板腺分泌物潴留而形成的慢性肉芽肿。较大的睑板腺囊肿很少能自然消失，原则上需要手术治疗。

手术方法:

1. 结膜囊内滴表面麻醉药，病变局部皮下及穹窿部结膜下使用2%利多卡因做浸润麻醉。

2. 根据囊肿的大小和位置选择合适的睑板腺囊肿夹，将囊肿部位的眼睑全层置于囊肿夹之间，使囊肿的结膜面位于囊肿夹环的中央。

3. 从结膜面囊肿顶端作与睑缘垂直的切口，注意不要损伤睑缘。

4. 用小刮匙刮出囊腔所有内容物，否则术后有复发可能。

5. 尽量完整分离、剪除囊壁组织，切口一般不缝合。取出囊肿夹后用手指垫以纱布将切口部的眼睑压在眶缘上止血，放松后如切口无继续渗血，在结膜囊内涂抗生素眼膏，并遮盖眼垫。

四、睑腺炎切开引流术

睑腺炎是发生于眼睑腺体的急性化脓性炎症，发生于睫毛毛囊或其附属的皮脂腺或变态汗腺的炎症为外睑腺炎，发生于睑板腺的炎症为内睑腺炎。

(一) 适应证

睑腺炎已形成脓肿者，需切开排脓。

（二）手术方法

外睑腺炎切开排脓可不麻醉，局部皮肤消毒后，于脓肿最高处做皮肤切口，切口与睑缘平行，切口长度需能充分引流脓液。如脓腔较大、脓液较多可留置橡胶引流条，以避免脓液残留，换药时检查引流条无脓液继续流出，可拔除引流条。

内睑腺炎需先在结膜囊内滴入表面麻醉药，翻转眼睑，暴露睑结膜，于睑结膜面作与睑缘垂直的切口，排除脓液。如脓液较多，术后应用生理盐水或含有抗生素的生理盐水冲洗结膜囊。

术后结膜囊内涂抗生素眼膏，遮盖眼垫。

（三）注意事项

1. 切开要充分，以便脓液流出。

2. 禁止挤压，防止炎症扩散。

五、睑脓肿切开引流术

睑脓肿是眼睑的化脓性炎症，如任其发展，不仅迁延时间较长，而且日后穿破可形成明显瘢痕，因此需及时处理。

（一）适应证

睑脓肿炎症已局限化，扪之较软，且有波动感，需切开排脓。如脓肿未软化，处之无波动感则不能切开。

（二）手术方法

睑脓肿切开不需麻醉，在脓肿有波动处的低位，平行睑缘切开脓肿区的皮肤排脓，待脓液已充分流出后，在脓腔内放置胶片条或凡士林纱布引流。如为多房性脓肿，应将各脓腔均切开，确保引流通畅。结膜囊内涂抗生素眼膏，术后每日换药，至无脓液流出为止。

（三）注意事项

注意脓肿切开后，切勿做挤压排脓，也不可用刮匙搔刮脓腔，以免感染沿静脉扩散。切口要足够大，以保证脓液引流通畅。睑脓肿切开前、后可全身应用抗生素。

六、睑内翻手术

睑内翻指眼睑，特别是睑缘向眼球方向卷曲的位置异常。包括：瘢痕性睑内翻、痉挛性睑内翻、老年性睑内翻、先天性睑内翻。

（一）部分睑板切除术

适应证：较严重的瘢痕性睑内翻。

手术方法：

1. 结膜囊内滴表面麻醉药，眼睑皮肤及穹窿部结膜下使用2%利多卡因做浸润麻醉。

2. 将涂有眼膏的眼睑垫板置于结膜囊内，以承托眼睑并保护眼球。

3. 于距睑缘3mm处作平行于睑缘的皮肤切口，切口长度与睑缘等长。

4. 分离皮下组织，暴露眼轮匝肌，剪除皮下组织及部分睑板前眼轮匝肌，暴露睑板。

5. 于眼睑水平中线上方1～1.5mm处，以45°角向下斜行切开睑板，同样于眼睑水平中线下方1～1.5mm处，以45°角向上斜行切开睑板，切口在睑板两侧连接。睑板楔形切除条基底部朝外，宽约1～3mm，尖端朝向结膜面，深度为睑板全层2/3左右，长度等长于皮肤切口。

6. 如上睑有皮肤松弛，可楔形切除多余皮肤，对皮肤的切除术前应有充分估计，应在未注射麻药前划线标明。

7. 缝合切口，应先从皮肤切口下缘1mm处进针，出针后水平穿过睑板切口上缘，再由皮肤切口上缘穿出。共缝合5～7针。

8. 术后结膜囊内涂抗生素眼膏，遮盖眼垫。5～7天后拆线。

(二) 眼轮匝肌缩短术

适应证：老年性睑内翻。

手术方法：

1. 结膜囊内滴表面麻醉药，眼睑皮肤及穹窿部结膜下用2%利多卡因做浸润麻醉。

2. 将涂有眼膏的眼睑垫板置于结膜囊内，以承托眼睑并保护眼球。

3. 在距下睑缘3mm处作平行于睑缘的皮肤切口，长度等于睑缘全长。

4. 分离皮下组织，充分暴露眼轮匝肌，从睑板下缘向睑缘方向分离出宽6～8mm的眼轮匝肌条带，从中间剪断。

5. 用双针缝线将两条肌肉的断端做两对褥式缝合，一端缝针先穿过近睑板下缘的眶隔组织，线的两端分别自后向前穿过同一肌肉条带的等长处，针距为5mm，距肌肉断端的距离视需缩短的肌肉量而决定，然后同一缝线自后向前穿过另一肌肉条带的等长处，褥式缝合。为使手术确实、稳固，一般需两对褥式缝合。

6. 根据术前皮肤松弛情况及皮肤切口对合情况，切除多余的皮肤。

7. 间断缝合皮肤切口。

8. 结膜囊内涂抗生素眼膏，遮盖眼垫。5～7天后拆除皮肤线。

第三节 泪器手术

一、泪道探通、扩张与冲洗术

诊断性泪道探通术有助于证实泪道阻塞的存在、部位及程度，治疗性泪道探通术主要用于婴幼儿泪道阻塞，对成人鼻泪管阻塞，泪道探通多不能起到根治作用。

（一）禁忌证

1. 急性结膜炎。

2. 急性泪囊炎。

（二）手术方法

1. 结膜囊内滴入表面麻醉药，或用蘸有表面麻醉药的棉签夹于上、下泪点间约 2 ~ 3min。

2. 患者采用坐位或卧位，以泪点扩张器边捻转边垂直插入泪点，将泪点扩大。根据需要及患者泪道的直径选择合适型号的泪道探针，通常开始使用较细的探针，用手指固定内眦处的眼睑皮肤，暴露泪点。将探针垂直插入泪点内约 2mm，然后将探针向内眦方向回转 90°，变为水平位，向泪小管内推进，直到能触及泪囊窝骨壁，将探针抵住骨壁，从水平转向垂直向下，并稍向后外侧推进探针，插入鼻泪管。探针推进过程中如遇阻力说明泪道有狭窄或阻塞，如阻力较大，不可强行推进，以免严重损伤黏膜组织，形成瘢痕，加重狭窄、阻塞。

3. 治疗性泪道探通、扩张术：需将探针在泪道内停留 20 ~ 30min，拔探针时用手指按住泪囊处的皮肤，然后依次换较粗号泪道探针如法插入泪道。

4. 探通术毕进行泪道冲洗，换用泪道冲洗针头，安在装有生理盐水或抗生素盐水的注射器上，将泪道冲洗针头插入泪点，到达骨壁后，即可缓慢向泪道注入冲洗液。冲洗液自鼻孔或咽部流出，表明泪道通畅。

（三）注意事项

防止穿破泪小管，形成假道：

1. 探通泪道时，一定要固定好下睑，使泪小管始终处于拉紧变直的状态。

2. 探针进入泪囊前，不可在泪小管中过早直立并向下探测；或在直立探针时，未顶住泪囊，误将探针抽出一些。

二、泪囊摘除术

(一) 适应证

慢性泪囊炎但无法行泪囊鼻腔吻合术者。

(二) 手术方法

1. 术前抗生素溶液冲洗泪囊，结膜囊内滴入抗生素眼液 1 ~ 2 天。

2. 麻醉：2%利多卡因 4 ~ 5ml 加入 1 滴肾上腺素进行局部麻醉，滑车下神经和眶下神经阻滞麻醉；泪囊区皮下、泪囊顶部及鼻泪管周围作浸润麻醉。

3. 于内眦鼻侧 3mm，内眦韧带平面上 3mm 处开始，作平行于泪前嵴的皮肤切口，切口呈弧形，切口长度不短于 12mm，深达皮肤全层。用泪囊扩张器打开皮肤切口，兼有压迫止血作用。

4. 钝性分离皮下组织及肌层，暴露浅筋膜与眼轮匝肌，分离浅筋膜和眼轮匝肌，可见灰白色内眦韧带水平走行，从中央剪断内眦韧带，在外侧断端褥式缝合一针并保留缝线，以便术后复位。经验丰富的术者，可不剪断内眦韧带。

5. 分离泪囊　用骨膜分离器向两侧分离泪筋膜和泪囊壁。操作要轻柔，避免损伤泪囊，颞侧分离较难，故首先分离颞侧，向后达泪后嵴，上至泪囊顶部，下到鼻泪管上口。

6. 使泪囊全部与泪囊窝分离，用血管钳夹泪总管，尽可能远离泪囊剪断。用镊子提起泪囊顶部，再一次分离泪囊周围及鼻泪管周围组织，剪刀深入鼻泪管上口处剪断鼻泪管。用棉球按压鼻泪管入口处，充分止血，用刮勺搔刮鼻泪管口处残留的黏膜。

7. 检查摘出的泪囊是否完整，如有泪囊组织残留于泪囊窝，应用刮勺刮净。用沾有 3%碘伏的棉签烧灼鼻泪管内口、泪总管断端及泪囊窝空腔。

8. 切开泪小管　用泪点扩张器扩大泪点开口后，将泪小管刀伸入泪小管内，刀刃向上，切开泪小管全长，然后用刮勺将泪小管壁上皮刮净。

9. 缝合内眦韧带，分层缝合眼轮匝肌、皮下组织和皮肤切口。在皮肤切口处放一个纱布棉枕加压，以消除遗留的死腔。绷带单眼包扎。

10. 术后隔日换药，5 ~ 7 天后拆皮肤线。

三、泪囊鼻腔吻合术

(一) 适应证

泪点正常、泪小管通畅、泪囊足够大的慢性泪囊炎。

(二) 术前准备

术前一天，挤净泪囊分泌物，冲洗泪囊，结膜囊内滴入抗生素眼液。

（三）麻　醉

1. 鼻内麻醉　中鼻道及中鼻甲前端填入浸有1%地卡因和0.5%麻黄碱的棉片10min。

2. 鼻外麻醉　泪点部表面麻醉，泪囊区皮下、泪囊顶部及鼻泪管上口处深部浸润麻醉，筛前神经麻醉，用手指摸到患侧的滑车，以一25号注射针头于滑车下缘垂直刺入约20mm，注入2%利多卡因1.5ml（加入少量1:1000肾上腺素）。

（四）手术方法

1. 皮肤切口　于内眦鼻侧3~5mm，内眦韧带上方5mm处开始作皮肤切口，平行于泪前嵴，稍向颞侧弯曲呈弧形。长约15~20mm，深达皮肤全层。

2. 钝性分离皮下组织和肌肉，置入泪囊撑开器，暴露泪前嵴和内眦韧带，剪断内眦韧带。

3 暴露泪囊窝　沿泪前嵴鼻侧0.5mm处切开骨膜，提起颞侧骨膜创缘，用骨膜分离器将骨膜推向两侧。先分离鼻侧，推开约4mm。再分离泪囊窝骨膜及泪囊壁。骨膜分离器应紧靠骨壁。向后达泪后嵴，向上达泪囊顶部，向下达鼻泪管上口。

4. 造骨窗　所造骨孔是以泪前嵴中央为中心的椭圆孔，位置在泪囊窝的前下部，尽量低。前缘超过泪前嵴约3mm，后缘在泪囊窝中间，不超过泪骨上颌缝，上界平内眦韧带上缘，下界平鼻泪管上口。先用弯止血钳在泪囊窝后下部顶破骨壁，造成一直径约3mm的小骨孔，放入斜视钩旋转，把孔周的鼻黏膜与骨分开；然后用小咬骨钳伸入骨孔上下前后咬切，扩大成一卵圆形的骨孔，大小为10mm×12mm，注意防止咬破、撕破鼻黏膜，引起出血。

5. 吻合泪囊和鼻黏膜　在骨孔的鼻黏膜上和泪囊内侧壁各做一“工”形切口，高度与骨孔一致；用小圆针先结节缝合泪囊及鼻黏膜后叶，然后再缝合前叶。

6. 缝合切口　间断缝合骨膜，将内眦韧带断端牢固地缝于骨膜上。缝合眼轮匝肌3~4针。再缝合皮肤3~5针。

7. 抗生素眼膏涂眼，单眼包扎，包加轻压力绷带。

（五）注意事项

1. 必须保护好内眦动、静脉，血管破裂会给手术造成麻烦，应结扎，或将破裂处压于泪囊撑开器下。

2. 用咬骨钳扩大骨孔时要准确，切忌撕拉，以免咬破、撕破鼻黏膜，引起较大出血，并且造成黏膜缺损，吻合困难。

3. 术中小量不断的渗血，可以用肾上腺素；骨板内出血不宜用肾上腺素，可以用骨蜡。

4. 造骨孔时过分靠后或筛泡过度向前发育，容易穿破筛泡，有时会误认为已达鼻腔。可用探针试探，若为筛泡，可用锐匙将穿破部的黏膜刮除。

5. 吻合泪囊与鼻黏膜时，可根据情况决定是否放置橡皮条或纱条等引流物。若吻合时黏膜对合良好，结扎适度，不出血，可不放置。若放置引流，应松紧适度，一端留置泪囊内，一端送入鼻腔，用细丝线缝合泪囊端，经泪囊顶由皮肤穿出，垫纱布卷结扎、固定。

6. 切内眦韧带：内眦韧带是否要切断视手术中是否方便。骨膜切口作在内眦韧带附着点鼻侧时，不存在切断内眦韧带的问题。但内眦韧带如被切断，手术完成时一定要重新缝牢。

第四节　结膜手术

一、结膜异物取出术

手术方法：

1. 患者取坐位或仰卧位。

2. 行表面麻醉。

3. 如为数目较多的结膜面异物，可翻转上、下眼睑，用生理盐水冲洗、清除结膜囊内异物，冲洗时嘱患者向各个方向转动眼球。

4. 如为单个或少数结膜面异物，用蘸有生理盐水的棉签轻轻擦去异物。

5. 嵌入结膜浅层的异物，如用棉签轻擦不出时，可用7号针头轻挑一下，然后再以蘸有生理盐水的棉签擦出。

6. 结膜下异物，需剪开异物相应部位的结膜取出异物，此时应仔细检查巩膜有无创口，如结膜切口较小可不缝合。

7. 术后点抗生素眼液或涂抗生素眼膏，眼垫包扎。

二、翼状胬肉切除术

(一) 适应证

1. 进行性翼状胬肉。

2. 翼状胬肉达瞳孔区或已遮盖瞳孔区者。

3. 翼状胬肉影响眼球运动或影响美观者。

(二) 手术方法

1. 术前常规清洁结膜囊，消毒眼睑及周围皮肤。

2. 用表面麻醉药作结膜和角膜的表面麻醉，用2%利多卡因作结膜下浸润麻醉。

3. 开睑器撑开眼睑，一般应在显微镜下进行手术。用有齿镊子夹住胬肉头部，从其边缘外 0.5mm 处作浅层角膜切开，深度可达角膜前弹力层。将胬肉头部与角膜组织分离到角膜缘。

4. 剪开胬肉体两侧球结膜，将胬肉与巩膜组织钝性分离，切除胬肉头、颈、体部。

5. 将巩膜面残留的结膜下组织清除干净，务必使巩膜表面光滑平整。如缺损的结膜较少，可将结膜切口直接对合，如缺损的结膜较多，可将切除后的结膜缘间断缝合于角巩膜缘外约 2~4mm 的巩膜面，暴露部分巩膜面。

6. 结膜囊内涂抗生素眼膏，眼垫遮盖术眼。

（三）术后处理

1. 术后应每日换药。

2. 术后 4~5 天，抗生素和糖皮质激素滴眼液点眼，每日 4~6 次。

3. 术后 5~7 天拆除缝线。拆线后继续局部滴用糖皮质激素类滴眼液 2~3 周，并逐渐减少用药次数。

（四）注意事项

清除胬肉的所有结膜下组织直至泪阜或内直肌止点前缘。

三、结膜囊肿或皮样脂肪瘤切除术

手术方法：

1. 结膜表面麻醉和局部结膜下浸润麻醉，注射麻药时针尖不宜刺入结膜囊肿内。

2. 用镊子将结膜囊肿或皮样脂肪瘤边缘的结膜提起，用剪刀作结膜切口。

3. 仔细分离囊肿或脂肪瘤表面的结膜，充分暴露肿物后将其完整的剥离、剪除。在切除囊肿时，切口应选在囊肿根部的球结膜面。在分离时应小心仔细，切勿将囊肿刺穿，以免内容物流出后组织难以辨认，导致切除不彻底。一旦发生囊肿破裂，可将切口适当扩大，仔细寻找囊壁，将所有残留囊壁尽量切除干净。

4. 连续或间断缝合结膜。结膜囊内涂抗生素眼膏。

5. 术后每日换药。术后 5 天拆除结膜缝线。

第五节　眼外肌手术

一、水平直肌后徙术

（一）适应证

共同性斜视及部分非共同性斜视。

(二) 手术方法

1. 麻醉：2%利多卡因肌肉附着缘周围及结膜下浸润麻醉，婴幼儿需全身麻醉下进行手术。

2. 肌肉止点后 1mm 处，垂直肌肉方向弧形切开球结膜 10mm。分离结膜和筋膜，暴露直肌。剪开直肌上、下缘肌间膜。斜视钩由肌间膜切口伸入直肌下，从对侧切口穿出。再用另一斜视钩自对侧切口传入，将直肌肌束完整拉出。

3. 向后延长，剪开肌间膜约 10mm，在肌肉近止端 1~2mm 处缝套环缝线两针。

4. 在肌肉附着点处剪断直肌，此时必须拉起斜视钩和缝线，以免剪断缝线使肌肉脱失。

5. 用两脚规由角膜缘后测量，在巩膜上标记拟徙后的距离，将肌肉断端缝合于巩膜新的肌止点处。直肌常规后徙量：内直肌 2.5~5mm，外直肌 5~7mm。

6. 间断缝合结膜。

7. 术后每日换药，5~7 天拆线。

(三) 注意事项

1. 节制韧带和肌间膜的分离应充分，大约 10mm 范围，以保证后退的效果。

2. 充分分离内直肌与泪阜，以免发生泪阜后退。

3. 新肌肉附着点应与附着点等宽，与角膜缘平行。

4. 缝针穿过巩膜以宽 1.5mm，深度为隐约可透见缝针为宜，防止穿通巩膜。

二、水平肌缩短术

(一) 适应证

共同性斜视和部分不完全麻痹性斜视。

(二) 手术方法

一般来说，截除一条水平直肌所起的矫正眼位作用不如做相同量的后徙术大。

1. 麻醉方法同水平直肌后徙术。

2. 结膜切口，结膜及筋膜分离，暴露直肌同水平直肌后徙术。

3. 在肌肉的预计缩短量后 1.5mm 处预置两针套环肌肉缝线。

4. 剪开肌间膜及节制韧带，用止血钳夹住眼外肌，包括肌腱及要缩短的肌肉，用两脚规测量由斜视钩后缘至止血钳前缘的距离。根据拟缩短的距离调整止血钳的位置。

5. 于肌肉止端剪断眼外肌，留 1mm 左右的短蒂以便肌肉缝合。剪除预缩短的肌肉长度。常规缩短量：内直肌 4 ~ 8mm，外直肌 5 ~ 10mm。

6. 将预置套环缝线结扎于肌止端根部。

7. 间断缝合结膜。

8. 术后每天换药，5 ~ 7 天拆线。

三、直肌联结术

（一）适应证

直肌麻痹。

（二）手术方法

以外直肌麻痹为例。

1. 2%利多卡因局部结膜下浸润麻醉，儿童需全身麻醉。

2. 以颞侧角膜缘做梯形结膜切口，分离、暴露外直肌整个附着点及上、下直肌颞侧附着点。

3. 用斜视钩由直肌附着点开始沿肌肉走行，将上、下、外直肌从中央劈开、分为两束至赤道部稍后，长约 12mm。

4. 用丝线分别将上直肌的外侧束与外直肌的上束相联结，下直肌的外侧束与外直肌的下束相联结，并结扎在一起。将线结推到眼球赤道部。操作中注意肌肉联合的结扎线要松紧适度，以防过紧影响肌肉的血液循环。

5. 间断缝合结膜。

6. 术后每日换药，5 ~ 7 天拆结膜线。

（三）注意事项

1. 涉及到的肌肉应分离、暴露清楚，分离肌间膜略超过眼球赤道部，但后部肌鞘应尽量保留，分离肌肉时勿损伤斜肌和提上睑肌。

2. 肌肉联结的线结要松紧适度，能使两肌束接触而且线结不向前滑即可。结扎过紧会导致血流中断、肌肉坏死或眼前段坏死。

四、下斜肌部分切除术

（一）适应证

患眼下斜肌强或另眼上直肌弱的上斜视和 V 型斜视伴下斜肌过强者。

（二）手术方法

1. 2%利多卡因肌肉周围结膜下浸润麻醉，儿童需全身麻醉。

2. 在眼球颞下象限、距角膜缘 9mm 处作与角膜缘平行的结膜切口，长约

10mm，剪开球筋膜和肌间膜，直达巩膜。

3. 将斜视钩尖朝下直肌方向，在下直肌、外直肌之间，平贴巩膜向下滑入 10～15mm，触及眶下壁后原位旋转斜视钩，将钩尖朝向眶骨，向上提拉斜视钩即可钩出下斜肌。

4. 用剪刀或手术刀分离出斜视钩的尖端，露出斜视钩，向颞侧暴露下斜肌，钩出全部肌纤维，用两个止血钳分开 6～8mm 距离，夹于下斜肌。

5. 用剪刀或手术刀切除夹在两个止血钳之间的 6～8mm 长的斜肌，充分止血，撤走止血钳，使下斜肌残端自动退缩。

6. 间断缝合结膜切口

7. 术后每日换药，5～7 天拆线。

（三）注意事项

1. 肌肉切除应完全，不能残留肌束。

2. 切除越靠近附着点，效果越好。

3. 切除肌肉、充分止血后缝合结膜。

五、下斜肌后徙术

（一）适应证

同下斜肌部分切除术。

（二）手术方法

1. 下斜肌后徙术的切口、定位和暴露方面与切除术相同。

2. 在外直肌下缘附近的下斜肌两侧各预置一针套环缝线（套环缝线预置在距离下斜肌附着点 2mm 处）。

3. 在预置缝线后剪断下斜肌。

4. 并将其固定在拟后徙处的巩膜上。

5. 缝合结膜切口。

6. 术后每日换药，5～7 天拆线。

六、上斜肌断腱术

（一）适应证

患眼上斜肌强，下斜肌弱或另一眼下直肌弱的下斜视。A-V 征伴上斜肌过强者。

（二）手术方法

1. 2%利多卡因在上直肌、上斜肌、内直肌附着点周围结膜下作浸润麻醉。儿童需全身麻醉。

2. 由上直肌附着点鼻侧开始，向鼻侧延伸，作一与角膜缘平行，长约8mm的结膜切口，贯通结膜、眼球筋膜及肌间膜，直达巩膜。

3. 用斜视钩钩住上直肌及内直肌的附着点，再用一斜视钩沿上直肌附着点鼻侧缘紧贴巩膜向后方伸入10mm，原位旋转斜视钩，使钩尖向上触及眶壁，向下方提拉斜视钩即可钩住上斜肌反转腱及鞘膜。

4. 沿肌腱的长轴剪开肌腱鞘膜前壁，用斜视钩钩起肌腱并剪断。

5. 间断缝合结膜切口。

（三）注意事项

1. 钩出上斜肌后，食指在睑内侧压迫滑车部，另一手牵拉斜视钩时有条带感可确认是上斜肌。

2. 切除肌腱要完全，并且不能损伤肌鞘。

3. 切除部位越靠近滑车，效果越好。但不能贴近滑车，否则肌肉通过滑车障碍。

4. 切除5mm肌腱可矫正10°下斜视。

七、上斜肌前部前徙术

（一）适应证

正常的上斜肌附着在眼球颞上象限，有下转、外转及内旋眼球的功能。将肌腱的前一半向前移位5～8mm可以加强上斜肌的内旋作用而不影响上斜肌的其他功能。本手术专为治疗上斜肌麻痹引起的眼球外旋。

（二）手术方法

1. 先在角膜缘12点处安置一根穿过结膜及浅层巩膜的固定眼球缝线，将眼球向下牵引。

2. 在眼球颞上象限，角膜缘后7～8mm作一个与角膜缘平行的、长5～8mm的结膜切口，分离球筋膜。

3. 用斜视钩将上直肌向鼻下方牵拉，暴露上斜肌附着点。用斜视钩将上斜肌肌腱劈分为前、后两部。

4. 在前部肌腱上，离附着点2～3mm处，预置套环缝线一针。由附着点剪断前部肌腱。将其缝在沿上斜肌走行、肌止端向前5～8mm处的巩膜上。

5. 间断缝合结膜切口。

6. 术后每日换药，5～7天拆线。

八、上斜肌折叠术

（一）适应证

患眼上斜肌弱，下斜肌强或另一眼上直肌弱的上斜视；伴下斜肌过强的

A-V征。

(二)手术方法

1. 2%利多卡因上直肌、上斜肌附着点结膜下浸润麻醉。儿童需全身麻醉。

2. 在颞上象限，由上直肌颞侧缘开始向外，作一与角膜缘平行的结膜切口，长约10mm，分离球筋膜及肌间膜，暴露上直肌。

3. 将两个斜视钩分别钩住上直肌附着点及切口后唇，在上直肌止端后4~5mm、上直肌颞侧缘内1mm左右，暴露斜肌附着处的肌腱。

4. 用斜视钩由上直肌下钩出上斜肌腱，将折叠器代替斜视钩钩起上斜肌，将上斜肌折叠缝合，折叠部按其走行平铺于巩膜，缝合1针固定于巩膜。

5. 间断缝合结膜切口。

(三)注意事项

1. 连同肌鞘一同折叠。

2. 目前还不能定出每一例的折叠量。垂直偏斜愈大，上斜肌肌腱松弛所需的折叠量愈大。折叠5mm可矫正5三棱镜度。

3. 折叠肌缝合处巩膜较薄，注意勿穿通眼球。

4. 折叠头部要铺平。

第六节　角膜手术

一、角膜异物取出术

(一)手术方法

1. 角膜行表面麻醉。

2. 如为角膜表面异物，患者坐于裂隙灯前，开睑器开睑后，用蘸有生理盐水的棉签擦去异物。

3. 如为角膜浅层异物，用7号针头拨出异物，针头斜面向上。再用含生理盐水的棉签轻轻擦出异物。

4. 如为角膜深层异物，需用表面麻醉、结膜下浸润麻醉或球后麻醉。

5. 磁性异物：用手术刀循异物入口方向切开其上的角膜组织，分离、暴露异物，用电磁铁吸出。如角膜上留有铁锈环、不能一次清除时，可待24小时后行二次手术取出。

6. 非磁性异物：以异物所在位置为中心，作一尖端向角膜的v形切口。以v形尖端为起点作角膜板层分离，暴露异物后用异物针挑出或用异物镊夹出，随即用生理盐水冲洗。

7. 异物一端进入前房时，需在显微镜下进行手术，如异物位于角膜中央，术前需充分缩瞳，在角膜缘作透明角膜切口，虹膜恢复器自切口伸入前房，将异物向外顶托，同时用异物镊从角膜表面垂直向外夹出异物。如异物位于前房角附近，可在角膜缘后作 5～8mm 长的切口，然后揭开角膜瓣，暴露异物，用异物镊夹出异物，缝合切口。术后点 1%阿托品眼液，结膜下注射抗生素，单眼包扎。

（二）术后处理

1. 术后滴抗生素眼液或眼膏，眼垫遮盖术眼。

2. 进入前房的异物取出后需每天换药，滴抗生素液、眼膏及散瞳，有缝线者于 10 天后拆除缝线。

第七节　抗青光眼手术

一、小梁切除术

（一）适应证

药物和激光治疗不能阻止的，进行性视神经损伤和视野缺损的各类青光眼。

（二）麻　醉

1. 通常应用局部麻醉。结膜囊内滴用 0.5%地卡因表面麻醉。

2. 以 2%利多卡因或普鲁卡因进行球后麻醉，手术部位球结膜下浸润麻醉。

（三）手术方法

1. 开睑器开睑，角巩膜缘角膜穿刺，一般位于颞下方，大小应足以使细冲洗针头穿入前房。

2. 做以角膜缘为基底或以穹窿部为基底的结膜瓣，分离球结膜。

3. 做板层巩膜瓣，以角膜缘为基底制 6mm × 7mm 长方形板层巩膜瓣，厚度为 1/2 巩膜厚度，向前分离，直至清亮角膜区内 1mm。

4. 切除小梁组织，在距巩膜瓣基底线 1.5mm 处，平行基底线切开巩膜至前房，长约 4mm，在此切口两端各做垂直 2mm 巩膜切开。用无齿镊轻提深层巩膜瓣，水平剪除 2mm × 4mm 巩膜组织。

5. 周边部虹膜切除：用镊子夹住角巩膜切口中暴露的虹膜组织，将虹膜剪刀平行于角巩膜缘做周边部虹膜切除。冲洗角巩膜切除部位，用虹膜恢复器轻轻地从角巩膜切除处向瞳孔方向按摩角膜，恢复虹膜。

6. 缝合巩膜瓣：于两游离角各用 10-0 尼龙线间断缝合一针，间断缝合结膜。

(四) 术后处理

1. 常规换药，滴抗生素及激素眼药水，每日 4~6 次。

2. 每日短效散瞳剂滴眼液点眼。

3. 术后 5~7 天拆除结膜线。

第八节　白内障手术

一、白内障囊外摘除术

(一) 适应证

除了晶状体脱位或半脱位，几乎所有类型的白内障均可做囊外摘除术。

(二) 麻醉

1. 表面麻醉。

2. 球后阻滞麻醉。

3. 儿童需全身麻醉。

(三) 手术方法

1. 开睑　开睑器开睑或缝线开睑。

2. 上直肌牵引线　在 12 点方位顺结膜面向上、距角膜缘 8mm 处夹住上直肌止端，然后在肌腹底穿过 1-0 丝线。

3. 制结膜瓣　沿角膜缘剪开结膜 120°范围，制以穹窿为基底的结膜瓣，并向巩膜侧稍作分离，暴露相应的巩膜部分。

4. 角巩膜缘切口　沿角巩膜缘灰线后缘制深度达 1/2 巩膜厚度的板层切口，长约 10mm，然后用尖刀在切口底部采取与虹膜平行的方向穿刺入前房，宽约 1~2mm。

5. 截囊　截囊针接上平衡盐溶液后，使截囊针侧向通过穿刺口进入前房，待针孔通过切口后稍停顿，将平衡液注入前房使之变深，再向前进入，直至下方瞳孔内侧，沿预定轨迹，以截囊针依次划开前囊膜。

6. 扩大角巩膜缘切口　以角膜剪将穿刺口向两侧扩大，切口长度根据晶状体核大小而定，通常为 120°弧长。

7. 娩出晶状体核　一手持挽核器在切口后唇加压，另一手持虹膜恢复器压迫 6 点方位角膜缘处，晶状体核缓慢移向切口，当晶状体核最大横径越过切口时，即停止对眼球的压迫，令其自行娩出或用镊子将其拨出切口外。

8. 清除残余皮质　间断缝合切口以形成闭合前房。用注吸针头伸入前房，先清除6点方位的皮质，再吸出左、右两侧皮质，最后吸出12点方位皮质。

9. 间断缝合角巩膜缘切口、结膜切口。

（四）术后处理

1. 术毕结膜囊内涂抗生素眼膏，单眼遮盖，平卧送回病房。

2. 每日一次换药。

3. 局部抗生素及激素滴眼液点眼，散瞳。

4. 术后5~7天拆除结膜缝线。

二、白内障针吸出术

（一）适应证

儿童先天性白内障或30岁以下外伤性无硬核的白内障。

（二）手术方法

1. 开睑同白内障囊外摘除术。

2. 上直肌牵引缝线。

3. 在颞上方以穹窿为基底制一约5mm长的结膜瓣。

4. 分离、暴露角膜缘，止血。

5. 在角膜缘前界后1mm处做角巩膜缘深板层（约2/3全层厚度）切口，长度约3mm，随即穿刺进入前房。向前房内注入足量的黏弹性物质。

6. 截囊针截开前囊。

7. 注吸针头连接平衡盐溶液后伸入前房，注意保持正常前房深度，边灌注边抽吸干净皮质。

8. 缝合角巩膜缘切口一针。

9. 缝合结膜切口。

三、后房型人工晶状体植入术

根据人工晶状体襻的固定位置可分为人工晶状体囊袋内固定、睫状沟固定和不对称固定（一襻在囊袋内，另一襻在睫状沟）。以下以人工晶状体囊袋内植入为例：

（一）手术方法

1. 完成囊外白内障摘除术后，向囊袋内注入适量的黏弹性物质，拆除一针正中缝线，使开口宽度达到6.0~6.5mm。

2. 植入人工晶状体下襻及光学部分　当用镊子夹光学部分时，人工晶状体的运行方向完全由手来控制，需要有良好的手感。将人工晶状体下襻摆至指向左，用镊子纵向夹住人工晶状体光学部，使晶状体逐渐通过切口、前房，当下襻顶端已达瞳孔中央或光学部分前缘已进入切口时，应及时放松镊子，用镊子轻推晶状体光学部，晶状体将在切口剪切力限制下缓缓滑向后房，完全进入囊袋内。

3. 植入晶状体上襻　确认晶状体下襻抵达囊袋内后，以晶状体镊夹持上襻顶端，沿与晶状体光学部平行的方向压缩晶状体襻，进入前房，当上襻越过瞳孔缘及上方前囊膜边缘时，轻压上襻使之顺势旋转，转向虹膜后放松镊子，上襻将自行弹入上方囊袋内。此时也可以自辅助切口伸入晶状体板压住光学部，防止翘起。

4. 调整晶状体位置　用调位钩使晶状体作顺时针缓慢旋转至位正。如晶状体有明显偏位，可以用调位钩钩住调位孔，根据调整目的，稍作推拉、摆动及旋转等，直至晶状体正位。

5. 抽吸残余黏弹性物质，缝合角巩膜切口。

第九节　眼球及眼眶手术

一、眼球摘除术

(一) 麻　醉

1. 表面麻醉。

2.2%利多卡因作球后阻滞麻醉。

3.2%利多卡因作球结膜下浸润麻醉。

4. 小儿或不合作的患者采用全身麻醉。

(二) 手术方法

1. 开睑器开睑。

2. 切开球结膜，沿角膜缘环形剪开球结膜，充分分离筋膜，暴露直肌止端。

3. 用斜视钩钩出上直肌，在肌止端后 3mm 预置一根缝线，在直肌止端处将其剪断，用同样方法剪断内、外直肌及下直肌，内直肌保留 2～3mm 左右肌腱，以便在断视神经时牵拉眼球。

4. 剪断直肌后，在巩膜和眼球筋膜间钝性分离，直达眼球后部。

5. 剪断上斜肌，将眼球过度下转，用斜视钩钩出横行的上斜肌并剪断。

6. 剪断下斜肌，向鼻侧牵引眼球，同时向外侧牵拉颞侧球结膜，用斜视钩紧贴巩膜面向下方近肌止端处钩住下斜肌并剪断。

7. 用止血钳夹住内直肌止端，向上提起眼球，视神经剪刀自鼻侧伸入眼球后方，探及如绳索样的视神经，尽量贴眶尖处将视神经剪断。

8. 确定视神经剪断后，摘出眼球，迅速用热盐水纱布填塞入眶内，压迫止血。

9. 连续缝合球结膜，结膜囊内涂抗生素眼膏，填塞油纱条，加压包扎。

10. 如眶内放置球形填充物，可将其放置于四条直肌中间，再将垂直及水平直肌断端缝合，形成“十”字形肌肉交叉。然后缝合球筋膜及球结膜切口。

11. 术后绷带连续加压包扎 48 小时，2 天内换药，结膜囊内涂抗生素眼膏。

二、眼球内容物剜除术

（一）适应证

1. 全眼球化脓性炎症。
2. 角膜葡萄肿，患者要求安装活动性义眼台。
3. 严重的眼球破裂伤，大量眼内容物脱出者。
4. 眼内手术发生驱逐性出血。
5. 患者为出血体质，不适宜行眼球摘除术者。
6. 绝对期青光眼。
7. 符合眼球摘除条件但角膜已溃疡、坏死、穿孔，无法再修补者。

（二）手术方法

1. 麻醉　表面麻醉，2%利多卡因球后阻滞麻醉，儿童或不能配合者需全身麻醉。

2. 分离结膜　沿角膜缘环形剪开球结膜，并向后分离眼球筋膜囊 6～7mm。

3. 剪除角膜　用刀片在角膜缘后 1mm 处切开巩膜，伸入小弯剪，沿角膜缘将角膜完全剪除。

4. 分离葡萄膜　用固定镊夹持切口的角巩膜边缘，用睫状体分离器或虹膜恢复器伸入虹膜根部，将睫状体及脉络膜同巩膜全周分离。

5. 除去眼内容物　助手用两把组织钳或血管钳分别夹提 3 点及 9 点处巩膜切口边缘。术者用大刮匙刮除全部眼内容物，注意一定不得残留葡萄膜组织。可用血管钳尖卷上纱布伸入巩膜腔内擦拭，如有出血，可用肾上腺素棉签或电凝器止血，或烧灼止血。

6. 用 2.5% 的碘酊涂抹巩膜腔内壁，烧灼可能残留的色素细胞，75% 乙醇脱碘后再用生理盐水彻底冲洗。

7. 切除部分巩膜　在 3 点和 9 点位各剪去一小块三角形的巩膜组织。

8. 缝合切口　剪断或褥式缝合巩膜切口，全眼球炎者应放置引流条或不缝合。

9. 连续缝合球结膜切口，在结膜囊内涂抗生素眼膏，填塞凡士林纱布，单眼加压绷带包扎。

10. 术后 48 小时除去加压包扎，3 天后拔除引流条，每日或隔日换药。

（张劲松）

思考题

1. 眼科手术注意事项有哪些？
2. 眼科手术术前准备有哪些？
3. 眼科手术麻醉方式有哪些？
4. 简单描述眼睑的组织层次？
5. 简述睑板腺囊肿切除术的手术方法？
6. 简述泪囊摘除术的手术方法？
7. 简述泪囊鼻腔吻合术的注意事项？
8. 翼状胬肉切除术的适应证是什么？
9. 简述结膜囊肿切除术的手术方法？
10. 水平直肌后徙术的注意事项有哪些？
11. 水平肌缩短术的手术方法？
12. 简述角膜异物取出术的手术方法？
13. 小梁切除术的手术方法？
14. 白内障手术方式有哪几种？
15. 简述后房型人工晶状体植入术的手术方法？
16. 简述眼球摘除术的手术方法？
17. 眼内容物剜出术的适应证有哪些？

附录　眼科相关参考值

一、解剖生理部分

眼球

前后径（外径）24mm，水平径 23.5mm，垂直径 23mm

眼球内轴长 22.12mm，赤道部周长 74.91mm

眼球容积约为 6.5ml，重量 7g

突出度 12～14mm，两眼相差不超过 2mm

角膜

横径 11.5～12mm，垂直径 10.5～11mm

厚度　中央部 0.5～0.57mm，周边部 1mm

曲率半径　前表面 7.8mm，后表面 6.8mm

屈光力　前表面 +48.83D，后表面 -5.88D，总屈光力 +43D

屈光指数 1.3771

角膜缘

宽度 1.5～2mm

巩膜厚度

直肌附着处 0.3mm，赤道部 0.4～0.6mm，后极部 1mm

睫状体

宽度 6～7mm

脉络膜

平均厚度约 0.25mm，脉络膜上腔间隙 10～35μm

前房

中央深度 2.5～3mm

房　水

总量 0.15～0.3ml，比重 1.002～ 1.012，pH 值 7.3～7.5，前房 0.2ml，后房 0.06ml

屈光指数 1.3374

瞳　孔

直径 2.5～4mm（双眼差＜0.25mm）

瞳距　男 60.9mm，女 58.3mm

晶状体

直径 9～10mm，厚度 4～5mm，容积 0.2ml

曲率半径　前表面 10mm，后表面 6mm

屈光指数 1.4371

屈光力　前表面＋7D，后表面＋11.66D，总屈光力＋18.46D

玻璃体

容积约 4.5ml

屈光指数 1.336

视网膜

视盘　直径 1.5mm×1.75mm

黄斑直径 1～3mm

黄斑中心凹位于视乳头颞侧缘 3mm，视乳头中心水平线下方 0.8mm

视网膜中央动脉直径 0.096～0.112mm，视网膜中央静脉直径 0.123～0.142mm

视网膜动、静脉管径比例　动脉:静脉＝2:3

视神经

全长 42～50mm，球内段长约 1mm，眶内段长 25～30mm，管内段长 6～10mm，颅内段长约 10mm

眼　眶

容积 25～28ml

视神经孔直径 4～6mm

视神经管长度 4～9mm

眼外肌

肌腱宽度　内直肌 10.3mm，外直肌 9.2mm，上直肌 10.8mm，下直肌 9.8mm，上斜肌 9.4mm，下斜肌 9.4mm

各解剖结构与角膜缘间距离

直肌止点　内直肌 5.5mm，下直肌 6.5mm，外直肌 6.9mm，上直肌 7.7mm

锯齿缘 7～8mm，赤道部 14.5mm，涡静脉（4～6 条）14～25mm

睑裂大小及内外眦距离

宽度 7～10mm，平均 8mm；长度 26～30mm，平均 28mm

两侧内眦距离 30～35mm，平均 34mm；两侧外眦距离 88～92mm，平均 90mm

睫　毛

上睑 100～150 根，下睑 50～75 根。

睁眼平视时上睑睫毛倾斜度 110°~120°，下睑为 100°~120°

睑 板

上睑板中部宽度　男性 7~9mm，女性 6~8mm

下睑板中部宽度　5mm

睑板长度约 29mm，厚为 1mm

结 膜

结膜囊深度（睑缘至穹窿部深处）上方 20mm，下方 10mm

穹窿结膜与角膜缘距离上下方均为 8~10mm，颞侧为 14mm，鼻侧为 7mm

泪器

泪小点　直径 0.2~0.3mm，上泪小点在内眦外侧 6mm，下泪小点在内眦外侧 6.5mm

泪小管　直径 0.5~0.8mm，垂直部长度 2mm，横部长度 8mm，总长 10mm

泪囊　长 12mm，前后宽 4~7mm，左右宽 2~3mm

鼻泪管　骨内部长 12.4mm，鼻内部长约 5.32mm，全长约 18mm

鼻泪管下口位于鼻前孔外侧缘后方 30~40mm

泪囊窝　长 17.86mm，宽 8.01mm

泪腺　眶部 20mm×11mm×5mm，重 0.75g；睑部 15mm×7mm×3mm，重 0.2g

泪液　正常清醒状态下，每分钟分泌 0.9~2.2μl；每眼泪液量 7~12μl，比重 1.008，pH 值 7.35，屈光指数 1.336，渗透压 295~309mOms/L，平均渗透压 305mOms/L

二、检查部分

泪液检查

泪膜破裂时间　正常为 10~45 秒，短于 10 秒表明泪液分泌不足

Schirmer 试验（10~15）mm/5min；<10mm/5min 为低分泌，<5mm/5min 为干眼

视 野

用直径为 3mm 的白色视标检查周边视野（蓝、红、绿色视标检查，周边视野依次递减 10°左右）

正常：颞侧 90°，鼻侧 60°，上方 55°，下方 70°

立体视觉　立体视敏度<60 弧秒

角膜内皮镜检查　正常值为 2400 个/mm^2 以上

眼压和青光眼的有关数据

眼压正常值 1.47~2.79kPa（11~21mmHg）

杯/盘（C/D）：正常≤0.3，异常0.6；两眼相差≤0.2

巩膜硬度（E）正常值0.0215

房水流畅系数（C）

正常值0.19～0.65μl（min·mmHg）；病理值≤0.12μl（min·mmHg）

房水流量（F）

正常值（1.84±0.05）μl/min，>4.5μl/min为分泌过高

24小时眼压波动

正常值：≤0.665kPa（5mmHg）；病理值：≥1.064kPa（8mmHg）

双眼眼压差

正常值：≤0.582kPa（4mmHg）；病理值：≥0.665kPa（5mmHg）

暗室试验前、后眼压差值

正常值：≤0.665kPa（5mmHg）；病理值：≥1.064kPa（8mmHg）

暗室加俯卧试验前、后眼压差值

正常值：≤0.665kPa（5mmHg）；病理值：≥1.064kPa（8mmg）

眼底荧光血管造影：臂脉络膜循环时间平均为8.4秒，臂-视网膜中央动脉循环时间为10～15s

（吴　荒）

参考文献

[1] 惠延年主编．眼科学（第6版）．北京：人民卫生出版社，2004．
[2] 李凤鸣主编．中华眼科学（第2版）．北京：人民卫生出版社，2005．
[3] 严密主编．眼科学（第4版）．北京：人民卫生出版社，1980．
[4] 葛坚主编．眼科学．北京：人民卫生出版社，2005．
[5] 刘家琦主编．实用眼科学．北京：人民卫生出版社，1987．
[6] 何守志主编．临床眼科学．天津：天津科学技术出版社，2002．
[7] 葛坚主编．眼科学（供8年制及7年制临床医学等专业用）第2版．北京：人民卫生出版社，2010．
[8] 李凤鸣主编．眼科全书．北京：人民卫生出版社，1996．
[9] 王国华主编．实用泪器手术学．北京：中国古籍出版社，1996．
[10] 张汗承，周祖嫌编著．泪腺病学．北京：金盾出版社，1992．
[11] 李贺敏主编．眼科学．北京：人民军医出版社，1999．
[12] 何燕玲，齐慧君主编．眼科疾病．北京：中国医药科技出版社，2004．
[13] 李恩江，林锦镛主编．实用眼科病理学．北京：中国医药科技出版社，1997．
[14] 王凤翔主编．眼科疾病分册．北京：中国医药科技出版社，2002．
[15] 孙为荣主编．眼科病理学．北京：人民卫生出版社，1997．
[16] 聂天祥．放线菌性泪小管炎5例．临床眼科杂志，2005年13卷4期，372～373．
[17] 董庆龙，郭化敏．罕见泪囊肿瘤1例．Journal of Weifang Medical College，2004年7卷3期，56．
[18] 赵素焱，闵燕．曲安奈德局部注射治疗泪腺炎．中国实用眼科杂志，2006年24卷11期，1199～1201．
[19] 陈再和，曾长余．双上颌智齿埋伏阻生引发急性泪腺炎1例．临床军医杂志，2002年30卷2期，31．
[20] 褚行琦，郑家驹．Crohn病并发泪腺炎及结膜炎1例．中国肛肠病杂志－2002年22卷3期，21．
[21] 范敏，宋秀君，宋冬林．环孢霉素A对实验性干眼的影响．武警医学，2007年18卷9期，658．
[22] 刘祖国，梁凌毅．干眼系列研究．医学研究杂志－2006年35卷7期，48．

[23] 刘祖国主编. 眼表疾病学. 北京：人民卫生出版社，2003.
[24] 潘兰兰，贾卉. 中老年干眼患者临床特征分析. 国际眼科杂志，2006，(6) 5：1203.
[25] 刘明，贾卉. 角膜移植术后泪膜稳定性的初步研究. 中国实用眼科杂志，2007，25 (2)：177.
[26] 朱姝，贾卉. 二型糖尿病与干眼症相关性分析. 眼科研究，2007，(25) 8：602.
[27] 潘兰兰，贾卉. 性激素在干眼症发病机制方面的研究进展. 中国实用眼科杂，2006，24 (12)：1236.
[28] 刘英奇，赵亮主编. 现代眼科学. 北京：北京科学技术出版社，1996.
[29] 孙秉基，徐锦堂主编. 角膜病的理论基础与临床. 北京：科学技术文献出版社，1994.
[30] 吴欣怡主编. 角结膜疾病学. 山东：山东科学技术出版社，2002.
[31] 谢立信，史伟云主编. 角膜病学. 北京：人民卫生出版社，2007.
[32] 吴绍熙主编. 现代医学真菌检验手册. 北京：北京医科大学—中国协和医科大学联合出版社，1998. 348~356.
[33] 苏泽轩，于立新，黄洁夫主编. 现代移植学. 北京：人民卫生出版社，1998，12：158~311.
[34] 董晓光，谢立信，史伟云. 穿透性角膜移植治疗真菌性角膜溃疡的评价. 中华眼科杂志，1999，35：386.
[35] 赵家良主编. 眼科学，第六版. 北京：人民卫生出版社，2004.
[36] 何守志主编. 眼科显微手术. 北京：人民军医出版社，1994.
[37] 何守志. 白内障摘除手术及人工晶状体研究进展. 中华眼科杂志，2005，41 (8)：707.
[38] 黄经河. 白内障手术现状及人工晶状体研究进展. 微创医学，2006，1 (4)：281.
[39] 何守志编著. 晶状体病学. 北京：人民卫生出版社，2004.
[40] 孙世珉主编. 葡萄膜病学. 北京：北京医科大学出版社，2000.
[41] 黎晓新，王景昭主编. 玻璃体视网膜手术学. 北京：人民卫生出版社，2000.
[42] 周文炳主编. 临床青光眼. 北京：人民卫生出版社. 2000.
[43] 林少明主编. 急性青光眼. 天津：天津科学技术出版社，2003.
[44] 唐仕波主编. 黄斑部疾病手术学（第1版）. 人民卫生出版社，2005.
[45] 赵堪兴，杨培增. 眼科学. 北京：人民卫生出版社，2001.
[46] 吕帆主编. 斜弱视和双眼视觉处理技术. 北京：高等教育出版社，2005.
[47] 杨景存主编. 眼外肌学. 郑州：郑州大学出版社，2003.
[48] 胡聪主编. 临床斜视诊断. 北京：科学出版社，2001.

[49] 光焕主编. 现代斜视治疗学. 北京：人民军医出版社，1999.
[50] 崔国义，张杰，曹晓燕. 特殊类型斜视. 郑州：河南科学技术出版社，1998.
[51] 刘家琦，李凤鸣主编. 实用眼科学（第二版）. 北京：人民卫生出版社，1999.
[55] 关航主编，眼科主治医生 400 问（第一版）. 北京：中国协和医科大学出版社，2000.
[53] 徐亮，吴晓主编. 同仁眼科手册（第一版）. 北京：科学出版社，2002.
[54] 宋国祥主编. 眼眶病学. 北京：人民卫生出版社，1999.
[55] 肖利华主编. 现代眼眶病诊断学. 北京：北京科学技术出版社，2006.
[56] 张卯年主编. 眼创伤学. 北京：军事医学科学出版社，2007.
[57] 孙丰源主译. 眼眶疾病. 天津：天津科技翻译出版公司，2006.
[58] 瞿佳. 视光学理论与方法. 北京：人民卫生出版社，2004.
[59] 瞿佳. 眼镜学. 北京：人民卫生出版社，2004.
[60] 王勤美. 屈光手术学. 北京：人民卫生出版社，2004. 5.
[61] 吴荒. 实用主觉验光技术手册. 北京：科学出版社，2008.
[62] 徐国兴主译. 临床眼科学. 福建：福建科技出版社，2005.
[63] 邹仲之主编. 组织胚胎学. 北京：人民卫生出版社，2004.
[64] 徐国兴主编. 眼科学基础. 北京：高等教育出版社，2005.
[65] 方崇亮，徐国兴主编. 临床医学概论. 北京：人民军医出版社，2006.
[66] 徐斯凡主编. 生理学. 北京：高等教育出版社，2003.
[67] 姚泰主编. 生理学. 北京：人民卫生出版社，2004.
[68] 陈竺主编. 医学遗传学. 北京：人民卫生出版社，2002.
[69] 陈灏珠主编. 实用内科学，北京：人民卫生出版社，2005.
[70] 陈孝平主编. 外科学，北京：人民卫生出版社，2005.
[71] 保健同人社，康健家庭百科. 台北：书泉出版社，2002.
[72] 肖国士，赵广建. 眼睛保健与美容. 北京：人民卫生出版社，2004.
[73] 袁南荣. 三基训练指南（眼科）. 南京：东南大学出版社，2005.
[74] 管怀进. 眼科学. 北京：科学出版社，2006.
[75] 全国卫生专业技术资格考试专家委员会，眼科学（中级）. 北京：人民卫生出版社，2007.
[76] 刘凤芝，王爽. 全科医师岗位培训教材. 北京：中医古籍出版社，2007.
[77] 孙兴怀主编. 眼科手册. 上海：上海科学技术出版社，2003.
[78] 李美玉主编. 眼科手册. 北京：人民卫生出版社，2000.
[79] 张繁友，孙政基主编. 非眼科医生眼科知识手册. 大连：大连理工大学出版社，2007.
[80] 刘祖国主编. 眼科学基础. 北京：人民卫生出版社，2004.

[81] 孟庆荣，林慧，王利群主编．眼科急症诊断与处理．郑州：河南医科大学出版社，2000.
[82] 李绍珍等主编．眼科手术学．北京：人民卫生出版社，1997.
[83] 松井瑞夫等主编．改訂版図説眼科手術書．日本：メジカルビュ一社，1991.
[84] 何守志主编．眼科手术图谱．北京：人民卫生出版社，2000.
[85] 孟祥伟等主编．眼科手术图谱．沈阳：辽宁科学技术出版社，2003.
[86] 杨培增主编．临床葡萄膜炎．北京：人民卫生出版社，2004.
[87 Laytragoon LN. Programmed cell death: the influence of CD40, CD95 and the ir ligands. Med Oncol, 1998, 15: 15 ~ 19.
[88] Roy R, Laughrea PA, Duke, et al. Role of ABO and Lewis blood group antrgens in donoe-recipient compability of corneal transplantation. Ophthalmology, 1997, 104: 508 ~ 512.
[89] He YG, Niederkorn JY. Depletion of donor-derived Langerhans cells promotes corneal allograft. Cornea, 1996, 15: 82 ~ 89.
[90] Niederkorn JY. Mechanisms of corneal graft rejection. Cornea, 2001, 20: 675 ~ 679.
[91] Niederkorn JY. The immune privilege of corneal allografts. Transplantation, 1999, 67: 1503 ~ 1508.
[92] Reim M, Becker J, Genser C, et al. Assessment of conjunctival epithelium after severe burns and surgical reconstruction with tenon plasty cytology procedure. Cornea, 1998, 17: 363 ~ 370.
[93] Tsai RJF. Corneal surfaces reconstruction by amniotic membrane with cultivated autologous limbo-corneal epithelium. Invest Ophthalmol Vis Sci, 1998, 39: s429.
[94] Kuffova L, Holan V, Lumsden L, et al. Cell allografts after administration of cyclosporin A. Cornea, 1999, 18: 459 ~ 465.
[95] Karcioglu ZA. Laboratory diagnosis in Ophthalmology. New York: Macmillan publishing company, 1987, 35 ~ 40.
[96] Xie L, Dong X, Shi W, Treatment of fugal keratitis by penetrating keratoplasty. Br J Ophthalmol, 2001, 85: 1070 ~ 1074.
[97] Jalbert I, Stapleton F, Papas E, et al. In vivo confocal microscopy of the human cornea. Br J Ophthalmol, 2003, 87: 225 ~ 36.
[98] Brady SE, Cohen EJ. Acanthamoeba keratitis. Ophthalmol Clin North Am, 1990, 3: 537.
[99] Orndahl M, Fagerholm P, Fitzsimmons T et al. Treatment of corneal dystrophies with excimer laser. Acta Ophthalmol, 1994, 72: 235.

[100] Tuft SJ, ·Watson PG. Progression of scleral disease. Ophthalmology 1991; 98: 467. 71.

[101] McCluskey PJ, Watson PG, Lightman S, et al. Posterior scleritis: clinical features, systemic associations, and outcome in a large series of patients. Ophthalmology 1999; 106: 2380 6.

[102] Watson PG, Hazleman BL. The sclera and systemic disorders. Major problems in ophthalmology. Vol 2. London, Philadelphia: Saunders, 1976.

[103] Frazier Byrne S, Green RL. Orbital echography. In: Tasman W, Jaeger EA, eds. Duane' s clinical ophthalmology. Philadelphia: JB Lippincott, 1993; 2 6.

[104] Lacey B, Chang W, Rootman J. Nonthyroid causes of extraocular muscle disease. Surv Ophthalmol 1999; 44: 187 213.

[105] Ossoinig KC. Standardized echography: basic principles, clinical applications, and results. Int Ophthalmol Clin 1979; 19: 127 89.

[106] Moorman CM, Elston JS. Acute orbital myositis. Eye 1995; 9: 96 101.

[107] M R Vagefi1, D A Hollander1. Bilateral surgically induced necrotising scleritis with secondary superinfection. The British Journal of Ophthalmology 2005; 4: 124 ~ 127.

[108] Basic and clinical science course. American Academy of Ophthalmology 2004.

[109] Jack J Kanski. Systemic Diseases and eye , Signs and differential diagnosis. London. Mosby international Limited. 2001.

[110] Deepak Gupta , Glaucoma diagnosis and treatment. Lippincott Williams & Wilkins. 2005.

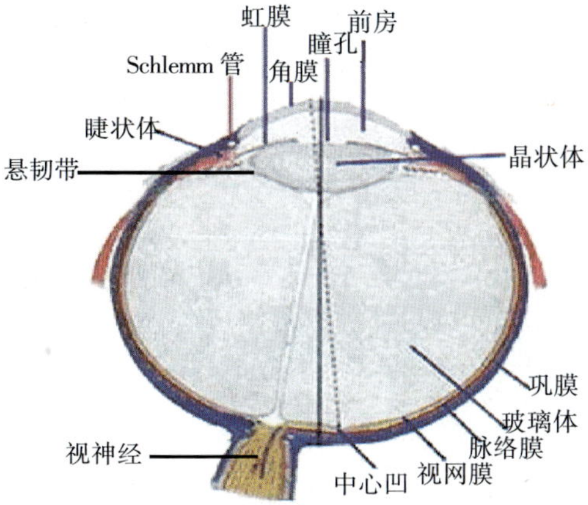

图 1-1　眼球剖面模式图

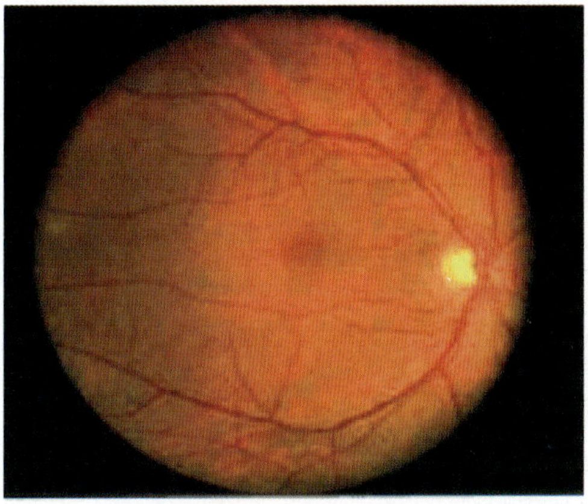

图 1-4　正常眼底

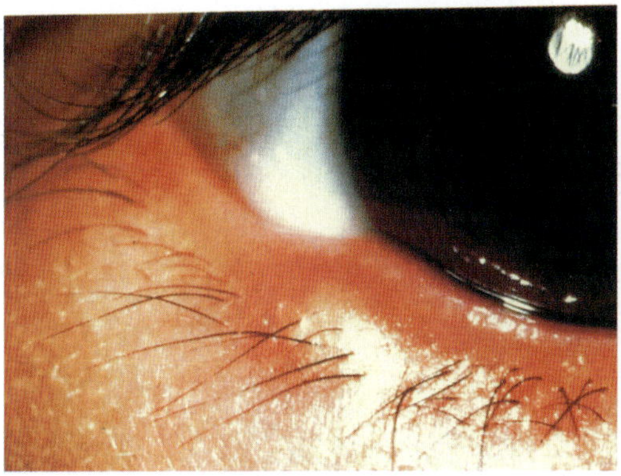

图 3-1　外睑腺炎

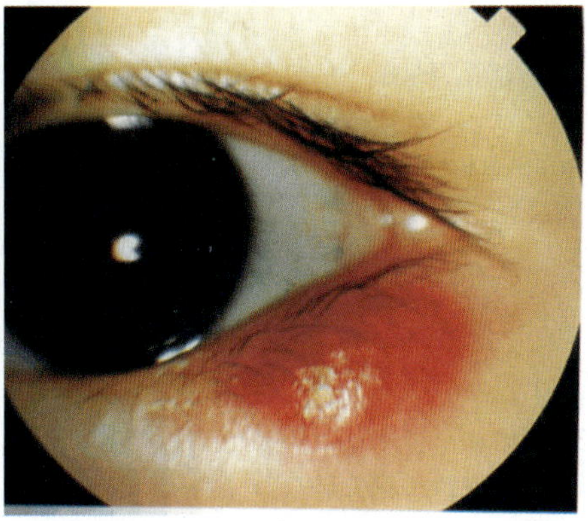

图 3-2　内睑腺炎

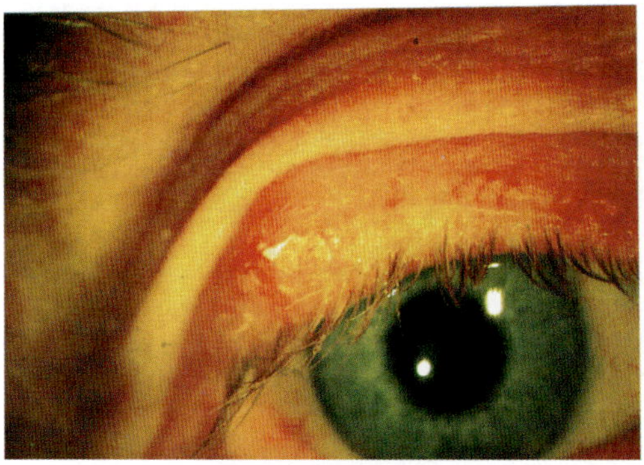

图 3-3 睑板腺囊肿

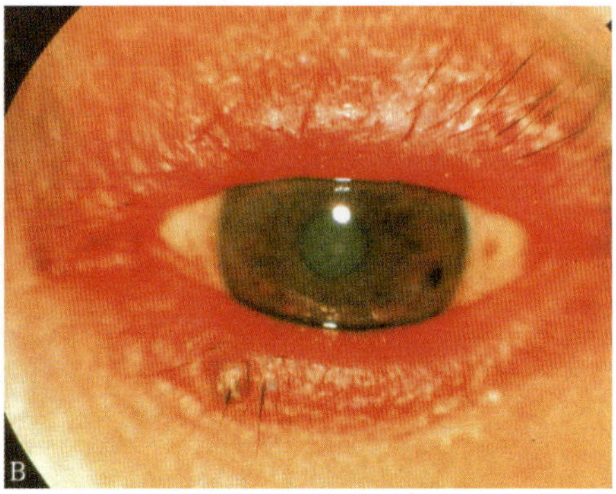

图 3-4 鳞屑性睑缘炎

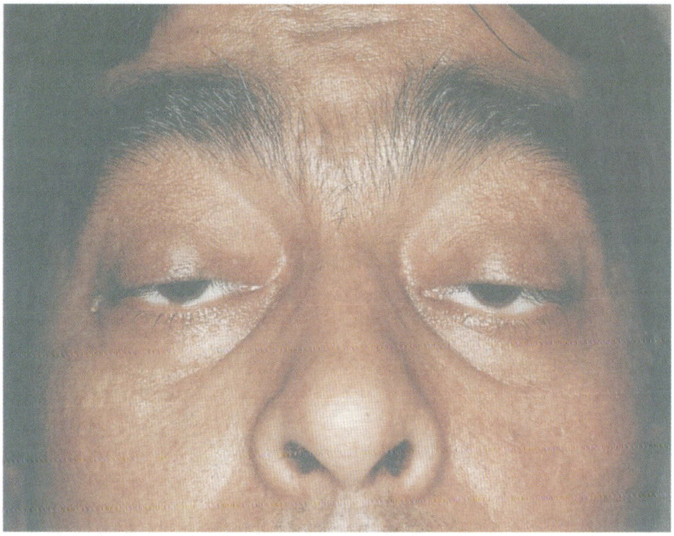

图 3-5 上睑下垂

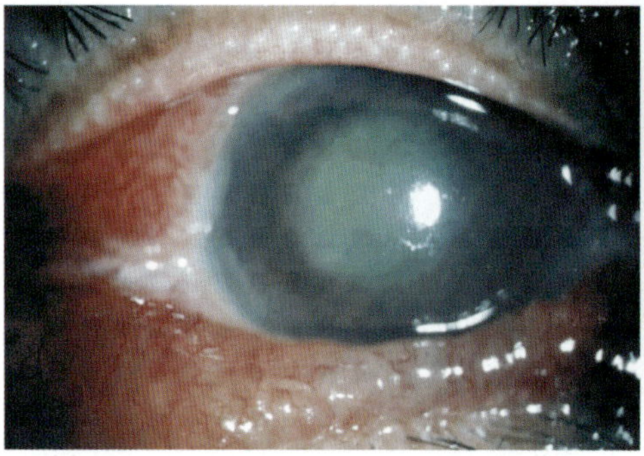

图 7-1

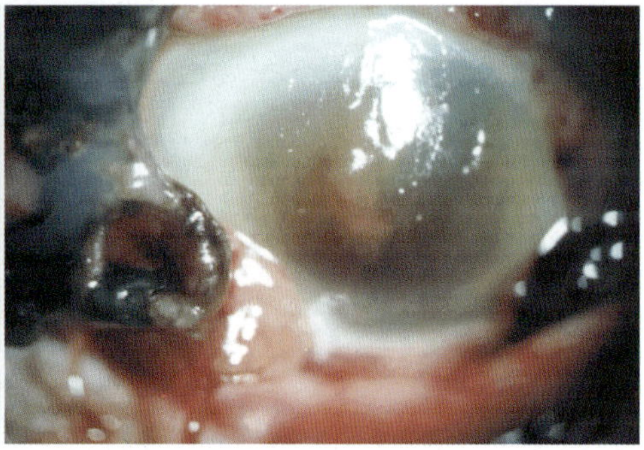

图 7-2

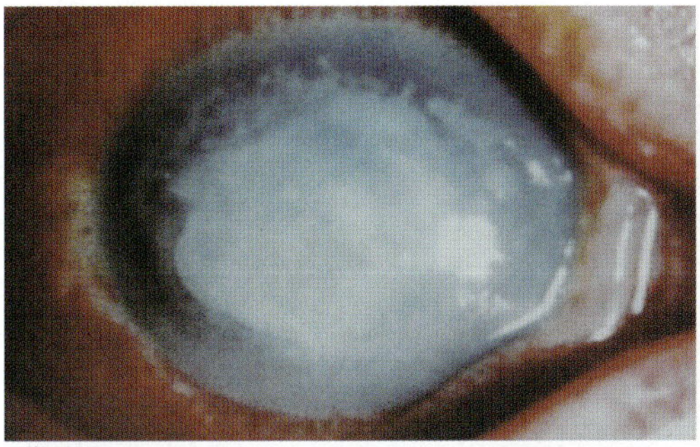

图 7-3

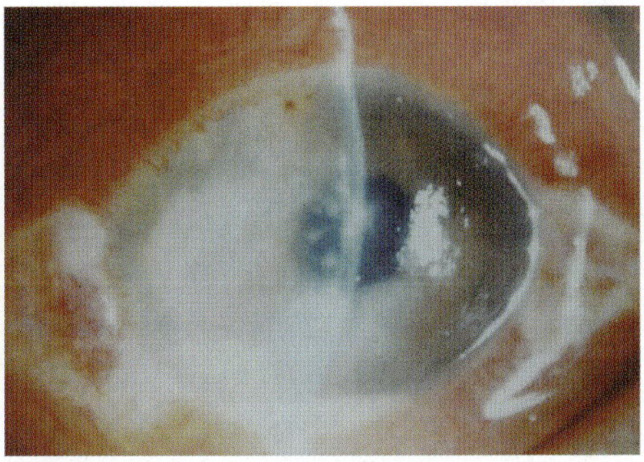

图 7-4

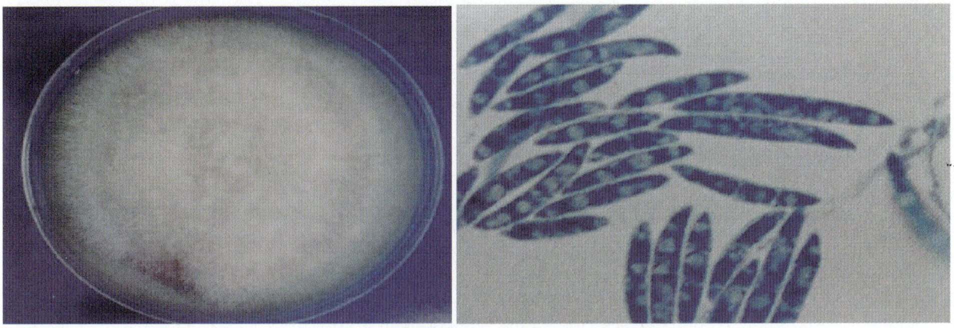

图 7-5　茄病镰刀菌菌落及镜下特点

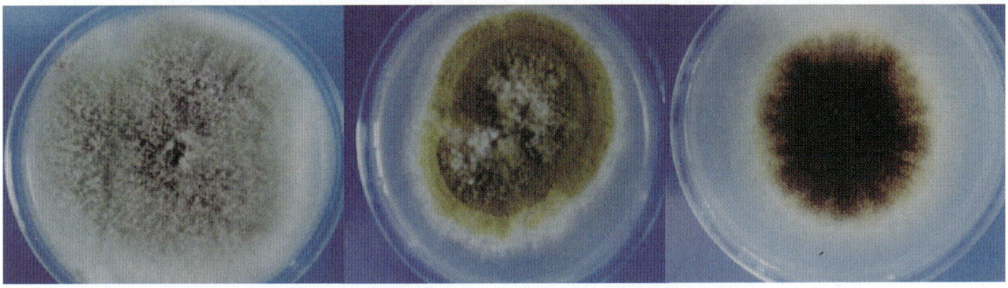

图 7-6　烟曲霉菌、黄曲霉菌、黑曲霉菌菌落

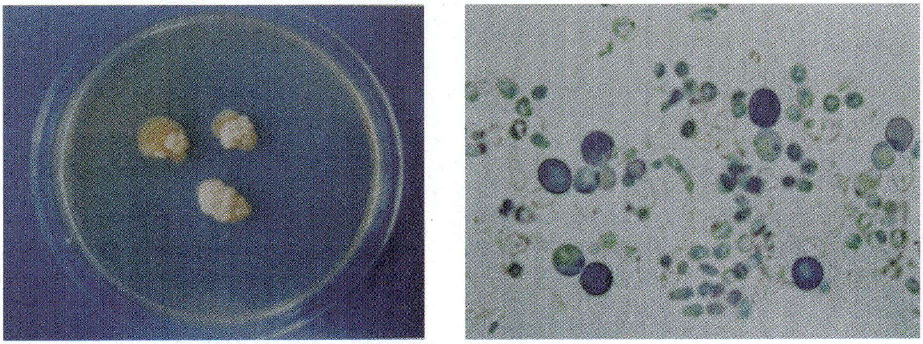

图 7-7　白色念珠菌菌落及镜下

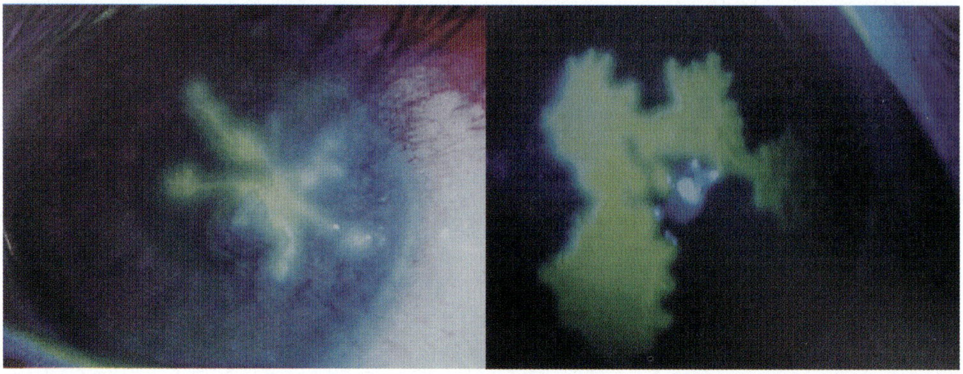

图 7-8　分别为荧光素着染的树枝状及地图状浸润

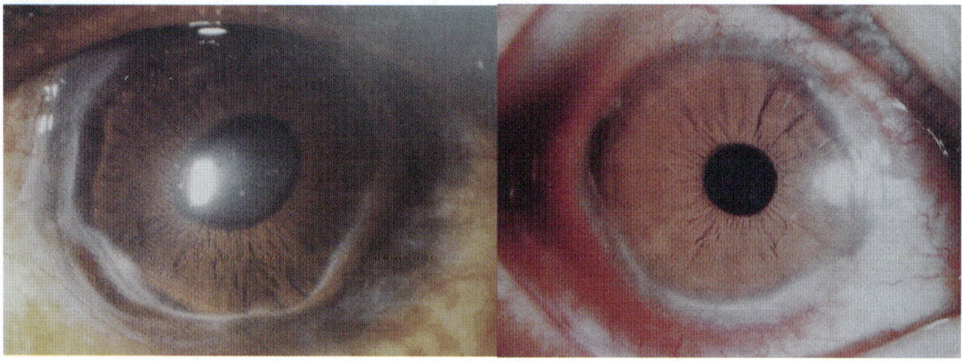

图 7-9　分别为全周及 3/4 范围潜掘形溃疡

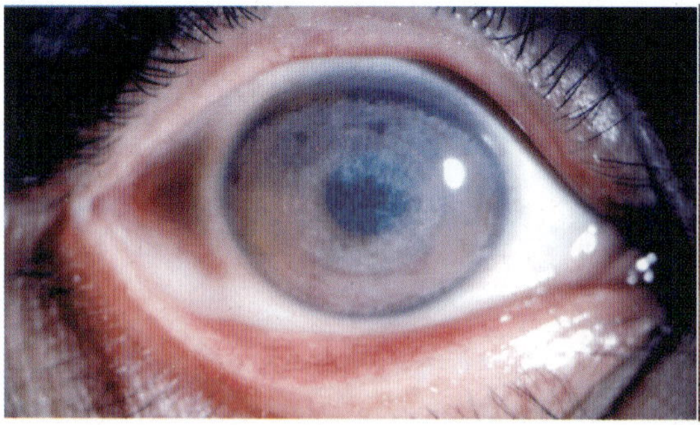

图 7-11

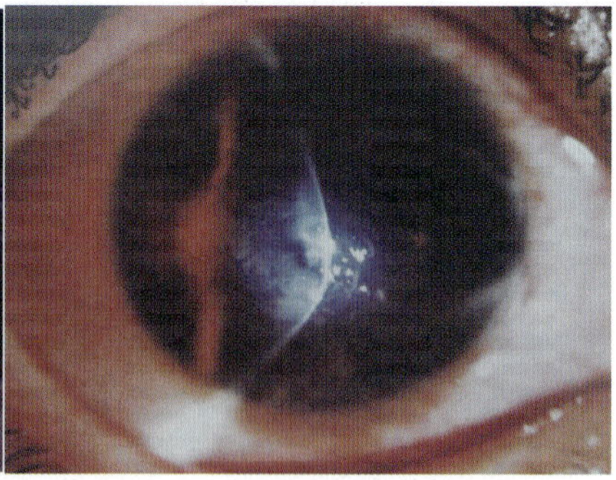

图 7-12

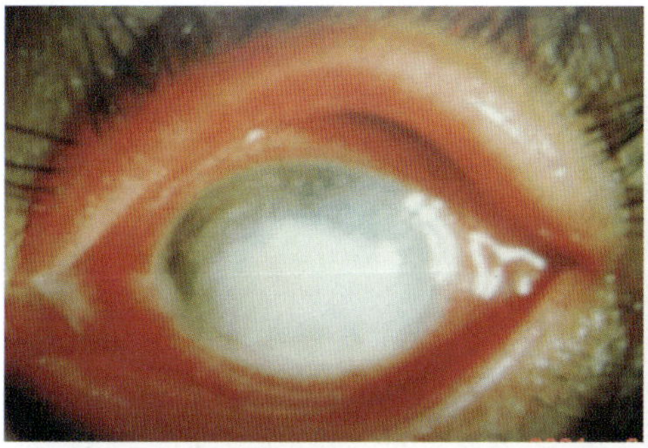

图 7-13

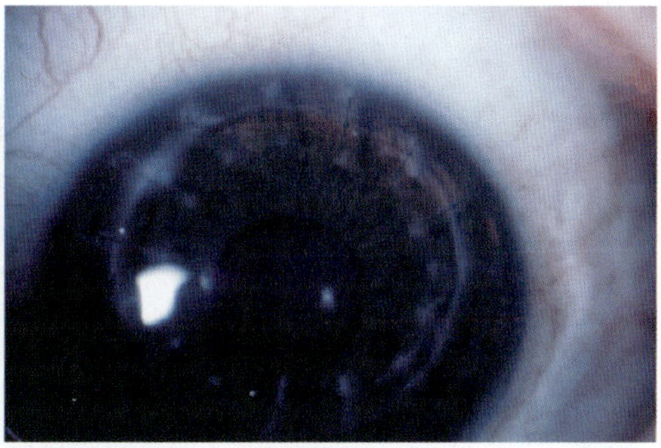

图 7-14

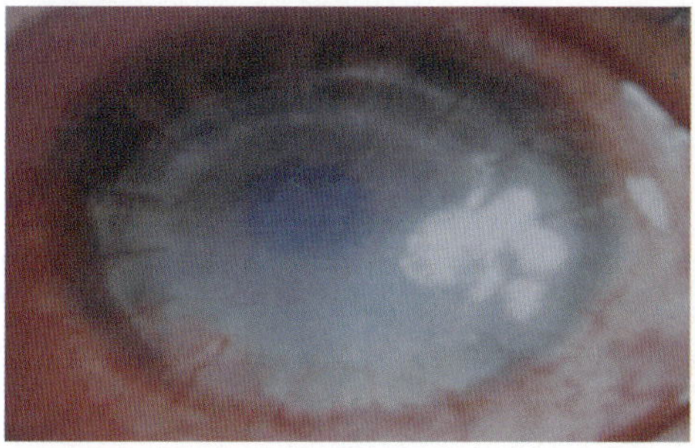

图 7-15

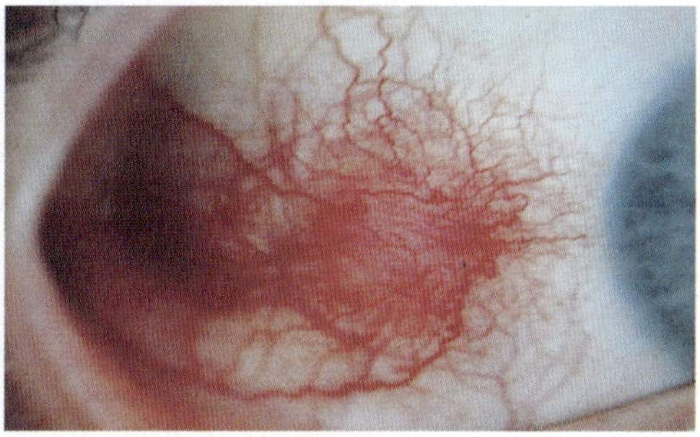

图 8-1

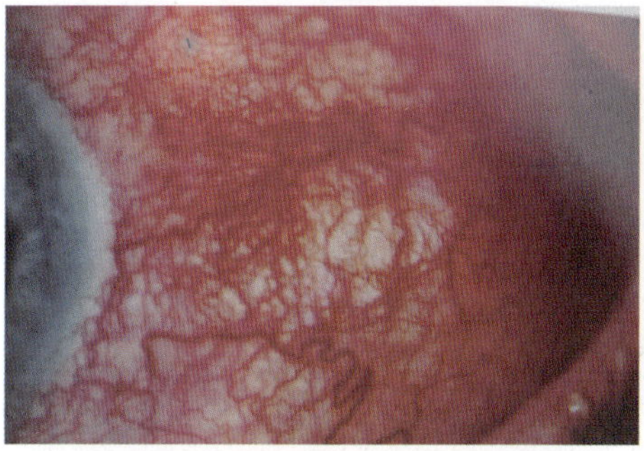

图 8-2

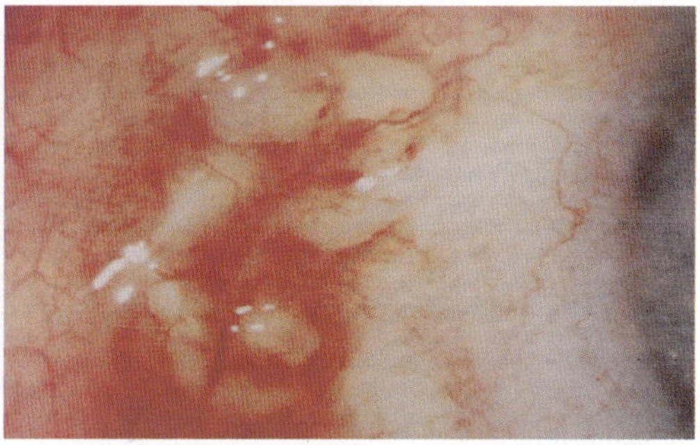

图 8-3

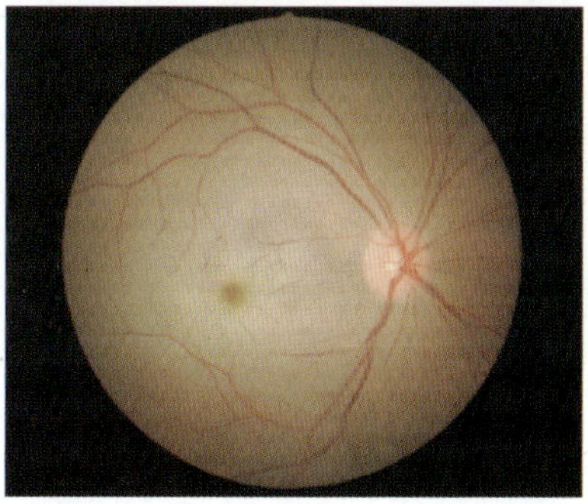

图 13-1　视网膜中央动脉阻塞

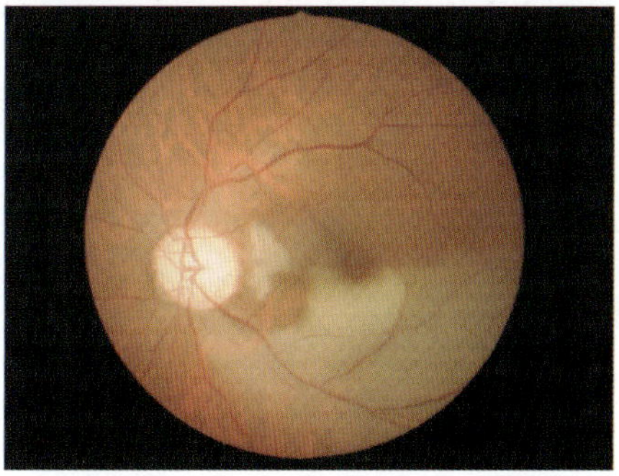

图 13-2　视网膜分支动脉阻塞

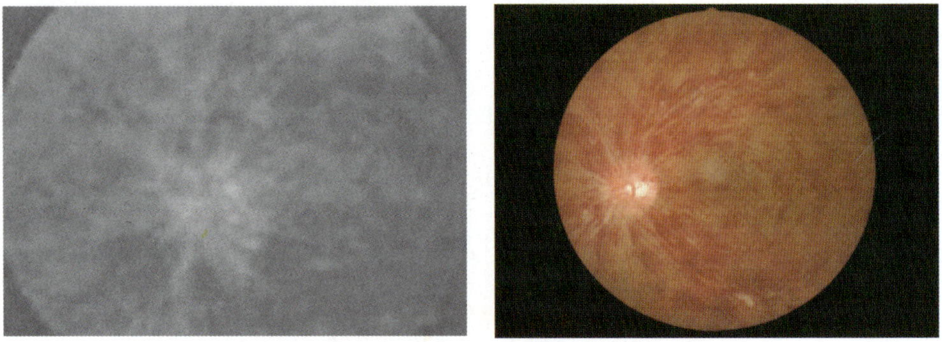

图 13-3　视网膜中央静脉阻塞

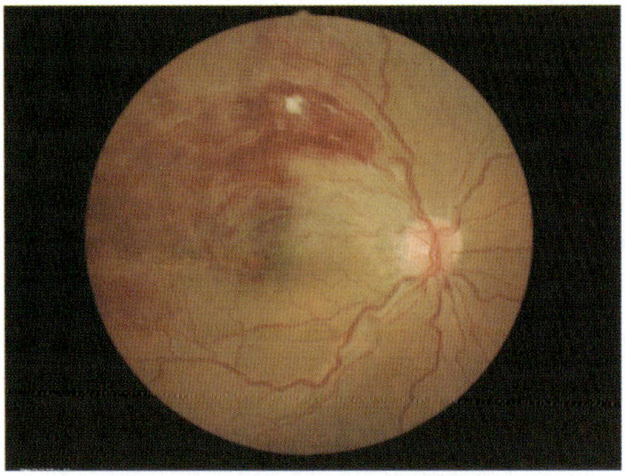

图 13-4　视网膜分支静脉阻塞

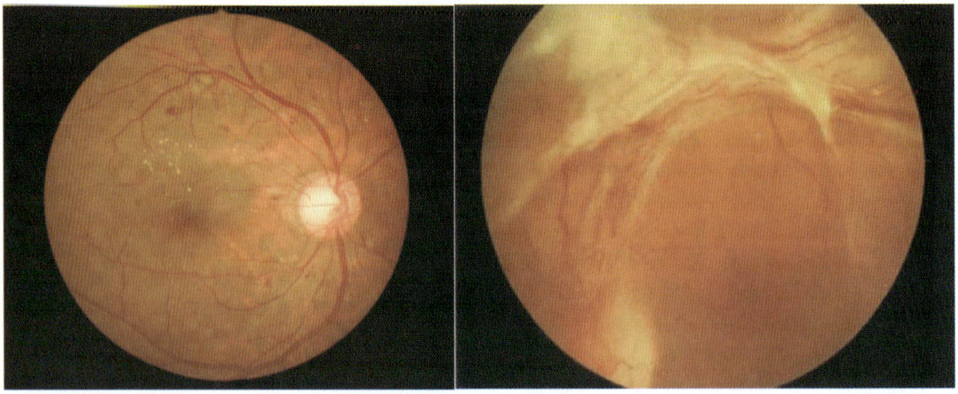

a　　b

图 13-5　糖尿病视网膜病变

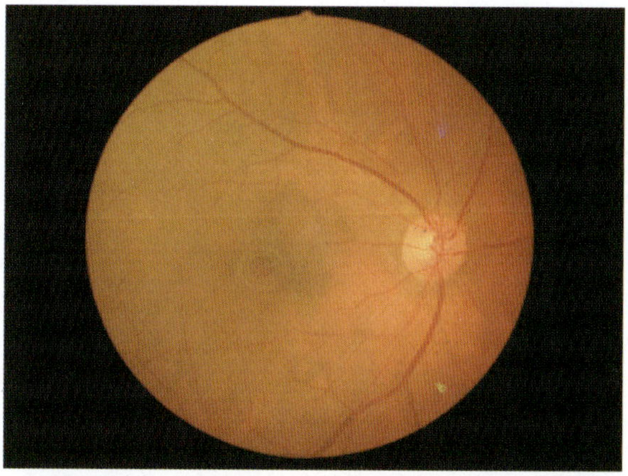

图 13-7 黄斑裂孔

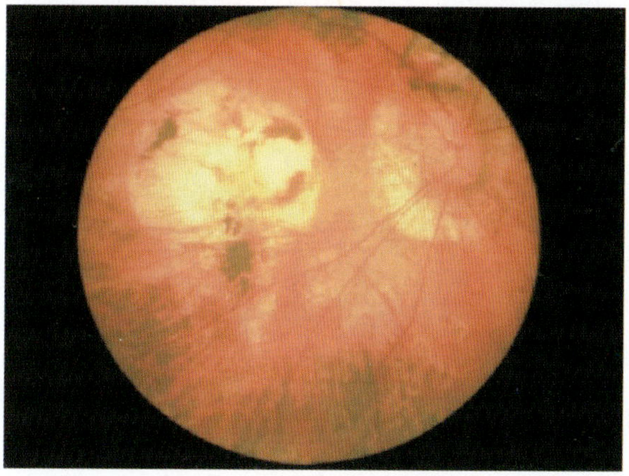

图 13-8 高度近视黄斑变性

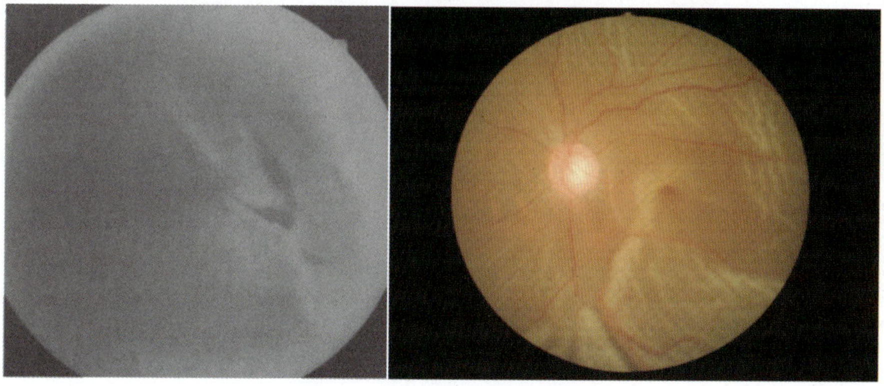

图 13-9 孔源性视网膜脱离

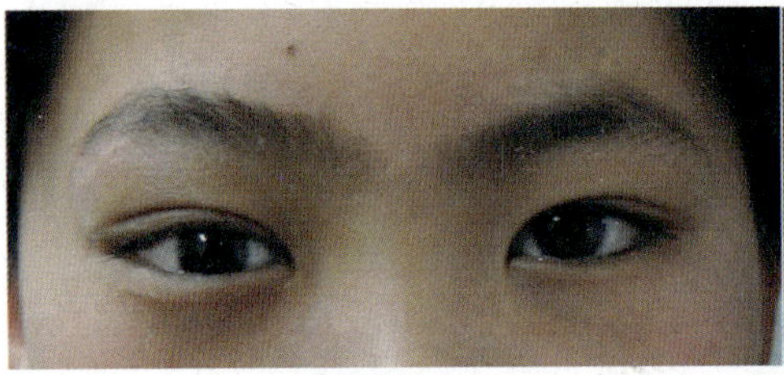

图 17-1

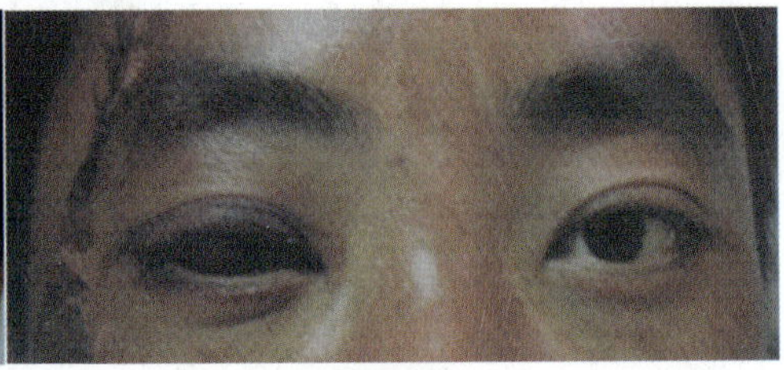

图 17-3

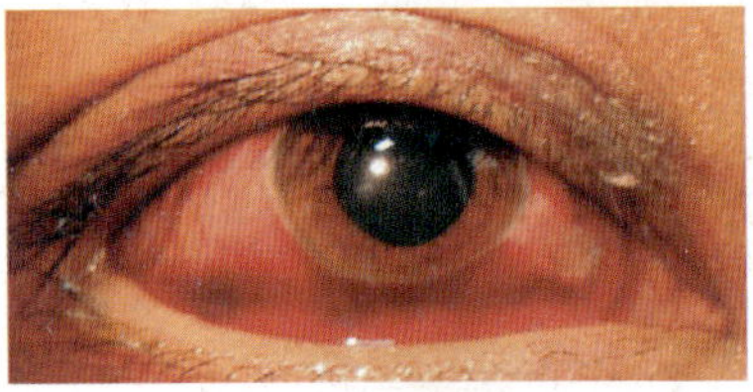

图 17-4

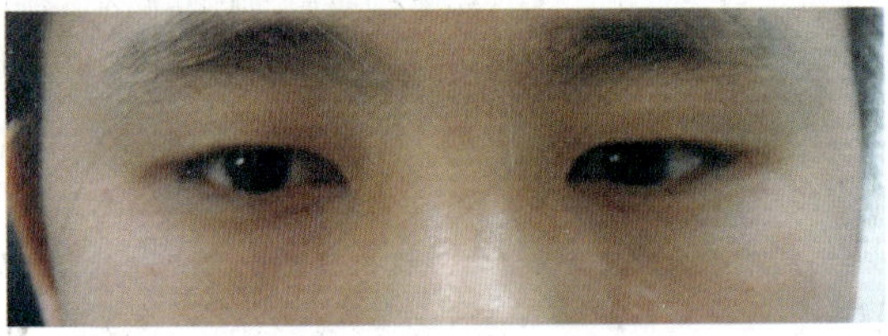

图 17-9

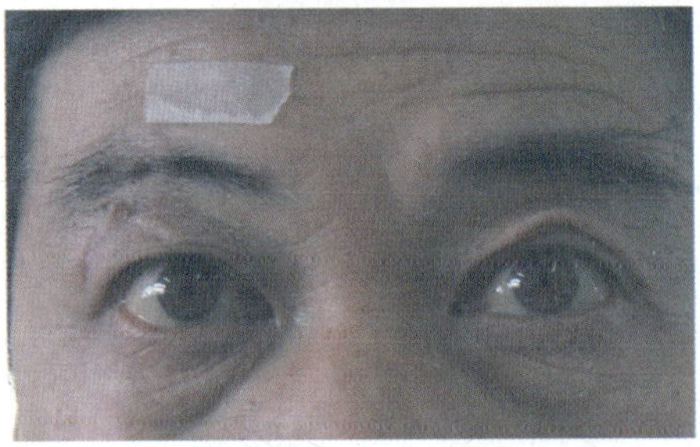

图 17-12

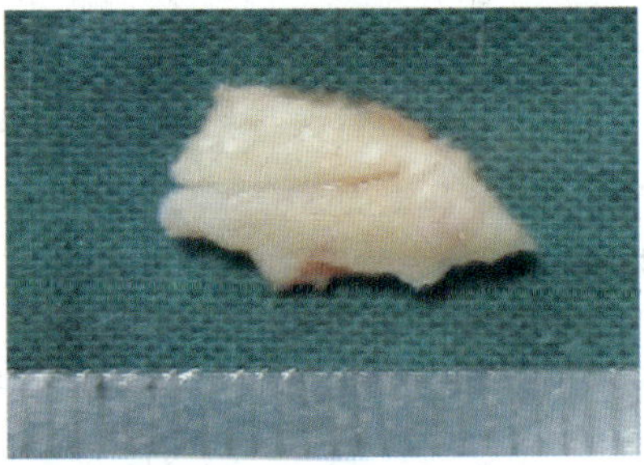

图 17-15

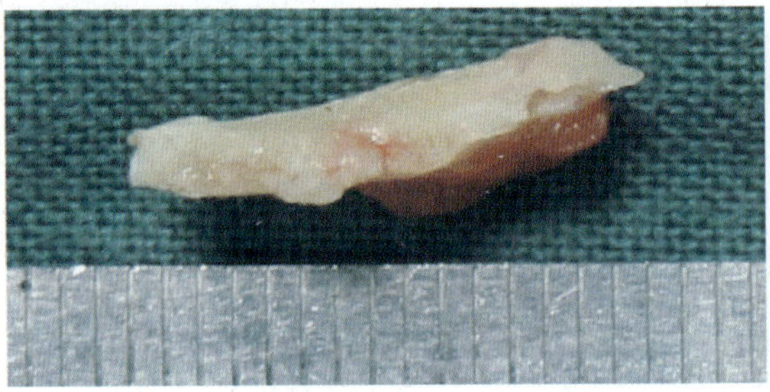

图 17-16

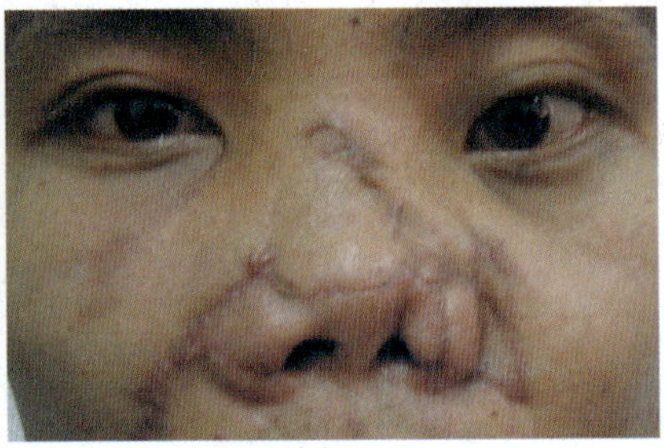

图 17-117